WHO医師のアジア放浪記

遠田耕平

無明舎出版

WHO医師のアジア放浪記◉目次

WHO医師のアジア放浪記

本書を、母知恵子、妻明子

そして三人の子供、友香、泰平、耕司に捧げる。

はじめに

僕がアジアの国を訪ね、人々と会い、すっかり一目惚れしてしまったあの時から40年以上が経った。早いものでふっくらツヤツヤ小麦色の肌の青年は白髪交じりで深いしわを刻んだ高齢者の仲間入りとなった。こう書くとなんとなく寂しい感じになるのだが、実は外見の変化とは裏腹に心の方はどうも落ち着かず、今だに生々しく放浪をつづけている。WHOを退官して、久しぶりに帰国した日本で、再び念願だった臨床医のはしくれとして働き始めてはみたものの、立派なお医者さんはたくさんいるし、僕の代わりはもっといる。帰国前からわかってはいたけど、僕が日本にいる理由があまりないとはっきりした。そんな心の隙間をたっぷり埋めてくれたのがコロナの登場。病院での感染対策で明け暮れた3年間だったが、それもある程度めどがついた。これからどうしようかなあ、と考えていたら一つ大事なことをやっていないと気が付いた。

1983年に秋田大学医学部を卒業後、一般腹部外科医として3年余り研修したのち、病理学の恩師二人の元で5年間の病理の研究を終えた。それから家族5人全員で海外を移動し始めた最初がロンドンだった。ロンドン大学の衛生熱帯医学校で熱帯病の勉強するためだったが、苦手な勉強はさておいて、ヨーロッパを女房と小学校に入り始めた3人の年子の子供たちと楽しく放浪した。ロンドン大学で修士を終えたあとは期待していた途上国の仕事はなく途方に暮れたが、数年後に蟻田功先生（元

ＷＨＯ天然痘根絶部長）のご尽力で念願のＷＨＯ西太平洋事務局（ＷＰＲＯ）の尾身茂先生のもとでポリオ根絶の仕事を始めた。一年後に予防接種担当医務官の職を得て家族全員で、まだ解放政策の日の浅いベトナムの現在のホーチミン市で3年以上を暮らした。アジアで暮らしたいという10余年の念願かなった僕はこのまま死んでもいいと思うほど幸せだった。が、子供たちが行く中学校がなかった。

いったんＷＨＯを退職して秋田に戻り、再び秋田大学のお世話になった。ただそれも5年と続かず、蟻田功先生の推挙と厚労省の遠藤弘良先生（当時の感染症対策室課長）の尽力でインドの南東アジア地域事務局（ＳＥＡＲＯ）に再赴任する。この時は高校に入り始めた子供たちと女房を秋田に残して単身赴任となり3年近くインドで一人暮らしをした。その後、３人の子供たちは順次大学に進学し、女房と愛犬が合流してくれてカンボジアで6年間、そして再びベトナムで6年間の赴任をすることになる。二度目のベトナムは北部のハノイで暮らした。そして62歳の退官までの3年間はフィリピンで仕事をしたのち２０１８年5月に久々の帰国となったのである。

かくも長く放浪していた僕は仕事の記録も兼ねてその時々の想いの丈を、あちこちに思うままに書いていたのだが、移動を繰り返す中でそれらは散逸していった。その中で秋田の無明舎出版の安倍甲さんが自社のブログの「月刊んだんだ劇場」に毎月掲載してくれた。それは「インドからの手紙」「カンボジアからの手紙」「ベトナムからの手紙」という形で２０００年から２０１３年まで足掛け14年間ほぼ休まずに１４０編の文章となり、おかげでまとまった文章として残った。希少な読者からは本としてまとめて欲しいと言われたのだが、怠慢な僕はまとめの作業をしないまま10年が経ってしまった。その怠慢な僕がまた放浪しようかなあと思い始めたとたん、「これは今やらんとアカン！」と初めて激しく本にまとめる自覚をした次第。

本書は3つの手紙140編から抜粋し、全体のボリュームをもとの半分程度に短縮したが、そのためにフィールドを歩き続けた当時のリズムを失うことのないようにと考えた。現地の人たちに助けられながらひたすら不器用に病気を追いかけてフィールドを歩き続けた。その時々の揺れ動く感情、千路に乱れ迷う心のさまをさらけ出したいと思い、下手な文章自体には手をつけずにおいた。あちこちと話が飛び交って読みにくい部分もあると思うが、インド、カンボジア、ベトナムと、しばし僕と一緒に歩いていいただければこれ以上の幸せはない。

第1章 インドからの手紙

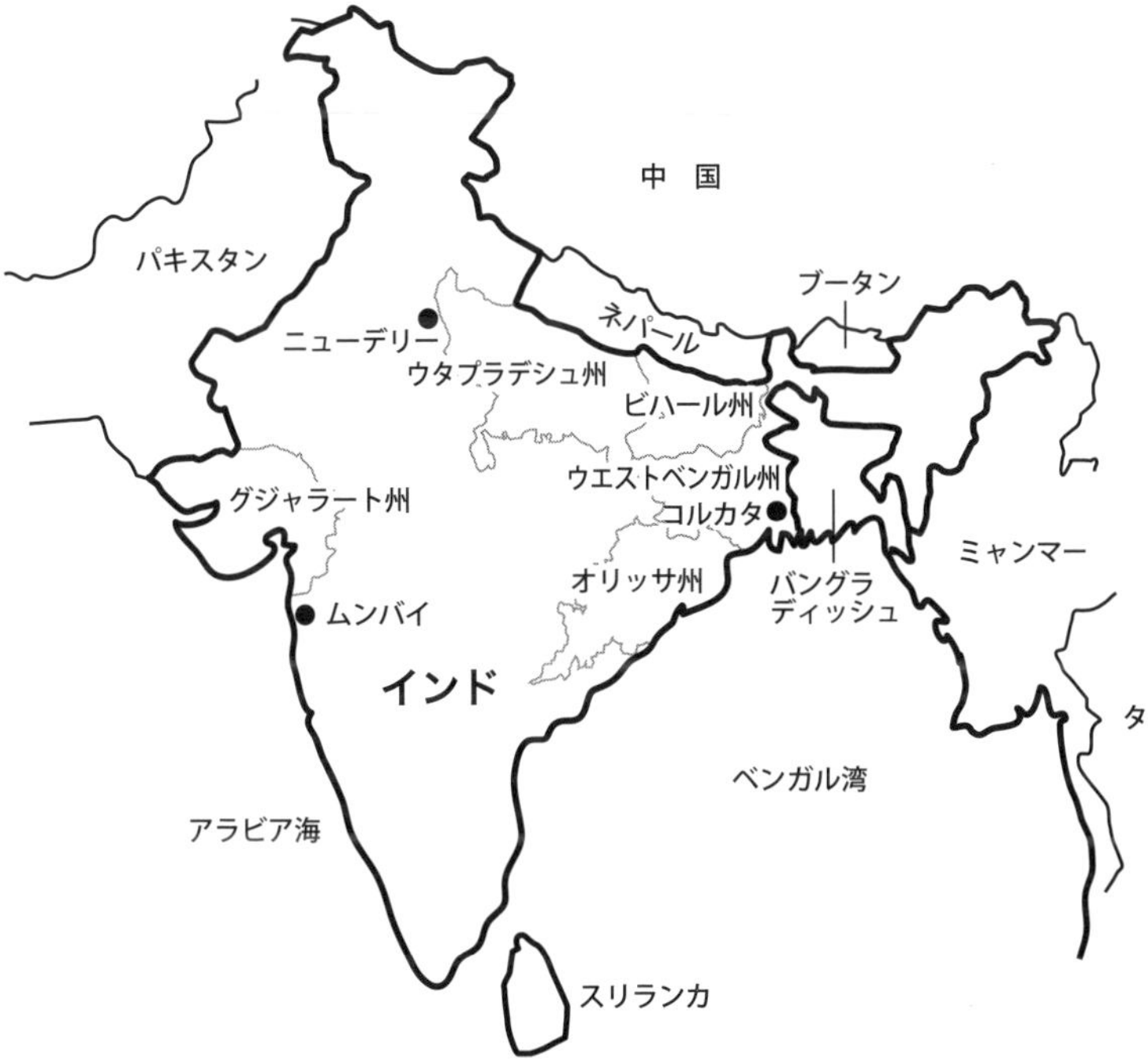
中　国
パキスタン
ブータン
ネパール
ニューデリー
ウタプラデシュ州
ビハール州
ウエストベンガル州
グジャラート州
コルカタ
ミャンマー
オリッサ州
バングラ
ディッシュ
ムンバイ
インド
タイ
ベンガル湾
アラビア海
スリランカ

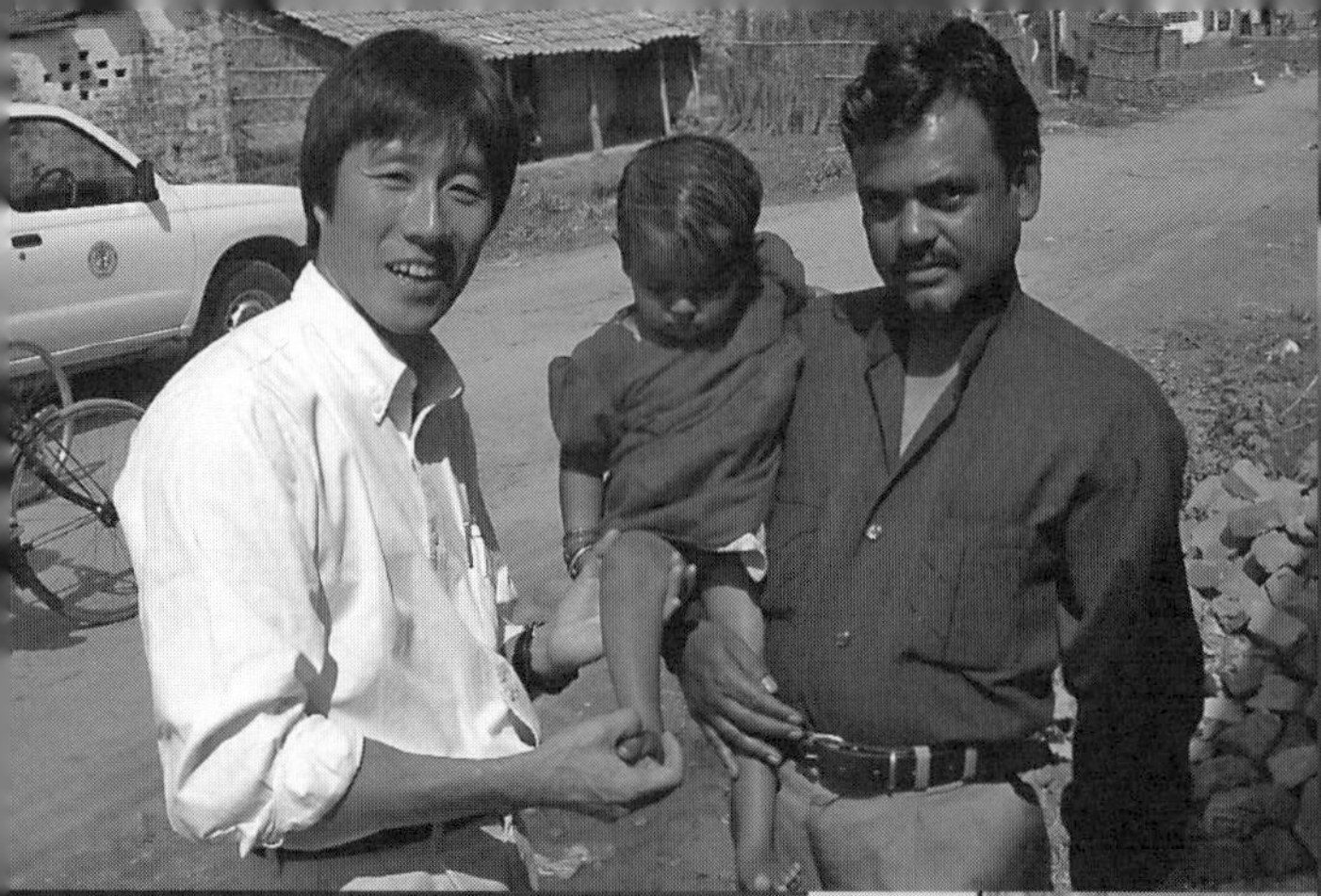
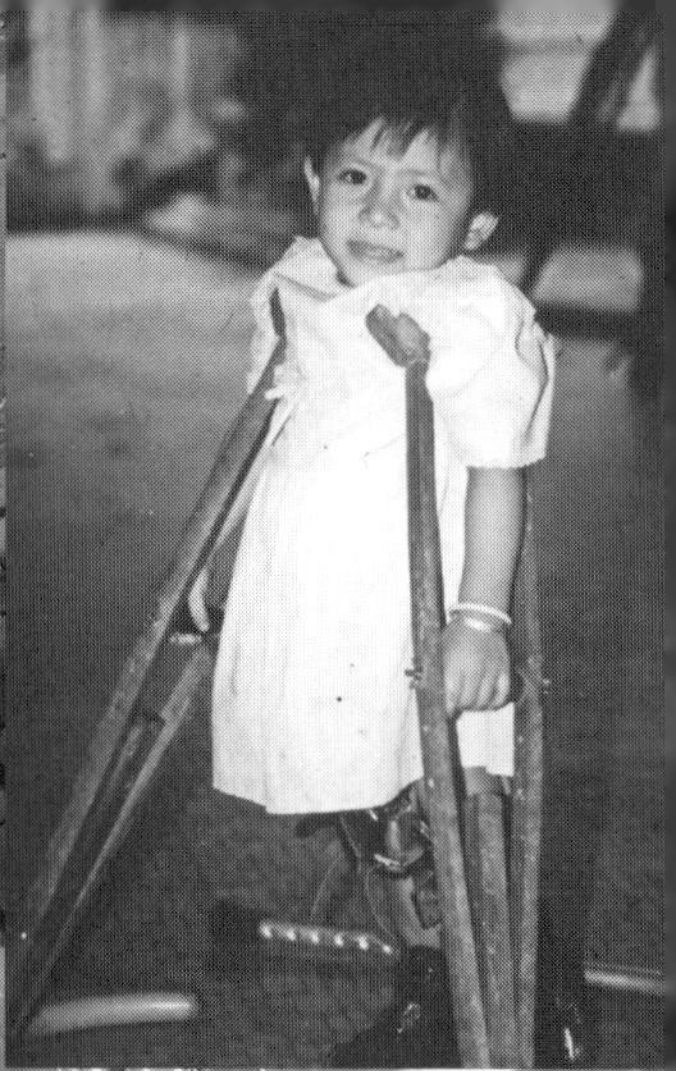
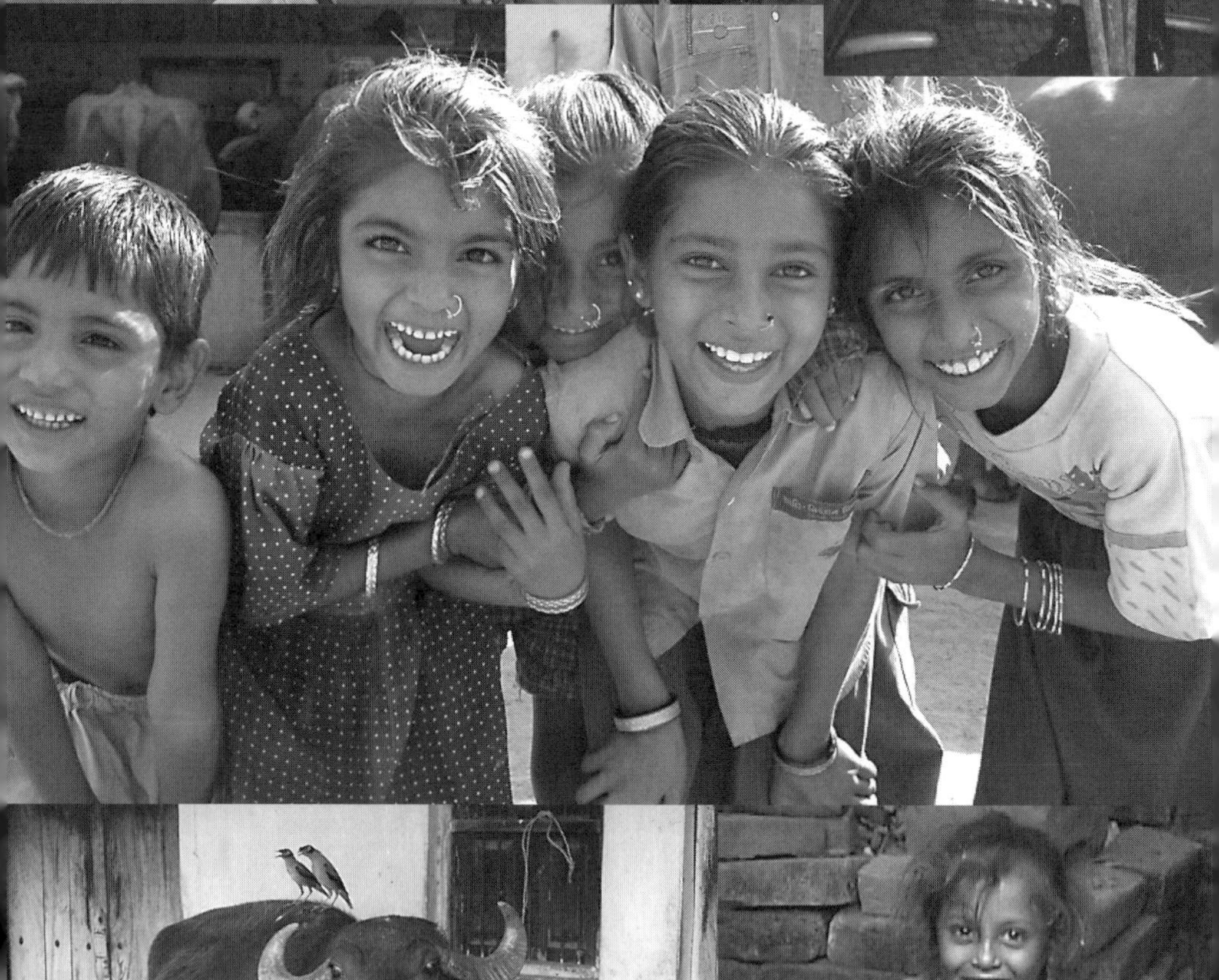
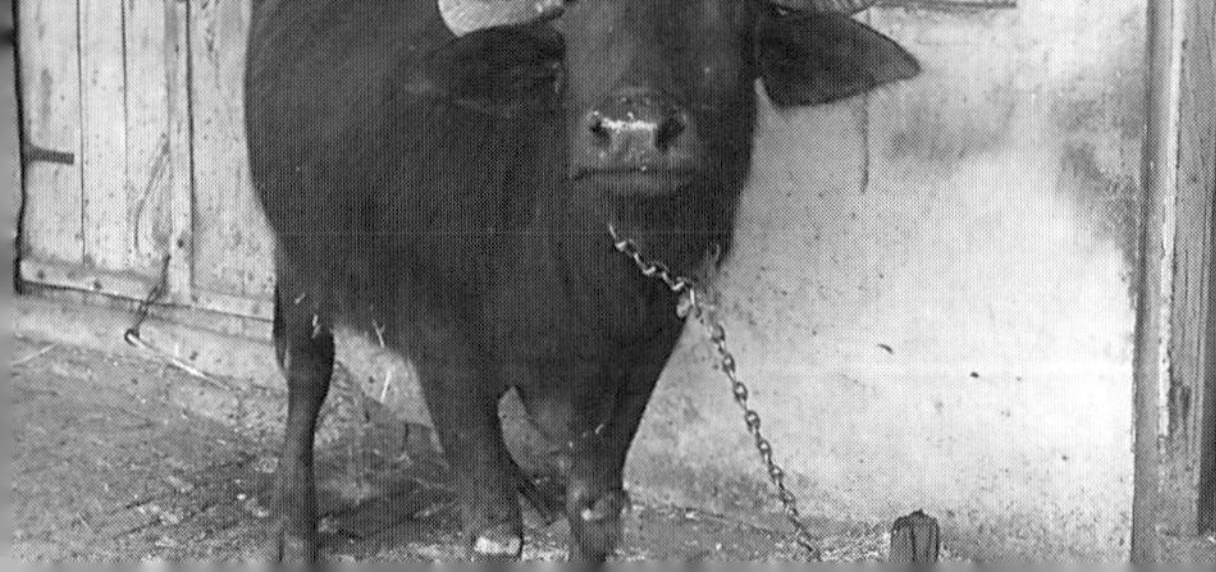
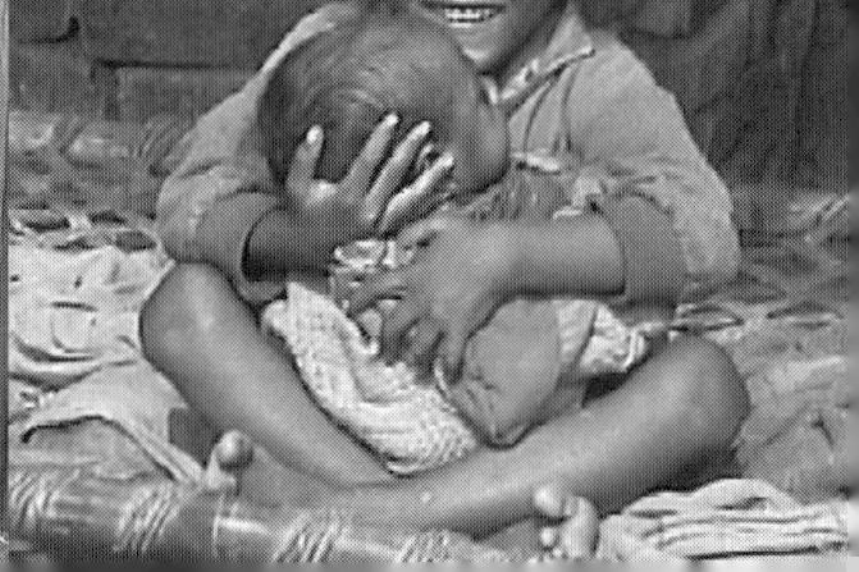

プロローグ

灼熱の砂嵐の中でたたずむ自分

「インドからの手紙」には灼熱の砂嵐の中でかろうじて立っているような自分がいる。アメリカの疾病対策局CDCと対立しながらフィールドで孤軍奮闘する自分がしばしば描かれている。

日本の秋田に居て次々と大学に進学する3人の年子の子供たちを世話している女房に弱音は吐けず。さりとて自ら選んだ困難な道だからここでも弱音は吐けず。初めての単身赴任ということも重なり、さらにインドの自然のすさまじさとインド人の生存競争のすさまじさをまざまざと見せつけられ、どうも心に余裕がなかったなあと今振り返ると強く感じる。

思いの丈をそのままぶつけたような感情的でやや痛々しいような文章もあるが、裸の気持ちを読んでもらえたらありがたい。

インドという国の話を少し

インドは数千年の歴史を持つ地域だが、インド独立後の歴史はまだ浅い。インド—アーリア人によって現在のパキスタンのあるインダス川河口域に発達したインダス文明（BC2600年）と現在のバングラデシュからカルカッタ（コルカタ）のあるガンジス川河口域に発達したガンジス文明（BC

１０００年）という人類の2大文明の発祥地。ガンジス文明のころにはバラモン教からカースト制を柱にしたヒンズー教が生まれる。すでに鉄器を使い、農耕文明を発展させていたのであるから、縄文時代で狩猟採集と竪穴住居にいた当時の日本人とは随分と違う。ＢＣ６世紀にはジャイナ教、さらに仏教が発展し、アショカ王はＢＣ３世紀に仏教を国教とした。その後仏教は衰退し、１０００年の時を経て日本に伝来する。10世紀になるとイスラム教が北インドに広がり、植民地化と共にキリスト教が入る。まさに宗教のるつぼだ。

17世紀に入るやイギリスが東インド会社を設立して完全植民地化、その搾取は３００年続く。１９年のインディラガンジーの非暴力運動、第2次世界大戦、そしてついに１９４７年、ヒンズー教のインドとイスラム教徒の東西パキスタンとの分離という形で独立を成し遂げる。

しかしガンジーの死後も分離独立したパキスタンとの抗争が続き、第3次印パ戦争の際、ウルドゥー語を話すパンジャブ系西パキスタンからベンガル語を話す東パキスタンはインドの支援でバングラディシュとして独立。皮肉なことに同じベンガル語を話す人たちはイスラム教のバングラディシュとヒンズー教のインド西カルカッタ州に分断される。

独立後インドは世俗主義を掲げ多宗教を寛容し、カースト制も廃止する。だが、現実は世界最大14億の人口を抱える現在も、未だに多数派のヒンズー教徒と少数派のイスラム教徒、キリスト教徒との対立が続き、カースト制による激しい貧富の差は今も是正されていない。

ポリオの話

本文にはポリオ（小児麻痺）の話がいたるところに出てくる。僕がＷＨＯで働くきっかけとなった病気であり、20年以上のＷＨＯの仕事の中で休まずに追い続けた感染症であった。読み進む前に少しだけそのお話をしておきたい。

ポリオは日本では小児麻痺と呼ばれたウイルスの病気である。ポリオウイルスは人のお腹の中で増えて体の中に入り、脊髄の運動神経を侵す。するとその運動神経が支配していた筋肉が全く動かなくなり、だらんとマヒしてしまう病気だ。ただしマヒを本当に起こすのは200人から300人に一人で、残りの子供たちは熱が上がって軽い風邪様の症状で終わるのである。マヒの子供を持った親はこの病気を決して忘れない。なぜなら昨日まで元気に走っていた我が子が、ある日突然熱を出したかと思ったら立ちあがれなくなり、歩けなくなり、生涯這いずって生きるのであるから。

子供の中には呼吸筋がマヒして死ぬ子、脳炎で死ぬ子もいる。便に交じってウイルスが広がるので、衛生状態のよくない戦前まではほぼすべての子供がかかる感染症だった。ポリオウイルスに一度感染すれば長く免疫があるので大人たちで感染することは希だった。しかし衛生状態が改善し、子供の時に感染しなかった人が増えてくると数年の流行を繰り返すようになる。

この不治のマヒを防ぐ唯一の切り札が1950年代にアルバートセービン博士が見つけ出した経口弱毒生ワクチンなのである。ポリオウイルスには3つの種類があり、それぞれ1型、2型、3型ウイルスと呼んでいる。それぞれのウイルス感染で麻痺を起こすので、セービン博士はそれぞれの弱毒株を見つけ出して、3つを混ぜた3価の経口ワクチンを1957年に成功し、ロシアでの臨床試験を経て世に送り出した。それから30年、WHOは1980年の天然痘撲滅成功の次なる撲滅目標としてポリオ根絶計画を掲げる。

WHOのポリオ根絶計画って?

「インドからの手紙」は僕がインドのニューデリーにあるWHO南東アジア地域事務局(South East Asia Regional Office SEARO)のポリオ根絶計画の専門医務官として赴任した際の話だ。当時の僕はベトナムでの4年間の赴任を皮切りにラオス、バングラ、インドとすでに足掛け10年間ポリオ根絶の経験をフィールドで積んでいた。

ポリオ根絶計画は1988年のWHOが世界保健会議(WHA)で正式に承認し、1980年代にはほぼ根絶を達成したアメリカ大陸に次いで、ヨーロッパ、中国、東南アジアを含む西太平洋地域が先進していた。WHOの指導の下、中国は1990年代後半に日本の専門家らの支援や江沢民主席の政治主導で根絶に成功、さらに東南アジアのベトナム、カンボジア、フィリピン等が成功していく。

一方インド、バングラディシュを中心とする南東アジア地域では世界の過半数のポリオ患者が集中し、マヒになる子供の数はなかなか減少しなかった。

ポリオ根絶に貢献したいと単身意気込んで行ったインドであったが、そこはすでにアメリア疾病対策局CDCの排他的な世界だった。政治力と財力で大量に人材を送り込み、インド人も大量に雇用した様はまるで軍隊。それもそのはずCDCはもともとアメリカ海軍に属していて、職員の半分は制服組の医官であり、命令が絶対だった。その中で僕がフィールドの実態から提案するアイデアはことごとく却下された。もちろん現場で僕を応援してくれた人たちはいたが、仕事は思うように運ばなかった。

それでもポリオの感染はネパール、バングラなどの周辺国で止まり、インドでの感染も一時下火になり根絶間近かという楽観的空気が流れた。しかし、僕のいる間にポリオは再燃し数千人の子供たちがマヒになっていった。その中で僕は特に最貧困のウタプラディシュ北部の村々、デリー、ムンバイ、コルカタなどの大都市スラムで患者を追いかけ、時にバングラ、ネパール、ミャンマーの国境地帯を歩いた。

僕が仕事半ばにカンボジアに移動した後、インドのポリオは毎月のように膨大なワクチンキャンペーンを繰り返しながらも、さらに8年間の歳月をかけてついに2011年1月に最後の1例を報告して根絶に成功するのである。こんなポリオ根絶の流れも感じながらこの章の手紙を読んでもらえるなら有難い。

猛暑の中を家さがし ―２００１年５月×日

今朝、軽い下痢をしましたが、昼を抜いたら悪くならずほっとしています。とにかく生きています。

うまくいかないことだらけでいらいらしていると、こっちの連中は僕の肩に手を置いて、にやりと笑って決まってこう言います。「Dr. Toda, Don't worry, Here is India, This is India!」（ドクタートーダ、まあ、いらいらしないで。ここはインドなんだから、これがインドなんですが…。心配するなと、安心させてくれるというよりはインド独特の諦めの境地が伝わってくるようです）と。

このメールはカルカッタにつないで送りますが、今週末には一旦ニューデリーに戻ります。

×月×日

今日はガンジス川に沿ったこの街の東の端にある病院に行ってきました。車で1時間もかかりました。小さな店が乱立し、人とリキシャでごった返す狭い道にはまり込で車が動けなくなったためです。

窓から入ってくる砂埃と排気ガスと暑風で頭をくらくらさせながら、ここが旧市街地で人口の半分近くはここに集中していていると聞かされました。全部がスラムみたいなもの、ともいっていましたが、シーク教の13代王の聖地でもあって巡礼者がいっぱいいました。マザーテレサがはじめて布教したところでもあるそうです。人間がここに住み

×月×日

ビハールからの連絡が実に不便だということがわかりました。いかにここが中央政府から辺境地に見られているかを証明しています。日本と同じ人口があった州なのですが、つい最近ガンジス川流域の人口の密集している北部と、鉱山のある南部を分けて２つの州にしてしまいました。それでも８５００万人は北側のビハールに居ます。そのビハールで、今10数年振りに村長選挙がいっせいに行われていて、選挙をめぐる騒動で毎日多いときで20人位が死んでいます。

僕はパトナという首都で5月に各家々を全て回って投与するポリオワクチン接種の計画作りを手伝っています。パトナだけとはいえ30万の子供が対象で、４５０の接種チームを適宜配置するのが仕事です。ぼろぼろの廃墟のような政府の病院を回って、地図を広げながら不十分な計画を再考し練りなおす作業は結構骨が折れます。来月には気温は50℃になるようです。

はじめたのは紀元前３００年のアショカ王時代からというのですから、気の遠くなるような歴史を持った街なのでしょうが、とにかくうるさくて汚い。

３時間ほど仕事して帰ろうとしたら、レンタしているインド製のアンバサダーという車の運転手が「アクセルのワイヤーが切れて車が動かなくなった」というではありませんか。この炎天下で待つのも大変です。ボンネットをのぞいてみたら、部品のいたるところにわけのわからない針金で応急処置をしたりしている車なので「こいつはだめだな」と、もう一人の先生と相談して、テンポという小さな三輪自動車をつかまえ、1時間くらいで埃まみれになりながら町まで戻ってきました。仕事していると、故障した車が帰ってきました。壊れるのも早いけど直るのも早いんです。またすぐ壊れるんでしょうが……。

ガンジス川の岸に立ってみました。病院のすぐ裏手なのですが、高台にいるようです。川は今半分くらい干上がっています。横には小さなお寺があっておじさんが寝ています。足元から階段が30段くらいあって、そこから先の干上がった川底は延々とごみの山です。豚がごみを食っています。その少し先に水が見えボートが一艘浮かんでいます。漁をしているようですが向こう岸はよく見えません。横を見るとおじさんがガンジス川にお尻を向けてウンチをしていました。まあ大した事をしているわけでもないのに、なんか必死で生きています。みんなも僕も。

×月×日

オフィスでは、テクニカルでプラクティカルな議論ができる牛のような顔をしたカウシック（病気になった牛のような名前）という名前の、風体もやっぱり牛のように丸々と太ったインド人の先生がいて、こいつは楽しいやつです。インド人はろくでもないことを喋りまくってどうしようもない人も多いけど、ぱっとしない外見の人が実はものすごくシャープな考え方をしていたり、僕のコンピュータを簡単に直してくれたりします。不思議な国です。

今は暇を見つけてはオフィスを抜け出し、家探しをしています。

こっちの暑さは生半可ではありません。6月はもっと上昇するそうで、屋根が燃えだした家もあるとか…。これが冬になるとストーブがないといられないくらい寒くなるのですからたまりません。何でこんなところに首都を作ったのでしょうかね。こんなところでも住めるぞって言う権力者の見栄じゃないんだろうね。だとしたら迷惑な話です。先日、禁欲生活のせいで、ふしだらな夢をみると思いきや、なんと冷たいソーメンをすすっている夢を見てしまいました。

レマン湖のほとりで考えたこと
―２００１年６月Ｘ日

×月×日

ジュネーブでは世界のポリオ根絶で仕事をしている関係者の会議があって、僕のような末端のフィールドにいるものも多く招待されました。もちろん、もう10年以上もポリオに関わっているのにジュネーブのＷＨＯ本部にくるのははじめてでしたから、僕にするとやっと辿りついたＷＨＯ、夢にまで見たジュネーブというところなのですが、実は少しも嬉しい気持ちが沸いてこなかったのです。どうしてでしょうか。

美しいモンブランのふもとに広がるレマン湖のほとりに立ってこんな思いでいる自分を誰が想像したでしょうか。晴れない気持ちにはいろいろ理由があったのだと考えています。知っている連中は多いのに本当に現場のテクニカルな話をできる人間がとても少なく残念だったこと。アメリカのＣＤＣから来ている人間が半分以上を占めて、彼等の結束が強く、彼等が決めてやることが増えていること。ジュネーブがいいところで、オフィスがきれいなだけじゃなくて、ここにいる人たちの仕事も外見が重視される事が多く、現場と離れているように感じること。彼等より過酷な環境で仕事をしているのにいつまでも不安定な待遇で仕事をしている自分と彼等との不公平感、等です。

特にアメリカ人も、カナダ人も、イギリス人も、ドイツ人もオーストラリア人も皆同年代で以前から仕事をして知っているだけにそう思ったのかもしれませんが、比べてしまった。これがいけない。最も陥ってはいけない落とし穴、周りとの比較です。これをしてはいけないのにしてしまう。まだまだ、心が未熟なわけです。周りとの比較は、多分もっとも人間くさい考え方の一つで、周りを見ることでライバル意識を持って自分を向上させようというやり方もできます。しかし、これをした途端から周りの基準にはまり込んでしまう大きな落とし穴があります。いったい周りって何のだろうかと。周りが変な色であれば、その色になってしまうことだとしたら、実は自分が自分であることができなくなってしまう事だとしたら。僕は実は日本で十分この落とし穴を体感し、痛感してここに戻ってきたはずなのに、なんともすぐこうですから仕方がない。

皮肉なことに今日ビハールに戻って逆に心が落ち着いた様に感じるのはなぜでしょうか。相変わらず暑さと砂埃の街ですが、インドの先生たちやスタッフたちのよくわからないヒンズー語の会話の中に身を置いてもあまり苦痛だとも孤独感も感じません。却ってなにかほっとしている。そこにあるものが予防接種の仕事そのもので、それがたとえうまくいこうがいくまいが、実体のあるそのものだからなのだと思えてくるのです。何人ものインドの先生たちがイスを囲んで結構難しい仕事の話なのに冗談を言ったり大声で笑ったりしながら話しているさまがなんとも心を和ませてくれます。

×月×日

ここ4、5日、ビハールの首都パトナから7時間、そこで一泊して、さらに3時間以上車で走って、はじめてインドとネパールの国境まで行きました。ビハールで今年初めて報告されたポリオの子供を見て、国境まで行ってみると、そこはネパール側に広がる大きな街の一部で、みんなほとんど自由に行き来しているんです。タンクローリーや荷物を満載したトラックの往来も激しく、僕等の車も簡単なサインをしただけで僕のパスポートのチェックもなく入ってしまいました。ネパール側のポリオの接種状況をネパールの担当官と話して、食事をして帰ってくる余裕です。でも、ネパール側のほうが日本人に似た顔もあり、ゆっくりと、なにか落ち着いていていてインド側よりきれいに感じるのは偏見でしょうか。

まあ、インド側に戻ってからが大変でした。夕暮れ近くに突然の雷雨と強風が小一時間吹き荒れて、車で走って帰ろうとする僕等の前を強風で折れた並木の枝が飛んでくるは、遂には根こそぎ吹き倒された並木の大木が道をふさいでしまったのです。こういう時は無理をしないというのが僕等の原則で、国境近くの街に戻り、着の身着のまま蚊帳に包まって寝ました。結構できるもので、雨が降った後で久しぶりに少し涼しくなって、よく眠れたから不思議なものです。翌朝、同じ道に出てみると驚いたことに無数に道路に倒れていた大木はきれいになくなっているんです。近くにいる村人たちが夜中のうちに切り刻んで売るらしく、政府の木が自由に売れるチャンスだそうで、政府も助かるわけで、うまくしたものです。

やはり前の晩、無理して走った車が倒れた木の直撃を受けてつぶれたという知らせがありました。インドの連中はあまり可哀想だとか大変そうだとかの表情をしません。厳しい環境で育っているせいなんでしょうが、なにを聞いてもなにか面白がるかのようです。時に大した物だと思うのですが、時に自分のことばかりで、人のことを心配しないのかと、ひどく癪に障ります。

さらにその帰りの途中では、嵐の代わりに、選挙の結果を不満とした群衆がまた国道をふさいでいました。そこを何とか脱出すると、今度は僕の車が二度もパンクをする始末。とにかく帰りつくと、文句も忘れて、無事だった、やれやれと思わせるところが、インドです。ベトナムでも似たような事があったなーと思うのですが、やはり少し程度が違う感じがします。まあ、やれやれです。

疲れのせいかどうもお腹に力が入りません。それに力の入れ時が悪かったようです。こちらの食事をずっと食べているせいか昨日は少しお腹の調子がゆるく、ホテルに戻って、ちょっとお腹に力を入れた瞬間におもらしをしてしまいました。赤っぽいカレーの汁のようなのがパンツにべっとりついて、洗ったのですが取れないので捨てました。こちら流に、手桶のようなものでお尻に水をかけて洗いながら、いいところでおもらししたなと、ほっとしたものです。

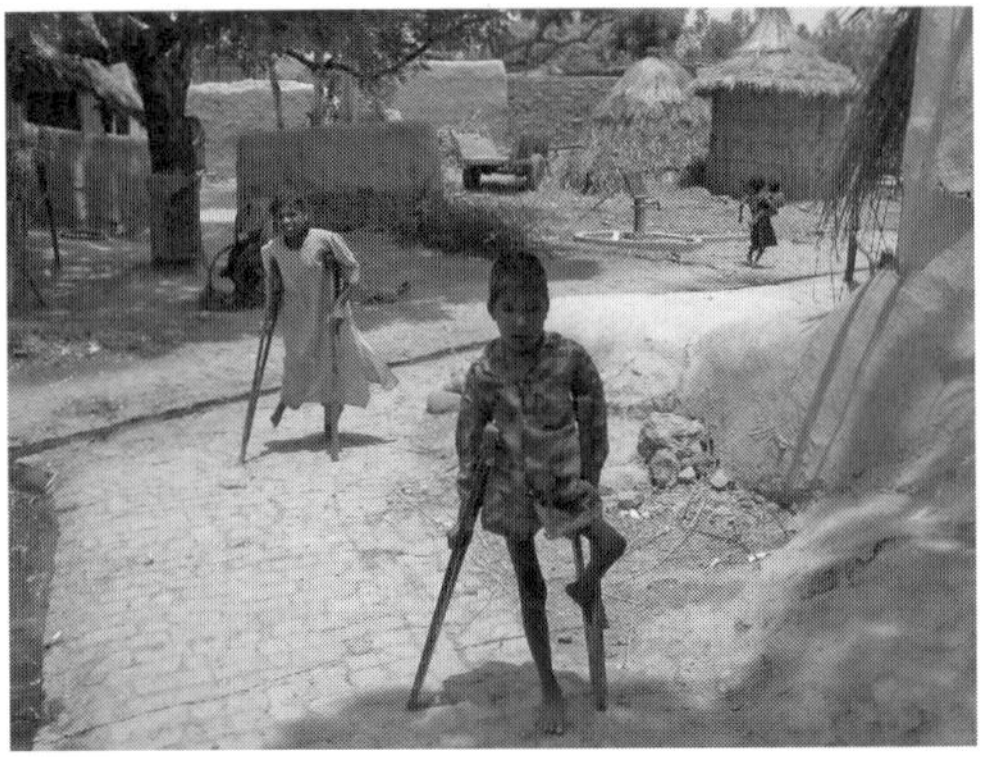

村で出会うポリオの子供たち

ミャンマーのスケッチブック

――2001年7月X日

「日本のどこからきたの」って訊かれると、僕はよく「海も山も川もある一番天国に近い秋田からだよ」って答えるのですが、「アジアの国で一番天国に近い国はどこ？」って、訊かれたら、今の僕は迷わず、「ミャンマー」って答えます。まあ、そのくらい気に入ってます。何がよかったかっていうのは人によって違います。僕の場合は、いい人たちに会えた、っていうのが一番です。

まず、ミャンマーに着いて驚いたのは入国審査の係官の女性たちがにっこりと笑って迎えてくれたことです。軍事政権でデモクラシーがなくて大変だというマスコミの報道ばかりを聞いていたこともあるし、ベトナムでも軍事政権と同様に社会主義の負の遺産の最初の出会いが時間のかかる猜疑心に満ちた嫌らしい入国審査から始まる事を承知していたので、ここでもかと覚悟していたのですが、その笑顔に自分の目を疑いました。飛行場も人が少なく静かに落ち着いていてしつこく寄ってくる人間もいません。とにかくこれは驚きです。貧しいのだろうけど乞食もいないし、人の目も血走ってはいない。それどころか、誰もがやさしい目をして微笑んでいるのです。これもやっぱり驚きなのです。日本とは比較にならない貧しさなのに、日本人に少し似ている顔は最近の日本人にはないような、やさしい顔をしています。

街は緑で包まれ、ところどころに金色のパゴダが見え隠れします。イラワジ川河口近くの街の中心に行くと先進国並みの立派な高層のホテルが数件立ち並んでいます。ホテルは塵一つなくきれいで、従業員の男女たちがにっこり笑って深々と頭を下げて迎えてくれる。うーんこいつは竜宮城だと、と思ったほどです。あんまり大げさだと笑われそうですが、これは、愛想のかけらもなく、割り込んだり、人を平気で押しのけたり、叫んだりしている生存競争の国インドから見ると、天と地がひっくり返ったほど「異常」なことなのです。

男性も女性も長いスカートのような布を巻いているのですが、男性のは、バングラディシュの男っぽいロンギと違って、なんか女っぽくさえ見えてしまいます。それで手をつないだりして歩くから、かわいらしいのです。女性は割と色白の人が多くて、頬にタナカという、まるでクレヨンでぐるぐる描いたようなお化粧をしています。

視線が女性たちの腰のくびれのあたりにいってしまうのはお恥ずかしい限りなのですが、インドの女性の円錐形のような体（つまり顔は小さいのに下に行くほどに膨れ上がってサリーの脇から肉塊がはみ出している）を見慣れた目には信じられなく優雅な体型に映ってくるのです。

会議の合間をぬって世界で一番大きいといわれるシュェダゴンのパゴダを見に、朝の5時起きでいきました。金色の壮大な寺院郡なのですが、薄暗い朝もやの中を街の人々が裸足になり三々五々、絶えることなくやってきます。ある人はひざまずき、ある人は立ちながら、ある人は花や線香を持ち静かに祈っている。まだ観光地として汚されず祈りの場としてしっかりそこにあるのです。思わず僕もひざまずいてお祈りをしてしまいました。

4日間の会議が終わって僕は首都のヤンゴンを北上し、有名な古都マンダレーの手前、さらに古い800年前の古都バガンで2泊3日の一人旅をすることにしました。バガンに着くとすでにモンスーンの始まっているミャンマーでは朝からじとじとと雨が降っています。人影のない道を町に向かい、両側の野っ原に赤レンガの寺院の遺跡がいくつもそびえているのが見えてくると、そこがイラワジ川中流の川沿いあるこの町です。この町そのものが200以上の寺院遺跡で、冬は日本人やフランス人を中心に賑わうらしいのですが、空港で僕も含めて数人の観光客が降りたものの、今は観光シーズンではないことがはっきりわかります。こいつは幸いとスケッチブックをリュックに突っ込んで自転車を借りて、時折降る小雨をついて走り回りました。

ある寺院の塔に登って眼下に広がる寺院郡をスケッチしていると、束ねた紙を小脇に抱えて覗き込んでくる二十歳過ぎくらいのやせた青年がいました。「うまいね」といわれたからこっちも悪い気はしない。「君も描いて見たら」と少しかっこをつけて言うと、「僕は壁画を模写して売っているアーチストなんだ」というではありませんか。要するに絵売り屋さんなのですが一言も買ってくれとは言いません。絵を見せてもらったら宗教画ばかりだけど細密画的にきれいに色が塗られたいい絵でした。「上手じゃないか」というと、「まだまだ下手なんだ。僕もあなたのようなスケッチをしてみたい」という。なんだか気恥ずかしくなったので、早々に別れたのです。

翌日の夕方、前の日に見落としたところを描き足そうと再び塔に登ると、また彼に会いました。「ちょっと、こっちへ来てくれ」と他の仲間の絵売りから僕を遠ざけようとするので、「商売をする気だな」と思いました。夕闇の中、絵を何枚も小さな祠の石畳の上に広げ始めたので、「買わないよ」というと、「お金は要らない。好きなのを持っていってくれ、あげるよ」というではありませんか。こんなことは今までの旅の経験ではじめてのことです。恐縮しながら一枚の宗教画を指差すと、くるくると丸めてくれた。ただでもらうわけにもいかないので、ポケットを探してボールペンと鉛筆を渡しました。その鉛筆を見て、「これをもらったら、あんたがスケッチできなくて困るだろ?」とまじめに言うのを聞いて、なんだか急にじーんときてしまいました。「鉛筆なんて日本に帰ればいくらでもあるよ」なんてとても言えませんでした。たかが鉛筆、なのだけど、ぎりぎりで生きていながら、泉のように溢れ出る人の心があります。「おい、誰か聞いているかい、人も捨てたもんじゃないよ」と僕の心の中で何回も繰り返す声がしました。

実はもう一つ同じようなことがありました。ある寺院の難解な建築様式に興味をひかれ、苦心してスケッチしていると、15、6歳のこざっぱりした身なりの小柄な女の子が頬にタナカを塗って、髪に巻いた白いジャスミンの心地よい匂いをさせながら僕のスケッチを覗き込んでいます。彼女が話をする。お寺の横に住んで花を売っていること、ガイドもしていたけど警察に取り締まられたこと、ガイドの免許をヤンゴンで再交付してもらうのはお金がかかるしコネがいること。兄弟姉妹がいっぱいいて、二人は大学に行っていること。一人はトラックの運転手をして家族を食べさせていること、高校を卒業して今はお金がないけど、自分もいつか大学に行きたいこと、日本人のダサイ顔をした中年のお医者さんがやってきて、ホテルで給仕をしていた村の一番きれいな女の子を見初めて、日本の学校に入れてやるといって日本に連れて行ったこと……そんな話を聞いていました。「君もきれいじゃないか」というと恥ずかしそうに「私はきれいじゃない」と目を伏せます。年老いて見えるお母さんや、少し知恵遅れに見える妹も覗きにくる。寺の門を閉め始めたので、スケッチを止めて帰ろうとしたら、フイルムの切れ端で作った小さな蝶々の形のブローチをいくつも持ってきて「あげる」いう。「売り物だろ、買わないよ」というと「あげる」という。ここでも自分の耳を疑いました。二度もこんなことがあっていいのかな。ここでも残っていたボールペンと鉛筆を探してあげました。

「今日は食事は用意できないけど、お茶をあとでのみに来てくれないか、門前で待っているから」という申し出を丁寧に断って、イラワジ川の脇に立つバンガロー風の宿に楽しい気持ちで戻りました。

売るのとあげるの、買うのともらうのとでは、心のやり取りがこうも違うのだと感じました。何の見返りもなく持っているものをあげるって、なかなかできないことだよね。ましてや持っているものがろくにないのに、それをあげるな

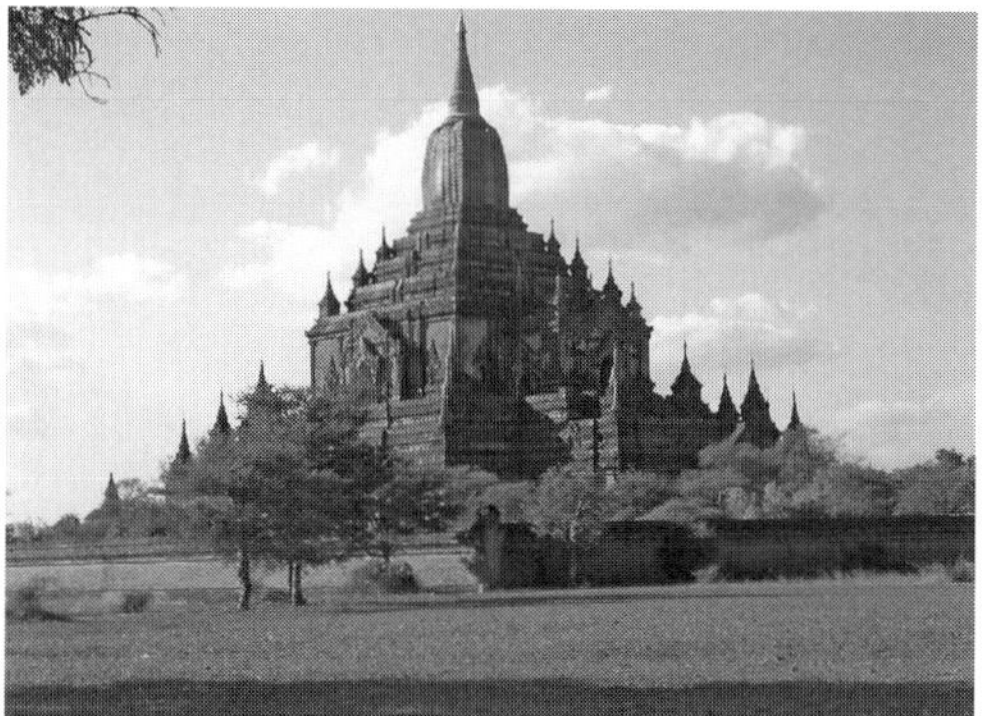

ミャンマーバガンの遺跡

んて。でももらってしまった人はそれがどんなに小さなものでも大変です。一体何が起こったんだろう、なんて考えさせられて。そこにあるやさしさを知ったその瞬間からその人の心の殻がぽろぽろと落ちて、みるみると裸になって、慰められていくのがわかるのです。ものがある人ほどこれができないから不思議です。人に自分の物をあげちゃうことは多分、本能的に人間はできなくなっているとさえ思えるときがあります。皮肉なことに所有の概念が物に固執すればするほど心の共有から遠ざかっていくのです。僕はまだまだです。自分のことばかりです。また、数日もするとビハールの僻地のねずみが走る宿で幾晩も過ごすことになりますが、でもそこにもやさしい人達がいるのです。だから、まあ、いいのです。

ポリオとの戦い ―２００１年10月X日

インドは想像を超える国です。10億以上の人口が厳しい気候の狭い大地の上にひしめき合っています。村では何千年も変わらぬやり方で牛の糞をこねながら燃料にし、下水は路に垂れ流され、田んぼで働き生活をしています。停電だらけの国でＩＴ革命？　もないもので……大半の人は今日を生きることに精一杯で医療とは縁遠いところで生活しています。

一方ポリオのウイルスにこれは最高の環境です。数年前までは世界最高の数のポリオ患者が毎年この国に発生し、毎年一万人以上が生涯手足の麻痺を残してきていたと推定されています。今も何処の街角にも村にも足を引きずる人たちを見かけます。数年前からインド政府は5歳未満の児童1億5千万人を対象にワクチンの一斉投与を繰り返し、98年にウイルスの見つかった患者の数は約２０００人、翌年には１０００人に、さらに２５０人にそしてついに今年は現在までに43人にまで減り、インド東北部の特定地域にまで追い詰められたように見えます。しかしこのウイルスはこの州だけで毎月50万人生まれてくる新鮮な赤ん坊たちのお腹にいち早く入り込んで最後の生き残りをかけている。ワクチンで最後の総攻撃の時なのですが、今度は毎月のようにドアを叩かれて子供にワクチンをのまされている親たちが、もういい加減にしてくれと、逆切れさながら、怒り出したものだから厄介です。その上、ワクチンを飲むと子供ができなくなるとか、エイズになるとか、いわれもない噂が流れ始める始末。意外に敵は人の心の中にもあったらしいのです。

一方、自分はＷＨＯの医務官だからといってなにか魔法のようなものが使えるわけでもなく、本音をいうと、家族と別れて暮す寂しさから逃げて帰りたくなる衝動をなんとか抑えつつ……村を廻っては少しは現状を打開する方法はないかと、ない知恵を絞っています。そして、嗚呼、自分はもっと頑張らないと…と呟きながら……あっ、と、大きな牛の糞をぐちゃりと踏んだりして……。頑張りましょう。

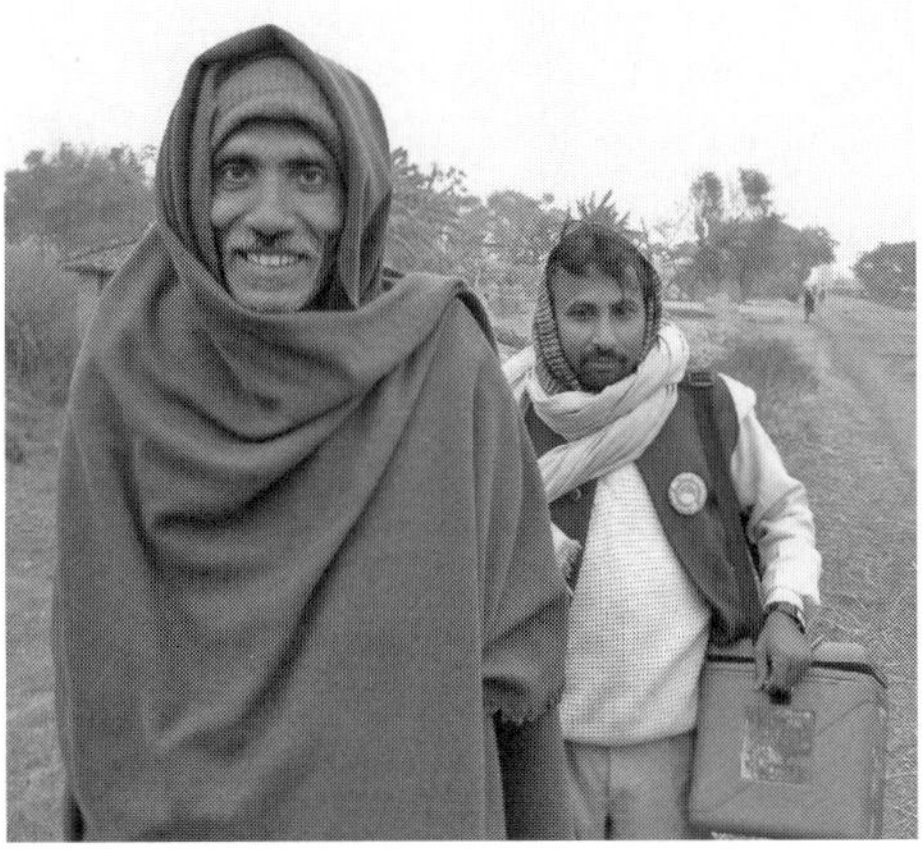

ビハールのワクチン接種チーム

僕の二人のおじいちゃん

――２００１年10月Ｘ日

インドのフィールドの仕事は悪路を長時間車で移動する事が多い。時に一日で10時間以上も車に乗っている事もある。乾いた砂漠のような大地の変化の少ない景色を眺めながらぼんやりといろんな事が脳裏に去来する。そんな時に僕はよくすでに他界した二人の祖父を思ってみる。その訳は懐かしさというよりもどちらの祖父も僕の心の中に今もはっきりとあって、今の僕の性格を形作っている重要な人達だと感じるからです。

母方の父は、富山から北海道に渡った移民の家の11人兄弟の次男に生まれた。実家はジャガイモからでんぷんを作って、第一次世界大戦の景気で一儲けしたらしいが、その後の世界恐慌で山には収穫もできないジャガイモが腐って残った。無一文で家を出た祖父は小柄で体が弱く、小学校しか出ていないが、頭はよかったらしい。機械のしくみを探って組み立てる事が好きだったそうで、井戸掘りポンプを村の中に自ら作って歩いて小金を溜めたという。井戸を掘り尽くしてしまうと、これからは洋服の時代だといって、有り金を叩いて、東京から一着の背広とズボンを取り寄せ、これを全て解いて、元どおりに縫い直して、仕立てを習得してしまったという。村長の背広を見事に作ったのが評判となって、注文が殺到し、旭川に出て開いた仕立て屋は繁盛したという。これに合わせて、自転車も売り、当時まだ珍しかったオートバイ、3輪、4輪自動車も販売するようになる。器用にどんな故障も見事に修理して売る店はさらに評判となり、利益もあげた。僕の記憶にある祖父は小柄で猫背、若い頃の大病がもとで強い難聴となり、補聴器を付けている姿はどう見ても風采の上がるものではなかったが、その祖父が成功した。

日中戦争が始まってから、警察に隠匿物資ありと、にらまれたらしい。本当に隠匿物資があったのかもしれないが、身の危険を感じた祖父は、さっさと財産を処理して、現金を手に東京は上野の近くに家族といっしょに逃げてしまった。ビリヤード屋だった家を買ったり、頼まれて消防車を組み立てたりしていたということだが、そこであの東京大空襲をうける。母、当時15歳、あの地獄の中の大火を生き残った、おかげで僕がいる。もちろん焼け出され、終戦後は暫く家族は転々として、大変な時期があったらしいが、北海道に戻りつくと、再び自動車販売、修理工場を建て直し、軌道に乗せる。事業は成功するが、もう、小売りの時代は終わった、これからは大企業の時代だと考えた祖父はあっさりと工場を閉めてしまい、後は比較的悠々自適に生活していたように見えた。祖父なりの先のよみがいつもあったのだろう。

僕の憶えている祖父は小柄な体に似合わず岩の様な手と太い指をしていたが、指先は器用に動いた。鉛筆を削り、犬小屋や、柵を見事に作って見せた。後年、僕が成人してから会う時の挨拶は必ず握手から始まる力比べだった。口数の少ない祖父が穏やかににっこり笑って、手をぎゅうっと握ってくる。その手の温もりを今もはっきりと思い出せる。神様とか、国とか、政府とかそんな得体の知れない物を信じない人だった。それに翻弄されながらも自分の力一つで生き抜いた事を、ゼロからコツコツと積み上げて作り上げる事を自信と誇りにしていた、静かな生き抜く力をうちに秘めている人だった。僕が医学部を卒業して、医者になるのを待つように静かにこの世を去った。

一方もう一人の祖父、父の父は全く毛色の違う人だった。中国学者の曽祖父の長男に生まれ、母方は長崎のキリシタン鉄砲商人だったという。曽祖父は三井物産の中国進出に際して相談役として貢献した人らしい。代わりに三井物産はその長男つまり祖父の教育、就職の全ての世話をみることになったという。祖父は旧制麻布中学をでて、ロンドンに留学してハイスクールを卒業し、インドのカルカッタ事務所に何人ものサーバントを使って何年か働いた。日本に帰国して、東京、雪が谷に大きな屋敷を借り、当時の上流社会に属し、ボンボンの気前よさからか当時の花柳界でよく豪遊したらしい。小学校しか出ず、無一文で事業を起こしたもう一人の祖父とは別世界の人間であった。しかし、ふと思うと、自分が医学部を卒業後、熱帯病を学びにロンドン大学に行き、今、WHOの仕事でインドに居る事は、まるでこの祖父の足跡を辿っているようで不思議な思いになる時がある。

その後、中国にわたり、上海で長男（僕の父）をもうける。抗日運動の激化とともに再び帰国、三井船舶に移って、太平洋戦争の激化の中、軍部の助けもあったのか、知人とシンガポールに子会社を作り、単身シンガポールにわたり、終戦。財産を全てを失う。戦後は再び三井船舶を頼り、達者な英語で仕事をしながら、フィリピンとの間で知人と子会社を起こすが、大企業化とともに吸収されたという。以後は下目黒の小さな家に移って、子会社の相談役として、十分とは言えないまでも安定した生活をしたらしい。しかし、気前のよさや、豪遊の癖は直らず、回りの人は随分と苦労したという。お金に無頓着な人だったらしい。

10歳の時に他界したこの祖父を僕はあまり憶えていない。憶えている事といえば、しかめっ面にちょび髭、山高帽にステッキという英国紳士の身だしなみを崩さなかった。東京オリンピックの開会式を一緒にテレビで見ながらふと見ると祖父の目が潤んでいたのが祖父の記憶にある唯一の涙。孫、つまり僕の従兄弟達を集めては厳しく英語を教えていた。もう一つこの祖父の厳めしさを増したのはカトリック教会での姿だった。石造りの教会の中の、まさに石のように重い空気中で、沈黙を守らされるのはなんとも耐え難いもので、僕はそのせいか今でも教会が好きになれない。

今、はっきりと感じるのはこの育ちも生き方も全く正反対であるかのように見える二人の祖父がはっきりと自分の中に居るという事実である。どちらも大戦をはさんで時代に翻弄されながら生きた。一人は教育もろくに受けられず、無一文から苦労して事業に成功し、知恵と想像力で時代を巧みに生き抜いた祖父。もう一人はお金に無頓着で親の庇護で戦前の上流社会に育ち、戦後は斜陽の中で相変わらず格式と対面と形式にこだわり続けた祖父。僕の中にはどちらの祖父も居るとはいえ、苦しかったり、絶望したり、追い詰められたりすると、逞しく生き抜いた一人の祖父を感じるよりも、育ちは良いけど対面や形式にこだわるもう一人の祖父の姿を自分の中に感じる事が多いのである。

僕はそんな自分の弱さを情けなくも恨めしくも思えるのである。しかし、楽天的に思ってみると、こいつは札の表と裏のようなもので、どちらの姿も離れる事なく一緒にあるんだと。きっとまるで「めんこ」の返り易い面があるだけなのだと思ってみると少し気が楽になる。もう少し追い詰められれば、また、ふわりと「めんこ」がひっくり返って、逞しい自分が切り抜けてくれるんじゃないかと。今の所どうやらそのようである。とにかく、どちらも切り離せず、どちらも僕を形作っているのであるから。

「えー、うぇー、おぇー」も「まぁ、ええやないか」

―2001年12月X日

心をいつも大きくもてたらいいなぁー。どんな時でも慌てずにどんなところに行っても怖がらずに落ち着いて、「ええやないか。」といえたらいいのになー。そうは言いながら、インドの辺地の見慣れぬ町や、村の悪路を砂埃をあげながらインド製の車アンバサダーの中で鼻の中まで真っ黒になり、「そんなこと言えるか」と思ってもいるのです。

　ここのところどうもインド国内の辺地の出張が多い。ネパール国境、パキスタン国境、ボンベイのスラム、ウタプラデシュ、ビハールと、いずれもインドに残るポリオの流行地域ですが、特に、今いるビハールなどは、不便な上に盗賊が出る、ストは起こる、など治安が悪く、インド人も行きたがらないところなのです。

　そこで、「えー、うぇー、おぇー」の連発となる。車の故障、パンクは序の口、トラックがセンターラインを超えて正面に突っ込んでくることは当たり前、脱輪横転寸前でかわすと、突然、幹線道路が祭りの村人で閉鎖されて、車に4時間も閉じ込められたり、目的地に辿り着けず、真夜中に見知らぬ町に泊まったり、共産ゲリラが道路を封鎖したとかで、町に閉じ込められたり、患者を探して、でこぼこ道を4時間も走ったあと、さらに4時間も田んぼの中のあぜを歩き続けた挙句が見つからなかったり、昼食を取れることは一度もなく、夜にやっとホテルに帰りつくと停電。そういえば、嵐で大木が目の前にどんどん倒れてきたこともあった。毎週数十時間の悪路のドライブで背中はいまや棒のようになっているし、この前は疲れがたまったなーと思ったなり、ひどい下痢をしてしまった。

　そんなことを思いながら村を歩いて、ポリオの子供を診たり、子供たちの接種率を調べたりしているものだから、不意に足元がふらついて、次の瞬間、うず高く積もった牛の糞にズボリと片足を突っ込んで、あっ、と、よろめいては、そばの土の壁に手をつくと、そこには半乾きの牛の糞をこねた塊にぐちゃりと片手を突っ込んだりするのです。ああ、情けない。そういえばベトナムでも、ベトナム人がすいすい歩いてわたる竹の橋から滑り落ちたり、船の一揺れで川に頭から落ちたりしたな——と思い出される、やっぱり、もともと情けなかった。

こんな気持ちもよそに、村にはすでに夕暮れが近づいています。夕食の支度をする薪の煙が村のあちこちから立ち昇ってきて、地面の近くに白い帯のように沈んで、村を幻想的に包みます。地平線にも白い帯がかかり、刈入れた稲を頭に抱えて、水牛と一緒に家路に向かう村人たちが、弱い赤の夕日をバックに霞の中のシルエットのように浮かび、何とも言えない郷愁が、昔どこかで嗅いだような懐かしい匂いとともに胸を満たします。なんとも平和で、穏やかな気持ちになると、僕もこれからガタボコ道を車で帰って、バケツにお湯をもらって汗を流し、食事ができることがとても有り難く感じられ、幸せで、ホッとしてくるのです。

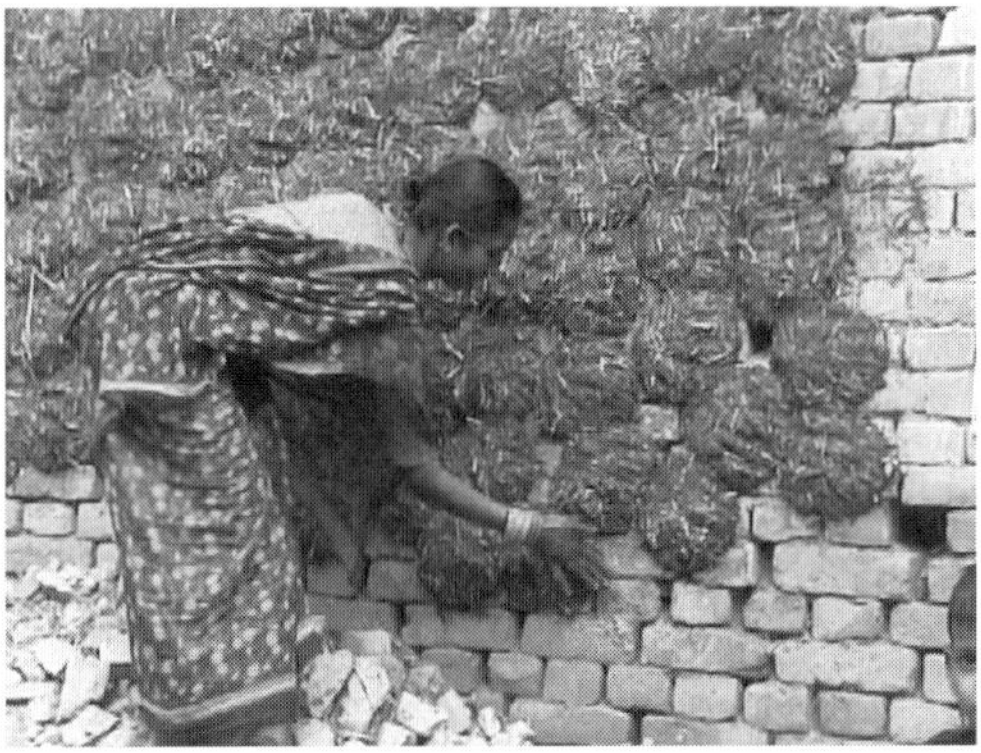
壁で乾かす牛糞の燃料

世界の半分以上のポリオがまだインドにあります。年間120億円をかけて、インドのポリオ根絶まで「えー、うえー、おぇー」も「ええやないか」の日々は今日も続いています。

新年から出張続き ― 2002年2月X日

1月8日—16日

ミャンマー出張。60人のロータリー参加者のお世話。前回に書いたミャンマーのバガンでの話の続編。

バガンで一日、休日が取れたので7ヶ月前に出会った絵描きの青年にまた会えるかと思って、出会った仏塔に登ってみた。夕暮れが近くなり、ホテルに戻ろうかなと諦めかけた時、あの青年が僕を見つけて走りよってきた。これでまず一人と再会。彼の家まで行って奥さんと10ヶ月の子供にあって食事をご馳走になる。また絵をくれるというので、もらい、もうひとつ絵を買った。ナンダ寺院の前でずっと絵をみていた花売りの少女にも再会した。彼女は寺裏の家に招待したくれた。7人の兄弟姉妹とお母さんが迎えてくれ、お茶をご馳走になる。お兄さんも水彩画を描いて売っているので僕のスケッチブックをあげた。これで持って来たボールペンも鉛筆もきれいになくなった。

ミャンマーのポリオ全国キャンペーンは5歳未満の子供6百万人を対象に接種所を全国に設け住民登録を活用して、きめの細かい接種をしている。60人のロータリアンもミャンマー政府の協力を得て、マンダレー近傍サガイン州6ヶ所の接種所で村人の手厚い歓迎を受け、接種に参加。その後、ビルマ戦線で戦死された18万人の英霊を祭るマンダレーとヤンゴンの墓地を参拝。石に刻まれた挺身隊のかたがたの名前を見て胸が詰まる。ロータリアンの中にインパール作戦に参戦していた人がいた。凄惨な退却だったという。亡くなった方、苦しかったろうなと、戦争も知らない僕なのに万感胸に迫るものがある。

1月19日―23日

ウタプラデシュ州バレリー県出張。インド全国一斉ポリオキャンペーンの監視。5歳未満の1億5千万人の子供たちがインド全国で接種を受ける。初日は接種場で、翌日から数日間かけて各家をすべてまわり接種漏れの子供を捜して歩く。話だけでは100%接種可能の計画であるが実は

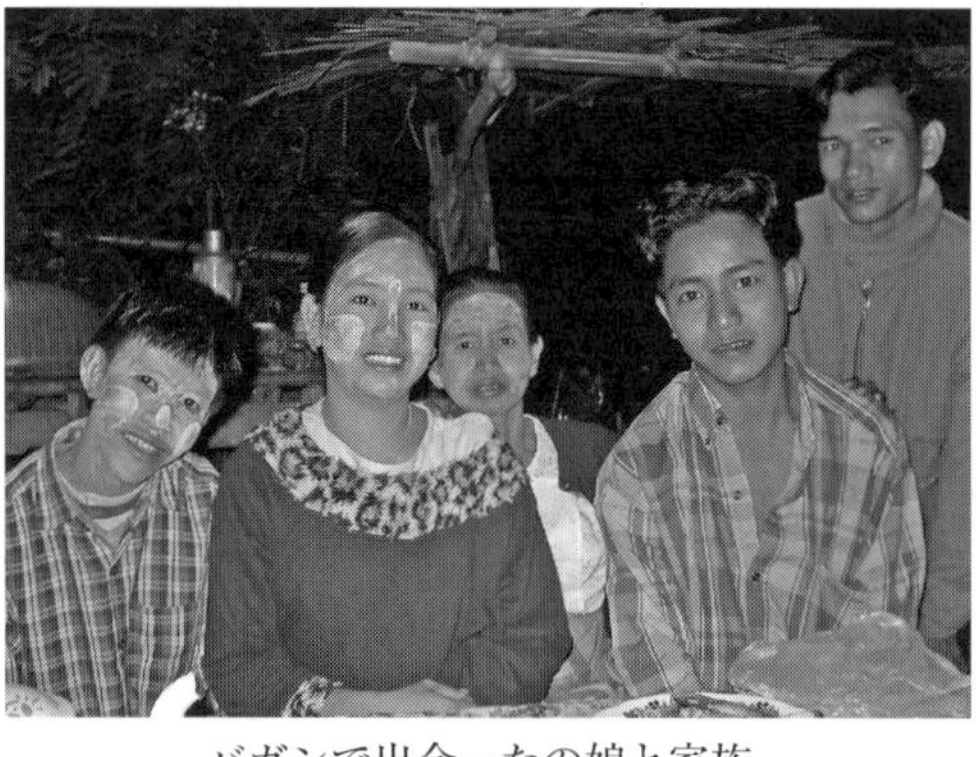

バガンで出会ったの娘と家族

穴だらけ、何度やってもその穴が埋まらない。昨年は、イスラム系の住民の間に「ポリオのワクチンを飲むとインポになる、子供ができなくなる」という流言蜚語が流れたことも原因のひとつ。親が子供を隠すことがあるのも事実。でも、実は多くは単に親が寝ている赤ん坊を起こしたくなかったり、めんどうくさかったり、関心がなかったりのために、赤ん坊を連れてこない母親が多いことが主な理由。それなら家に入ればいいだろうと思うのだか、なかなかそう簡単には行かない。一番効果的なのは、玄関から数歩中に入って、目で子供の数を確認するチームを編成することである。しかし、それができる婦人や村人を雇い入れることを何度進言しても、受け入れられず、なかなか実現しない。歯がゆい限りだが、僕の言い方が悪いのかも。問題点はわかっているのに、指導だけで改善の難しい国である。何かもうひとひねり工夫が必要だが科学ではなく、人である。人の心をどう掴むか、どうやる気にさせるか……。

僕たちはポリオと戦っているのだろうか。むしろ、明確な問題と解決方法を知りながらも、実行できない。インド政府と、WHOが雇った膨大な数のインド人たちを相手に戦っているようにも見える。

2001年2月17日　母の死

母の急死。東京での葬儀。実は20日過ぎまでネパールに出張している予定であった。16日の夕方、国境近くの比較的大きな町に出てきて、17日の朝だった。今までネパールでうまく繋がらなかった携帯電話が突然鳴った。電話の向こうで日本にいる女房が泣き声で、東京の母の急死を知らせてくれた。それから僕がどうしたのかあまり細かいことを覚えていない。現地のスタッフらに助けられながら飛行機を3つ乗り継ぎ、翌日には日本に着くことができた。今回は尊敬する師にあてた手紙を載せます。もう少し心の整理がついたらまた母のことをいっぱい書きたいと思います。素晴らしい母だったから。

恩師増田先生への手紙

お留守のところご自宅に電話して申し訳ありませんでした。ソルトレークからもうお帰りになったでしょうか？実は奥様にもお話したように、東京の母が急死しました。僕が丁度、ネパールの森の中にいるときで、インド国境の村で患者を訪ねたり、病院で記録を調べたりしているところでした。なぜか其の日、2月17日は僕の携帯がつながってくれて幸運にも知らせを女房から聞きました。それから飛行機を3つ乗り継いで、何かに導かれるように翌日には何とか東京の実家に辿り着き、母の死に顔を見ることができました。

母を一生懸命世話してくれていた二人の弟たちのことが

実はとても心配でした。でも、帰って、お互いに会って、話をして、安心させてやって、彼らと一緒に母の死を受け入れることができました。目黒のサレジオ教会で母が尊敬していたイタリア人の老神父ペトラッコの本当の祈りをいただいて、神を感じる、母が望んでいたようないい式を挙げることができました。

母は昨年夏に見つかった悪性リンパ腫の化学療法がすべてうまく終わり、今年の1月から局所照射をしていて、さすがに少し弱音をはいていたのですが、其の日は照射も最後で終わった日でした。これからの旅行の計画も話したりして、まったく普通に過ごしていました。夜更かしする人だったので、例によって夜中の2時過ぎに風呂に入っていたそうです。弟が胸騒ぎがして、声をかけたそうですが返事はちゃんとあったそうです。それから3時間ほどたって、浴槽でちゃんと湯船に入る形で心停止していたそうです。まったくの、心臓性の突然死と言えそうです。僕が以前いくつか法医で経験していた死ですが、まさかあの元気だった自分の母がそうなるとは皮肉なものです。僕にはまるで神様に連れて行かれたようにみえました。それにしても少し早すぎました。

なんか心が空っぽで、いろいろ考えるのが何か怖い気もしています。インドで一人でいるせいかもしれません。ただ、仕事は波のように来るのでそんな心のままやるしかありません。女手一つで、僕ら3人の兄弟を育て、苦労もしたけど、光のように明るくて、元気がよくて、勇気と正義と力にあふれる人でした。急に消えた光のせいで今は急に回りが暗く感じます。僕を照らしていた一番の光が消えたようで、それも僕を戸惑わせます。心の目が闇に慣れて、次第に回りが見えて行くまで焦らずに待ちます。

僕は元気です。先生はますます僕には大事な人になっていくようです。どうか奥様によろしくお伝えください。また、お会いできること楽しみにしています。

叔父の死とミャンマーの二人の医師

――2002年4月X日

叔父のこと

3月2日、母の急死からちょうど2週間後、世話になった一人暮らしの母の弟にあたる叔父が急死した。

インドに戻って一週間もしないうちに再び日本に帰国、

葬儀と納骨を終えた。仲が良く、一人暮らしの叔父をいつも心配していた母が、まるで一緒に連れていたったような、叔父の死に顔はそんな安らかな死に顔だった。叔父は僕が小学校から中学校にかけて、家が両親の離婚争議で一番大変だった頃、東京の小さな自宅に一緒に住んでくれた人でした。家事を手伝ってくれて僕ら3人兄弟の心の支えとなってくれた人でした。その叔父は以前から分裂症という診断を受け、外で働くことはなかったのですが、この叔父ほど優しく、純粋で、おとなしい人はいなかったと思っています。学校から帰ると、ごろんと寝転がってテレビをみている。ただいつもそこに居てくれる、それだけで当時の僕らにどんな嬉しいことだったか。

その叔父は祖父母が10年前に他界した後、独りぼっちになった。そして一人で本当につつましい暮らしをしながら、祖父の残した家を守ることを義務のように孤独に耐えながら生きてきた。その叔父にとって頼りにしていた姉、つまり私の母の死がどれほどショックであったかは想像に難くない。

叔父はなぜか一度も家の掃除をしなかった。綿埃が何センチも積もっていました。そのくせ毎日買い物に行き、きちんと家計簿をつけ、自炊して、洗濯して、無駄使いをせず、毎日を黙々と人と話すこともなく生きていました。洗い古した寝巻きを着て、埃だらけの万年床の中で胸の前に手を合わせ、一人、孤独の中で心臓の鼓動を止めました。いや、その瞬間は孤独ではなかったかもしれない。増田先生が言われたように、死はやはり悲しくないのかもしれない。うまく言えないけれど、母に導かれて鼓動を止め、祖父母の墓にやっと一緒に入れた叔父に、一人で生きて、ご苦労さんと言いたい。死は悲しくない。でも生きることは大変。そして最後まで生きた。偉いな、と。

3月21—22日

インドに戻るなり、ムンバイ（ボンベイ）のスラムで今年初めて発生したポリオの子供を見て、対策を決める会議に出てきてくれという。早速、翌日の朝4時に起きてムンバイに飛ぶ。飛行場で担当の医者に会って現場に向かうが、クーラーのない車の中に蒸せるように暑い風と、街の大半を占めるスラムが放つ鼻をつく、酢えた臭いが飛び込んでくる。モスリム中心のスラムで1歳の2月末に右足の麻痺になった男の子を診た後、2時間ほどかけて60件程の家を保健婦とともに汗だくで体をかがめ、汚水をまたぎ、ハエの大群を払いながら、子供たちの接種率を調べて回った。昼食抜きで午後からは州の衛生局長、ムンバイ市の衛生部との対策会議。人口700万人のスラムで5歳未満の子供をターゲットにした重点的な追加接種を、雨季の始まる前の4月、5月の2回やることを推奨する。1ページのレポートを書きながら夜10時、帰りの飛行機に飛び乗る。

3月23日—4月6日　ミャンマーの二人の医者

ミャンマーへ2週間の出張。今回のミッションはそのポリオの報告システムが正常に働いているかどうかを全国レベルで調べるためのもので、海外から集まった11人のチームの一員として参加。

それはともかく今回僕と同行した現地の二人のドクターが最高だった。二人とも漫画の主人公のような顔で、一人はソーレンニエン先生といい、色が黒くてクリクリした目をした南の島の王様のようだ。おっとりとした彼は、現在、ミャンマーのポリオ対策実務の責任者で、大臣とのパイプ役になっている。なんと、彼は4年程前に日本で僕の講義を受けたらしい。恥ずかしいことに僕はあまりよく覚えていない。こんなことならもう少し真面目に話しておけばよかった。もう一人はケモモ先生という女医さん。アンパンマンのような丸い顔をして、目が大きく実によく笑う。笑うともっとアンパンマンに似る。彼女はミャンマー北東部のポリオの担当官である。二人が実に誠実に働いてくれた。軍事政権下ではどんなことでもすべて隠されてしまう。それが僕のベトナム経験からも心配だったのだが、彼らにその心配は無用だった。7日間で6000人以上の入院簿の記録から報告漏れのポリオ類似の患者も探し当てた。

嬉しいのは二人とも僕の細かい仕事のやり方を見て、使えるところは使おうとしてくれているところだ。こういう時はやる気が出て来る。ケモモ先生は文句ひとつ言わず焼け付くような日差しの中で村の一軒一軒を回って接種率を調査してくれた。笑いを絶やさないケモモ先生が、実はご両親とご主人を亡くして一人で息子さんを育てていること、更に驚いたことは彼女の親族一同が反軍事政権の活動家の家で、法律家のお兄さんは10年以上も刑務所に入れられて出てきたばかりだという。それなのに「彼女の家族は上の人間を恐れないので困るんだ」と、ソーレンニエン先生はぼやいた。明るい笑顔の裏に、信じがたいほどの苦しい人生と強い意志がある。頭が下がるおもいだ。ミャンマーの仕事は、いつも忘れられない人間のつながりを短い時間に残してくれる。

真っ赤な花グルモハールと老いの自覚

――２００２年５月Ｘ日

インドの4月は、5月から6月の乾季の日中50度にまで上がる時期に向かう前段階の月です。気温はまさに日に日に上昇していくのがわかるような毎日です。数日前はとうとう43度になったとか。気候の変化のためにインド人ですら体の不調を訴える人も多い時期です。地面の温度が急速に上昇するために強い上昇気流が起こり、そこに周りからの空気が流れ込んで、時折激しい風が吹き荒れることがあります。まさに突風を伴う砂嵐です。そんな荒涼とした砂漠の様な中で、今、鮮やかな真っ赤な花をたわわに咲かせている木があります。熱帯特有の木ですが、ベトナムではホアフオン（火炎樹）と呼ばれていた木で、ここではグルモハールと呼ばれています。僕の部屋の前にグルモハールパークという小さな公園があるのですが、まさにそこにグルモハールが今咲き誇っています。その事に昨日まで気づかなかった僕は、久しぶりに部屋で過ごした週末の昨日、ベランダに出て目に飛び込んできた眩しいほどの鮮やかな赤の大群に驚いたのです。お手伝いのラクシュミの話しだと、特にこの木だけは一番初めに咲いて、一番多くの花をつけて、乾季の最後まで咲いていて花を残し、目を楽しませてくれるそうです。

草木の生命力はすごいなーと思います。人間は疲れてふらふらになったり、悲しいことの連続で消えそうになったり、心に開いた穴を埋めきれず孤独の中に落ち込んでいったり、なんとも足元の不確かな生命体だなーと。それに引き換え草木はこんな砂漠のような土地でも、しっかりと根を張り、乾いた中で、いつも少しも変わらず同じ季節に、木の枝いっぱいの花を咲かせる。

4月16―18日、24―26日

ウタプラデシュ州バレリー県出張。追加接種キャンペーンの監視。デリーから片道車で6時間の行程の行き来はさすがに背中に来る。村での日中の温度の上昇は厳しく、接種チームについて、日陰を選んで歩いていても、しばらくすると体が脱水してくるのがわかる。村ではたびたび激しい風が炎天下を吹き荒れて、牛の糞も人の糞も巻き上げて、僕の目や鼻や、口の中に容赦なく入ってくる。目は痛みであけられず、口の中はじゃりじゃり。その夜は突然親指大の雹が降って、雷鳴って、スコールになった。ワイルドな天候である。

接種チームは今回は強く推奨されたように比較的多く家の中に入って、寝ている子供にも接種をする場面が見られたが、やはり、ちゃんとやるチームとろくにできないチームが混在している。ユニセフの協力も得て今回は住民の反発を和らげるために問題の多い村にその村出身の人間をチームにつけるが、残念なことにその多くは積極的に仕事をしていない。保健婦を含めた第一線のマンパワーが責任を持って子供を捜し、親を説得して接種する意欲が未だに薄いことがわかる。この地域で0歳児、1歳児の子供にワクチンがやはり十分に行き渡らないことはその年代の子供たちが未だにポリオに罹患していることからも明白なのであるが、責任感をどう伝えていいかわからない。

老いの自覚

真っ赤な花の大群を見ながら、ここしばらく心を重く蓋っているある暗い感覚をなぞっていました。それが何か、最近気づいたのですが、それは〝老い〟ということらしいのです。僕は来月で46歳になります。実は図々しいことに僕は自分ほど老いから遠くにいる男はいないと思ってきました。インドでは時に学生に見られるのは余りに極端ですが（多分少しバカにしているんでしょうが）、外見はどこでも年齢よりはいつも若く見られ、体力も自信があり、若さはいつも自分のそばにあると思っていました。いや、思おうとしていたのかもしません。こんな話しをするのはなんだか気恥ずかしく、誰もが似た経験をしているよと言われればそうかもしれません。ただ、自分にはある驚きと恐怖がはっきりあったので書いておきたいのです。ここ2ヶ月の間に起こった、母の死に始まるいくつかの僕の身辺で起こった悲しい出来事の連続が、このことをより鮮明にしたのかもしれません。今度は自分が老いて死んでいく順番なのだと言うはっきりとした確信のようなものを。これは悲しいことではなく真実なのです。

でも、実はこのことはすでに数年前から始まっていたことなのだとわかります。それまで一本も目立たなかった白髪が少しずつ増え始め、いくらでも走れる、泳げると思っていた距離にじきに息切れがし、無駄がないと思っていた筋肉も緩みが目立ち、目も小さい字がどうにも見えなくなる。それでも、若さの方にしがみついていた。ときにがむしゃらに運動し、仕事もし、お酒も飲んだ。でも、どうにもできないことでした。老いは僕の目の前に底なしの淵のようにぽっかりと口を開けてちゃんとそこにあったのです。それを認識しまいとしていたことが鈍かったとでもいうのでしょうか。今の僕は少なくとも自分がその淵に立っていることをはっきりと理解しているようです。

こうしていると、つい2ヶ月前に突然に死んだ母の声が聞こえてくるようです。〝耕ちゃん、あんた、弱いんだから、逃げちゃだめよ。〟と。不思議なことに死んだ母が乗り移ったかのように僕の女房もそのことをよくわかって、今にもそう言いそうなのです。しかし、孤独にはいつまでも馴染まないものです。老いの孤独は何によって救われ、何によって光を与えられるのでしょうか。ここまで考えてくると、人生の主たるところは、実は老いの中にこそあって、そこを生きる為にこそ伴侶、夫婦が必要で、友人がいるのかもしれないと思えても来ます。老いの中で人はやっと少し人らしくなれるのかもしれませんね。やはり大げさでしょうか。

でも草木はすごい。枯れるときも何の苦痛の声も出さずに枯れます。生きているときは精一杯に花を咲かせる。砂漠にも鮮やかな赤の花の群れを。すごい。僕は今日一人、部屋でじっとしながら、こんな草木のような老いもあるんじゃないかとふと思ってみました。まだ、よくわかりませんが。

灼熱の夏、砂嵐、ラクシュミ、ミサイル
―2002年6月X日

「気体になっていませんか?」こんなメールが届いた。「かろうじて固体で止まっているよ。溶けて液体になる手前というところだ」と返事をする。暑い……連日45度の灼熱。外の空気はまさに熱風となって、ガスコンロの上に顔をかざしたような感じがする。クーラーもないタクシーに乗ると中はサウナのようだ。でも窓を開けると外の風のほうがもっと暑い。仕方がないので窓を閉めて滴る汗をじっと我慢する。かけていたサングラスの縁が焼けた鉄線のように熱くなっている。暇を見つけてはミネラルウオーターをがぶがぶと飲む。タフなインド人たちも汚いペットボトルに入れた濁った水をがぶがぶと絶えず飲んでいる。やっぱり彼らも暑いらしい。

「1000人以上も熱中症で死んでいる」と報道されている。熱中症は外気温の上昇とともに体温が高くなりすぎて、発汗や血液循環でうまく体温を下げることが出来なくなり、臓器が壊れ出して、心臓が止まる。水をかぶって外から体表温度を下げたり、水を飲んで中から循環、利尿を促して体温を下げればいいのだろうが、いくら順応しているから

といっても、もともと36~7度の体温が45度にもなれば、さすがのインド人もたまったものではない。

ここまで書いたところで、木々の枝の揺れる音がひとしきりするので外を見ると砂嵐だ。ゴーッという音とともに外は真っ白な砂のベールで覆われて、まったく視界が効かない。吹き付ける砂粒の音？　いや、よく見ると親指の頭くらいもある雹が砂に混じって降っている。部屋の中には埃臭い砂の匂いがドアや窓の隙間を通して充満してくる。砂が本当に部屋の中を舞っている。突然、雷とともに大粒の雨が降り出した。これで気温は少し下がるなと、ふと嬉しくなるが……とたんに停電。ムッと部屋の中の温度が上がり始めた。期待の雨はすぐに小降りになってしまった。ふと気がつくとドアの下の隙間から泥の雨水が風に押されて部屋の中に流れ込んできている。放っても置けなくて停電の中、懐中電灯を下げて安っぽい大理石の上を雑巾で拭いては泥水をバケツに絞った。

停電は頻繁にある。停電になるとクーラーが切れて夜でも部屋の温度は40度近くまで上がる。体中汗だくで眠れない夜がいく晩か続いた。体を冷やすのは唯一シャワーだけど、その水も昼間に熱湯になっている。

驚いた。停電で真っ暗な外をのぞいて、恐る恐るわずかにテラスの戸を開けるてみた。するとどうだろう、熱風ではなくて雨で冷やされた空気が風に乗ってさっと入ってくるではないか。僕はもう夢中で家中の窓を真夜中にもかかわらず開けに走り回った。すると部屋の中のむせ返っていた空気が次第に外の冷やされた空気と混ざり合い、少しずつ入れ替わり始めるのがわかる。幾分、外の冷えた空気の中にカレーの臭いと隣の空き地に放し飼いになっている牛の糞尿の臭いが混じっていることは我慢しながら。冷えた風が部屋を通り抜けるのは嬉しかった。暗闇の中で風の音に耳を済ませながらじっとしている。夜中の1時をまわった頃だ。不思議な気持ちになる。暗闇の中で、厳しい自然が見せた一瞬の優しさのような、木々の枝が風に揺れる音に耳を済ませていると、不思議な興奮と落ち着きの起伏が波のように心を包むのがわかる。

ラクシュミのこと

朝になって、お手伝いのラクシュミと話をした。ネパールの出身の彼女は、年のころは30歳を少し越えたくらい、中背で固太り、がっしりした体に一見硬い表情をしている。いかにもしっかり者という印象を与えるが、実はかなり気さくな性格で、時折、外見には似合わないようなはにかんだ笑いをし、ときに活発に話し、インド人が見せることもないてきぱきとした仕事振りを見せる。彼女は屋上のサーバントクオーターと呼ばれる粗末な小屋に8歳と12歳になる男の子供二人と運転手をしている亭主の家族４人で住み、３階建てのこの家の一階に住む大家のお手伝いの傍ら、３階に住む僕の部屋の家事も手伝ってくれている。この家に移ってからすでに一年になるが、最近は彼女と週に何回か交わす短い対話が、意外にも僕には孤独を紛らわす貴重な気晴らしの時間になっている。彼女のたどたどしい英語にもかかわらず、彼女の飾らない素直な話し振りのせいだろうと思っている。そんなことを思いながら彼女の前に突き出たお腹のあたりを見ながら、「昨夜は久しぶりに涼しくなってよく眠れただろう」というと、「涼しかったけど、部屋は浸水して水浸し、その上、重いものが上から落ちてきて右足の親指を潰した」といって足の指を目の前に突き出した。見ると親指の爪は内出血で真っ黒になり、指は倍くらいに腫れている。その痛みで朝まで一睡も出来なかったという。

「サー（ご主人）、外を見て御覧なさい、前の公園で雹に打たれた鳩が35羽も死んでいたんですよ。」という。見ると前の公園では折れた木々の間に見え隠れするように、いくつもの鳩の死骸があり、カラスがついばんでいる。洗い物を終えた彼女に痛み止めの薬と、冷蔵庫から氷を袋に入れて渡し、足の指を冷やすように言って帰した。ここでは、あまり情緒を差し挟む隙間はなさそうである。

パキスタンのミサイル

６月１日　今、事務所からインドにいる国連関係の家族の退避を決定したという連絡が入ってきた。大使館の知人に連絡してみたら、大使館も家族の退避を決定したという。村を歩いているとどうも実感に乏しかったけど、考えてみたより世の中は緊張しているらしい。核戦争か……人間はやっぱりとんでもないものを持ってしまったんだな。ここにいて、今初めて実感として思えてきた。小競り合いの先にいつも核が見え隠れする。僕自身も今、こうしている間にでもミサイルがパキスタンからデリーに飛んでくればピカ、ドンで終わりだ。抑止力なんて、なんとも意味のない言葉だ。使えば終わりなのだから。人間の未来はその恐怖の上にしかないとすると随分と虚しい感じがする。

明日の夜から１週間、学会での発表のために日本に帰る。うまくインドに戻れるかな？　インドに戻れなくなるかもしれない、そう思ったとたん、しがみついてもここで今の仕事をやり遂げたい気持ちで一杯になってくる。こういうのを天の邪鬼（あまのじゃく）というんだろうな。こんな国なんかどうだっていいじゃないか、ポリオなんてどうだっていいじゃないか、何度そう思ってきたことか。なのに、突然、とんでもない連中だと思いながらもいっしょに仕事をしてきた連中の顔が目の前を走馬灯のようによぎっていく。そしてお手伝いのラクシュミの顔、運転手のチーマの顔……ピカ、ドンで消えてしまったら困る人の顔ばかり。僕だけが日本のいい空気を吸って、美味しいものを食べていられないだろう。とにかく早く戻って、ピカ、ドンなら、そのときは、そのときだ。じゃ、また来月、インドから。

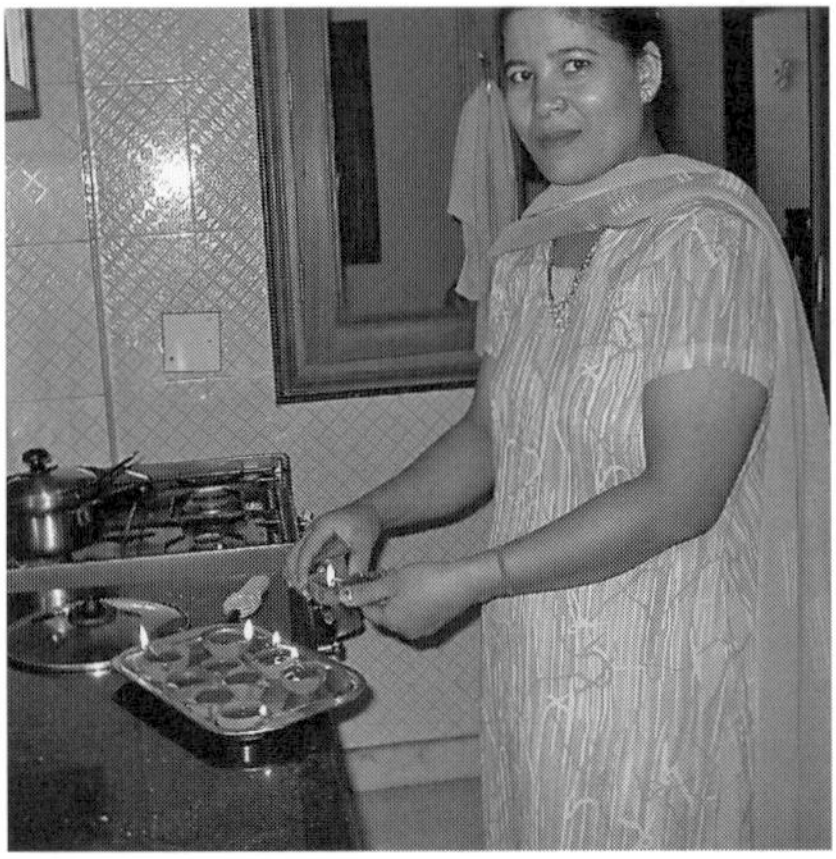
お手伝いのラクシュミ

退避勧告を無視、再びインドへ
――2002年7月X日

6月9日、一週間の日本滞在の後、再びインドに戻った。日本からインドに向かうJALの定期直行便は、当面これが最後の便となるため、出発時間も遅れ待合室はがらがら。年老いたお坊さん、商社マンが二人そして僕の4人しか日本人はいない。インド人は10人程度。

この年老いた坊さんが面白かった。七福神の様な帽子をかぶって、太鼓を入れた袋を首から下げて、運動靴を履いている。年のころは70半ば、背筋はぴんとしている。「どちらへいかれますか?」と声を掛けると、急に人懐っこい表情になって「カシミールに行って、戦争を止めさせるために平和行進をする」と言うではないか。がらがらの飛行機に乗ると、このお坊さん、ワインを片手に満面の笑みを浮かべて僕の隣に座った。

「国連の人だからビジネスクラスにいると思って探しましたよ。ワハハハ……わしはこれだけは止められなくてねー」とワインの小瓶を僕にもついでくれた。この人、僕が2年前にビハールの片田舎のお寺でたまたま出会った青年僧侶のお師匠さんだという。世間は狭いものだ。

お坊さんが言う。日蓮の真意は救済の行動にあり。戦後すぐ23歳で出家して、お師匠さんに志願して、20年間インドに住んでいたという。20年前に日本に戻ったというが、なんと、今のパスポートもそのとき取得したインド国籍のパスポートだ。そのときこのお坊さんのお師匠さんが出した条件は2つ、喧嘩をしないこと、そして、お酒を飲まないことだったそうだ。お師匠さんは出発寸前になって、再びこの訓示をたれて、このお坊さんのほうを見るなり、お前、できるか。といって、大笑いしたそうだ。頭をぽりぽり掻きながら、「わしはインドに着いてから3年間飲まなかったよ」と少し照れたように言う。終戦直前に秋田の合川町で数ヶ月特攻の訓練を受けたという。秋田では漬物のことを「ガッコ」という。「村の人に、ガッコ好きですか、と訊かれ、僕は学校（がっこう）は嫌いですと、答えましたよ」と、また大笑い。人間臭い。

でも腹が据わっていた。ふと、死んだ母が敬愛した目黒のサレジオ教会のペトラッコ神父を思い出した。人間臭い、人間の弱さを知った、あのどこまでも優しい目と顔に刻まれた深い皺を。母のことを自分の妹だといって、涙したあの顔を。僕も少し大げさだけど腹を据えていた。決して悲壮ではなかった。悲しいことよりも楽しいことを考えようとしていた。このお坊さんの、インド入国の書類を書いてあげて二人とも、がらがらの座席にしばらく横になった。彼は今ごろカシミールで何をしているだろうか。

ムンバイのスラムへ
――2002年8月X日

ムンバイと下痢

ムンバイに向かう飛行機に乗る朝、困ったことが起こった。下痢である。かなり激しい。朝方、お腹が苦しいので目が覚めてトイレに飛び込んだが、ウーーンこれは当たったな、という下痢である。前の晩、実はインドに一年半住んで初めて日本人のお宅に呼ばれて、お刺身をご馳走になった。どうやら、それらしい。インドのカレーでは滅多に下痢にならないから、何とも情けない。ご馳走してくれた方には罪はないが、これからインドの、いや世界最悪のスラムを歩くものとしてはいささか気が重い。トイレと同じようなところを歩くんだから、いいじゃないかって？　なるほど。でも本当にトイレと変わらない汚水の中にスラムがあるんだよ。お尻に栓をしたい気持で常備薬の抗菌剤のニューキノロンと抗生剤のミノマイシンを一錠ずつ飲む。効いてくれるには5、6時間はかかる。出かける前に三度、トイレに走った。こういう時は口からは一切何も取らないのがいい。空港の待合室でも二回。そしてムンバイに向かう2時間の飛行機でもう一回。脱水で舌が乾いて少しふらふらするが、ここは我慢。時折お腹が刺すように痛み、トイレに行きたい衝動に駆られるが、もう出るものもない。

ムンバイの飛行場ではインド人の医者が二人待っていてくれた。飛行場から真っ直ぐスラムの近くにあるヘルスポスト（保健所）に向かう。ここの医者も保健婦も顔見知りである。ムンバイの今年一月に発生したもう一例のポリオもこのスラムから出た。そのときも僕が来て、調査し、保健婦たちとスラムを歩いた。今回はその隣のスラムであるが、海に面してゴミを投棄して埋め立てた上のスラムで、最悪の環境にも関わらず日毎にスラムは人で膨れている。このヘルスポストが抱える18万の人口のうち80％はスラム、9万はゴミの埋め立ての上に住んでいる。保健所の所長もそこの連中には手は届かない、とはっきり言う。それでもポリオのキャンペーンのときだけは何とか足を踏み入れる。

満潮のせいで水浸しになっているスラムを歩き、患者の家を訪ねた。ぼろきれで囲まれただけの小屋から親子8人が出てきた。ポリオにかかった子は1歳半、女の赤ちゃんで双子の妹がいる。栄養失調でお腹が出ている。2年前にウタプレデシュ州から移って来たという父親は優しい目をしている。ワクチンは数回受けたというがはっきりしない。汚水の中に居るような子供たちのお腹には雑菌が山のようにあって、ポリオのワクチンの効果は実は期待したほど高くなく、ポリオワクチンを繰り返し接種する必要がある、というのが現場の実態である。この辺の住人は皆モスリムで、患者の家のすぐ隣にバラックでできたモスクを見つけた。早速、若いイマム（僧侶）に会い、引越して来る新しい住人たちもワクチンを受けるよう、説得を頼む。

スラムにはどれだけ人間が居るか分からないというは嘘である。ギャングまがいであれ、やくざであれ、そこを取り仕切っているボスがいて、移動して来る人間は全てチェックして土地代なり、所場代なりを取っている。だから、この連中とコンタクトして協力してもらうのが大事なのである。

もうお腹はおさまってきていた。数軒の家を訪ねたが、保健婦が前回の経験を生かしてすでに130人の子供たちの聞き取り調査をしていてくれたので何時間も歩かずにすんだ。夕方に初めて水を取った。うまい。10時近くホテルに入って、その日初めて食事を取る。バターチキンカレーとナン、うまかった。入ったものは外に出ずにしっかりお腹に残った。

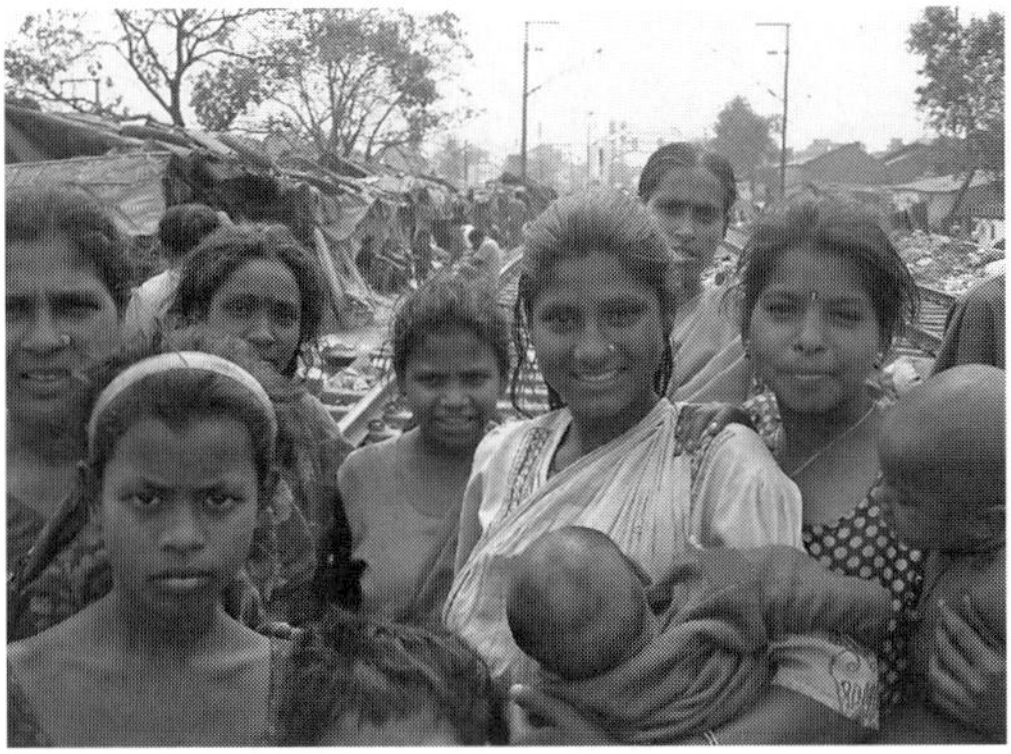

ムンバイのスラムのお母さんと子供たち

飛び火するポリオ、解体されるタンカー
―2002年9月X日

インド各地に飛び火をはじめたポリオ

短い休みからオフィスに戻ってきてみると、ポリオが100例増えていた。先月号で書いた130例は230例になっている。今年半年ですでに去年一年と同じ数である。6月、7月、8月とポリオ流行のピークを迎える今の時期、これはもっと増えるぞ、と思う。問題のウタプラデシュ州の西部ではなく、中央部、東部と中心に新たなアウトブレイク（大発生）が起こっているのである。

なぜアウトブレイクが起こっているか、答えはあまり難しくない。問題の西部は依然として問題のまま、接種の不完全な場所として伝染が残っているが、中央部では過去数年間、患者数は減少傾向で、接種率もそれほど悪くない。ある程度は効果を示していると思われていた。しかし、現実にはモスリム教徒の住民を中心に不完全な接種地域が少しずつ広がり、数年の間に、ワクチンを受けていない子供たちが十分に蓄積され、そこに生き残っていたウイルスが濃厚な伝染を始めたのである。一度伝染が起こり始めると、これは性質が悪い、体の外に便とともに排出されるウイルスがどんどん増えて、更にワクチンを受けていない子供たちを次から次へと襲い始める。この繰り返し、まさに悪循環である。

グジャラット州とチャティスガール州で発生したポリオの調査に飛んだ。グジャラット州にはムンバイまでデリーから2時間、飛行機を乗り換えて、さらに1時間かけて着く。グジャラットは一昨年の大地震、今年初めのヒンズー教徒の報復によるイスラム教徒の大虐殺で有名で、名前を知っている人も多いだろうが、ほかにアジア最後のライオンの生息地のギル国立公園があることでも有名。もちろん、ライオンはポリオにならないので、残念ながら僕がそこに行く理由ができない。僕の行った県は州都のアーメダバッドから南に200キロ、アラビア海に面したバハブナガール県である。この町の一角にポリオにかかった子供が最近3人も見つかった。ここの問題はイスラム教徒ではなく、純粋にワクチンの接種率が極めて低いことである。僕の調査で定期の予防接種が極めて低く、その上ポリオの全国接種も決して高くない。過去数年間、予防接種計画の責任者がいなかった。行政側の問題である。

ここ一週間で新しく麻痺を発症した子供たち4人を、担当官や病院の医師とともに村や病院で見てまわったが、4人のうち3人はポリオを疑わせる臨床所見で、どの子供もワクチンを受けていない。この県では弛緩性麻痺の患者の発生はこの2ヶ月で急速に増え、例年をはるかに上回り、その多くがポリオを疑わせる。患者は更に増えそうである。発生の報告を受けて県が実施した各家を回るワクチン接種も見たが、町の接種はいたるところで接種漏れが見つかり不安を残す。グジャラット州の問題は、誰もがこの州は優秀で、予防接種率も良くて、問題は少ないと言われていたことである。現実はワクチンを受けていない子供たちがどんどん貯まっていたのである。こういうところでは、ひとたびポリオのウイルスが入り込むと、どんどんと伝染が広がる。これを抑えるには、いかに早急に広範なキャンペーンを実施できるかにかかっているのである。

巨大タンカーの墓場

この県には実はもう一つ有名なものがある。沿岸一帯に広がる世界最大のタンカーの墓場（解体場）である。NHKで特集されたことで僕は覚えていたが、目の当たりにするとすごい。沿岸一体を100隻以上の巨大タンカー、古くなった豪華客船が岸に上げられ、船体を剥がされ、少しずつ壊されている。沖には次の解体を待つタンカーが係留されてる。壊される船体の様はまるで巨大高層ビルが側面を剥がされ、蟻のような人間に一階、一階と壊されていくようである。その質量感は絶句する。面白いことは便器、洗面器、鏡の一つに至るまで、取り外されて、売りさばかれていることである。誰が豪華客船の救命ボートを買ったり、便槽を買ったりするのかは知らないが、何かインドらしくて面白い。

言い訳がましいが、ここを訪ねたのには訳がある。ここには何万人も労働者が家族ともに出稼ぎに来ていて、その60％以上が今ポリオの荒れ狂うウタプラデシュ州の出身者なのである。いくつかの集落を回って調査をしたが、ここへは移動接種チームが来て、ちゃんと投与をしているようであった。横目でタンカーを見ながら、うーーん、それにしても、崩されていくタンカーはすごい、人間の手で作った巨大建造物が、再び人間の手で破壊されていく。破壊の神のシバがインドでは最大、最強の神だと言うのがなんかわかるような気がするなー、とどうでもいいような思いにしばしふけったのである。

もう一つの飛び火・お尻の注射

翌週にはインド大陸のほぼ中央に位置するチャティスガール州の州都ライプールに飛んだ。ここでは、実に偶然にも健康な赤ん坊からポリオウイルスが見つかったのである。話はこうである。田舎の赤ん坊が生まれた翌日にその村の資格のない医者から元気になるといって（この辺の人はそう信じている）お尻に抗生物質の注射を3本受けた、その直後に、片足先のダランとした麻痺を起こした。これは臀部を走る坐骨神経を注射で傷つけたことによる明らかな外傷性の神経麻痺であるが、ポリオとの鑑別に入っている。それをポリオの報告システムが2ヶ月遅れで、引っ掛けた。検体用の便が麻痺を起こした直後に取れなかったので、仕方なく、隣近所に住む、接触のあった赤ん坊から5件、便を取って調べた。そのうちの8ヶ月の元気な赤ん坊の便にポリオのウイルスが見つかったのである。ポリオのウイルスが手足に麻痺を起こす率は１００人から２００人に一人と言われている。麻痺を起こさない子供たちはたとえ感染があっても、無症状（不顕性感染）か、軽い風邪様の症状で終わる。つまり、ポリオウイルスは静かにこの地域にいたのである。

更に興味ある事実は、この赤ん坊の家族を含めたこの辺一帯の村人の30％は、一年の半分（12月から5月）を毎年、今ポリオが荒れ狂うウタプラデシュ州へレンガ焼きの出稼ぎに行くのである。そして、5月に帰ってくると痩せた土地で一年に一度の稲作に専念するのである。つまり、ポリオウイルスは今年5月に帰ってきた誰かに持ち込まれ、２ヶ月間、水面下で静かに感染を広げていたことになる。

驚いたのは、お尻に注射をすることで起こす足の麻痺の多さである。なんとポリオ類似患者の40%にも昇るのである。よく聞くと、この州では村の資格のない医者たちがどこでも生まれたばかりの赤ん坊から子供たちに至るまでお尻に必ず注射をすることが常識になっているという。日本でもひと昔前、お尻に不用意に注射をすることから、外傷性の坐骨神経麻痺患者が多発し、訴訟にもなった事はまだ記憶に新しい。ここではポリオよりも注射の犠牲者が多いという皮肉な実態を知ることになった。州政府は、ポリオウイルスが見つかった県を含む4県で全国一斉接種に先駆けてキャンペーンを行うことを決定した。

バラナシ　隣り合うヒンズー教とイスラム教

——２００２年10月X日

再燃するインドのポリオ

先月号で書いたウタプラデシュ州中央部と東部を中心としたポリオのアウトブレイクは、まるで山火事が風で煽られるかのようである。先月号で３３０例だったポリオの患者数は、現在更に２０５例増えて５３５例である。ポリオ復活。予測したとおり、感染の勢いはおさまるどころか、増える患者の便に交じってばら撒かれる莫大な量のウイルスたちは、遠くに離れていたワクチンを受けていない子供たちの小さな集団までどんどんと見つけて、感染を広げていくのである。

すでに対策は後手に回ったといっていい。インドのポリオキャンペーンが１９９６年から始まり、毎年ポリオワクチンの全国キャンペーンを行ってきた。１９９９年の終わりから２０００年にかけては最も患者の多い北部のウタプラデシュ州を中心に毎月6回も連続のポリオワクチン投与を行ったのである。確かに効果はあった。２０００年は過去最低の２６３例になる。みんなが根絶間近とささやいた。しかし、減少はそこで止まった。事実は、過去三年間のキャンペーンにもかかわらず、かなりの数の子供たちがワクチンを受けずに残っていったのである。そして、アウトブレイク。なぜ、ワクチンを受けない子供たちが残ったのか。これは、かなりウタプラデシュ州の独自の問題と言わざるをえない。

ウタプラデシュ州の人口一億8千万の30%がイスラム教徒だと言われているが、長年にわたってヒンズー至上主義の州政府はイスラム教徒を無視し、劣悪な環境においてきた。保健スタッフ、医療関係者にほとんどイスラム教徒がいないことからもそのことは容易にわかる。そういう背景の中でポリオのキャンペーンは今まで何もしてくれなかった、いじめてばかりいた政府が毎月のようにドアを叩いてワクチンを飲めというのである。これでは少し疑いたくもなるし、変な噂を立てて、政府に反発しようというのもわからないでもない。ワクチン接種所に来ないなら一軒一軒ドアを叩いて配ればいい。でも、ドアを叩けば叩くほど、そういう人達は逃げたのである。

今必要なことは根深い反発を懐柔する強い政治的判断。更に、母親が自主的にワクチンを受ける気持ちにさせるための十分な宣伝と情報の伝達。州政府は一度もこれを真剣にやってこなかった。相手が来ないなら、ドアを叩いてまわればいいんだ、という考えに安易に固執した弊害ともいえる。ポリオ根絶対策の基本であるはずの母親の自主参加、接種所での接種、宣伝と情報が、今こそ必要なのである。しかし……未だに、宣伝や情報はUNICEFだ、政府だ、WHOだと責任の所在がない。政府は定期予防接種を向上させれば解決すると言い出して、キャンペーンのときに全ての予防接種をやろうと言い出す始末……更に、州政府のヒンズーの多数派とイスラム少数派の対立は深まるばかりである。まさに同じような問題がインドの次に今ポリオが大発生しているアフリカのナイジェリア（8月現在120例）でも起こっている。

バラナシへ、ついでに沐浴のガートへ

僕は、政府の担当者と連絡が取れるまでの2時間ほど、初めてのバラナシの町をブラブラすることにした。

ホテルの人に聞いて、一番有名な沐浴場のあるダシャシュワメガートという場所へと向かった。とにかく汚い。西部の汚い県に慣れていたはずの僕であるが、バラナシの雑踏と喧騒と埃はこれを凌ぐほどである。牛、人、リキシャ、車が、ほとんどぶつかるようにひしめきあう。そんな中を30分くらいも歩いて、ガンジス川のほとりに出た。

ガンガ（ガンジス川）の水は雨季の水で膨れ上がり、泥水のような濁流となっている。その瞬間、3年以上過ごしたベトナムのメコンの濁流の光景が蘇る。でも、こっちは汚いな。階段状になった沐浴場、いわゆるガートというやつである。やはり汚い、足元には牛とヤギと犬と人の糞がこびりついているし、ガートの幅もとても狭いのである。テレビや写真で抱いていたイメージとは随分と違う。午後の3時頃で、沐浴の時間帯とずれているせいか、人も少ない。ただ、5、6人の旅行者風の高齢なインド人たちが足から少し入っているだけである。その横では近所の人たちが洗濯したり、体を洗ったりしている。水辺には客のいないボートが濁流に押されながらただひしめき合っている。

もちろん僕は沐浴もしないし、口も洗わなかった。すぐ傍に焼き場があるらしいが、日本人は何でここにそんなに惹かれるのかな。僕にはどこにでもあるインドの風景に見えるのだけど。

隣り合うヒンズーとイスラムの寺院

すぐ傍にヴィシュワナートという有名なヒンズー寺院があるというので、狭く、人がすれ違うのがやっとの路地を歩き出した。さっきから客引きの小柄な青年が、しつこく付きまとっている。10分ほど歩いていくと警察が厳重にガードしている狭い門に来た。案の定、ヒンズー教徒しか入れないという。するとその青年がよく見渡せるところに連れて行くと言って、傍のアパートの中に入っていった。まあ、だまされてもいいかと思いつつ、暗い狭い階段を後について昇っていくと、ぱっと見晴らしのいい最上階に出た。金網が張ってある眼下には確かに金で塗られたヒンズー寺院の三つの塔が見える。そして、驚くことにすぐその隣には大きなモスクがある。

なるほど、これで警察が多いのかと思いつつ、記念に写真でも、とカメラを取り出すと、その青年にすぐ制された。まあ、仕方ないな、ふと、頭上を見ると、なんと自動小銃を持った警察官が屋上から僕を見ているではないか。思わずナマスカ、と声をかけて、しまったと思ったが、なんと向こうもナマスカと笑顔で答えてくれた。調子に乗って、屋上まで上がってもいいかと聞くと、ＯＫという。金網を開けて、もう一段、屋上まで上った。そこには土嚢が積まれ、テントが張られ、他にも警察官が交代で寝て、ガードしている。一望すると、なんとモスクの周りの全ての建物の屋上には警察官がいて、重装備で二つの寺院を監視しているのである。まるでエルサレムのようである。背後に広がる聖なるガンジス河の前にあるのは、あられもない人間の宗教対立の現実の姿であった。

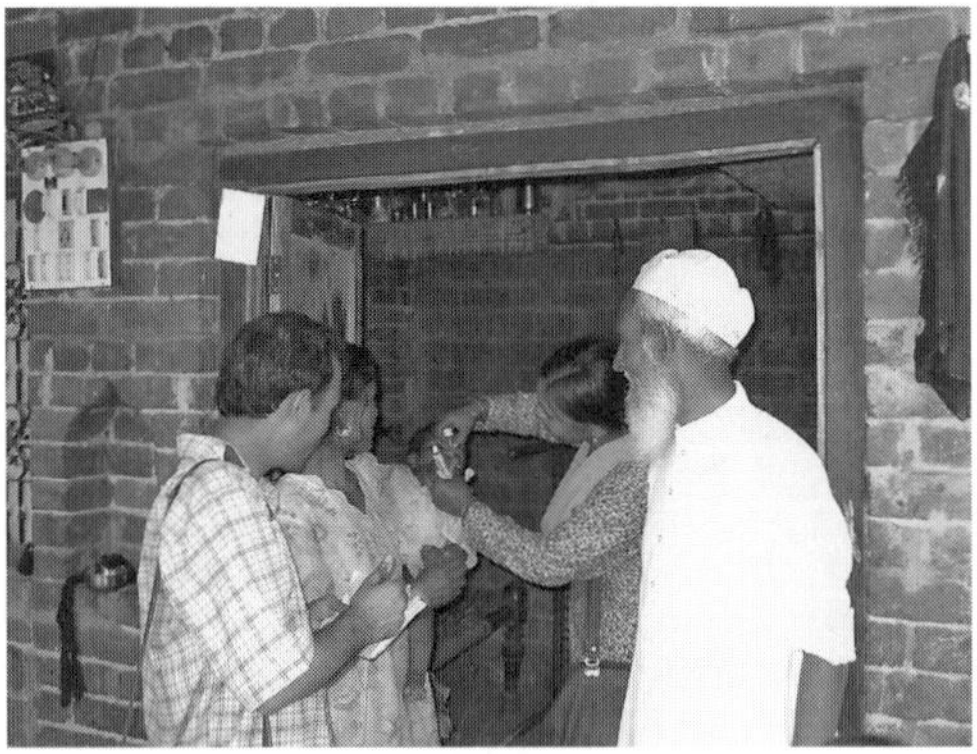
イマム(長老)の助けでイスラム教徒へワクチン接種

インド国境でヒマラヤを見た！
―２００２年11月X日

求められるインドのやる気　デリーのスラム

9月終わりから10月はじめにかけてインド北部のデリー、ウタプラデシュ、ビハール州を中心に全国に先駆けてキャンペーンがはじまった。人口１４００万人以上のデリーでは現在12例の患者が出ている。全てスラムに住む2歳以下の子供たちで、70％はイスラム教徒の家庭である。僕は初めてデリーのポリオワクチンキャンペーンを視察した。

場所は旧市街のオールドデリー。古いモスクが目立ち、騒然とした人ごみの中にイスラム教徒とヒンズー教徒が複雑に住み分けている。とにかく人が多い、車が渋滞する。僕は改めて自分が〝ニュー〟デリーに住んでいることを自覚した。ひどい渋滞だと思っていたのも、ここと比べればなんと道幅が広く整然としていることか。接種所をいくつも見てまわる。接種所が隣同士に並んでいたり、道を隔ててあったり、まったくビルの陰で見えないところにあったり、もう6年以上もやっている割には雑である。お母さんの出足も今ひとつ。狭い路地を抜けて、ポリオに罹ったイスラム教徒の家の赤ん坊を診察した。発症の10日ほど前にウタプラデシュ州のイスラムのお寺にお参りに行ったらしい。そうして、ポリオに罹り、デリーに入ってくる。デリーを行き来する人の数は何百万人である。誰も止められない。

日を改めて、高架橋の下に延々と続くスラムでの接種を見た。家というか、身体をかがめて入るのがやっとのビニールシートで覆われた小屋から小屋へ歩く。鼻をつく臭いの中、保健婦さんは確かによく頑張っている。しかし、家のマークをつけたり、記録をつけたりするのに忙しくてちゃんと母親と話さない保健婦も多い。母親の中にはあからさまに接種所には行かないで保健婦が来るのを待っていたという人もいる。若い女医さんも男の医者も頑張っているが、接種所なんか止めて、家から家に全部行ったほうが日当も少しいいし、簡単だという。やり易さだけを優先した考えが出始めているのが残念である。どうやって母親たちのモチベーションを高め続けられるか、これこそがチャレンジである。

ネパールのインド国境、ついに見たヒマラヤ

カトマンズに着いて、翌朝にインド国境の仏陀の生地で有名なルンビニに近いバイラワに飛んだ。翌日から始まるキャンペーンの準備をみて、夜はポリオの疑いある患者の

報告をしてくれる病院のお医者さんたちに話をして……その辺から少しおかしくなってきた。鼻水が止まらず、喉が腫れて、熱っぽくなってきた。どうやらインドで罹った風邪がこちらで発症したらしい。久し振りの風邪だ。翌朝、体がひどく重い、何も食べられない。でも、国境の村に行かないといけない。流れる鼻水と重い体を引きずって、いくつかの村を回った。

ネパールの接種チームはとてもしっかりとやっている。小さな村一つ一つに女性のボランティア―（Female Community Health Volunteer, FCHV）がいる。普段はお金をもらっていないが、ビタミンAや、ヨード、はしか、破傷風のワクチンキャンペーン等々、駆り出されては仕事をする。村の人で、150件くらいを担当して、村の全ての家族を知っている。よく働く。ワクチンをやり損ねる子供もほとんどいない。

3箇所で国境を越えてインド側も見てみた。インドとネパールの国境はあって、ないようなものである。自由に人が出入りする。僕の顔がネパール人と似ているせいか、別に気にも留めない。印象的なことはネパール側のチェックポイントではちゃんと接種所を設けて国境警備の警察も手伝って、行き交う全ての子供に投与している。

それに引き換え、インド側には、数日前までキャンペーンが行われていたはずなのにその痕跡もない。確かに多くの家にはマークが残っていて、チームが来たことはわかるが、数人の接種していない子供も見つけた。とにかくインド側に来たとたんに空気も埃っぽく、人口密度も3倍くらいになったように感じる。インド人の国境警備の警察にポリオのキャンペーンは知っているかと聞くと、「ああ、あの、飲むと不妊になるやつか、そう言えばやっていたかもしれないが、よく知らんな」と答えが返ってきた。情けない話である。

この人の流れを見れば、インドからポリオがネパール側に持ち込まれていることに疑いはない。ただ、患者探しを徹底しても患者は見つかっていない。つまりそれほどウイルスがばら撒かれていないことで、これはひとえに、ワクチン投与がしっかりしている最も確かな証拠である。しかしいつまで、頑張れるのか、インド、ウタプレデシュ州の早急の対策に期待するしかないのである。

翌日、ポリオの疑いの患者の報告システムを見るために、ネパール第二の町のポカラに向かって渓谷に沿って車を走らせた。ここはヒマラヤの登り口でもあり、世界中から観光客が来る。しかし、最近の共産ゲリラの活発化で国の三分の一は危険地帯になってしまい。観光客はシーズンにも関わらず激減しているらしい。着くなり雷雨ひとしきり。

風邪は少し楽になっている。翌朝の朝の景色を想像して布団にもぐりこんだ。そして翌朝、早起きするが、なんと曇りである。何も見えない。日中は担当の医者と病院を回りながら報告漏れがないか見て歩いた。でも、正直言うと心の中はヒマラヤである。果たして見えるのだろうか、今日、一日しかない。午後になって、雲が少し切れてきた。午後3時、車で街中を移動する途中に、北の空の雲が切れ、青空と一緒に、白く尖った頂がはっきりとした陰影をつけて浮かび上がった。車を止めて外に飛び出した。マチャプチャレだ。これに続いて豊穣の女神と名付けられた8000メートル級のヒマラヤのアンナプルナ連峰がパノラマのように浮かび上がった。

僕はシャッターを慌ててきって、それから何を思ったか、手元にある紙に稜線をスケッチした。この圧倒感と清々しさはなんだろう。久し振りに心の奥底から自然に身体を動かされたような気がしたのである。この世にまだ見知らぬ、心を揺さぶるものがあるというのは愉快である。いつかちゃんと休暇をとってトレッキングがしたい。山からはヒンズー教最大のダシャインのお祭りのご馳走になる山羊が行列を作ってポカラの町になだれ込んできている。一部はチベットから一ヶ月以上も野宿をしながらいくつもの山を越え、何年も育てた山羊を売りに来る。5000円くらいで売れるらしい。高く売れるといいな。

インドのダシェラとデワリ

帰るとインドでもお祭りである。インドではダシェラと呼ぶ。ダシェラの由来はラーマーヤナに書かれている神話のビシュヌの化身・ラーマ王が悪魔に連れ去られたシータ王女をランカ（今のスリランカ）から連れ戻す戦いの10日間であるらしい（10月15日）。その後に続くインド最大のお祭りデワリ（20日後の11月4日）はラーマが王女を連れて故国に凱旋を祝うもので、家族、親族一同が集い、パーティーで日本の正月のような雰囲気である。家々に灯火を灯して迎えたことから今も家のテラス、回りにロウソクを飾り、別名「光の祭り」といわれ、この原稿を書いている今がまさにそうだ。

そのダシェラのお祭りに僕の家の前の公園で3日3晩いろんな催し物がある。日本で言う町内会のバザーと盆踊りカラオケ大会が一緒になったようなものである。去年の経験ではこのステージを作って夜中までわいわいやっている。ステージのステージ、ほとんどちびっこのど自慢なのである。始めは可愛いが、どうもそれほど見たいというわけでもない。僕は風邪もすっきりせず咳がいつまでも残っているため、部屋に引きこもっていたのだが、インド人の友達が訪ねてくれた。彼の家族が来ているから紹介したいということで、外に出た。すると、ステージにいるのは子供ではなく、美しく着飾った若い女性たちではないか。目を疑うとそれだけではなく、6—9人でインドの伝統舞踊を見せてくれているのである。

僕は恥ずかしいことにインドの伝統舞踊を生で見たのは初めてで、そのこまやかな動きと激しい動きの妙に引き込まれた。もちろん踊り子たちもお腹の肉のはみ出したような方はおらず、厚い胸、くびれた腰、はっきりした輪郭の顔つき、そして、美しい踊りに、僕は最前列に座り込んでしばし風邪を忘れた。ちびっこのど自慢では喜べなくなった僕がこのインド舞踊に嬉々としているとは、かなりおじさん臭いのだろうか、とふと思いつつ……。あとでインドの正統舞踊を何年もインドで勉強されている方から聞いたところによると、僕の見た踊りは口でスキャットのようにテンポを取りながら歌い手が歌い、踊り子はそれに合わせて、上半身は優雅に下半身は激しく動かすカタックという踊りらしい。またみたい。

ショッピングモールのテロリスト

今日はデバリの休みであるが、ここ数日、デリーは買い物客で賑わい、道は大渋滞である。友人に誘われて家の近くにあるショッピングモールとやらに初めて行ってみた。一年半いても知らなかったが、確かにインドでは珍しく、デパート風で、いろんな店が入っていて、人でごった返している。感心しながら家に帰って一息ついていると、別の友人から連絡があって、今、そのショッピングモールでイスラム過激派のテロリストと警察との間で銃撃戦があって、テロリストが二人殺されたと教えてくれた。幸いにも客に被害はなかったそうで、警察は鼻高々で、そのショッピングモールは今日も何もなかったように大混雑しているらしい。カシミールが危ないのか、僕の近所が危ないのか、よくわからなくなってきた。

今、夜8時を回った。原稿の筆を置こうとしたら外で次々と花火と爆竹の轟音が鳴り始めた。これからがデワリのクライマックスである。デリーの街中から響きだす。テロリストの銃声もかき消されそうだ。お手伝いのラクシュミが去年と同じように「ディヤ」を一杯持ってきてくれた。ディヤは素焼きの小さなお銚子のような形の器に「ギー」(ミルクから作った油)を入れ、綿で作った芯を油に浸して、器の端から出し火を灯す伝統的なものである。このかわいらしいディヤを10数個テラスに並べた。暗かったテラスが明るくなって妙にホッとする。それにしても、戦争でも始まったような音だ。火薬の煙で深いモヤが立ち込めたように見えるデリーの夜……。

ついにポリオ1000例を突破！

―2002年12月X日

11月24日現在、10月上旬までの発生例で便からウイルスを証明されたインドのポリオ患者の報告数がついに1000例を超えて1005例になった。おっと、そういっている矢先に、手元のコンピュータのメールに便検体の結果が届いて、さらに109例増え、合計1114例となった。予想していたとはいえ、実際に数字で見ると気が滅入る。3年前の1999年に報告された患者数1126例を超えるのは確実だ。世界の80%の患者がインドに集中していることになる。ちなみに、インド以外ではナイジェリアが144例、パキスタンが69例、アフガニスタンが8例、エジプト2例、ニジェール3例、ソマリア2例、アンゴラ2例である。

　なぜウタプラでシュ州でポリオの感染が止まらないのだろうか。疫学的に見ると、ポリオ患者の70%はイスラム教徒の家族からでて、70%以上は0歳児と1歳児なのである。しかも60%以上はポリオのワクチンをきちんと飲んでいなかった子供たちなのである。ウタプラデシュ州の人口1億8000万人の20%を占める、少数派のイスラム教徒の集団にワクチンを受けていない乳幼児が集中していて、ウイルスの伝播を激しくエスカレートさせているのである。どんどん増えていくウイルスはますます容易に周辺のヒンズー集落の小さな接種漏れの子供も見つけて、さらに広がっていく。感染の最大の源は母親たちがワクチンを拒否して、接種から漏れたイスラム教徒の乳幼児たちなのである。

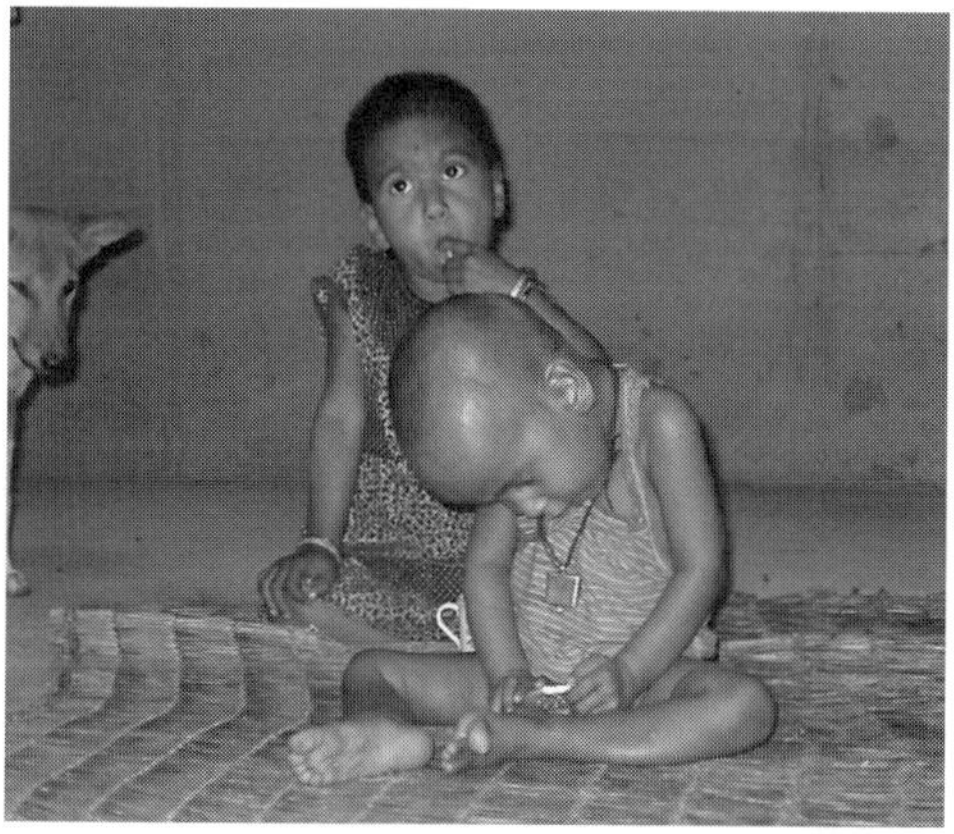

首、両腕、両脚マヒの重症のポリオの子供

アメリカのCDC

　ここでアメリカのCDC（Centre for Disease Control and Prevention, 疾病対策センター）のことを少し説明しておこう。CDCは「アウトブレイク」という映画でも少し紹介されたが、感染症の対策を主に扱う巨大なアメリカの国家機関で、人材、予算とも世界最大の感染症対策機関である。国内のあらゆる疾病の疫学統計を管理し、ワクチン開発からバイオテロまで手がけ、国外では、結核、エイズ、マラリア、そしてポリオのような感染症対策の世界戦略に大きく関与している。ポリオに関しては、国家戦略として、WHOを通して、巨額の資金と大量の人材を送り、人材は、海軍の医務官などの軍人も多く含まれ、外交官級の待遇で、国内のポストも二重に確保して送り込む。確かに、普通の国ではなかなか太刀打ちできない軍隊並みのバックアップ体制である。ポリオに関してはWHO本部もこのインドの地域事務局も、アフリカ、中東の事務局も、ほぼすべてがCDCの人間か、何からの形で息のかかった人間が働いているといっていい。

日本政府はポリオに関してはその総予算の一割以上を出資している屈指の支援国なのであるが、アメリカは日本の3倍近くの人材、機材も含めた出資をしている。日本が僕のような例外を除いては、ワクチンの支援に限っている点で異なる。日本はCDCとの衝突を避ける形で、WHOからではなく、二国間協力で中国に資金、人材を含めた総合的な支援をしてポリオの根絶を助けたことはうまくいった例かもしれない。僕もこれまで、WHOでベトナムにいた時からCDCの連中と仕事をしてきたが、中国、東南アジア地域では、日本の支援体制がはっきりしているし、ポリオの責任者が現在の地域事務局長になっている日本人の尾身先生であったため、あまり露骨なCDCだけでの独走はなかった。

しかし、ここは（インド）違う。本当に露骨なのである。上司は人当たりのいい男であるが、ポリオフィールドの経験のないCDCから来たアメリカ人で、ポリオの大事な対策に関しても、フィールドを見ている僕が加わることなく本部の支持とCDCの人間たちによる密室の会議ですべてが決まる。僕は自分がまだこの地域になれていないから時間がたてば、それなりにきちんとチームとして意見を言う場も与えられるだろうとフィールドの仕事を続けてきた。それで1年半以上経ってしまったというのんきな話である。数人しかいないポリオのスタッフなのに、いまだに上司が僕に直接仕事の話をまじめにしたことはほとんど皆無なのである。

国の覇権ということでなく、同じくポリオの根絶のゴールを目指してがんばっているはずなのであるが、一国の独走ではポリオの根絶は難しい。ポリオの経験の長い僕を入れないで話を進めたいという裏には、僕をサポートしている日本政府に対する警戒だけでなく、アメリカの覇権ということもあるようだ。僕は、日本を持ち出して話したことは一度もないが、大国のプレゼンスとか、覇権とか、つまらないことにこだわりすぎではないのか。地域事務局の責任者が一番フィールドを見ている僕からの話を聞かずにCDCとだけ話している限り、アメリカの政策としての結果が出るだけだろうな、と思っている。

政府もWHOも効率の悪い接種所を止めて、家を徹底的に回ればいいんだと言い出している。それはとんでもないことである。僕は大声を上げ反論している。ちゃんとした宣伝もしないで、母親たちの不信も解かないで、接種所に来る母親は増えるはずもない。家を徹底的に回るといっても、ちゃんと母親に宣伝して、母親たちの不信を解かない限り、どんなことをしてでも母親は子供を隠すのである。

面白い話がある。先週、接種チームにくっついていって調べたイスラム教徒の村で、モスクのすぐ前に何件も拒否している母親たちがいた。お母さんと話すのに、イマム(イスラム教の長老)を連れてきて説得に当たる。すると、ひとつの家から、5歳以下の子供が、一人、二人、三人と、なんと最後には生まれたばかりの子供まで6人も出てきた。データのトリックはこんなところにある。拒否をしている家がひとつあるから、子供を一人取り落としたというわけではないのである。拒否をしないでも、嘘を言った家も含めて、そのドアの裏には何人も飲んでいない子供がいるのである。

母親たちが子供ワクチンを飲ませて、自分の子供を病気から守りたいという自発的な気持ちを喚起しないで、全てのワクチン投与事業は成功しない。その意味で接種所こそはどのくらい母親たちが積極的に参加をしているかのいい指標なのである。接種所に来そびれた人、離れたところにいる人、知らなかったり消極的な人のために、その後の家から家への接種が本来ある。今こそ政府は問題を明確にして本気になって、イスラム教徒のワクチン拒否の問題に取り組むことが急務である。

オリッサの旅

オリッサ州はデリーから東に2時間飛行機で飛び、ウエストベンガル州の南部、カルカッタのガンジス川河口の下でインド洋に面したところに位置する。人口3700万人、オリアという言葉を使い、1000年前に大きな王朝があり、古い寺院の残る歴史的に有名な土地でもある。ここは1999年に巨大なサイクロンが上陸して、一万人以上の犠牲者が出たことでまだ記憶に新しいかもしれない。

ここの州に、ポリオの患者が2例見つかった。しかも同じ県の中である。オリッサは1998年に49例のポリオ患者の発生があった後、ワクチン投与を強化して、3年半も患者が出ていなかったところである。結局、ポリオのウイルスは遺伝子の解析でオリッサのものではなく、アウトブレイクが起こっているウエストベンガルのものだとわかった。話しは、この村にある有名なイスラムの寺院の7月のお祭りに、御参りに来たウエストベンガルのイスラムの人たちが、持ち込んだらしいということに結論した。

オリッサ州政府は、事態を真剣に捉えて、一月のポリオ全国キャンペーンの前に11月に終わりから6県で追加投与をすることに決めた。ここでも、州の保健大臣と話す機会があり、11月の接種でも、家から家に回るだけでなく、母親たちへのちゃんとしたメッセージと接種所を確保するように勧め、快諾された。州の保健大臣はMs.Minna Guptaという女性の方で、とてもシャープ、感じもよく、本当にしっかりした人だった。有名な大臣だったらしい。インド人にはすばらしい人がいる。

日曜日にデリーに戻る飛行機が飛ぶので、午前中がたまたま空いた。ガイドブックも持ってきていなかったが、インド人の現地の担当の医者が、コナラックというところにいくといい、と勧めてくれた。他の寺院はヒンズー教徒以外は入れないが、コナラックは一番有名で、世界遺産になっていて、入れるという。

車を半日借りて、行ってみて、驚いた。入り口を入ると、巨大な石のこま犬が2体あって、その後ろに石の彫刻飾られた踊り舞台があって、その後ろに巨大な石の神殿が聳え立っている。近くに行って、もっと驚いた。巨大な石の車輪が12個、神殿の回りに配置され、その基礎となる3メートルほどの石の土台すべて、さらに神殿の柱のすべてに何千という男女の交合像（ミトゥナ）が彫刻されているのである。

2人、3人、4人と、交わっている像は800年風雨にさらされてきたとは思えない生々しさと肉感である。大声で話すガイドは、これはアクロバットセックスだとか、これは、性病にかかっている姿だとか、面白おかしく話すのであるが、言いながらもお祈りしている。今残る神殿の後ろにもっと大きな本殿があって、そこに天井と床から強大な磁石で宙ずりにした本尊があったらしい。ところがバスコダガマがこの近海を通るたびにコンパスが狂うので、磁石を壊したという。それから、イスラム教徒が来て本殿を破壊したらしい。一部はイギリス人が大英博物館に持っていったという。

時間を忘れ、男女交合像に見いってしまった僕は、昼間から、変に興奮してしまった。今の人はこんなものが作れるだろうか、今残る神殿の壮大さといい、800年前は本当にどんな姿だったんだろうか……とうとう思わずペンと白紙をザックから出して、スケッチを始めた。すると遠くから運転手が、叫んでいる。飛行機の時間に遅れる青い顔をして走りよってきた。はっとして時計を見ると3時間もたっていたらしい。1時間半ほど車を飛ばして飛行場に飛び込んだのだが、肝心の飛行機が飛ばないで、7時間も待たされてデリーに帰った。

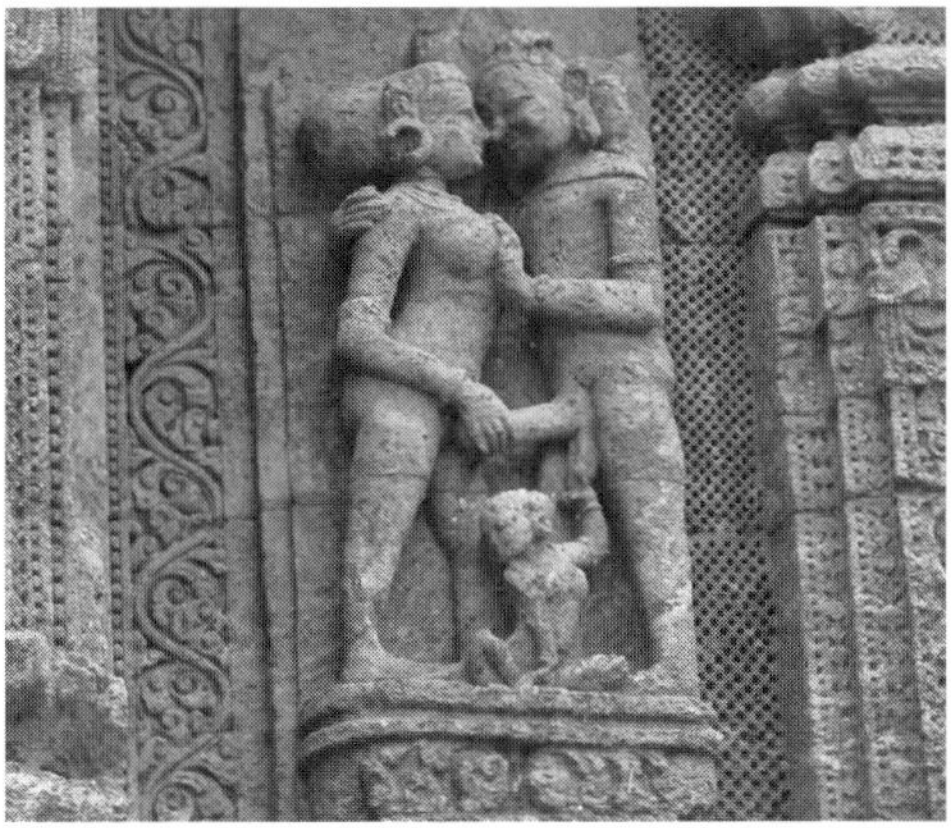

コナラック寺院のミトゥナ（男女交合像）

満天の星に見守られて ― 2003年1月X日

ロヒンジャ難民の国境の村をまわる

外は真っ暗、物音一つしない。深い静寂の中に森を通ってきた少し肌寒い風が網戸越しから入ってくる。今、バングラディシュ国境に最も近いミャンマー側の森の中にいる。その村にあるUNHCR（国連難民高等弁務官事務所）が作ったキャンプのゲストハウスの小さな一室。漆黒の静寂のなかで、「もう12月、いや2002年も終わるんだな」と、ふと思った。家族と離れインドに来て2年近くが経とうとしている。これで本当によかったんだろうか。少しはこっちの人の役に立てたんだろうか。取り止めもない思いが、心から流れ出していく。母が急死し、とうとう親というものもいなくなった。随分といろんなことがあった。いろんな想いが、闇の中で現われては消えていく。でも僕はまだこうして生きている。森の風と闇と静寂のせいで、少し感傷的になっている。

蚊帳の中で眠ろうとしているが目が冴えてくる。疲れているはずなのに、森独特の静寂のせいか、妙に気持ちが研ぎ澄まされてしまった。明日は国境の村にポリオ類似の患者を診に行く。それからポリオの一斉投与のキャンペーンを見て回らなければならない。

国境の村への道

ミャンマーの首都ヤンゴンから飛行機で北西に向かって一時間、ベンガル湾に面したシトゥエというラカイン州の州都。そこから用意されたＵＮＨＣＲのスピードボートで２時間40分、バングラ国境の川を北上してブディドンという町につく。そこから更にＵＮＨＣＲのランドクルーザーで深い森を1時間ほど走って、国境の町モンドー。ここは１９９０年のミャンマーの軍事政権成立と同時に、ミャンマー側のイスラム教徒25万人が国境のナフト川を渡ってバングラ側にロヒンジャ難民として流れ込んだところである。１９９４年の協定成立後、ＵＮＨＣＲが国境の両側にキャンプを作って難民の帰還事業を続けてきた。「国境なき医師団」をはじめ多くのＮＧＯも所狭しと事務所を作っている様は、１９８０年の初めに僕が初めてタイ国境で見た、大量にカンボジア難民が流れこんできたアランヤプラテートの街を髣髴とさせる。

しかし、ここでは砲弾が飛び交うこともなく、静かで平和な生活がある。今はすでに90％以上の難民の帰還を終えて、２万人程度の帰還終了を待つだけとなっているという。

この地域の特徴は住民70万人の95％以上がバングラディシュのコックスバザール地方の方言・ベンガル語しか話せないイスラム教徒たちであるということだ。現政権は、ミャンマーの同化政策の一環として、彼らの宗教活動を厳しく統制し、移動も厳しく規制しているらしい。

ポリオに関しては、１９９９年と２０００年にミャンマー最後のポリオ患者が6例が報告されている。４例はまさに国境の村で発症し、いずれもワクチン接種のちゃんとされていないイスラム教徒の子供であった。今回の訪問の目的は、ここで実施されるポリオワクチンの一斉投与がきちんとイスラム教徒の子供たちに届いているか、そして、ポリオと疑わしい患者が報告され見落とされていないかどうか、を見極めることである。

国境のナフト川に沿ったでこぼこ道をＵＮＨＣＲのランドクルーザーで一時間半ほど北上すると小さなイスラム教徒ばかりの町にでる。途中、軍事訓練をしているミャンマー軍の歩兵部隊のトラックに何度も狭い道を塞がれながら、更に一時間ほど走って、イスラム教徒ばかりの小さな村に着いた。ここで11歳の男児を診察した。骨と皮だけの長い足を折り曲げて、かやぶき屋根の家の前にしゃがんでいる。10月始めに発症したが、病院に来たのは11月中旬になってからだった。家族は１９９２―９６年までバングラ側に逃げていたイスラム教徒である。一度もポリオのワクチンを受けたことはない。

診察してみると、両足はまったく緊張がなく弛緩している。深部脊髄反射もないが知覚はよく残っている。対称性であることを除いてはポリオに良く似た症状である。お腹を見ると随分と張り出している。触ってみると脾臓と肝臓がしっかり指に触れてくる。目の前にいる現地の医者に目配せすると「慢性のマラリアだ」という。母親は家に隠れて出てこようとしないが、家からは小さな子供が6人もぞろぞろ出てきた。万一ポリオのウイルスがこの村で伝播していたとすると、3ヶ月くらいまで子供たちの便から採取される可能性がある。念のために接触した家族や村の一見健康に見える子供たちの便をいくつか採取して、ポリオウイルスのないことを確認した方がいい、と現地の医者と保健省からきている医者に奨めた。

更にボートに乗って7つの村を訪ねた。どの村も車の通れる道がないから車がない。本当に静かだ。人もゆっくり動いていて平和そのものである。国境近くの村ほど閉鎖性はないものの、ここでも母親たちが積極的に子供を連れて接種所に行く姿はほとんど見ることがなかった。幸いなことに、ここのイスラム教徒にはインドのような「ワクチンを飲むと子供が出来なくなる」という悪い噂はない。その代わり政府に対する抑圧された側の恐れと反発がインドよりも強く渦巻いている。ここのイスラム教徒の問題は基本的にインドに似ている。

首都のヤンゴン市内のイスラム教徒居住区の接種状況も見てみた。ここのイスラム教徒は国境と違いミャンマー語も話せるし、立派なモスクも持っているが、大きな違いは同じコミュニティーから同じイスラム教徒のボランティア—がいっぱいいることである。婦人会、青年団、全てイスラム教徒である。さらに印象的だったのは、10軒組（Ten house hold leader）という組織があって、それぞれ10軒毎に住民の責任者がいて、お母さんたちへの連絡をやっているのである。これは使える。国境のイスラム教徒の村にも一応この組織がある。この10軒組のリーダーたちがお母さんに伝える役割を負い、接種当日に責任を持って10軒から全ての子供たちを接種場まで連れてきたらうまくいくんじゃないか。さっそく国境の町の担当医師を交えて相談してみた。どんな連中がリーダーなのかお互い不安は残るが1月にある2回目の一斉投与日の前まで、やってみることにした。

そして、僕が話した翌日、彼らは早速、上層部に公文書のドラフトを書いて送ったと教えてくれたのである。

うまくいくかどうかはわからない、でも、事態を改善しようとする共通の意志が、ある方向に向かって動いたその瞬間、心が通い合った。この仕事をやっていて良かったと思う、数少ないきらめくような一瞬だった。川底の砂に埋もれた砂金のような一瞬である。川底の砂を何度も何度もすくっていく地味な作業の繰り返しの中で、ほんの時たま訪れる「神秘の瞬間」である。

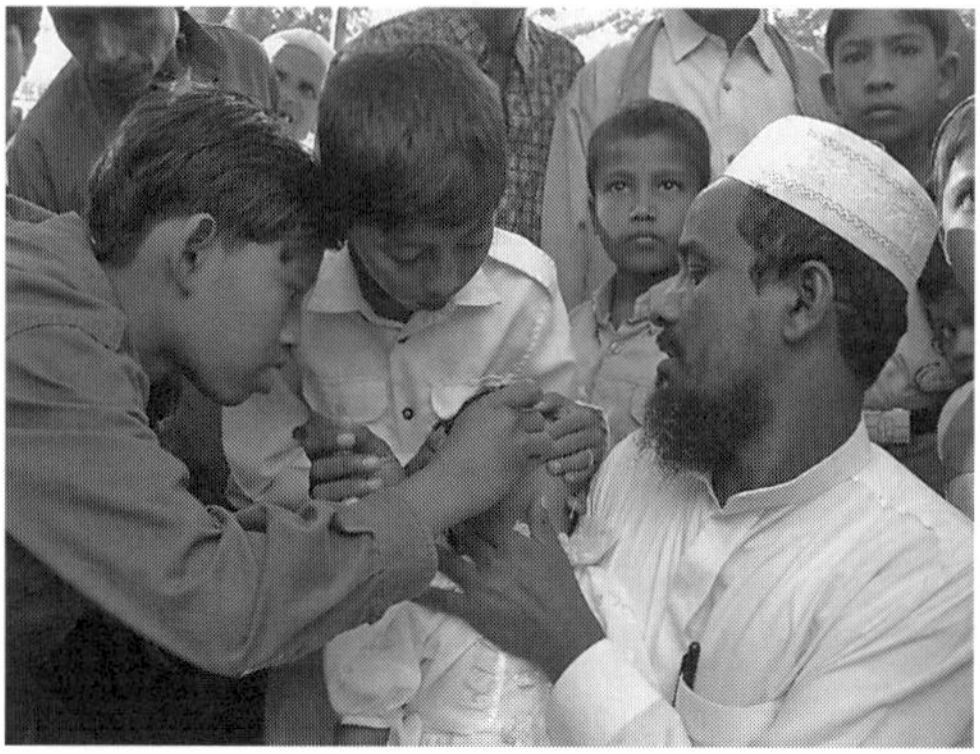

ミャンマーのロヒンジャ難民のワクチン接種

満天の星たちよ！　一人のお医者の上に

バングラディシュに接する国境の町でお医者さんに会った。年の頃は40後半、僕と同じくらいだろうか。細身だけどがっしりした骨格。40万人を越える人口をもつ郡病院に派遣された唯一の医師である。4年半以上も家族をミャンマー中部のサガイン州に残して単身でここにいるという。口数は少ないが奢るところのなく落ち着いている。30余りの入院病床を持った郡病院で外来、入院、手術を一人でこなし、数十人の保健婦と保健所を抱える郡の保健衛生全般の責任者でもある。僕は、この先生がポリオ類似の患者を残らず報告し、便検体を採取、発送し、毎週定期的にきちんと報告していることを知っていた。書類から調べたのである。ポリオがこの地域にない、ということを証明するためのそれは大事な作業でもある。ポリオ類似患者は3例あった。病院の入退院簿の記載も確かで記録もきちんと残されていた。入退院簿をめくりながら、マラリアがとても多いこと、お産もよくあることに気がついて「病院の仕事は大変ですね。」と話しかけると、「熱帯熱マラリアで子供や妊婦が死亡することもある。お産では帝王切開はやるが危ない症例は州の病院に送る」と答えてくれた。

ポリオ類似の症例を見るため、国境沿いをランドクルーザーで走った。車窓から田んぼの黄色い稲の波を見ながら、この先生のことを思い出し、突然、涙があふれてきた。この先生の背負っている責任の重さをおもえば、僕なんてなんてつまらない人間なのか。同じ医者で、どちらも家族とはなれ、辛い気持ちで仕事をしているとはいっても、僕はこの人の数倍の給料をもらい働く環境も保証されている。それなのに、気候がきつい、オフィスが良くない、思うように行かない、と毎日文句を言っている。この先生は何の不平も言わず、与えられた医者としての仕事をその重圧の下で黙々とこなしている。人は運命を切り開くのだろうか、いや、運命は受け入れるものだ。その中で医者は医者としての義務を一つ一つ果たす……この医師は無言でそんなことを語りかけていた。

「こんな医者に僕はなりたかったんだ！」そう思ったらまた涙が頬をつたった。これも森の中の感傷なのだろうか。そうじゃない。僕はまだ本当にちっぽけで、つまらない医者でしかない。すごい人というのは、文句をいわず、与えられた運命の中で、医者としての義務を、人知れず精一杯に果たしている人のことである。

夜宿舎に戻ってふと夜空を見上げるとそこは満天の星だった。

国境の満天の星たちよ
Twinkle, twinkle little stars
How I wonder what you are……
人間はこんなにも小さいんですね。
君たちはこんなにもたくさんいて、
昼間も太陽の光に隠れながら、見守ってくれていたんですね。

満天の星たちよ。
どうか見ていてあげてください。
僕の代わりに、昼も夜も働くこの先生を。
ここで生きるここの人たちを、
ひとりひとりみんなが幸せであるように。

オフィスに戻るとインドのポリオの患者数は２００例以上増えて１３４５例になっていた。去年の５倍以上！。椅子の後ろにあるインド地図に、僕は２００本以上のピンを一本一本コツコツと刺しながら、あの国境のお医者さんのことを思い出す。そしてあの満天の星を。頑張ろう、あの先生に恥ずかしくないように、頑張ろう。

ネパールとバングラデッシュの旅
―２００３年２月Ｘ日

ネパール国境で

デリーに戻り、翌朝にはネパールの首都カトマンズに飛んだ。デリーの冬はこの時期、急に温度が下がって冷え込み深い霧に包まれる。この霧はいわゆる純粋な霧ではなく、排気ガスや、台所の焚き火の煙などが混ざって、冷気とともに地上近くにどんよりと沈み込むやつのようだ。そのせいで、デリーを発つはずの深夜便が視界不良で飛べず、全て日中にずれ込み、僕のカトマンズ行きの便も4時間以上遅れた。結局カトマンズに着いたのは夕方。出迎えてくれた顔なじみのネパール人のチョードリ先生と一緒にランドクルーザーに乗り込んだ。

その日のうちにインド国境まで辿り着く予定だったが、山を越えて7時間以上かかる道のりで、彼は「今日は無理だね」とあっさり言った。夜は共産ゲリラの危険も高く、運転手も走りたがらない。それでも何とか拝みこんで、夜の9時近くまで走って、ポカラとの分岐点まで辿り着き、そこのゲストハウスで一夜を明かした。焚き火を囲んで夕食が出来たのは楽しかったが夜は寒い。あるものを全部着込んで薄い毛布に包まって一夜を明かした。

翌日、道路沿いにある接種所を10箇所ほど立ち寄って調べながら、夕方には国境の町についた。いたるところにある軍隊の検問所にも接種所が設けられている。ネパールの保健婦たちも村のボランティアもしっかりしているし、お母さんたちの自覚も高い。子供たちを三々五々連れてきて穏やかに接種が行われている。ただ、接種所に来る出足は思ったより遅い。夕方までにどれだけお母さんがくるのか少し心配である。

道路沿いにインドのビハールから来ている出稼ぎテント暮らしの一群に出逢う。案の定、ワクチンを受けていなかった。すぐに近くの接種所に連れて行く。心配は残るがインドの現況とは比べようもなくきちんとしている。その上、激しい交通量のあるインドとの国境では接種チームが必死で馬車やリキシャ、車などを止めて何百人という子供に献身的に接種している。こういう姿を見ると、間違いなくうまくいくな、と直感できる。

機上の喜び

国境のジャナクプールからカトマンズに飛ぶ小型機の中で少し楽しいことがあった。親父くさい話で照れくさいが、10人余りしか乗れない小型機に、場違いというかモデルと見まがうような、目鼻立ちの整った、すらりと背の高い美人スチュワーデスが乗っていたのである。いつも乗るインド航空のサリーの横からお腹のはみ出した粗暴なおばさんスチュワーデスたちを思い出しながら、さすがネパールだと苦笑いしていると、飛行機はプロペラの爆音とともに雲の上に出た。遠くにヒマラヤの峰々が雪をかぶって見えてくる。一緒にいたチョードリ先生にエベレストが見えるか聞いてみるが、よくわからない。と、突然何を思ったのか彼は、水を持ってきたそのスチュワーデスを捕まえて、「この人は日本から来た人で、ネパールのことは何も知らない。そこでひとつ、ヒマラヤのどれがエベレストか、ガイドしてやってくれないか」という。

スチュワーデスは、満面の笑みを浮かべてうなずくと窓に顔をつけんばかりにして（つまり僕の顔に付くほどの距離で）、「少し奥に黒く斜面が見えるのがエベレスト」と教えてくれた。もう僕はだらしなく口元を緩めて、アホ面をしているのである。そのあとスチュワーデスは、開けっ放しのコックピットにもどりなんと僕を手招きするではないか！目を疑ったが、チョードリ先生にも促されたので、行くと「操縦席からが一番よく見えるから、ここから写真を撮るといい」という。さすがにこれには恐縮した。確かに、透き通ったコックピットの窓からは遠くに小さくエベレストらしき山影が見えた。たまにはこういう（スチュワーデスかエベレストか？）僥倖があってもいい。

バングラ国境で

カトマンズからデリーに戻ると寒さはもっとひどくなっていた。久し振りにオフィスでメールを調べてレポートを書こうかと思っていると、すぐにウエストベンガル州の北部に飛んでくれという。そこはインドの東の端でダージリンの南部に位置し、北はシッキム、西にビハール、東にバングラディシュと国境を接する、インド人が鶏の首と称する細長い地域である。

目的は以前から行政の体制が悪く、バングラからの移民が多く、イスラム教徒が半数以上を占めるこの地域でポリオの患者報告がきちんとされているかどうかを、病院や村を回りながら調べて回ることであった。調べると、8月にデリー、ウタプラデシュ州、ビハール州発生したポリオ患者が、発症後、この地域に戻って来て、一例はすでに親戚を訪ねてバングラ側に入っていることがわかった。バングラでは2年以上もポリオの患者の報告がないだけに、早速、バングラ側と連絡をとって、国境地域のサーベイランスを強化してもらうこととした。

この地域の村を回っていると本当にバングラデシュで仕事をしていたときを思い出した。皆、ベンガル語を話し村も整然として清潔である。ウタプラデシュ州のイスラム教徒たちがなぜ、同じイスラム教徒でありながら、あんなに不衛生に固まって住んでいるのか、そのくせモスクだけはやけに立派である。少し不思議になる。寒さに震えながら、濃い朝靄の中をいくつもの村や病院を回って記録を調べ患者を診た。

今回の旅は、先週、ネパールの美人スチュワーデスに指差してもらいながら望んだエベレストのまさに真南をヒマラヤ連峰に並行して飛んだ。左の窓から肉眼ではっきりと山頂が見えた。黒い南斜面を向けて、雪のついているほかの山とは趣を異にした、毅然と立つエベレスト（８８５０ｍ）である。なぜか、母がそばにいるような、子供たちの顔が次々に頭によぎって、お祈りをしたい気持ちになり、手を前に合わせた。ネパールとインド国境を北上すると国境に聳え立つカンチェンジュンガ（８６００ｍ）の全貌も眼下に迫る。この山はなだらかな傾斜を残して、優美な独立峰である。山を見ていると、もやもやした胸のつかえが消えていく不思議な感じがあるのはどうしてだろう。

ダージリンの登山列車

仕事を終えて、帰りの飛行機までの時間が余ったのでシリグリからダージリンにまで登る登山列車を追いかけてみた。車で行くと3時間ほどの行程を、小型のかわいい列車は7時間以上かけて走る。この行程は世界遺産になっているらしい。５両編成のジーゼル車で道路に並行して走りながら踏み切りもない１００以上のカーブで道路を横切って進む。傾斜が急になると、列車は一旦引込み線に入って止まり、線路を切り替えると最後尾を先頭にして乗り換えた線路を登っていく。振り子運動をしながら少しずつジグザグに登っていくのである。これが有名な「スイッチバック走行」である。このユニークな鉄道には大英帝国の苦心がある。ダージリンの紅茶を積み出すために考え出されたものなのである。

山登りはなんとなく人生に似ている。いま読んでいるある登山家の本に、「山を登る人間には共通する３つの性格がある」と書いてあった。

"Three things they all had in common: faith in themselves, great determination and endurance." 自分に誠実であること、強靭な意志、そして強靭な耐久力。

僕なりに解釈してみると、自分のやりたいことがわかるだけ自分に正直でいる心、一度決めたらやり通すと決めるはっきりとした意志、そして歩きだしたら止まらずに少しでも歩き続ける持久力。人生はコツコツと歩き続ける山登りだとすると、全てがあたっている。楽な方法なんて何もない。ただ歩き続けるだけである。その歩みのなかで、どんな人たちに出会うかがとても大事な出来事なのである。

歩き続けないと出逢えない。大事な人との出会いは歩き続けていれば可能である。がむしゃらに人を掻き分け、一気に高みに飛び上がることには、大きな意味はないような気がする。

山への祈り
――2003年3月X日

カルカッタからバングラディシュ国境へ

2月9日から一週間、1月に続く2度目のポリオワクチンの全国一斉投与が始まった。CDCに逆らったせいでウタプラデシュ州に行けなくなった僕はインド東部のウエストベンガル州に飛んだ。実はここではここ数ヶ月の間に何例もの患者がカルカッタ近郊から、バングラディシュ国境に近い町にかけて多発しはじめたのである。

ウエストベンガル州は2001年は一例しか発生しなかったのであるが、昨年は48例の発生があり、そのうち30例は中部のバングラディシュ国境に近いイスラム教徒の集団から発生している。更に最近は南部のカルカッタに近いバングラディシュ国境の町やカルカッタのスラム街のイスラム教徒から発生している。カルカッタから東のバングラ国境に向かって車で走って2時間半、行ってみて驚いた。

国境に近い町の中心部のこぎれいなイスラム教徒の居住地区で、10月から6週間の間に3人の1歳児が相次いでポリオで麻痺を起こしたのである。しかも3人とも歩いて数十メートルしかない近所なのである。残念なことに、町の中心にいながら一度もポリオのワクチンを受けたことがない。ここではまったく住民の抵抗はなく、単に行政がイスラム教徒たちに十分な情報の伝達をしていないことに問題があった。

この辺のイスラム教徒たちは海に近いこともあって、魚の取引を生業としている。インドから大量のトラックが積荷を積んでバングラに入っている。ポリオの患者の家族たちに最近のバングラデシュとの接点は見つからなかったが、最近の国境の緊張で、インド政府が不法入国しているバングラディシュ人に圧力をかけたために、毎日大量のインド国内のバングラディシュ人たちが国境を陸路で一次帰還し始めた。ウイルスが再びバングラディシュに持ち込まれるのも時間の問題のように見える。

もう一つ驚いたのは、その3人の赤ちゃんがカルカッタ公立のポリオ専門の病院にまだ3人とも入院中だというのである。訪ねてみると、なんと3人ともお母さんに付き添われて隣同士のベッドで寝ている。気がつくとその向こうにも7つのベッドが続いて並んで、子供たちが母親に付き添われている。なんとその子供たちも全員最近感染したポリオの子供たちなのである。一度に10人の新しいポリオの患者を診察することは僕の10年のポリオの経験でも初めてのことだった。

一人一人、母親にワクチンの接種歴を聞きながら、赤ん坊たちの体を診察している内に圧倒されてきた。悲しいというより、怒りに似ていた。どの赤ん坊たちもワクチンを受けたことのない、イスラム教徒なのである。ウエストベンガルの州政府は定期予防接種率が高いとうそぶき、そのうえ、7年もポリオの一斉ワクチン接種を毎年繰り返し実施してきたのに、このイスラム教徒の子供たちには届いていないのである。こんなにたくさんの子供たちが犠牲になっている、行政の怠慢の為に……砂をかむような思いである。

再びネパール、ついに念願のヒマラヤへ

サボるというと、どうも人聞きが悪いのであるが、オフィスでネパールのポカラで会議があるから行ってくれと言われて、即座にサボるぞ、と心を決めた。その日、2月17日は丁度、母の一年目の命日である。不思議な縁である。丁度一年前の今、日本にいる女房から母の突然の死を知らされたのもここネパールの地である。その一年後、まるで母に導かれたようにまたこの地にいる。母のこと、あとを追うように逝った叔父、今頑張っている長男の大学入試、次男の誕生日、僕の見えない未来……いろんなことをまとめて山に祈りに行こうと決めた。会議を2日で切り上げたときには僕が翌日から山登り（トレッキング）に行くことは参加者全員にばれていた。みんなに気をつけて行ってらっしゃいと送り出されて、なんだか妙なことになってしまったが、心はすでに山である。

ポカラに着くとすぐに、知人のネパール人の医者に旅行代理店を紹介してもらった。26ドルで入山証明書を作り、4日間の行程の計画を立て、一番しっかりしたガイドを頼んだ。交渉して宿代も食事代もガイド料も入れて一日20ドル足らずである。ガイドは会ってから決めることにしていたが、ラジェンドラという名前の小柄な30歳くらいの男に会わせられて、誠実な対応と目つきで、ひと目で、大丈夫な人だと思う。

第一日目は篠着く雨で始まった。山を覆う重く垂れ込めた雲を恨めしく眺め、登り口のナヤプルまで車で小一時間走り、ガイドのラジェンドラと雨具を着込んで、谷川に沿

って歩き始めた。石畳の足場は滑りやすい。時折激しく降る雨で、安い雨具は用を足さず、下のシャツはぐっしょり濡れてしまう。いつもの習性で、通り過ぎる村で赤ん坊を見かけるとラジェンドラに頼んでお母さんたちにポリオのワクチンを飲んだかどうか聞いてもらう。みんなよく飲んでいる。一週間前に村の保健婦さんが山道をワクチンを持ってきて、みんなに配ったという。山の中でも、ネパールのお母さんたちの意識はしっかりしている。2時過ぎになって雨は小降りになってきた頃、右膝の痛みに気がつく。以前トライアスロンをした頃に痛めた膝が、ぎりぎりと軋み始めた。体力には自信があるが膝の痛みには勝てない。ガイドのラジェンドラには大丈夫だと強がって、その日は一番きついのぼりを登りきってウレリ村で泊まった。寒い、夜は一時、強い雨と一緒に風も吹いた。軒先で焚き火にあっていると、同じ宿に辿り着いたイギリス人、ドイツ人のカップルなどの客も集まる。自分も観光客だが、こういう場所で他の観光客と出会うのはどうも楽しいものではない。形だけの挨拶も早々に切り上げ、毛布をかけた自分の寝袋にもぐりこむ。明日の天気を祈って。

第2日目は雲はあるものの、青空の朝で明けた。雨はもう降りそうもない。北の山間からアンナプルナサウス（7219m）とヒウチュリの峰がすぐそこに見える。スケッチを一枚かいて簡単な食事をとった後、歩き始めるが、右膝の痛みは却って悪くなったようだ。左足でかばいながらゆっくり歩く。ガイドのラジェンドラがペースをあわせてくれる。

山とロバとネパール人

10頭前後の首に鈴をつけたロバのキャラバンと何度も出会う。背に山のような食料品や野菜などの荷を背負って、じっと足元を見ながらひたすら石段の山道を登っていく。かわいいのは、僕とぱったり出会うと、黒い瞳を少しうつむき加減にして、長いまつげのまぶたをパタパタ瞬かせて、立ち止まっては道を開けてくれるのである。キャラバンのネパール人の荒っぽい声で、再び登りはじめるが、遠慮がちに僕の横をすり抜けていく。誰がロバをバカでのろまの代名詞のように言って笑ったのだろうか。こんなに謙虚で、タフで、賢い動物がいるだろうかと、山道で出会うたびにいとおしくなる。

実はすごいのはロバだけではない。時折、信じられないほど大きな背中の荷物を額にかけた紐で支えながら登ってくるネパール人たちに出会う。小さなネパール人の身の丈の倍以上もある畳一畳以上の大きな木板や、鉄板、鋼鉄線から食料品に至るまで、時には一人で100キロ以上を担ぐという。彼らは山の村々と町との交易をロバとともに何百年も支えているのである。

予定通り午後3時前にゴレパニ（2800m）の村に着いた。ここからはアンナプルナ山系が眼前に見える、、、はずであるが、村は30㎝ほどの雪で覆われ、夕方にはガスが上がってきて、あられ交じりの雪も時折降ってくる。視界はまったくきかない。明日の早朝、目的地のプーンヒル（3210m）に登るのであるが、どうなることか。頼むぜ、と独り言を言って、寝袋の上に2枚の毛布をかけてもぐりこんだ。


第3日目は朝5時に起きる。まだ、真っ暗であるはずなのに外が少し明るい。不思議に思って窓から外を見ると、なんと、空は快晴で、月と星が煌々と光っている。近くにアンナプルナの黒い山の輪郭も見える。少し興奮気味で、ありったけのものを着込んで、懐中電灯を片手に膝まで雪のある山道を登り始める。右膝の痛みは初めに計画していた長い帰りのルートを行くことが無理なことをはっきり示していた。変更して同じルートで帰ることにした。とにかく、今日のこの奇跡的な快晴が全てを報いてくれるだろう。

50分ほど登るとプーンヒルの頂上（3210m）に着いた。すでにそこには、昨夜どこにこれだけのトレッカーたちが泊まっていたのかと思わせるほど多くの20人以上のトレッカーたちが登ってきていて、日の出を待っている。いつもの観光シーズンではこの3倍くらい、足の踏み場もないほどになるとラジェンドラが説明してくれて、少しうんざりするが、ここの展望はほんとうに素晴らしい。

朝日が東の山陰から上がってきた。山の峰峰を明るく浮かび上げ始める。体を北に向けて、左手から、西に広がるダウラギリ連峰から右手の北東に広がるアンナプルナ連峰までが眼前に迫って一望である。

展望を説明しよう。体を北に向けて、左手から雄雄しい将棋の駒を立てたような頂のダウラギリ（8172m）、トゥクチェ（6920m）、中央は北のチベットに伸びる谷がある。そこから右手に向かって、ニルギリ（7061m）、アンナプルナⅠ（8091m）、アンナプルナサウス（7219m）、ヒウチュリ（6441m）、そして右手、東にやや遠く望むフィッシュテールと呼ばれる頂にくびれのあるマチュプチュリ（6997m）である。何千万年も前に大陸の地下のプレートが衝突して押し上げて、作り上げた8000mの山々、今も毎年少しずつ押し上げているという。圧倒的だ。この瞬間をとにかく有難う。


ゴレパニまで降りて、スケッチを2枚描いて、食事をとってから歩き始めた。これからはひたすら下りである。ラジェンドラに落ちている細い竹をうまい長さに切ってもらった。そのお陰で、随分と右膝の痛みは和らいだ。夜は初

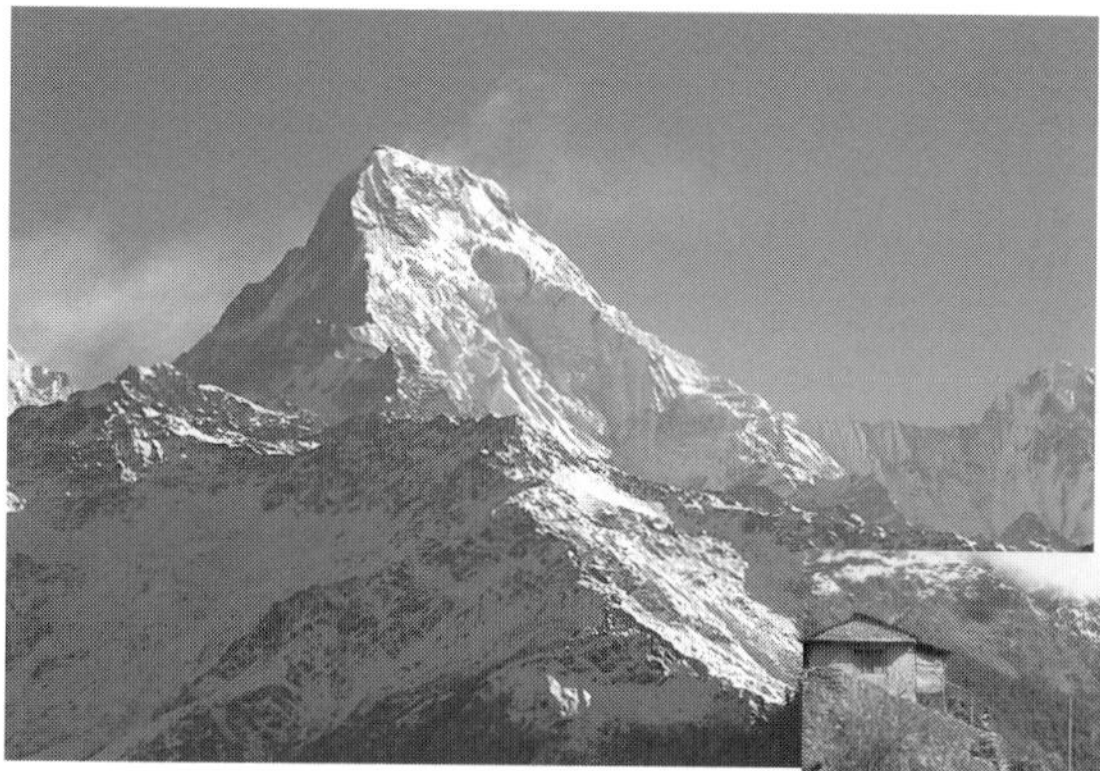

アンナプルナ南峰

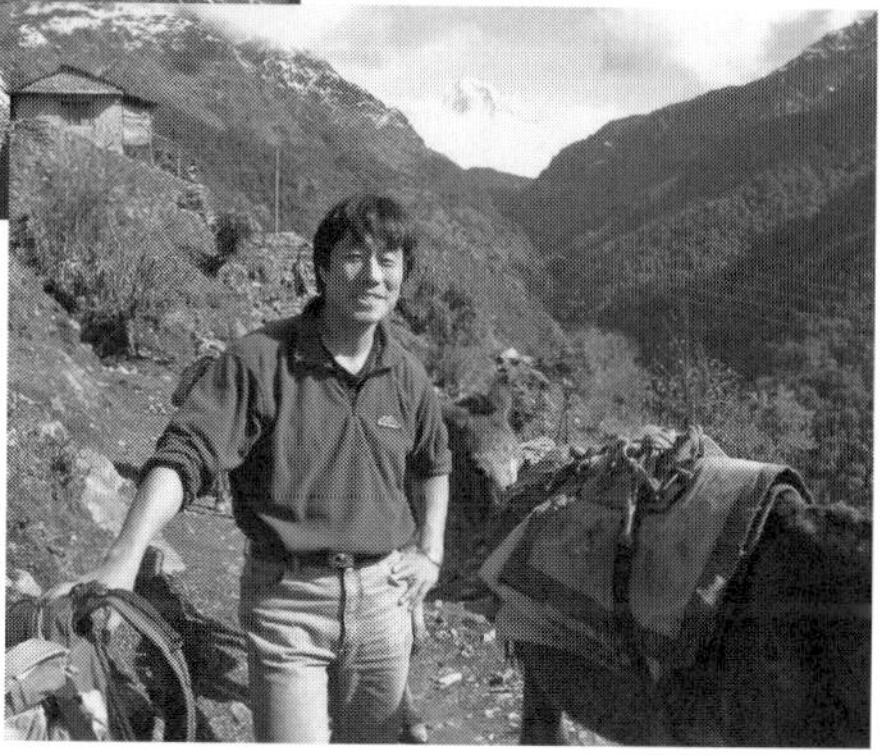

著者とロバ

日に昼食をとったヒレ村まで降りて泊まった。持ってきたウイスキーをラジェンドラとお湯で割って飲みながら無事を祝った。夕闇の中で急な山の斜面に点在する村の家々の灯火と斜面に延々と広がる段々畑の影を見ながら、いろんな話をした。明日は山を降りて、ポカラの町に戻り、カトマンズに戻って、翌日はデリーに戻る。また現実である。

ワクチンが足りない ―2003年4月X日

ジュネーブの本部が悲鳴を上げた。ポリオ根絶の資金が不足し始め、ワクチンが足りないという。アフリカのいくつかの国が今年予定していたポリオのキャンペーンを取りやめた。僕のいる南東アジア地域はインドが世界のポリオ患者の80%を占めるだけでなく、世界のポリオワクチンの大部分をも消費しているのである。一方インドと国境を接するネパール、バングラディシュ、ミャンマーは激しくポリオが伝染するインドにもかかわらず、過去3年間ポリオの患者が出ていない。

インドがさまざまな理由からポリオの流行を止められないことは残念なことであるが、これらの国境を接する国々がポリオの伝染を止めていることは賞賛に値すると同時に驚きでもある。この事実の影にはこれらの国の多大な努力がある。日本人には理解し難いところである陸続きの国境がこれらの国々とインドの間に延々と存在する。国境を接するということは、絶え間のない人間の流れがあるということでもある。国境は人の流れを防ぐ壁ではなく、まるで水が高いところから低いところに流れるように、人の流れそのものでもある。

ポリオのウイルスは絶え間のない人の流れで確実にこれらの国境を接する国々に持ち込まれているのである。しかし発症例は過去3年間一例もないという。このことはどういうことなんだろうか。これはつまり、ウイルスが持ち込まれても、質の高いポリオワクチンのキャンペーンが実施され、新生児に対する高い定期予防接種率が確保され、患者報告のシステムがしっかりしているなら、ウイルスは限られた伝染の後、自然に死に絶えるという実証である。これらの国では政府の強い指導力と保健婦やボランティア—の強い責任感が質の高いキャンペーンを支えている。インドの現状の問題とは実に対照的でもある。

下水からポリオウイルス環境サーベイランス

興味ある研究がある。ムンバイの巨大なスラム街を流れる下水道の汚水を毎週調べていると、ほとんど毎週のように野生株のポリオウイルスが汚水の中から見つかるのである。このことは誰かがポリオの感染して、便からウイルスを排出していると言う事である。しかし、麻痺を起こした患者は見つからない。ウイルスの遺伝子とやらを調べると、北のウタプラデシュ州と同じウイルスであることがわかる。つまり、人の移動に伴って、ウタプラデシュ州から持ち込まれたウイルスであるとわかる。そしてこのウイルスは、麻痺を起こさない不顕性感染という形で何人かの子供たちに感染を起こし、その子供たちの便から排出されて下水に流れていく。ところが、ムンバイのスラム街の質の高いワクチン接種活動のおかげで、人間のおなかの中でしか増えることのできないポリオウイルスは次第に行き場を失い、数週間で死に絶えているのである。持ち込まれたウイルスは1—2ヶ月で消えていくようである。

しかし残念なことは、人の移動とともに、また新しいウイルスがウタプラデシュから持ち込まれて、下水から見つかり、死に絶えていくことを繰り返していることである。つまり、ウタプラデシュ州がウイルスの伝染をなくさない限り、質の高いワクチン接種活動にも拘わらず、ムンバイは絶えず感染の脅威に曝される事になるわけである。

バンコクで旧友との再会

デリーに戻る途中でバンコクに半日立ち寄って、K君と久しぶりに再会した。K君は20年以上前にアジア医学生連絡協議会という会を一緒にやった後輩であり、仲間でもある。今はバンコクのＩＬＯ（世界労働機関）事務局で労働安全と健康の専門家をしている。彼の真面目さ、誠実さと責任感の高さは学生のときから少しも変わらない。もうひとつ楽しみにしていたのは彼の家族と会うことである。奥さんは労働衛生の仕事を通じてマニラで知りあったフィリピンの方であるが、日本に少しいたこともあって、日本語がはぺらぺら、ひまわりのように明るく、活発で、きれいな人だった。そして3歳と1歳になるかわいい男の子がいる。なによりもうれしかったのはK君が明るく幸せそうなことである。仕事にも家庭にもK君らしさを今は思い存分発揮しているように見える。暗くなったときがあったと思う。いろいろ辛い環境を経た後だったと記憶している。僕も似ている。昔の仲間が初心を貫いて、不器用だけど、自分のやり方でそれなりに幸せに元気でやっている。うれしいなー。

一時帰国

3月の後半は会議と休暇を兼ねて日本に少し帰った。悲しいことと楽しいことが交錯した。研修医時代の親友S君の高校2年生の長男が突然交通事故で亡くなった。神様は何の予告もなく一番大事なものを持っていく。親友に会いに行って、言葉を失っている僕に、何百倍も悲しいはずの彼が笑顔で延々と話してくれた。励ましに行ったのに、僕のほうが励まされた。底なしに悲しいのに彼は悲しさを超えて別のところにいるように見えた。長男が死んでからいろんなことを教えてくれたといった。彼は今日も村で彼が理想とする地域医療の診療所を休むことなく開いてがんばっている。

弟たちと集まって母の一周忌を教会で神父様にお願いしてミサをあげてもらった。祭壇に飾ってある母の顔をちらちらと見るたびに母の顔が違って見えるので困った。穏やかに笑っているかと思うと、少し怒っているようにも見える。はにかんだように歯を見せているかと思うと、呆れたような、がっかりしたような顔にも見える。僕が生前母に感じさせたすべての表情があるようで薄気味悪くなる。死んでからもまだ苦労させられているぞといっているのかな。親孝行はなかなかできないものだ。

家族5人が秋田の家に集まった。長男が大学に合格した。ブーテンの親父にも拘わらず、子供たちはしっかりしているのかな。父親は少し不良くらいがいいんだと少し居直りたいような気持ちを抑えて、家族との大事な時間を過ごす。こういうと必ず、〝何言っているの、奥さんがしっかりしているからよ。〟と言われるので、返す言葉がなくなる、だから面白くない。面白くないからインドに戻ったわけではないが、デリーに戻った。

良くも悪くも3年目のインド
——2003年5月X日

礼賛、グルモハール、砂漠の木に咲く真紅の花たち

デリーの気温はうなぎのぼりに上がっている。すでに日中は42度に達している。雨は一滴も降らず、外に出ると、むっとした熱気と牛の糞と砂の交じった白い埃が鼻腔に突き刺してくる。3年目のインドの3回目の夏だ。自分の3階の部屋からテラスに出てみて驚いた。目の前にある公園のグルモハールの緑の木、ベトナムではホアフン（火炎樹）と呼んだ木に、真っ赤な花が何百と房になって咲きはじめているのである。もう数日でこの木全体が真っ赤なる。真紅の花が緑の木を覆いつくすのである。

去年もこの花を見たと思った。一人で気が落ち込んでどうしようもなかった時だった。テラスに出た瞬間、はっとした。花で真っ赤に染まったグルモハールの木が僕を瞬時に圧倒したんだ。そして次の瞬間心が軽くなった。砂漠の乾いた大地と、灼熱の太陽の下で、真っ赤な花を少しの手抜きもなく見事に咲かせる木、お前はすごい。参ったよ。そう思ったんだ。黙って、夏の暑さと冬の寒さに耐えて目の前に立っていた木、知らなかったよ、お前がそこにずっといたのを。そしてこのときを待ってたかのように見事な花をつける木、お前はすごい。ふらふらしている僕は平手打ちをくらったような感じだった。

バングラディシュ国境、重症のポリオの子供

4月6日から一週間、再びポリオのキャンペーンが始まった。1月、2月の5歳未満の子供、1億6千万人を対象にした全国キャンペーンに続いて、再びインドの北東部を中心にインド全体の対象人口のほぼ3分の2にあたる1億人を対象にした準全国キャンペーンが実施された。僕は再びウエストベンガル州のバングラ国境に行くことになった。一週間分の荷物をまとめて、ダージリンの南のシリグリまでデリーから2時間かけて飛ぶ。空は雲が多く、山、あの眼下に見た8000mのカンチェンジュンガはもう見えない。飛行場で以前ここでも紹介したインド人のお医者さんラヒーリ先生と3ヶ月ぶりの再会をし、車に乗り込んで南下した。ラヒーリは前回僕がデリーに帰る前にダージリンに上る登山鉄道を見せてくれて、ご家族、ご両親、弟さんと一緒に食事をもてなしてくれた優しい男だ。悲しいことがその直後にあった。就職をしたばかりのその元気な弟さんが通勤途中のバイクの事故で即死をしたというのである。弟さんの元気な顔が何度も脳裏をかすめた。それから2ヶ月たって、彼も少し元気になっているように見せているけど、その悲しみは深い。

最近見つかったポリオ患者のいるという村を訪ねた。車でウタディナジュプール県の中部でインド側のバングラデイシュとの国境に設けられた鉄条網のところまで来る。鉄条網に接する集落に入って、子供のいる家まで行くと、首を前にうな垂れ、大きく傾けたまま、土間に敷いたゴザの上に、ぺたんと座っている子供がいた。指先をわずかに動かしてお菓子を触っている。この子が、今年の2月9日に発症した生後まだ11ヶ月の子供だった。この子はポリオウイルスによる脊髄運動神経麻痺のために、筋肉が動かない。両手、両足はぶらぶらの状態で、さらには首にも力が入らず頭を支えられないために頭を前にうな垂れているのである。重症のポリオの患者である。普通なら呼吸筋も麻痺して、早期に死亡している例だろう。背中から診ると右側の腹筋も麻痺になって、お腹に力が入るたびにヘルニアのように腹圧で右側に飛び出すのがよくわかった。その上、背骨の周りの筋肉も麻痺にかかっていて、上半身もまっすぐに支えられない。これほど重症なポリオの子供を診ることはフィールドをいつも回っている僕でもあまり多いことではない。

こんなに何度もポリオのワクチンキャンペーンをやっているのに、何で守ってあげられなかったのかと砂をかむような思いが胸に突き上げる。残念なことに子供は定期の予防接種も、1月、2月のキャンペーンでもワクチンを受けていなかった。行政がちゃんと仕事をしていなかったのだ。回りの母親たちが文句を言う。誰もキャンペーンがあることを知らせてくれない。人づてに知って、接種所に行くと、すでにもう閉っている。翌日村に保健婦が来たらしいが、多くの村人は田んぼに出ていて留守にしていたと。定期の予防接種も2年前に保健婦が村に来て少しだけやったのが最後だったらしい。お母さんたちは子供にワクチンを受けさせたいと思っている。でも、行政の側が十分な信頼できるサービスを与えていないのである。

わかるよ、お父さん

マルダという県まで車でさらに100km以上南下して、レンガ造りの狭いむせ返るような暗い部屋に入ると、若い母親がくにゃくにゃした赤ん坊を抱えている。なんとこの子も重症のポリオである。両手、両足、それに首もぐらぐらしている。今年の1月6日、まだ生後7ヶ月のときに発症したという。

日雇い労働者だという若い父親が青ざめた顔で部屋に入ってきた。何で、またお前たちが来たんだ、それともこの子を治してくれるとでも言うのかといった怒りの表情をあらわにしている。父親が言う、「俺たちは貧乏だけど、初めての大事な子供なんだ、だから、お金を出して、病院で定期の予防接種も2回ちゃんと受けさせていた（接種カードもみせてくれた）。それが、1月のキャンペーンでワクチンを飲ませた直後にこんなになってしまった。ワクチンのせいでこうなったとしか思えない。」と。

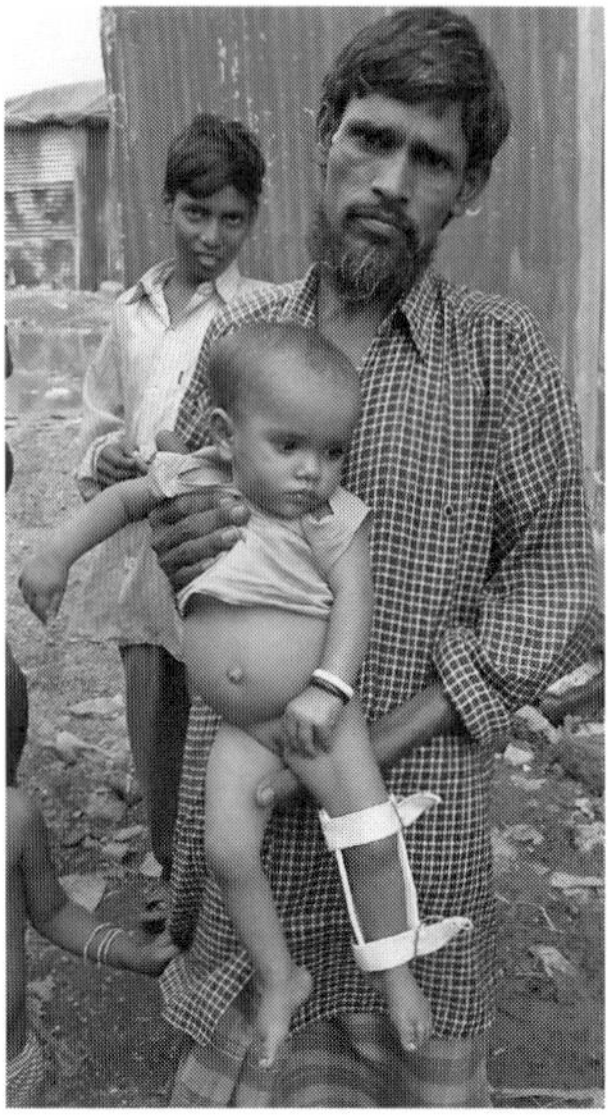
ポリオのマヒの子とお父さん

父親の誤解は二つあった。その子供がワクチンを飲む前にポリオウイルスにすでに感染していて、たまたま、キャンペーンの最中に発症してしまったということ。もうひとつは、ポリオのワクチンは免疫が十分つく為に最低3回、インドではそれ以上が必要とされていて、2回の定期接種では体を守るには不十分だったということ。でも、父親としてははっきり正しいことがあった。大事な子供がワクチン接種直後に麻痺を起こしたんだから、二度とワクチンは飲ませたくないということだ。僕がこの父親だったらと、そう思った。詰まらん説明などしても始まらないことがよくわかった。彼の悲しさの方が例えようもなく大きかった。

ポリオのワクチンの効果はやはり問題だなと感じる。一回の投与で100％効けばいいのにと思うが、ポリオのワクチンは一回では効かず、3回やっても熱帯の衛生環境の悪いところでは80％程度しか効果がない。どんなワクチンも100％効くワクチンはないから、ワクチンを受けた子供でも病気にかかることはある。ワクチンそのものの限界だ。ワクチンを受ける側には実に理解しにくい。その上、この村で事を複雑にしているのは、保健所の役人が来て、もっとワクチンを飲まないとダメだと喧嘩腰でやることだ。父親はさらに怒る。普段何の助けもしてくれない連中が声高に飲めと言い続けるのだから納得できるわけがない。どうして、親たちの気持ちをもう少し親身に考えてやれないのだろうか。僕は汗でぐっしょり濡れたシャツの袖で、額からつたってくる汗をぬぐった。父親と軽く握手をして、肩を叩くと、その若い父親は僕には小さく笑顔を作った。薄暗い煤けた屋内から外に出ると、全てをかき消す程の焼け付く日差しと熱気が全身を包んだ。

白か黒か？　灰色のワクチンを捨てないで。

キャンペーンの最中に、ポリオワクチンが不足しているところがあるという連絡が入ったので、郡の病院に行ってみた。ワクチン接種の大事な日なのに郡の責任者の医者は留守にしている。係りの男にワクチンの残りを見せてもらおうとフリーザーを空けると、空っぽだ。その横に前の日に使ったワクチンの容器が汚い袋に入れられて山積みになって捨てられている。そのゴミ袋をひっくり返してみた。泥にまみれた、まだ使っていない、しかも使えるワクチン（一本20人分）が10本以上も見つかったのである。どうしたんだと聞くと、ワクチン容器のラベルの色が少し黒く変化していたから捨てたという。

ポリオのワクチンは冷蔵保存をしないといけないワクチンである。WHOではワクチンの無駄を最小限にするために、ラベルに温度センサーをつけ、冷蔵庫から出して、ある時間が経過し、ワクチンの効力（力価）が下がってくると色が白から黒く変わるラベルを考案した（VVM, Vaccine Vial Monitor）。これで、たとえ一日、外の日陰に出していても、ラベルの色が変わらなければまだ使えることがわかる。また、以前は前日に使った使いかけのワクチンは全て捨てていたのであるが、このラベルの色が変化していなければ、翌日の一番に使えばいいとした（Open Vial Policy）。このことでワクチンの無駄はかなり減ったのである。

しかし、この色が変わるということが、僕らには簡単なことじゃないかと思うのであるが、実は現場ではなかなか難しいのである。白と黒の間には灰色がある。つまり白に近い灰色から黒に近い灰色まである。大体ラベルは現場に使われる時点ですでに少し灰色なのである。実は純白などない。すると、人によっては見たとたんに色が変わって黒くなっていると言い出す保健婦もいる。皮肉なことであるが、そのせいで、大量のワクチンを製造元に突っ返したり、現場で破棄してしまう事例などが報告されている。これは現場で新しい試みをする場合、いかにそれが単純化されて誰にでもわかりやすいものでないといけないかというレッスンでもある。基準を物分りのいい保健婦に合わせるのではなく、物分りの悪い保健婦に合わせることが大事なのである。これは僕たちの社会の大事な原則かもしれない。

ところがみんなに物分りがよくなってもらうために、膨大なトレーニングを世界中の現場で実施する。それでも、間違いが続く。このことはつまり新しいアイデアが、現場にそぐわないという証明かもしれない。現場では、ワクチンが高温で使えない状態に達した瞬間にパッと赤とか黄色とか全く別な色に変わるような発明が必要なんだ。こういう研究にはお金がないらしい。まあ、そういうわけで、この郡病院の物分りの悪いスタッフは単に汚れている、少し色が変わったという理由で大量に使えるワクチンを捨てていたのである。

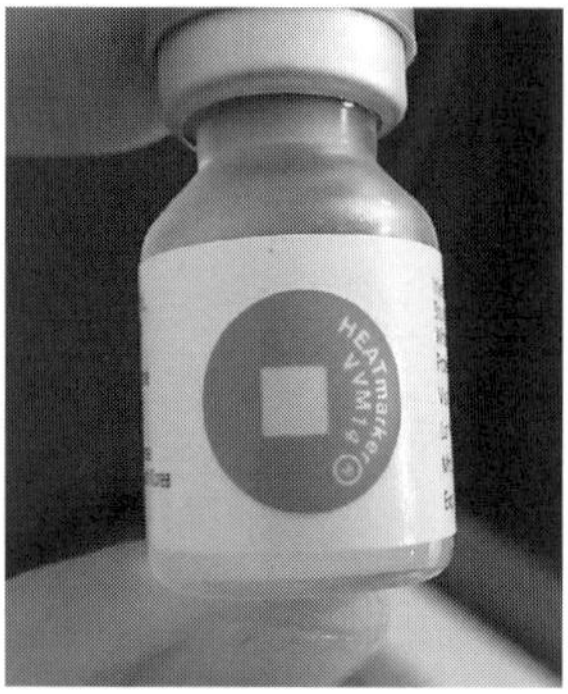

ポリオワクチンのバイアル
（VVMのラベルは白い）

汽車でカルカッタへ

暑さと、村でかぶる埃のせいか、鼻水が止まらず、目が腫れている。カルカッタのミーティングに間に合うように、マルダを担当しているインドの女医さんと一緒にマルダから特急列車に乗った。

一両あるAC付の車両を取ってもらったのであるが、これが狂ったようにACが効いていて逆に寒い。寒さに耐え切れず外に出て連結器のそばに立つと、これが、子供のころ乗った日本の汽車のように外れんばかりの揺れなのである。その上、ものすごい埃が線路から吹き上げてきて、僕の目はもう泪が止まらない。インド人は本当に強い、まったく平気である。7時間乗ってカルカッタの駅に着いた。

着くや、頭に布を巻いた荷物運びの集団が激しい客引き合戦をしてぶつかってくる。何でこんなに人がいるのかと思うほど人がいる。外に出てみてもっと驚いた。百台以上もあるんじゃないかと思うほど黄色と黒で塗ったアンバサダーのタクシーがびっしりと駅の前に並んでいるのである。迎えに来てもらうはずの車は結局見つけられず、そのおんぼろの黄色いタクシーで衛生局に向かったのであるが、カルカッタの渋滞と排気ガスは半端じゃない。その路上で乞食をするもの、寝ているのか倒れているのかわからないもの、焚き火してなんか煮ているものさえいる。なんだか訳がわからん……。

お化け屋敷のような州の衛生局の中は、薄汚れた狭い部屋と、ぶらぶらしているスタッフと、天井まで山積みされた黄色く色あせた書類の山である。これが笑える。もう何十年分の書類なんだろう。山に積まれていると安心するらしい。

翌日デリーに戻った。するとデリーが整然としてきれいに見えた。きれいな街だなと思ってしまった。まずいな。全てが比較の産物であって、絶対評価などはないらしい。ひどいところに行けば行くほど、前に見た嫌なところのイメージは和らいで、寛容になるようだ。過酷な場所を見ていくことも必要なことかもしれないな。なんて、強がってみたが、それから3日間、頭痛と吐き気で寝込んでしまった。デリーの日本人の友人でインドに8年もいる中島さんにこのことを話すと「先生は3年目でしょう。やっぱりな。デリーにいる日本人は3年目の夏にみんな体調を崩すんですよ。ハハハ……」と笑われた。

私と水泳とサル ― 2003年6月X日

気の弱い僕の天敵は、神様の化身

デリーの気温はどんどん上がっている。日中は44度だったという。2週間の出張を終えて、飛行場から夜遅く部屋に戻ると、入るなり、ムッとした熱気で包まれる。大理石の床は焼けた石のようで、裸足で歩くと熱い。ベッドまでほてっているので、クーラーをかけっ放しにして、寝る。翌朝、何か喉が痛い、クーラーのせいかなと思うが、口の中がじゃりじゃりする。外を見ると外が煙で終われたように白くかすんでいる。砂嵐だ。

砂が部屋の中まで入ってきたらしい。床も、テーブルの上もうっすらと、白い砂が積もっている。一年に何度かこんな日がある。ラジャスタンの砂漠の砂が熱風で舞い上がり、デリーの上空で、デリーの埃をひとしきり巻き上げてから舞い降りる。こんなときにオフィスにいると、まるで、隠れているように感じる。

オフィスの仕事は少しもうまくいかず、ストレスばかりがたまっている。そのせいでもないだろうけど、夕方になると頭の中は水泳のことばかりだ。デリーの日本人学校は5月、6月と夏休みに入ったのでプールを開放してくれている。夕方は仕事場から、もう誰もいない日本人学校のプールに直行するのがデリーにいるときの僕のパターンだ。だがその日は、少し違った。

いつもは誰もいない静まり返ったはずの屋内プールに先客がいた。ドアを開けると目の前に大きなサルが2匹、プールサイドに座って、水を飲んでいる。たまげた。ふてぶてしく、じろりとこっちを見やがった。やばい、飛びかかって来るのかな、まさか……気の弱い僕は、固まってしまった。でも頭は必死で考える。こんなバカな……いや、ここはインドだ、何でもありだ。どうしよう。サルより強いもの、そうだ、インド人のガードマンのおじさんだ。情けない結論であるが、とにかく、気の弱い僕はおじさんを呼んだのである。

4、5年前デリーに始めてきたときであるが、保健省に行くと、中庭にサルが群れを成してあふれている。聞くと、夜になるとビルの中に入り込んで書類を散らかしたり、たまに人を襲ったりと、まったく困りきっていると言う。日本人なら即刻、捕獲して殺してしまえばいいじゃないかと思うところかもしれないが、ここではサルも、牛も、ネズミも神様の化身である。殺すわけにはいかない。それから、2年して、インドに戻ってきてみると、どうした訳か、あんなに保健省にいたサルが一匹もいなくなっている。どうしたんだと聞くと、うまいことをやったんだと知り合いのインド人がニヤリとして話してくれた。

デリーのサルはニホンザルの顔を小さくして、手足を長く、体を大きくしたようなサルなのであるが、このサルたちが大嫌いなサルがいるというのである。そのサルは南にいるサルで、顔はさらに小さく、手足はさらに長く、すごく長い尾を持った長身のサルらしい。なぜ嫌いかはよくわからないが、とにかく、デリーのふてぶてしいサルたちも、そのいわゆる尾長の長身ザルが来ると逃げ出すらしい。

そこに、おとぎ話のように、立派な長身の尾長サルを連れた調教師が現れた。自分を雇えば、一ヶ月でサルを追い払って見せると売り込んだわけだ。この調教師、それから毎日、自分の尾長サルを連れて、保健省のビルの隅々、部屋の一つ一つをくまなく歩いて、住み着いているサルたちにここは俺様のものだと見せ付けて歩きまわったのである。そしてとうとう、保健省のサルたちを一匹残らず追い出してしまった。その調教師、よくやったとばかり、たくさんの褒賞金をもらった上に感謝状ももらい、さらに、新聞にまで載って、大喜び。自分のところにもサルがいるから追い払ってくれという問い合わせは殺到するし、あの保健省のサルたちもどこかへ移ったらしいから、そこからも新たな依頼が来るだろう。調教師の仕事は尽きることなく、人生は安泰、サルも殺さず、みんなハッピー、めでたし、めでたし、という実にインドらしいお話だ。

話を目の前のサルに戻そう。ガードマンのおじさん、僕の声を聞いて、ニヤニヤしながら、棒を持ってやってきた。おじさんが近づいてもふんぞり返っていたサルたちであるが、さすがに身の危険を感じたか、重い腰を上げて、少し走ったかと思うと、大きな換気扇の隙間からするりと外へ出た。それからおじさん、外へ出て、棒を振り回しながら、しばらく校庭を追いかけまわし、学校の外までサルを追い出したのである。

おじさん曰く、ここ数日砂嵐と熱風が吹いていたから、水場を求めてきたんだろうと、落ち着いたものである。水場といっても、なあ、と思いながら、やっと水着に着替え、今日は少ししか泳げないなと、サルを恨めしく思いつつ、夕闇迫る静まり返ったプールで泳ぎ始めた。15分ほど泳いだらうか、泳ぎながら、何か胸騒ぎがするので、ふと水から顔を上げた。ななな、なんと、あの2匹のサルがまたプールサイドに座って、僕の泳ぎを見ながら、また水を飲んでいるのである。

これには心臓が止まるほど驚いた。別に僕の泳ぎを観賞しているわけではないだろうが、なんとも不気味なのである。水の中にいるからといって安全なわけではないだろう。サルも水に飛び込んで泳ぐんじゃないか？　そういえば、日本でサルが温泉に入っているのを見たことがあるぞ……。こうなったら、先手だ、と、僕は意を決してプールから飛び出し、デッキブラシを握って、サルに向かって走った。

サルは少しけだるそうに動きながら、再びするりと換気扇の隙間から外へ出て行った。本当に馬鹿にしている。あいつらは、僕を馬鹿にしているんだ……。悔しい思いで、再び水の中に入ったが、もう夕闇だ。諦めて、水から上がった。まだその辺にいて、僕を笑っているんだろう。僕がいなくなったらまた来て、ゆっくり水を飲むんだろうな。サルめ……。そこまで思ったときに、そうだ、僕は申年生まれだった、と気がついた。すると、もっと腹が立った。気の弱い僕は、どうしたらいいんだろうと悩む。そうだ、あの伝説の調教師に頼もうか……。でも、どうやって？　とうとう日が暮れた。

暫し熱風のインドを離れ

——2003年7月X日

インドネシア出張

気温がうなぎ登りに上昇していくデリーを後に、インドネシアに2週間出張した。インドネシアは8年前にベトナムで働いたころ、子供たちをつれてジャワ島の隣のバリ島に遊びに行ったことがあったが、インドネシアの地図はまったく頭に入っていなかった。観光ではなかなか見えないものが、仕事で歩いてみると、ぱっと、形が見えてくることがよくある。今回はポリオの国際レビュー(International AFP Surveillance Review)のお仕事である。インドネシアは人口2億3千万で、265の異なる部族が、17、000以上の島に生活している。その多様性ははるかに僕らの想像力を超える。宗教は87%がイスラム教徒で、他に9%のキリスト教徒と2%のヒンズー教徒がいる。バリの爆弾テロは記憶に新しいが、東チモールは長い独立運動の後独立し、マルク州、アチェ州は現在も独立活動を抑えるために大量の軍隊が送り込まれている。

スマトラ島、リアウ州へ

僕はハリアディ先生とスマトラ島の中部の人口530万余りのリアウ州を担当した。スマトラ島はマレーシア半島の西に位置する大きな島で、その北の端がアチェ州で現在、軍隊が戒厳令をしいて、反政府活動を掃討している。リアウはスマトラ島の中東部に位置し、マレーシア、シンガポールがすぐ横にある。大量の石油資源でも知られ、アメリカのカルテックス—パシフィック社が広大な土地を所有し、パイプラインを張り巡らしている。州の衛生局に着くと、部長も課長もカーキー色の制服を着て、尼さん風の頭巾をかぶった女性たちだ。

マドラサと山火事とマラッカ海峡

猛暑のインドを離れて、いくつかこころに残る風景があった。インドネシアはイスラム教の国であるが、決して原理主義的な感じのしないところである。モスクのマイクから流れるアラーの声で突然お祈りを始める人には会わないし、黒い頭巾の女性たちもいない。若い女性たちは長い足にジーンズをはき、頭巾をかぶる人たちが中に混じるくらいなものである。しかし、どこでも、学校の後にコーランを教える学校のマドラサだけはしっかりある。男子は黒い帽子をちょこんと頭の上に載せ、女子は白い頭巾をかぶって、コーランを抱えて、夕方、マドラサから流れるように出てきて、家路に急ぐ姿はなんともかわいい風景だった。

夕暮れ時の町を歩いていると、白くスクリーンがかかったように外気が煙いことに気がついた。何かを燃やしたような臭いもする。秋田の稲わらスモッグというのを思い出した。晩秋になると刈入れを終えた農家が稲わらに火をつけて夕方燃やすのである。夜の道路の視界が全くきかないこともあり、条令で禁止されたものだ。車で森林地帯を移動していてわかった。ジャングルがあちこちで燃えているのである。焼き畑を作るためか、単なる火の不始末か、あちこちで煙が上がっている。後で聞いたのだが、ヘイズと呼ばれるこの煙はマレーシア、シンガポール、タイ、フィリピンに流れて、大きな国際的な公害になっているらしい。気になったのは燃えているすぐそばに石油パイプがあったことだ。ここの人たち、意外に無頓着なのかもしれない。

バタン島

スマトラ島から飛行機で20分程東に飛んでバタン島に調査に行った。人口が毎年50万、60万と、どんどん増えているという。どうしてなのか聞くと、「海の向こうにビルが見えるのがわかるか」という。海岸から目を凝らして遠くをみると、確かに高層ビルが海の向こうに立ち並んでいる。「あれがシンガポールだよ。」という。間に横たわる海はマラッカ海峡ということになる。シンガポールから海峡を渡って、フェリーで一時間で来れるこの島は今、安い土地と、安い人件費を求めて、大量にシンガポールの投資がIT産業、運輸を中心に流れ込んでいるという。島は将来の更なる人口爆発を期待して、山を削って、広大な住宅街があちらこちらで建設中である。週末にはシンガポール人が安いレジャーを求めていっぱいやってくるという。シンガポールドルしか使えないホテルもある。海がきれいだというシンガポールの見える海辺のホテルに泊まってみた。海は汚かった。夜、ホテルの窓から対岸のシンガポール空港に降りる飛行機のテールライトをボーっと見ながら、やけに疲れた感じがした。思わなければいいのに、遠い日本にいる家族の事を思った。フーッと溜息をつくと、闇の中に横たわる海がやけに黒く感じた。

娘がデリーにやってきた

――2003年8月X日

嵐とともに台風娘到来

デリーの気温は連日45度を越え、今年は不思議なほどに砂嵐が多い。朝から外はスクリーンがかかったように白くかすんで、不用意に息を吸うと、口の中が砂でジャリジャリになる。しまったと思うときにはすでに遅く、砂埃が目に入って泪がぼろぼろ出て来る。それでも、出張から帰って少しホッとしているのだから、「住めば都」とはよく言ったものである。

そこに、東京の大学に行っている娘から突然メールが届いた。「ちょっとインドに遊びに行ってもいい?」とある。ちょっと、と言っても、日本の秋田から東京に遊びに行くのとは訳が違う。何日くらい滞在するのかと聞くと、学校とアルバイトが忙しいので、3、4日程度だという。そんな短い滞在で何をするんだと聞くと、「わかないけど、インドエステかな?」、ときた。こいつ、インドを舐めやがって、と思ったが、単身赴任の父親は弱い。こんな娘でも、来てくれると思えば、エステだろうが、ヨガだろうが、来させたくなる。ところが、女房は僕がまた娘と喧嘩するのではないかと心配である。

娘は、物心ついたときから、実に頑固だった。自分がこれでいいと思ったことは、注意されても、ガンと口を横に結んだまま、悪いことでも謝らない。何度も何度も言って聞かせるが、それでも、謝らない。最後は家の外に引きずり出される。女房は娘は僕によく似ているという。一途で周りが見えなくなるところも、無防備に人を信じるところも、喜怒哀楽の激しいところも……。確かに怒りながらこいつは僕の鏡かもしれないなと思うことがある。その鏡がやってくる。娘も最近は自分は父親の性格と悲しいかなよく似ていると自覚しているらしい。その娘は高校時代から演劇が好きで役者になりたいと思っている。僕も演劇は好きだからそれはいいなと思うが、こいつは大変だな、とも思う。娘は大学の勉強と、演劇の勉強とアルバイトで、東京で疲れているらしい。だからエステでもないだろうが、ベトナムで生活していたときのような灼熱の熱帯の空気をまた吸いたくなったのかもしれない。

頑固親父は、必死でチケットをアレンジして、頑固娘をインディラガンジー国際空港まで迎えにいった。デリーは連日47度まで達する猛暑だったが、娘の乗った飛行機が着陸する夕暮れの時刻が近づくや、デリーの上空は激しい風と雷鳴ともに俄かに掻き曇り、なんと熱帯のスコールのような大雨が降り出した。デリーの人が待ち望んでいた雨だ。これで、少し涼しくなる。実際気温は10度以上も温度が下がり、行き交う人々の顔が雨に濡れながら笑っている。

迷惑したのは飛行機の乗客たちだろう。悪天候で着陸できずに、1時間以上デリー上空を旋回して、やっと降り立った。ところが娘は待てどもなかなか出てこない。みんなが出てきた一番最後に、真っ青な顔をして、ふらふら歩いてくるやつがいる。娘だった。もともと乗り物に弱い子だが、8時間我慢してきて、大丈夫だと喜んだところで、旋回の大揺れが始まり、デリーの空の上で何度も吐いていたらしい。台風娘は本当に嵐とともにやってきたのである。

インドエステの中でも、インド伝統医学のアユルベーダのオイルマッサージなどは有名であるらしい。僕は全くその辺がわからない。僕は困って、娘が来る前に、ホンダに勤める中島さんの奥さんのあおいさんと日本人学校の川瀬先生に相談した。あおいさんの話しでは、場所によってはは若い女性であろうが、全裸にされて、フンドシをはいたおにいちゃんが馬乗りになってマッサージをするところがあるという。心配だ。大きなホテルなら大丈夫だろうというが、まだ心配である。そこで、川瀬先生が放課後、わざわざホテルで体験マッサージをして、フンドシのお兄ちゃんが馬のりすることは、少なくともないということを確認してきてくれた。

早速、翌日、娘をそのホテルに連れて行き、僕は3時間も待たされたものの、とにかく娘の当初の目的を達成させたのである。マッサージのお陰か、娘の顔に血色はもどり、デリーが何か楽しそうである。お手伝いのラクシュミと一緒にマーケットに買い物に行った。目の前で鶏をさばいたり、いろんな香辛料や、魚屋、野菜、残飯の臭いの交じり合う喧騒の中で、娘の顔は意外にも生き生きしている。「パパ、ベトナムでもこんな臭いがしたよね。」と懐かしそうに言う。家の前にすわっている牛と糞を避けて歩く。牛が、渋滞や人ごみのど真ん中を行列を作ってゆっくり、ゆっくり歩いているのをみて、「本当に牛がいるのね。」とケラケラ笑う。「おもしろいか。東京よりも気持ちが落ち着くだろ。」というと、娘が元気に頷いた。

それでも心落ち着くインド

インドは、確かに人が多いし、汚い。確かに臭いし、暑い。でも、なぜだろう、それでも不思議と心が落ち着くのは。もしかすると、これが飾らずそのまま生きている人間の原形に近いからなのかもしれない。

東京にいる娘は夢を持っている。それはいい。でも、うまくいかないとすぐ落胆し、落ち込む。それも普通かもしれない。僕もそうだ。周りはどんどん動いているように見える。周りはうまくいって、自分は取り残されるように感じる。遅れないように自分も、とにかく動かないといけないと自分に鞭打つ。たくさんの人が自分のことだけで精一杯という顔でいる。疲れているように見える。そして、ふと気がつくと、自分もいつのまにかそういう顔になって、疲れているのである。

途上国は確かに大変だ。どうにもならないという諦めの気分もある。でも、そこには貧しさ故の、生き延びていく人間のしぶとさと謙虚さがあるようにも感じる。インド人の仕事に対する基本姿勢は生き残りにあるから、うまくいかないことも多いが、ある意味でそれは当然の態度なのかもしれない。少し居直って、生きていればそれでいいじゃないかと言っているのかもしれない。

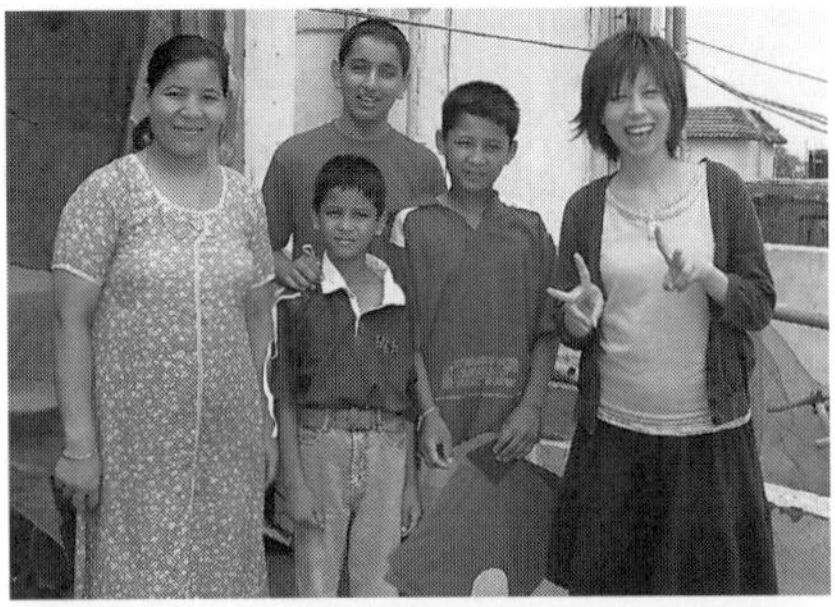

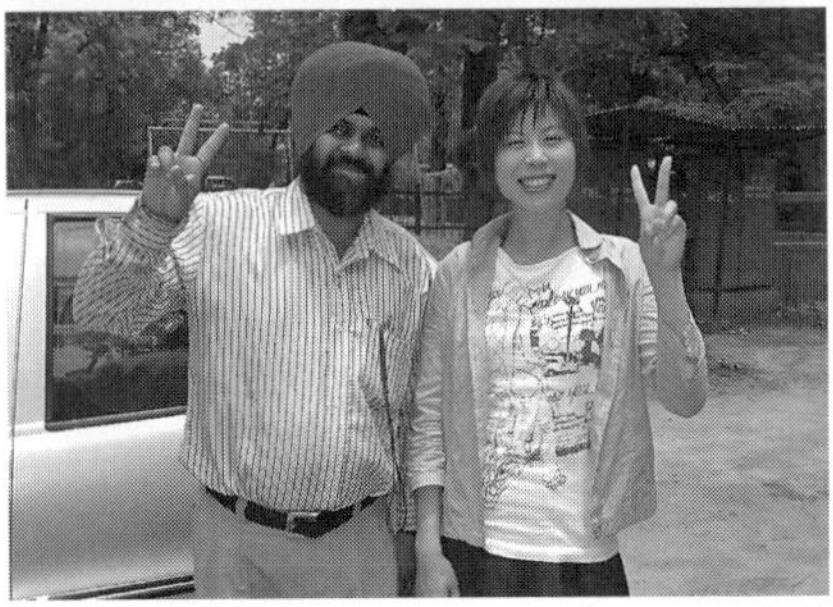

娘とヒラクシュミ家族（上）、運転手のチーマ（下）

もしここに今の日本人が10億人いたらと、想像するとおもしろい。果たして今のインド人のような穏やかな顔をしていられるだろうか。たぶん邪魔な牛はすぐ殺してしまうだろう。人間同士は少しぶつかっても大喧嘩をするかもしれないな。そう想像すると、インドのほうが却って、本来の奥行きのあるやさしい人間社会を保っているように見えてきてしまうのは僕だけだろうか。

娘は日本の友達たちへのインドのお土産だといって、クリケット選手の写真の入ったカレー味のスナックを山のように買って、インドらしいとケラケラ笑って喜んでいる。デリー市内のクトゥプミナールの遺跡やインド門を暑い暑いとぶつぶつ言いながら見て回り、我が家で開いた日本人の仲間たちとパーティーで頑固親父と歌を大声で歌い、マンゴ、パパイヤ、ライチ、カレーにナンをお腹いっぱい食べ、汗をかきかき眠り、丸3日間の旅を終えて日本に帰った。

送っていった飛行場で最後は映画のように抱きしめてやろうかと思ったが、不器用な頑固親父はどうもタイミングを逃してしまった。軽く手を握ってバイバイすると、娘はカウンターの向こうから満面の笑みで手を振った。東京でもこの笑顔のままでいてくれよと呟いて気がついた。そうだ、9時間のフライトで、成田に降り立つときはまた真っ青な顔になってゲロゲロしているかもしれない。家路を急ぐ僕には、またいつもの一人のデリーの生活が待っている。部屋に戻った僕は、台風娘が持ってきた妙に涼しくて、爽やかな空気が、まだその辺に、はっきりと残っていることを感じていた。

エピローグ

インドのポリオ根絶のカギ

この章の終わりにポリオ根絶がその後どうなったかを書いておきたい。

インドを僕が去ってから8年の歳月をかけて2011年にインドの根絶は成功した。僕の赴任当時、インドでポリオの感染が止まらない理由は三つ、第一が圧倒的な数の子供たちが劣悪な衛生環境の中で毎日生まれてくること、第二が定期の予防接種が子供の数に追いつかずに不十分なこと、第三がイスラム教徒たちのヒンズー政府に対する反感からのワクチンボイコットだった。このことは手紙の中に何度も書いた。それでも根絶を成し遂げたその成功のカギ、それはワクチンの組成の変更だった。

もともとポリオの経口生ワクチン（OPV: Oral Polio Vaccine）は1型、2型と3型の3種類のポリオウイルス（野生株）を弱毒化したもの（ワクチン株）を混合してできている（3価の生ワクチンTrivalent OPV, tOPV）。ところが2型のウイルスはもともと増殖力が強く、衛生状態の極めて悪い地域ではワクチンとして一緒に腸の中に入ると1型と3型の増殖を抑えてしまい免疫が十分つかない可能性があった。そこで2型のポリオウイルス（野生株）は幸い1999年を最後に消えたことから、2型を混合せずに1型＋3型だけでより免疫力を強化した新たな2価の生ワクチン（Bivalent OPV, bOPV）を製造し、WHOの特別承認を経て、インドのフィールドで使ったのである。2型を3価ワクチンから抜く議論は長くあり、蟻田先生も僕も提案したことがあったが製造承認の複雑さから当初は受け入れられなかった。が、残る手段はこれしかないということで1＋3型の2価ワクチン（bOPV）が特別に製造されフィールドで使われるや、一気に終息に向かった。僕がインドを離れて8年後、この知らせをベトナムで受けた時、現場でがんばったインド人医師や保健師、ボランティアーたちに心から感謝した。

ポリオ根絶計画の光と影　変異したポリオウイルスの登場

ところがここでさらに後日談がある。この後の二つの章で何度か出てきて説明することになる「変異したポリオウイルス」の出現である。インドの2011年のポリオ根絶はもちろん世界に大きな勇気を与え、根絶計画の前進となった。そしてポリオ流行の中心はパキスタン、アフガニスタンの国境地域、そしてナイジェリアを中心とするアフリカ諸国に移った。そのナイジェリアも2016年8月の1型野生株4例を最後に根絶を達成した。WHOのジュネーブの仲間たちは世界の根絶が近いとウイルスの廃棄や封じ込めの準備をし始めた。ところがその浮かれた表舞台の裏で、ある重大なことが起こっていたのである。

それは私たち予防接種に使っている弱毒生ポリオワクチン（OPV）の変異だった。野生株ポリオウイルスはRNAウイルスと呼ばれ、弱毒化したウイルスだがヒトの腸管で増殖する過程で変異しやすいウイルスだった。そのことは発見者のアルバートセービン博士も1950年代の論文で述べている。しかし誰もワクチン株が多少変異しても、まさか人に感染してマヒを起こしたり、ましてや人から人にまるで野生株ポリオと同じように広がっていくとは想像していなかった。ところが2000年代から変異したワクチン株のポリオウイルス（VDPV: Vaccine Derived Polio Virus ワクチン由来変異ポリオウイルス）で1年に数例マヒになる症例が世界から報告され始める。僕もカンボジアで2例、ベトナムで2例のワクチン株3型と2型から変異したウイルスでマヒになった子供をサーベイランスから見つけ出した。この話は本文中に詳しく記載してある。

なぜ安全であるはずの生ワクチンのウイルスがマヒを起こすようなウイルスに変異してしまうのか？　大ショックである。問題はワクチン接種の悪い地域で起こる。ウイルスは免疫を持っていない子供たちのお腹で増え、増えるたびに僅かに変異し、さらに次の子供のお腹へと移っていく。数か月から数年の長い旅を続けていく過程で、安全だったワクチン株はマヒを起こす株へと変異、変身するのである。この変身ウイルスから身を守る方法は皮肉にもやはり生ワクチンなのである。ところが生ワクチンをやっても国のインフラが悪かったり、貧困だったり、紛争だったりでワクチン接種の悪い子供たちがたくさん残れば、再び水面下で子供たちのお腹を渡り歩いたウイルスが変異を遂げ、数年してまたしてもマヒの子供が現れる。現れたらまた生ワクチン接種をその地域の子供たちにやる。まさにイタチごっこなのである。

ＷＨＯの「OPVスイッチ」

そこで２０１６年春にＷＨＯが世界同時一斉にやったのが「OPVスイッチ」である。生ワクチンが変異、変身する。中でも2型の生ワクチンウイルスが一番変異しやすい。ならば2型の野生株はすでに消失しているので世界のワクチンから2型を抜こうとなった。インドとナイジェリアの根絶で使った2価ワクチンはすでにきちんと承認されていた。このワクチンを世界で同時に使えるようにしたい。つまり3価の従来のワクチン（tOPV）から2価のワクチン（bOPV）に一斉に切り替える「OPV

スイッチ」を計画した。スイッチと同時に従来の3価ワクチンを一斉に廃棄する。僕らはフィリピン全土でこの作業をやることになったのだが、世界の途上国の百数十か国が4週間のうちにやり終える。なんとも凄まじい作業である。

生ワクチンから不活化ワクチンに変更した先進国

欧米、日本などの先進国はすでに注射による高価な不活化ワクチンに切り替えていたので世界同時スイッチのことは知らない。不活化ワクチンとはホルマリンで処理をしてウイルスを失活させたもので、生のウイルスではないから変異は起こらない。先進国が不活化ワクチンに移行したもう一つの大きな理由は非常にまれに生ワクチンで起こるポリオのワクチン麻痺である。感染が何年も起こっていない先進国ではたとえそれが数百万人に一人の極めて稀な麻痺であるにせよ、ゼロにしたいという考えで不活化ワクチンに移行したのである。ただこれには一つ大きな問題がある。生ワクチンであればできるはずのお腹の中の免疫ができないということだ。注射の不活化ワクチンでは、ワクチンをした人自身の体は守るが、知らずに入り込んだウイルスが腸管で増えると便からまき散らすという難点がある。

実はこのことが2022年暮れにニューヨーク、ロンドン、イスラエルで起こって大きな問題になった。つまり生ワクチンを止めて注射の不活化ワクチンにしていた先進国の人たちのお腹で変異したウイルスが増えて水面下で広がり、ワクチンを拒否している原理ユダヤ教徒の集団に辿り着いて麻痺患者が出現したのである。幸いにもその感染の広がりは2023年の現時点で抑えられているが。

OPVスイッチは正しかったか？　新たな組み換えワクチンnOPV2

問題はWHOが全世界でやったOPVスイッチは正しかったか？　という話である。実は当初からこれには大きなリスクが含まれていた。2価（1+3型）になるということは途上国でこれから生まれてくる子供たちに2型の免疫が一切つかなくなるということである。この議論は多少あって、それなら不活化ワクチンを1回でも注射しましょうという。しかし不活化ワクチン一回ではまったく免疫が不十分で、しかもワクチン生産も財源も全く追いついていなかった。もしOPVスイッチをした時点で、すでに水面下で2型のワクチンウイルスが途上国の接種率の悪い子供たちのお腹の中を秘かに渡り続け変異を続けていたとしたら。もしマヒを起こすような変異株になったとしたら、これから生まれてくる子供たちの免疫を持たないお腹はすべて攻撃の対象になるのである。僕はこの危惧をWHOの大きな会議で話したのであるが、議長もCDCも不快な顔をした。ジュネーブはすでに決定し、リスクの確率は極めてまれだと分析した。しかし不幸にも僕の予想は的中してしまったのである。

OPVスイッチから2年後の2018年から2023年現在まで生ワクチンが変異したVDPVはアフリカを中心とする途上国数十か国で次々と出現し、数百人の子供たちがマヒになり変異ウイルスの犠牲になっている。スイッチは本当に妥当だったのか？　僕には根絶を急ぐあまりの勇み足に見える。そこで2020年はじめにポリオ根絶の最終兵器として登場したのが新ポリオワクチンnOPV2（novel OPV2）である。2型の生ワクチンウイルスをもとに遺伝子組み換えで変異しにくい形にした人類初の人工の生ワクチンウイルスである。WHOはこのnOPV 2ワクチンを2020年初めに緊急承認したのであるが、その直後にコロナのパンデミックが世界で始まる。皮肉にもポリオの人材はすべてコロナに投入され、ポリオ根絶計画は再び滞ることになった。とはいえ、この新たなワクチンはすでに24以上の国で5億回分以上使用されている。ポリオ根絶の最後の切り札になるのか？　今後の成果を期待するところだ。

と、ここまで書いたところで、アフリカのコンゴとブルンジで7人の子供がこの組み換えワクチンの変異が原因で麻痺になったと報告が入ってきた。切り札と思っていただけにショックである。マヒのリスクは従来の10分の一になったとはいえやはりマヒを起こす。その根底にある最大の問題はアフリカのワクチン接種率が低く、子供たちのお腹の中をウイルスが渡り歩いて変異していくという事実だ。

この報告と同じくして、僕の師である蟻田功先生がお亡くなりになったと連絡がきた。天然痘根絶の最後の指導者で、ポリオ根絶を指導した人だ。彼がこの知らせを聞いたらなんて言っただろう。ふと、最近見直した映画に出てくる言葉を思い浮かべていた。イギリスの戦時下内閣の首相だったチャーチルの言葉を。

「Success is not final, Failure is not fatal. It's the courage to continue that count.
成功も失敗もそれで終わりではない。大事なことは継続する勇気だ。」

Sir Winston Churchill

第2章

カンボジアからの手紙

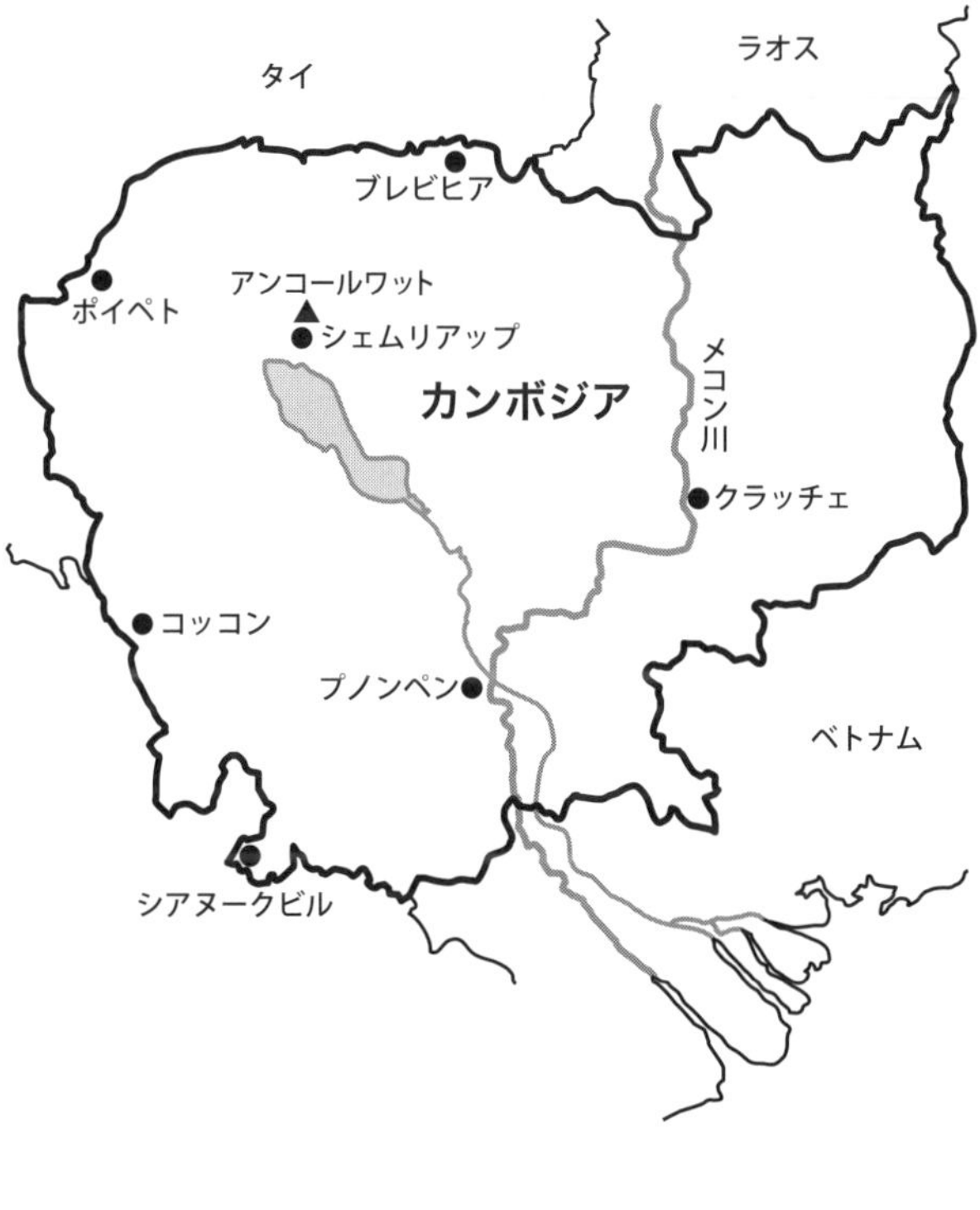

タイ
ラオス
プレビヒア
アンコールワット
ポイペト
シェムリアップ
カンボジア
メコン川
クラッチェ
コッコン
プノンペン
ベトナム
シアヌークビル

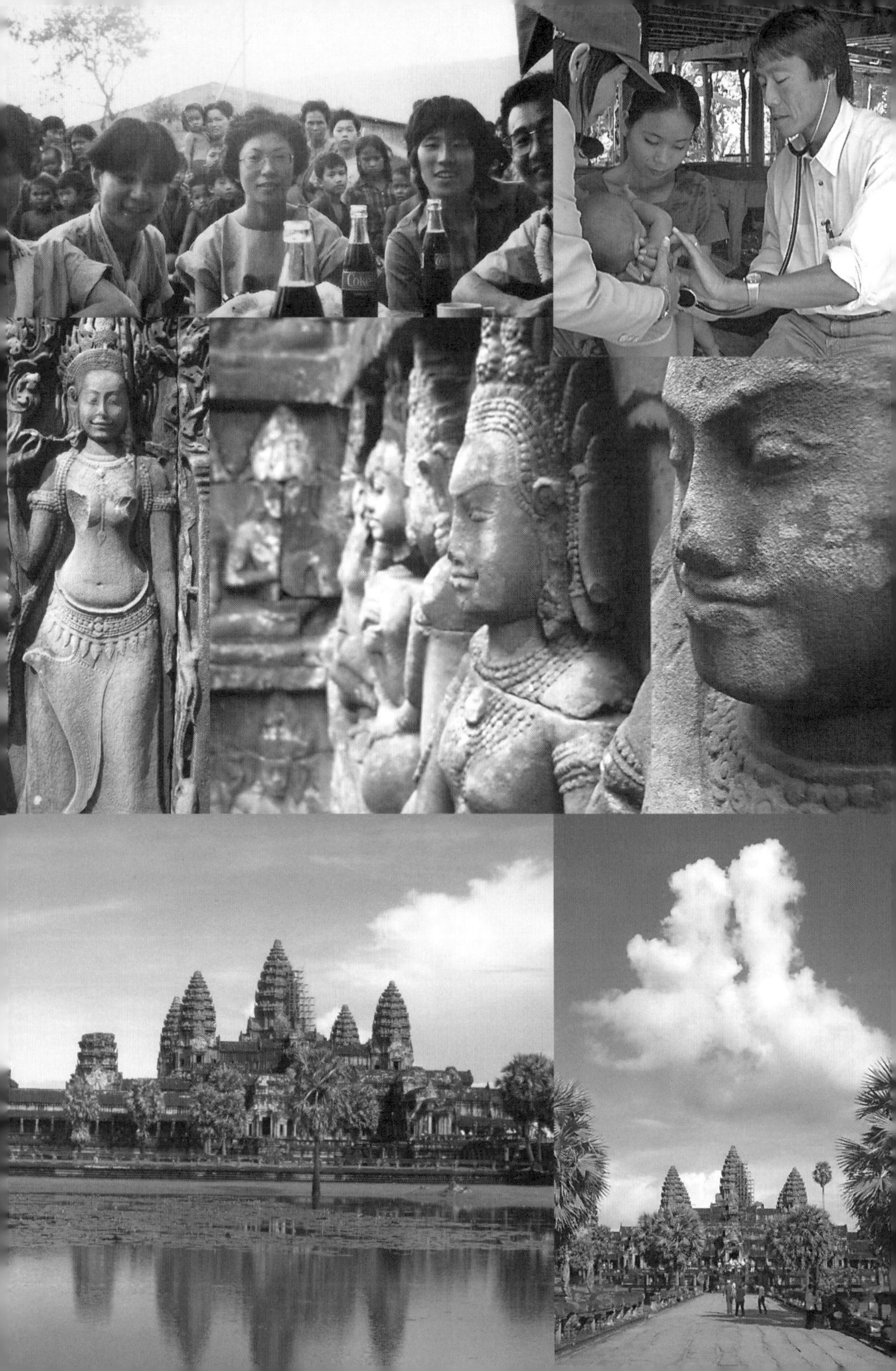

プロローグ

僕はインドでのポリオ根絶の仕事に区切りをつけて、２００３年から２００９年までの6年間カンボジアの首都プノンペンにあるＷＨＯ事務所の予防接種担当医務官として仕事をした。6年間休まず毎月書き続けたのが「カンボジアからの手紙」である。人口が12億のインドから１００分の一のカンボジア、国土は20分の一、随分と小さくなった。しかし僕が扱うワクチン関連の病気はポリオ一つだったインドに比べ10倍に増えた。麻疹、風疹、百日咳、ジフテリア、新生児破傷風、日本脳炎、B型肝炎、細菌性ヒブ髄膜炎、肺炎球菌、ロタ等。それは現地の保健省のカウンターパート共に新たな学びとチャレンジの場でもあった。

話せば長い話　学生時代の放浪と難民キャンプ

僕とカンボジアの馴れ初めはかなり前に遡る。話すと少し長くなるが、僕が途上国で働くきっかけとなる出来事だったたので少しだけお話をする。

それは１９７９年の暮れだった。僕が22歳、秋田大学医学部の3年生でちょうど解剖学実習の大詰めの頃であった。いつものように解剖で疲れ切ってアパートに帰ってテレビをつける。するとニュース速報でカンボジア難民が大量にタイ国境になだれ込んでいるという緊急報道が流れた。連日数万人のカンボジア難民が国境地帯に流れ込み、連日たくさんの子供や赤ちゃんが劣悪な環境下で死んでいる報道が繰り返された。アジアの国もろくに知らない僕はチャンネルを切り替えて欽ちゃんやドリフターズを見てゲラゲラ腹を抱えて笑っていた。しかしそんな報道が一週間続いたころだった、レポーターが繰り返す「日本政府はお金は出しますが、支援する人は未だにやってきません。」と。このレポーターの連呼に僕の心の中の何かがパチンとはじけた。「行けばいいんだろ。僕は頭はバカだけど、首から下は丈夫だからなあ。」と実にスッキリ結論したのである。

それからは同級生に頼んで解剖をさぼり、秋田と東京を夜行列車で行き来して厚生省や外務省や日赤本部を訪ね、難民キャンプに行く道を模索する。不思議なことに「僕が行きます」というと、役人たちは決まって「支援する人はたくさん行っているようですから、どうかご自宅でご待機ください。」という。「必要になりましたらまたご連絡します」という。しかし秋田に戻ってテレビをつけるとまたあのレポーターが「日本政府は金は出すが人は出さない……」と言う。報道も政府も信じられない。これは自分の目で見るしかないぞ、でも金がない、飛行機代がない。悶々としていると東京にいる僕の幼友達が実家のある目黒でカンボジアを支援する団体「難民を助ける会」ができて、現地に行ってくれる若者を探しているようだと連絡をくれた。これは渡りに船と解剖をさぼり、またまた夜行列車で東京に行って面接を受け、ついに飛行機のチケットをゲットするのである。3年生の終わりの解剖実習がどうなったのかを今はあまり覚えていない。難民キャンプに行くぞ、という心の高まりの方が大きかったからかもしれない。

初めての飛行機、初めての海外、大緊張で数人の大学生の仲間とパキスタン航空に乗り込みエキゾチックなスチュワーデスさんと一緒にタイへ。タイのドンムワン空港は当時まだ草むらの空港でタラップから地面に降りると自動小銃を持った兵士が誘導してくれた。指定されたバンコクの日本人会に着くと「この人たちが先輩のボランティアですよ」と紹介された。前を見ると髪の毛を肩まで伸ばし、バンダナを額に締め、首からはジャラジャラと首飾りをかけた髭づらのお兄さんたちがずらりと立っていた。話を聞くと何年も世界を放浪してたまたまバンコクに立ち寄ったという。カンボジア難民がでたというので面白そうだからしばらくボランティアになるという。当時ボランティアという言葉がまだ一般的でなかった時代で、僕はなるほどと納得。70年代のヒッピーに会えたぞと嬉しくなった。

この日から僕の先輩はこのヒッピーさんたちになった。彼らが日本の外を全く知らなかった僕に、言葉も文化も肌の色も全く違う人たちの中で生きる術を教えてくれた。片言のタイ語、タクシーのおっちゃんとの交渉、屋台のおばさんのご飯の注文、市場の値切り方、すべて新鮮だったのである。この時の熱帯の匂いも、そこで生きる人たちもあまりに心地よくて、僕はすっかりアジアに一目惚れしてしまった。一目惚れには普通理由がない。ただ好きになったのである。心にぴったりしたのである。それは今でも少しも変わらない。

居心地のいいのはよかったのだが大事なことを忘れていると気が付いた。それは、まだ難民キャンプに行きついていない。いや、タイに来てわかったことは一般の人は難民キャンプには入れないのだとわかった。実はバンコクには世界中から僕のような若者が集まっていたのである。アメリカ、フランス、イギリス、イタリア、ベルギー、スウェーデン、オーストラリアと世界中の若者は僕と同じことを考えていた。僕と同じように無鉄砲であった。みんな難民キャンプで何かしたいと国を飛び出してきて途方に暮れた。バンコクにまでは来たものの、難民キャンプに入れず、鬱々とバンコクの夜を徘徊していたのである。

難民キャンプはそもそも国連の管理下に入る。つまり国連（ＵＮ）職員か国際赤十字委員会（ＩＣＲＣ）で働く人でジュネーブの本部から身分認証ＩＤがある人だけが難民キャンプに入れる。現地で会った日本の大学生の中には鉄条網をくぐって難民キャンプに忍び込み、守備をしているタイ軍の機銃掃射を受けて命からがら国境から逃げ帰ってきた奴もいた。そんな時だった、僕のために「ＩＤを偽造してあげるよ」という人が現れた。あとで知ったのだが面接に行った目黒の団体の関係者だった。以前国際赤十字委員会（ＩＣＲＣ）で働いたことがあって顔の広い人だった。僕はその偽造ＩＤを握りしめてなんと首尾よく国境の難民キャンプのカオイダンに入り込んだ。そこでＩＣＲＣに派遣された日本の赤十字病院（熊本、鳥取、秋田）の救援チームの雑用係ということでお世話になったのである。

国境の難民キャンプは広大な赤土の荒野に10万人以上を収容するキャンプがいくつもできて、水や食料を絶えず運び込む。ＩＣＲＣのキャンプはその外に作られ、毎日僕がピックアップトラックを運転してスタッフを運んでいた。その時のことは実はあまりに強烈な印象だったせいか前後が混乱してどうも正確に思い出せない。ただ、ドイツ、イタリア、イギリスなどの野戦病院に手慣れた軍隊の医療チームに交じって、アジア人はシンガポールと日本人だけだった。時間のある時はキャンプの中に開設を許可されたいろんな救援チームのテントを見て歩いた。難民の中にベトナム人たちがいた。カンボジアの地雷原を徒歩で超えて（ランドピープル）難民キャンプまでたどり着くや、カンボジア人やタイ人に略奪レイプをされていると情報が入った。そこでベトナム人だけのキャンプを別に作るという話になって、そこにも出かけて診察の真似事をした。あの混乱の中で僕はカンボジア人だけでなくベトナム人にも会っていたのだ。そこから10年、20年を経て僕がこの人たちの国で暮らすことになるとはその当時は想像もつかなかった。

実はこの後しばらくして僕のＩＤが偽造だったとＩＣＲＣキャンプのマネージャーにばれてしまう。泣く泣く日本のチームに別れを告げてキャンプを出てバンコクに戻ることになる。その後どうやって日本に戻り、どうやって医学部を卒業し、どうやって放浪を続けたかはまたどこかでお話したい。

巡り巡ってついに辿り着いたカンボジアと光と影の歴史

こんな風にめぐりめぐってたどり着いたカンボジアで僕は6年間をカンボジアの人たちと一緒に暮らすことになった。南国らしい光り輝く太陽の下で雨季でも乾季でも白い雲と青空を見ながら、優しい穏やかなクメールの人たちに包まれて幸せな時間であった。が、この優しい笑顔の裏に信じられない惨劇の歴史があったことを僕は難民キャンプを訪れた学生時代から知っていた。そのことを本文に入る前に少しだけお話したい。

カンボジアは12世紀初め東南アジア最大のクメール王朝だった。現在のタイ、ベトナム南部、ラオスに及ぶ広大な地域を支配し、スールヤヴァルマン2世のもとアジア最大の石造りのヒンズー教寺院アンコールワットを建設。12世紀後半のジャヤバルマン7世の治世では仏教に改宗しアンコールトムなどの仏教寺院を建設し栄えた。その後はモンゴル、ビルマ、タイ、スペイン、オランダなどの侵略を受けて衰退。19世紀にはフランス領インドシナに編入される。

第2次世界大戦で一時日本軍が進駐したが、１９５３年シハヌーク殿下が独立を果たす。しかしベトナム戦争激化とともに１９７０年アメリカの傀儡政権（ロンノル政権）のクーデターでシアヌークは中国に亡命。１９７５年にベトナムのサイゴン陥落、アメリカの撤退と同時にカンボジアを支配したのが、中国で教育を受け原始共産主義を掲げたポルポト一派だった。ポルポトは知識層、医者、教師は社会に必要がないと虐殺を始め、人々はメガネを地中に埋め、農民を装った、都市に住むすべての人口を荒れ地に強制移住させ、荒れ地を開墾させた。さらに子供たちを家族から引き離し、共産教育をして家族に戻し反共産的な言動を密告させ次々に虐殺、その数は人口の20％以上の２００万人近くに上ったと言われている。この虐殺はベトナムが１９７８年暮れに世界の非難を浴びながらもカンボジアに侵攻するまで続くのである。そしてこの侵攻によって、瓦解するポルポトと同時に発生したのがタイ国境に向かった数百万人と言われるカンボジア難民であり、そこが僕のアジアとの最初の接点となる。

その後ベトナムは１９８９年10年間の占領を終えて撤退し、カンボジアの政治混乱が再燃。１９９３年までの１年半は国連の暫定統治機構（ＵＮＴＡＣ）と日本の大きな支援で国民総選挙実施。不安定な政治情勢を抱えたまま現在は中国資本に支えられたフンセンが野党を力で排除しほぼ独裁制をしいている。のんびり見えるカンボジアであるが、その社会の変化は目まぐるしく、その歪んだ姿は何度も本文に書いてある。そして彼らに近づけば近づくほど穏やかな表情の裏に隠れたポルポトの闇の時代を知らいないではいられない。そんな思いも込めてこの章の手紙を読んでいただけたら有り難い。

インドからカンボジアへ

― 2003年9月X日

プノンペンにあっさりと家を見つけた

どこから話していいか、どう説明していいかはっきりわからない。はっきりわからないから、へたくそな説明はやめようと思った。わからないというよりは、単に僕の気持ちに整理がついていないのかもしれない。インドのポリオは昨年、再び大流行を起こすという難しい局面で、今年も明るい見通しがついていない。その最中になぜ僕が離れてしまうことになったんだろう、離れずにこのまま最後までポリオをやり通せなかったんだろうか、そう自問するとき、できたはず、でも、できなかった、としか今は言い表せない。自分の思いだけではどうにもならないものが世の中にはあるらしい。それはやればやるほど、もがけばもがくほど、暗い夜に横たわる黒い海に落とされたかのような、境目のわからない不気味な深みに落ちていくものらしい。とにかく僕は自分の意志でインドを離れることを決断したのである。

2年半働いたインドを離れ、8月1日からカンボジアの首都プノンペンに予防接種担当のWHO医務官として再赴任した。カンボジアの人口は1300万人。少し大雑把ではあるが、インドの100分の一程度、日本と比べても10分の一程度しかいない人口が、日本の半分程度の国土に住んでいることになる。

カンボジアの明日に想いを巡らす

10年前に民主化が宣言され、5年前に初めての総選挙が行われてから2度目の総選挙が先月行われた。国連の選挙監視員が入ったが、大きな衝突もなく無事終わった。結局、予想通りフンセン氏の率いるカンボジア人民党が圧勝したが、野党との取引は今も続いていて、落ち着かない。一方、自力の国家予算が急速に伸びてきたとはいえ、この国の経済はまだ大半を外国の援助に依存している。医療、保健の分野でも、その実態は変わらない。予防接種の予算もワクチンの費用も含めて日本、オーストラリア、アメリカ、カナダなどが大きく支援を続けている。

まあ、もっともらしい統計や数字を見るよりも、まず、自分の目で見ろという僕流のやり方にしたがって、先週、フィールドに数日出てみた。アンコールワットがあることで有名なシエムリエップ県に行ったのであるが、8年前にベトナムにいた頃、家族と母親を連れてこの地を訪ねたことを思いだした。その頃はまだ戦争の傷跡も深く、ホテルもほとんどなく、自動小銃を持った警察に護衛されながら遺跡を見たのだが、今はホテルが立ち並んで、すっかり落ち着いて観光地らしくなっている。久し振りに再会した僕の好きな遺跡の話はまた今度にしよう。

ここにはトンレサップ湖というメコン川につながるインドシナ半島最大の湖がある。この湖は雨期でメコン川の水量が増すと、まるで自然の貯水池のようにメコンの川の水が急速に逆流してきて、水量を調節しているといわれている。そのせいで、雨期には湖の面積が乾期の倍になり、水深も7―8メートルも変化するといわれている。今は雨期である。ここではたくさんの人が水上に家を浮かべて生活している。行ってみて驚いた。トンレサップ湖の水位が日に日に上がってくるので、湖畔で生活していた水上の村が大挙してトンレサップ湖に注ぐ川幅の狭い支流を上がって避難してきていた。

保健所も川に浮いていた。保健所の裏戸を開けて、川を見ると、なんと小学校が移動してきていた。子供も先生も、手すりにつかまりながら、楽しそうにこっちに手を振っている。おやっと思うと、今度はその後ろから警察署が移動して来た。肩章をつけたお巡りさんが、棒を持って、ぶつかるから気をつけろと、ニコニコしながら回りの船に声をかけている。何かおもしろい。ベトナムの運河の風景とは随分ちがう。川沿いの道を見ると、そっちでは家をトラックに丸ごと積んで移動している家族もいた。これも笑えた。

ところで、この手紙、そういうわけで、来月からは「カンボジアからの手紙」ということになるらしい。どうか悪しからず。引き続き、飽きずに読んでもらえたら有難い限りである。

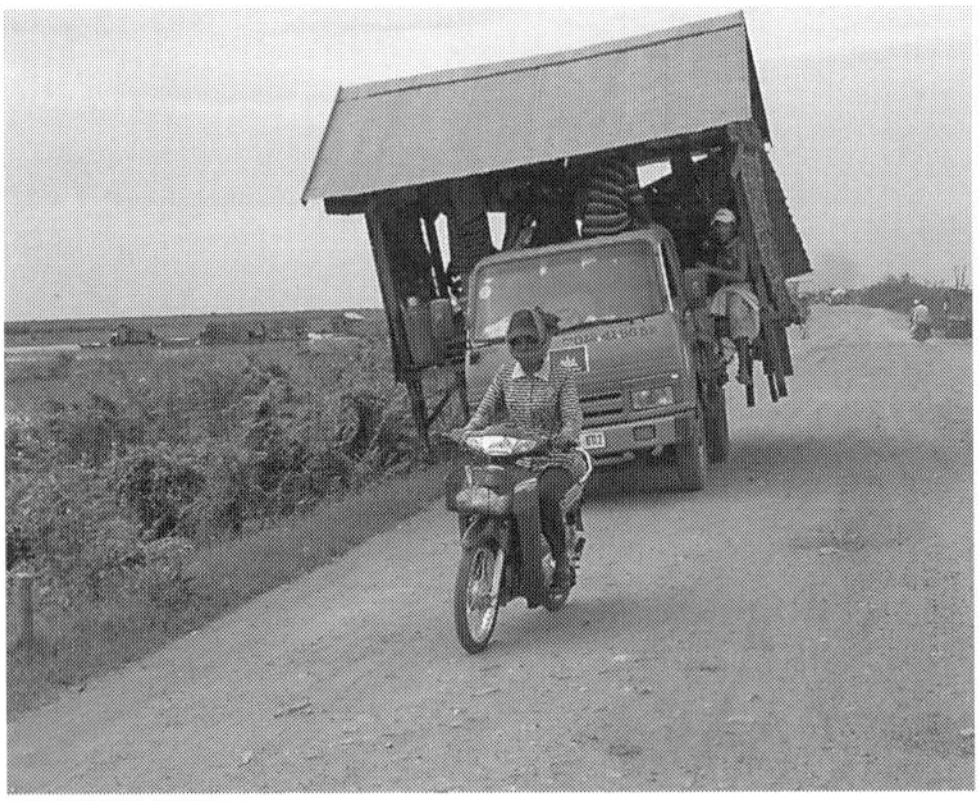

雨期に移動する家

生ビールと椰子の実

2003年10月X日

僕の家のご近所

プノンペンで見つけた新しい家の回りの話をしよう。オフィスに行くのに大きな道路をはさんで数分で歩いていけるという立地条件に惹かれて選んだ家であるが、実はかなり賑やかな場所にある。表通りから一本はいった狭い道に面した小さな2階屋の一戸建てなのであるが、周りには飲み屋もレストランも蕎麦屋も、カラオケ屋もある。僕の家の斜め前の角はプノンペンで通称アイリッシュバーと呼ばれているよく知られた飲み屋である。僕は最近よく週末にそこでビールを飲む。何も自分の家の前の飲み屋に行かなくてもいいだろう、と思うのだが、一人でいても手持ち無沙汰なのでなんとなく行ってしまう。ここはプノンペンの外国人がみんな知っているので、以前はよほど人気のある店だったんだろうが、今は少し寂れた感じである。オーナーはアイルランド人で、店は10年前からあったというが、そのオーナー、聞くところによると、つい数週間前に心臓発作で突然にお亡くなりになったらしい。したがって、僕は残念ながら引越しの挨拶をすることが出来なかった。今は未亡人らしきカンボジア人のメガネをかけた中年の小柄なおばさんが取り仕切っている。他にカンボジア人にしては愛想の悪い女の子が3人と、太りすぎてビヤダルのようになった愛想のいい中型犬が二匹いる。白人の客がぽつぽつ訪れる。ここが気に入っているのは「アンコール」という名前の地元の生ビールを飲めることと、カウンターに座ると、カウンター越しの格子窓からまさに僕の家の前の蕎麦屋の様子が手に取るように見えることである。

このカンボジア蕎麦屋さん、歩道の上にビニールシートを張って、テーブルを4—5台と椅子を並べただけの簡単な作りで、午後からしかオープンしないのであるが、本当にひっきりなしに客がバイクでやってくる。常時20人以上は客がいるようだ。バイクが道にはみ出して僕の家の前にまで並ぶ。なぜそこまで人気があるのか、一度食べてみたが、よくわからない。

クイティオと呼ぶカンボジアの麺はコメで作ったあっさり麺である。汁もベトナムのフォーに比べてしつこくなく、かなり日本人好みである。その上に、豚のスライス、豚の足、鳥肉、鳥の内臓、つくねのようなものまで、好みに合わせてのせて、味を演出する。つまりカンボジアのどこに行っても結構うまいのである。一杯60円である。地元の人の舌は多分微妙な違いをかぎ分けるのであろうか。愛想の良さそうな店の若い女の子が3人ほどひっきりなしにどんぶりを運んでいる。アベックもよくバイクに乗ってやってくる。夕方の仕事帰りなのだろうか、10分ほどで食べ終わって、また、女性が後ろにまたがって、さっそうとバイクで去って行く。夕食にしてはまだ早いだろうし、少し腹ごしらえをして、楽しい二人の時間でも過ごすのだろうかなーと、生ビールを片手にぼんやりと外を眺めるのである。

秘密のカラオケクラブ

最近わかったことであるが、僕の家のお隣がなんと会員制の秘密カラオケクラブであった。立派な家なのでどんな偉い人が住んでいるのかと思ってた。隣を覗くと、こちらに面した窓の内側にコンクリートブロックが積まれて、中が見えなくなっている。こいつは無気味だと思った。ガードマンも多いし、これは政党の秘密集会場か何かで、反体政党の襲撃に備えているのかな、、と、どうも心穏やかでない。僕の寝ている枕もとでドンパチやられたら嫌だなーなんて思っていた。更に気味が悪いことに、深夜に地鳴りのようにどんどん振動が響いてくる。まさか銃声では、、。真夜中には、なにやら女性のけたたましい声で目が覚めたこともあった。ますます不気味である。

ところがある日、JICAにいる日本人の知人が僕の家に遊びに来ようとして間違えて隣に入っていった。なんと彼はそこで、カラオケクラブの会員勧誘の紙をもらってきた。コンクリートブロックは防音設備で、女性の声はホステスの声、夜中に地響きは、ボリュームを最大に上げたカラオケの音だったということだ。英語で、"If you can not beat them, just join them"ということわざがある。日本語では「朱に交われば赤くなる」とでもいうのだろうか。会員になれよ、とアドバイスをする知人もいるが、正直言うと不愉快である。自分が飲みに行って騒ぐのがお隣では、どうも少し話が違うと感じるわけである。

ストリートチルドレン

家の右前には警備員を置くように大家さんが作った小さなかわいらしい小屋がある。僕は日中は警備員を雇っていないので、この小屋は空いているのであるが、実は勝手に使っている奴がいる。数人のストリートチルドレンたちである。歳の頃は12、13歳だろうか。知らない人はストリートチルドレンというと、可哀想な子供たちいうイメージで捕らえるが、これが一筋縄でいかない。

僕にお金をくれと手を伸ばしてくる、その目が死んでいる。何か臭いがするな、と思うと片手に持っているビニール袋から臭ってくる。シンナーを吸っているのである。お腹がすいているなら食べ物をあげればと思うのだが、彼らが欲しいのは食べ物じゃない。シンナーだ。実は彼らをそうさせている年上のリーダーがいるらしい。自分のいうとおりに盗みやかっぱらいをさせて、代わりにシンナーをやる。嫌な話である。一番弱いものにしわ寄せが来る。そんな貧しい社会の縮図が子供たちの中にある。考えるだけで、行き場のない暗い気持ちになる。僕は子供たちには何もやらない。ただ、追い出しもしない。小屋で寝ていたければ、寝ていればいいと思う。行き場のない子供たちのしばしの安眠なのか。死なないでくれよと思う。

椰子の実とカンボジアのカボチャ

カンボジアの人口の90％以上が住む農村地帯で実際どの程度、定期予防接種（結核―ＢＣＧ、破傷風、ジフテリア、百日咳―3種混合、ポリオ、麻疹のワクチン）が行われているのかその実態はどうも判然としない。中央のデータでは、対象となる子供の人口の算定方法をもめていて、接種率は計算するたびに上がったり下がったりしている。ただ一つハッキリしていることは、ここ数年、総人口の増加があるにもかかわらず、予防接種を受けた子供の数が減り続けていることである。去年は65％まで下がった。下がったというよりこれが実態だという人もいる。

地方は僻地が多く、保健婦にボートなどの交通手段が十分与えられないので、20％くらいしか接種できていないところも多いという。その上、今年は政府が選挙費用に大量の国家予算を使ってしまい、保健分野などの地方公務員の給与が20％程度しか払われていないという異常事態が起こっている。一月10ドルに満たない給与しかもらっていない保健婦の、その給与すら滞っているのである。僻地まで行けといっても難しいのは目に見えている。ちなみにプノンペンでは１００ドルないと一月暮らせない。おそば一杯60円である。

村の田んぼのあぜを何時間も歩きながら家を訪ねて予防接種の状況を調べる。田んぼのあぜを歩くのは楽しい。ところどころ水があふれている。そういうところでは靴を脱いで、裸足になって歩き続ける。足が時折、粘土質の泥にとられる。フー、と一息ついて、空を見上げると、熱帯の青い空がどこまでも広がっている。広いのに奥行きがある。まるで白いキャンパスを真っ青に塗ってから、その上に白や、灰色の絵の具をパテで大胆に幾重にも重ねたような奥行きがある。地上と空との境には稲穂の緑とカンボジア独特の丈の高い椰子の木がそのテッペンに先の細く尖った葉っぱを球状に茂らせて、空に突き出してシルエットになっている。暑いけど気持ちが良い。インドのような身も焦がしてしまうような狂った暑さと砂埃はここにはない。風が吹けば涼しく、胸いっぱいに青臭い匂いのする空気を吸い込める。

ある農家で話をしていると、主人がさっと椰子の木に登って、熟した椰子の実をもいで、飲ませてくれた。甘くておいしい。長居をしていると、椰子の白いココナツとカボチャとおコメを甘く煮たおやつを出してくれた。これまたおいしい。日本のカボチャはカンボジアから来た食べ物ということでその語源になったと聞いたことがある。田舎はやはりいい。プノンペンの会議やミーティングをいかにサボって地方に出ようかという、そんな算段ばかりしているこのごろである。

カンボジアの不安――2003年11月X日

流れ流れて、心の行き着くところ

今、インドではデバリというヒンズー最大のお祭りをやっている。丁度一年前、僕は、その「ディヤ」という素焼きの小皿に油を入れたキャンドルで一晩だけ光り輝くデリーの街のその片隅にいた。爆竹と花火の喧騒の中、地方出張で疲れきった心と体をいたわりながら、一人アパートにこもって、この原稿を書いていたことを思い出した。あの頃、心も体もかなりぎりぎりなところでやっていた自分を思う。思いながら、今、僕はプノンペンの週末の街を、ホテルのプールに向かってひた走っている。目の前に広がる青い空と白い入道雲を見ながら、バイクタクシーの後ろにまたがって走っている。メコン川から吹きつける心地いい風を全身に浴びながら走っている。流れ流れて、この雲のように、この河のように、まるで心も流れていくようだ。心は今まで流れたところを少しいとおしく思い出し、これから流れるまだ見ぬところを少し不安に思う。でも、今は僕はここを流れる。心はそういっているようだ。

カンボジアの不安

一見平和になったカンボジアと優しい笑顔を見せるカンボジアの人たちであるが、ここ2週間ほど、プノンペン市街で、殺人事件が相次いでいる。実業家、人気歌手、ジャーナリスト、などが白昼堂々、至近距離からピストルで突然撃たれた。インドにいたときはパキスタンから核ミサイルが飛んでくるかもしれないという緊迫した状況があったがそのときは、飛んで来たら終わりだからな、という諦めがあった。でも、白昼堂々のピストル、ズドンは、どうも物騒である。

これらの被害者に共通していることは、フンセン総理大臣率いる現与党のカンボジア人民党に対立する政党のフンシンペック党の支持者であるということであるらしい。7月の総選挙後、未だに国会が開かれない。フンセンの独裁的、政治腐敗の強い与党に対する反発は大きくても、それに代わる大きな野党はなく、政治の混乱はまだまだ続きそうだ。

あの笑顔の人たちにそんな凶暴さをうかがうのはなかなか難しいのだけど、ここに長く住んでいる外国人たちは口をそろえて言う。「ここの人たちは面と向かっては決して喧嘩をしない。でも、裏で必ず仕返しをする。時にかなり凶暴に。」と。

今年の初め、タイの女優が、アンコールワットはタイのものだと言ったとか、言わないとかの流言蜚語に端を発した暴動は、僕もかつて泊まったことのあるタイ資本の高級ホテルを焼き尽くし、タイ大使館を焼き払ってしまった。フンセン派が選挙前にナショナリストをひきつけるために政治的に仕組まれたことだったというのが今の大方の見方であるようだが、理由はどうあれ、こういう蛮行が瞬時にして起こるところにこの国のまだ行く先の見えない闇があるように思えてくるのは僕だけだろうか。

タイ国境の地雷原とギャンブルの街と遺跡

タイ国境近くの県を回り、安全注射のイギリス人コンサルタントと仕事をし、カンボジアのポリオ根絶確認委員会の年定例会を開催し、地域委員会に提出する40ページもある英語の報告書を書いている。タイ国境のバンティーミンチェー県とバッタンバン県はポルポトが最後までゲリラで抵抗をした地域で、ポルポト時代とベトナム占領時代に大量の地雷が埋められたことでも有名な地域である。

以前の地雷原は今も日本を含めた世界各国からの支援で少しずつ人が住めるように処理されて行って、以前の地雷原には今は保健所が建ち、新しい村が建設されている。驚いたのはポイペトという国境の街にラスベガスをまねた巨大なギャンブル街が作られているのである。ギャンブルを国内で禁止されているタイが、税金逃れも含めて、人件費も安いカンボジア側で、ビジネスを始めた。その国境の向こうに、アランヤプラテートと言うタイの国境の町がある。実はここが僕が学生時代大学を飛び出して、難民キャンプに来たそのタイの国境の町なのである。あの時、砲声の鳴っていた国境の向こうにこんな風景があったのかと、元の地雷原を、国境の森林地帯を懐かしく見つめた。

保健所を回っているときに、近くに森に埋もれている石の遺跡があるから見ないかというので、行ってみた。驚いた。本当に森に埋もれた巨大遺跡があったのである。あとで調べてわかったのであるが、アンコールワットのバイヨン寺院と同時代（１２００年代はじめ）の遺跡で、バイヨン寺院のモデルとなったと言う有名なバンティーチュメーという遺跡である。崩れかけた仏塔にはハッキリとバイヨンの四面の仏像の顔が見える。

　それにしてもなぜこれだけの巨大遺跡が放置されているのかと聞くと、ここ数年盗賊がいっぱいやってきて、お金になりそうな石像を全て持ち出してしまったのだというのである。辺鄙な所にあることも幸いして、観光客もここまで荒らされた遺跡をわざわざ見に来る者はいないという。お陰で、遺跡はひっそりとこれからまた何百年も森に眠り続けられるのかもしれない。保存に腐心してる人には申し訳ないが、人間が遺跡を壊していく醜い姿も歴史そのもので、また遺跡の一部なのかもしれないなと、ふと思うのである。

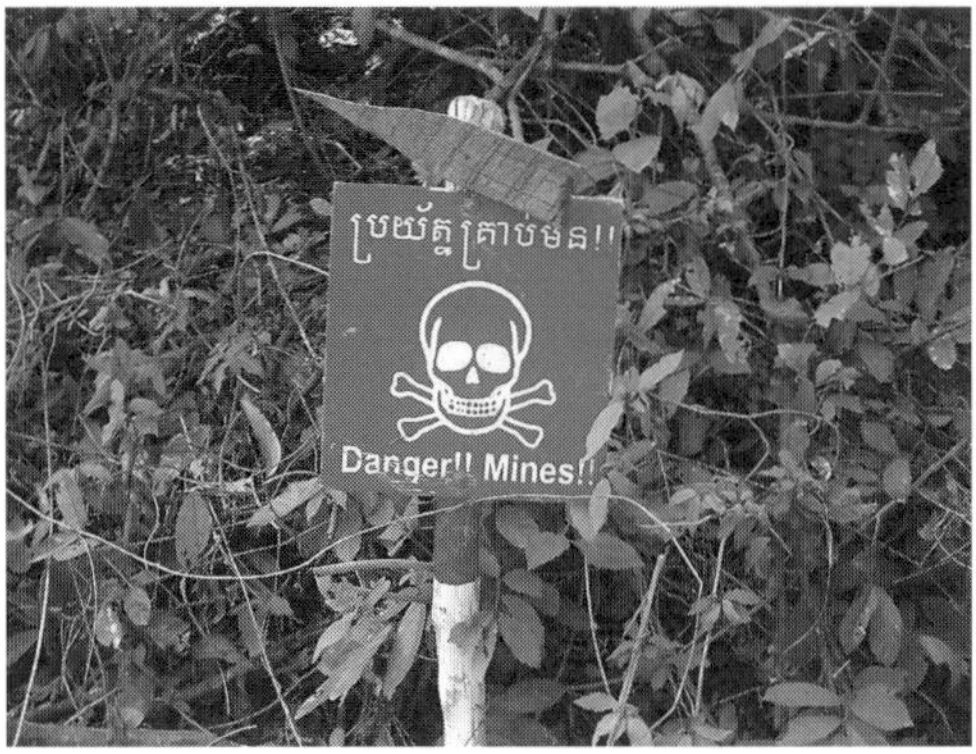

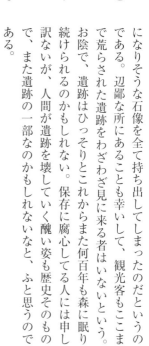

地雷注意！

時は流れる ―２００３年12月Ｘ日

水祭りのボートレース　オントゥーク

カンボジアの水祭りは３日間続くが、祭りの間はプノンペンの町の人口が３、４倍くらいに跳ね上がる。どこからこんなに人が湧き出てきたのかと思うほど道路は人とバイクで溢れかえっている。トラックに分乗し、地方からプノンペン目指して人がどんどん上京してくる。

この祭りの目玉はなんと言っても3日間続くボートレース　オントゥークである。今年も全国から集まった360チームが20人乗りから60人乗りまでの細長いボートを携えてやってきて、王宮前のメコン川を一気に下って勝敗を競う。僕は太鼓の仲間と川べりに立つレストランのテラスに陣取って、ビールを片手にしばし観戦。レースは2艇ごとの勝ち抜き戦で、朝から夕方までやっている。赤や黄色の鮮やかなユニフォームを着た男たちの船が目の前をひっきりなしに漕ぎ下りていく。

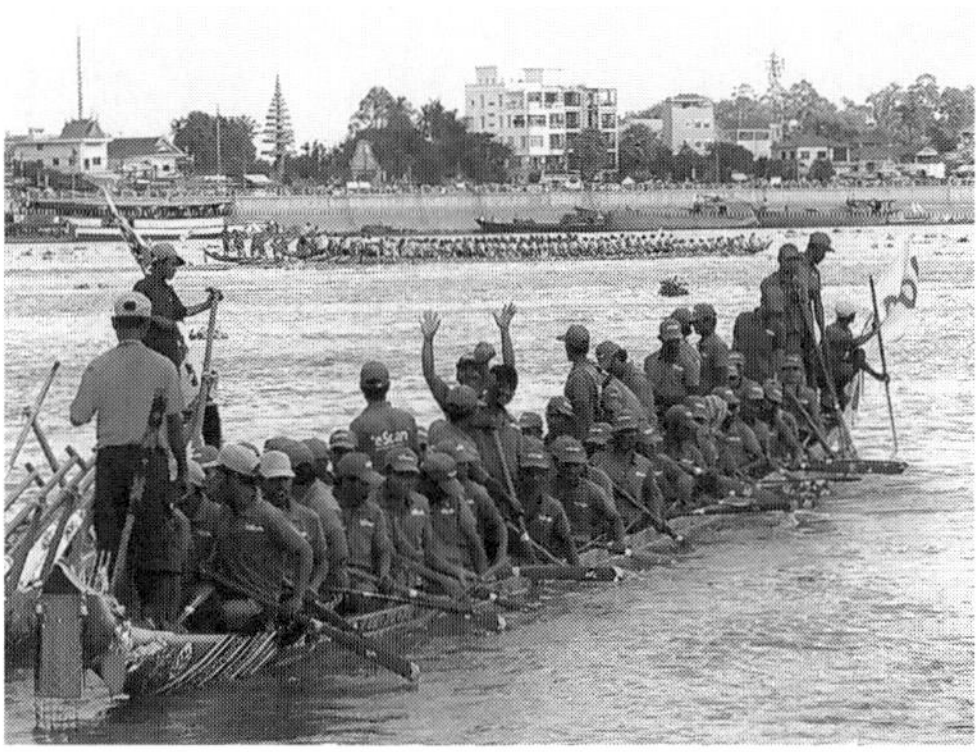

水祭りのボートレース

歓声が上がったので見ると、女性だけのチームがスタート地点まで漕ぎあがっていくところだった。聞くところでは、以前は男だけの神聖なレースということになっていたそうであるが、カンボジアの人は現代女性の神聖さをよく理解しているらしく、元気のいい女性チームが大歓声を浴びている。さらに、舳先に天女（アプサラ）の衣装を着た女性を乗せて、躍らせてはパドルのテンポを取っているチームは大うけであった。なかなかやるものであると、カンボジア人のサービス精神の豊かさに関心。

フィリピンの友達たち

今回のマニラ出張は一週間のポリオ根絶の地域会議だった。仕事とは離れて、マニラの空港に降り立つといつも思い出す人たちがいる。もう20年も前だが、僕が学生時代にアジアの医学生の交流の仕事で知り合った後輩にあたる連中だ。大柄でクリクリの目をした女医さんのエンマ、小太りで、話し好きのパンチョ、生徒会長のような中国系フィリピン人のケネス。特にエンマは印象的だった。彼女は卒業するや、その優しい面持ちとは似つかわないほどの行動力で回りを圧倒した。卒業するや先ず、スラムに診療所を立て住民の自治運動を指導し、次にピナチュボ火山の避難民のために移動診療所をやり、さらに立ち退きを迫られたスラムの住民の反対運動にも参加した。僕も何度か手伝いをさせてもらったことがある。

彼女の活動にはハッキリと布教という目的があって、診療の始めにお祈りをし、終わりに神様のお話しをする。批判するフィリピンの仲間も多かったが、僕にはそんなことはどうでもよかった。戦う宣教師ドクターは十分にカッコよかった。その彼女が、国内線の飛行機事故で突然亡くなったという知らせが届いたのが6年前。僕にはまるで、フィリピンの光が消えたように感じたが、そうでもないらしい。短く生きる人たちがいるが、そういう人達は不思議な光を周りの人たちの心に残していくようだ。不思議なほどに色あせることのない不思議なほどに暖かい光を。そして、いつでも見事に蘇って見せて、意気地のない僕の心を励ましてくれる。と、そんなことを、飛行場からオフィスに向かう窓の外を流れるスラムの風景を見ながら、一瞬に思い出していたのである。

パンチョとは去年、出張していたミャンマーの首都ヤンゴンでばったりと出会った。世の中狭い。彼は卒業後、日本の大学に留学して、修士をとり、さらに日本のNGOで働いて日本人の奥さんをもらった。今はJICAの外郭団体でコンサルタントをしているらしい。とにかく小太りはやや大太りになったものの、子供もできて幸せそうであった。

そう言えば、ケネスとは本当に長く連絡を取っていない。以前は家にも呼んでもらって随分とお世話になった。彼の家に入るや、家族と親族縁者が大勢集まって、みんなマージャンをやっていた不思議な光景を今も鮮明に覚えている。今回の出張中、ケネスは今ごろどうしているだろうと思った翌日だった。朝、オフィスの食堂で、朝飯を食べようと入っていくと、「Dr.トーダ！」と叫ぶ声がある。振り向くと、なんとケネスだった。お腹はかなり出ていたが、顔は昔のままのケネスである。WHOオフィスの前の大きな中国系の病院にオフィスがあるらしい。世の中狭い。やはり晩婚で、まだ子供も小さいが、可愛い女の子の写真を見せてくれた。エンマさんに僕の声が聞こえたのかな。ありがとう、エンマさん

麻疹の話――２００４年１月Ｘ日

麻疹（はしか）ってなんだ？

カンボジアの僕の12月は、ラオス国境で発生した麻疹（はしか）の現地調査から始まった。ところで読者の皆さんは麻疹をご存知だろうか？　麻疹（はしか）は麻疹ウイルスによる感染症で、感染してから10日ほどの潜伏期をおいて、高熱と目の充血、鼻水、咳を伴って発症する。そして、数日後には特徴的な発疹が顔から始まり、数日で全身に広がる。特に初期の高熱と同時にコプリック斑と呼ばれる塩の塊のような白い斑点が口の粘膜に出ることが有名で、早期診断のきっかけになるが、2―3日で消えてしまう。これが消えるころに、皮膚には赤くてわずかに盛り上がった小さな発疹が顔面の額の生え際や耳の後ろあたりから始まり、数日で全身に広がる。熱は下がり始めると、顔面の発疹も数日で消え、体の発疹は1―2週間ほどできれいに消える。人から人への感染は唾液の飛沫などで短時間に広がり、天然痘やポリオよりもずっと早いスピードで伝染していく病気のひとつなのです。そしてこのウイルスの最大の問題は感染のあとに、肺炎、脳炎、中耳炎などの合併症があること。特に麻疹ウイルスによる肺炎とその2次性の細菌肺炎は深刻で、多くの子供が今でも命を落としている。特にアフリカなどの栄養状態の悪い、ビタミンA不足の子供に死亡率が高く、ＷＨＯは２００１年の推計で、年間3から4千万人の子供たちが麻疹にかかり、年間74万5千人の子供たちが麻疹が原因で死んでいると推定しています。これはワクチンで防げるはずの子供の死亡数が１７０万人と推定されていますから、その半分近くになるわけです。

アメリカは麻疹ワクチンを定期接種と一斉キャンペーン接種もしくは学童時の定期接種で、2度ワクチンを接種することで伝播を完全に抑え、アメリカにあった土着の麻疹ウイルスを２０００年の初めに完全に撲滅してしまいました。今アメリカに年間数十例報告されている麻疹はすべて外国から持ち込まれた麻疹ウイルスで、その最大の輸出国はなんと日本やドイツ（敗戦国？）です。日本は自動車をアメリカに輸出するだけじゃなくて、麻疹まで輸出するんだな、なんて嫌味を言う連中までいる。日本政府は世界の麻疹制圧の為にアジアやアフリカの国々に何十億円もの麻疹ワクチンの供給をしているので、余計に残念に感じる。日本が自国の対策に消極的なのは、なぜだろう。やはり感染症の対策を世界レベルで考えた政策の一貫性のほうが、いくつかの国の利権を守るために送る自衛隊より余程日本にとって大事だと思うのだが。

麻疹を追って、メコン上流のラオス国境を走る

麻疹発生の噂は11月の末頃からプノンペンに届いていた。ラオスのカンボジア国境の村で十数人が罹患して数人の子供が死んだらしいという未確認の情報が先に入ってきた。それとほぼ同時にカンボジアのスタントレン県（人口9万1千人）のラオスと国境を接する村で数十人の麻疹の子供たちが見つかったと、連絡が県の衛生局から入ってきた。患者の数はまだ20人程度で、麻疹（はしか）ではなく、風疹（三日はしか）の可能性もある。まず、採血して麻疹の確認をして、患者の年齢や接種歴などの情報をもう少し集めてから現地に行こうと僕は考えていた。ところが大発生という噂が保健省にいち早く流れ、長官から直接早急の調査の依頼が来た。ご本人は会議で日本に行くのでよろしく頼むという次第。

翌朝5時起きで、車で現地に向かった。遠いとは聞いていたが、本当に遠かった。メコン川に沿って並走する道を上流に向かってひた走る。7時間ほど走ったところから道はひどい悪路になり、ブッシュの中をさらに5時間。なんとスタントレン県の町に着くまでに12時間かかった。さすがにインドでギックリ腰になったあたりが少し痛む。夕闇の中、県の衛生局の一室で衛生局長と話をし、とにかく大発生の場合に備えてプノンペンから麻疹のワクチンと注射器を７０００人分、船を使って一両日中に取り寄せることにした。ワクチンを使うかどうかは明日の僕の調査待ちということになる。

スピードボートと不思議な大木と川イルカ

翌朝、クイティオという麺の朝食を済ませ、トラックのエンジンを積んだ木製の細長いスピードボートとやらに救命胴衣とヘルメットかぶって乗りこんだ。このボートでメコン川の上流のラオス国境に向かって一時間走ったところに、麻疹の発生している国境沿いの村と保健所（人口７１３８人、13の村を管轄する）がある。ボートは物凄い爆音で川面を疾走した。メコン川は乾期で水量が減り、何百メートルもある広い川幅のいたるところで川底が中洲になり顔を出している。ボートはこの浅瀬を巧みに避けながら走り続ける。回りに人家もなく、延々と広がる緑の原始林の中をメコンが流れている姿は雄大だ。

目を奪われたのは中洲や川岸に立つ大木の不思議な姿である。大木たちはその幹の根元から4～5メートルの高さまでに直接根か枝かわからないものを生やしているのである。その地上の根か枝はまるで幹から太い髪の毛が横に向かって直接生えたように川下の流れの方向になびくように

ニョロニョロと伸びているのである。ここでは乾期と雨期で4～5メートルも水位が変わる。多分乾期に中洲に根をおろした大木が雨期に水没しながらもその根か枝を水中でも成長させ、乾期になって地上にその姿を現しているのだ。これを見るだけで水位がどれほど変わるかがわかるからおもしろい。

プノンペンの保健省から一緒に来たカンボジア人の先生が、「Dr. トーダ、ここにイルカがいるんを知っている？」といって、ラオスとの国境線上の水面まで来てボートのエンジンを止めさせた。しばらくすると、100メートルほど先に体長2メートル弱の小さなイルカが2頭、息をするために背びれを水面に見せては小さな弧を描き、またゆっくりもぐっていく。海で見るイルカと違い、鼻は平べったく、のんびりと水遊びしているようなこの川イルカはとても有名らしい。この川イルカを見るために物好きな観光客が今の時期訪れるという。もうひとつ医学的にユニークなことは、日本住血吸虫の仲間のメコン住血吸虫という珍しい寄生虫が人に感染して残っている世界唯一の場所でもある。

麻疹の子供たち

麻疹の報告を最初にしてくれた、村の保健師さんがその調査中に脳出血で倒れ、数日前に亡くなったという。どうも他人事とも思えない。現地のスタッフと家を訪ね、嘆く奥さんと葬儀の支度をしているご家族にお悔やみをしてから仕事を始めた。

まずは保健所の机の上に村の地図とこの一週間で見つかった42人のはしか疑いの子供たちのレポートを並べて、しばし瞑想。発症日（発熱と発疹）を横軸に患者数を縦軸に、毎日何人ずつ患者が出てきたかをグラフにする。それをまた村別に色分けしてみる。それから患者の平均年齢を計算し、患者のワクチンの接種歴を出してみる。患者の平均年齢は8～9歳。ワクチン歴は13％しかない。患者は川沿いの道路のつながった小さな3つの村に集中していて、その真ん中に学校がある。どうやらその学校が感染の広がりを助けたらしい。水を一杯飲んでから、メモ帳と患者の口の中を見る懐中電灯、それに聴診器を久し振りに握って、11人の患者と29人のその回りに住む子供たちを村から村へ2日間かけて診て回った。

軽い肺炎に罹っている子供が一人いたことを除いて、幸いなことに重症な患者は一人もいない。驚いたことに顔面から体に発疹が広がる典型的な麻疹の急性期の患者を診たのは赤ん坊一人だけで、あとはみんな発症から一週間程度経って、体にわずかな発疹と色素沈着を残す程度の子供たちばかりだったことだ。もちろん新鮮なコプリック班を見ることはできず、意気込んできただけに、正直言うと少しガッカリ。（19人の採血をした結果は、5日後に80%が麻疹の血清IgM抗体検査で陽性と報告された。）たまたま村で出くわした少女が最初に罹ったと報告された患者より数日早く森の中で家族の手伝いをしていて発症していたことを話してくれた。この子がウイルスを学校に持ち込んだ初めの子供かもしれない。

この地域では今がコメの2期作の刈入れ時で、学校の子供たちの半分くらいは1週間ほど学校を休んで、森の中の田んぼの刈入れの手伝いに行くという。あれから1ヶ月近くたった今も60人ほどの新しい患者が報告されていることを見ると、森から帰ってきた子供たちが感染を細くつないでいるのかもしれない。

この県では一月の終わりから麻疹ワクチンのキャンペーンを14歳までの学童にやることになっている。麻疹ウイルスの伝染は早く、現在この地域ではすでに広範に広がってしまっていると考えられ、ワクチン接種をするなら、広範にやる必要が出て来る。一方、県の全体のワクチン接種率がある程度高くて大アウトブレイクの可能性が少ないだろうと仮定すると、今、子供たちが森に入って学校にいない時期に無理やりキャンペーンをやって悪い接種率でやり直す羽目になるより、きちんと準備して、予定通り一月の終

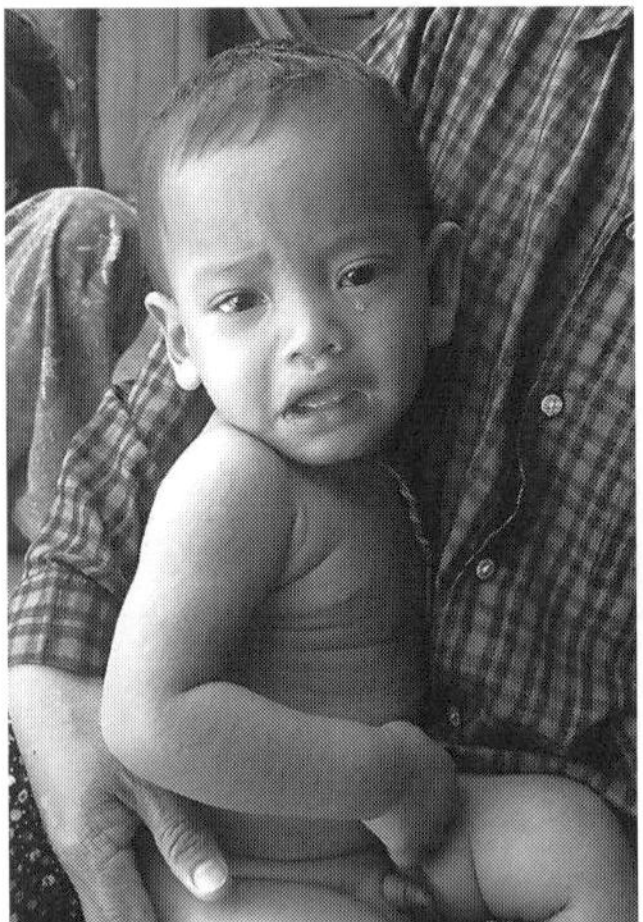

麻疹の子供

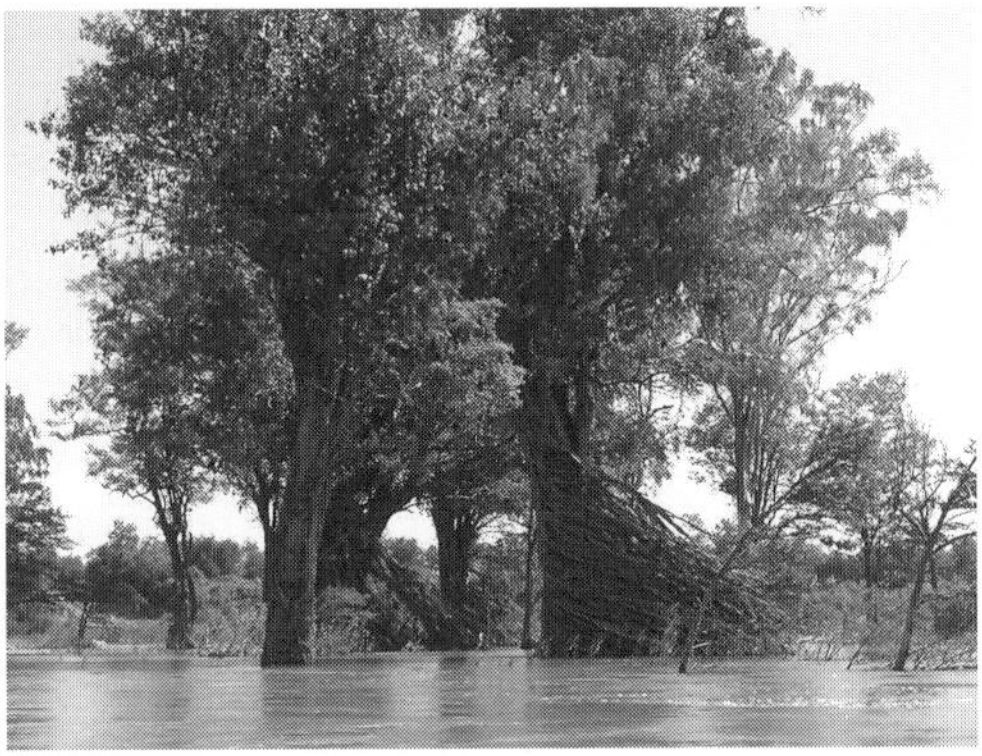

幹から根が生えるメコン川の木

わりの一斉キャンペーンにあわせてやる方がコストも節約できて、結果もいいだろうと結論した。

感染症はおもしろい

僕のこんな話をおもしろいと感じる人は多分変人だろうが、本人は結構おもしろいと感じているのである。医者でもこんな仕事のしかたがあると最近少しわかってきた気がする。昼夜を問わず患者さんを診て、治療して、感謝に生きがいを感じる世界がある。僕はその世界を尊敬する。一方、それとは程遠いが、感染症の伝染する中心に身を置き、患者や村の人たちを調査して、病原菌がどのように感染して、どのくらい広がるかを調べたノートを夜中までにらみ、村の将来も予測して伝染を最小限に抑えるのに最も適した対策を進言する。異なる場所での異なる状況が病原菌との一つ一つの真剣勝負となる。病原菌は一人にとどまらない。村を、町を、コミュニティー全体を感染の対象にする。これは僕自身が体で実感し体得していく学問のようなところがある。どんなテキストにも書いていない自分だけのものがあるとはっきり思えるとき、初めてこいつはおもしろいと感じる。少しはみんなの役に立ちたいものだ。

家の前の子供たち ― 2004年2月X日

感傷

以前にも話したと思うが、僕の家の前の浮浪児たちはどんどん増えている。12、13歳から15、16歳がもう7、8人はいる。いつのまにか茣蓙《ゴザ》を敷き、夜は茣蓙で囲いをしているらしい。最近は14、15歳くらいの女の子も混じり始めた。鼻をつく小便の臭いが弱りものである。家の前が残飯の食べかすとゴミだらけになっているが、その女の子が掃除をするのを一度だけ見かけた。その子はこの前、熱を出して昼間も寝ていたが、今はもうすっかり元気になったようだ。元気になったときの顔はなかなか美人さんである。

この前、試しに子供たちがしているように、一緒に自分の家の前でしゃがんでみた。夕方、僕の家の前の蕎麦屋に来る客をぼんやり見ると、意外に客の顔も夕焼け空もよく見える。ほとんどの子が接着剤をビニール袋に入れて吸っている。もちろんタバコも吸っている。麻薬を火で溶かして注射している子もいるらしい。一度だけ夜に火をつけて何かを溶かしているのを見たことがある。僕の顔を見ると、接着剤の袋を後ろに隠す子たちがいるので、なんだ、わかっているならやるなよと、少し拍子抜けする。でも、僕が君たちだったらやっているかもしれないと思う。寂しいし、お腹も空くしな。

やさしい笑顔をつくる子供が二人いる。バナナやパンを渡すとさらにニコニコする。僕の気まぐれだと非難されても仕方ない。家の前に好きなように居させているせいか、僕にはあまりすさんだ表情を見せない子達が多い。なのに、ふと見るこの子たちの顔はとてもすさんでいる。

どうしてもこの子たちが気になって仕方がない。困った話だ。お手伝いのリエップさんでさえ本当に仕方ない人だという表情でしぶしぶバナナを買ってきてくれる。こんな子供たちはカンボジアにはたくさんいるのよ、と言う。確かにそうなんだろう。僕が暮らしてきたベトナムでも、バングラでも、インドでも、そんな子達は本当に大勢いた。でも一度もあえてこっちから何かしようとはしなかった。なのに今は不思議と子供たちが近くにいて子供たちの表情がよく見えている。僕はどうしていいかわからない。わからないのに気になっている。自分の内から湧き上がってくる感情をどうしていいかわからない。困ったものである。

そんな子ども達なんか無視すればいいのにと思う、なのに、お腹がすいていないか、病気になっていないか、気になる。気になるが別に大したこともしていない。ぼんやりした甘っちょろい外人だから、家の前で追い立てられることがないとわかってぞろぞろ集まってゴロゴロと寝ている、それだけのことなんだ。なのに僕はうじうじと考えて止まらない。家の前の子供たちのことを考えることが、今の僕の心の隙間を埋めているのかもしれないと、ふと気がつく。どうやら連中がいることがここの僕には大事なことなのかもしれないと逆に思えてくる。

僕は子供の頃、父親が家を飛び出して、母親は生活に追われ、長男の僕が2人の弟たちを連れて施設に入ることもあると覚悟したことがあったと思い出した。施設では兄弟でも別々な施設に収容されることもあると聞いて、夜眠れずに悩んだ。その母は祖父の助けもあり、見事に僕らを育て、2年前に死んだ。僕はこうして生きてこれた事に、当然だという気持ちが全く起こらない。自分の努力だとも思わない。周りの愛情と神様がくれた幸運の連続だったのだろうと思う。

僕は家の前の子供たちを見ていると自分が子供の頃のあの崖っぷちに立たされた一人の孤独な少年に戻っている自分に気がつく。そして、たまたま幸運だった僕と、たまたま不幸だったこの子達の間に人間としてどれだけの違いがあるのかと、叫びたくなる。そして重い気持ちで心は覆われる。この子たちは誰一人として浮浪児になりたいと思って生まれてきたわけじゃないだろう。でも、こうして浮浪児でいる。神様は実に見事にどうしようもない不公平を僕らの前につくってみせている。大袈裟に聞こえるかもしれないが、この子たちがいるから僕たちが救われているのかもしれない。僕は以前からどうもそんな気がしてならないのである。そこにある一つの幸せは、もう一つの別な不幸であがなわれている様な、そんな気がしてならないのである。自分自身がこうして五体満足なことも体の不自由な人たちがいてあがなわれている。だからその体の不自由な人の一部になることは実に当たりまえなんだよと神様が言っていると僕は感じている。

感情が時折、思いもかけずに噴出する。ただの感傷なんだろうか。仕事が夜遅くまでかかって、家に辿り着くと、暗い家の前で寝ている子供を踏みそうになった。その子をまたいで家の中に入って、何か食べるものを探してまた家の外に出て、その子に渡してからシャワーを浴びた。お手伝いさんが用意してくれているご飯を前に一人テーブルに向かって、口にほおばった。突然、涙が噴き出して、目の前のテレビが見えなくなった。涙で食べ物が喉に詰まった。

こんな感情的な自分に自分ながらに驚く。どうして泣き出してしまったんだろう。またいだ子供のことを考えただけなのに、涙が止まらない。あんまりひどいじゃないか神様よ。あんまりじゃないか神様よ。そんな気持ちが真っ直ぐに自分の心を底から突き上げた。なにもできない自分も情けない。安っぽい感傷だと言われても仕方がないのかもしれない。でも、感情は確かに僕の心の奥の深いところから突き上げてくるのである。

「人はどんな人でも必ず愛されている。神の愛を受けている。」マザーテレサの言葉だ。こんな簡単な言葉が僕の心を掴んで離さない。この子たちはこのままじゃダメだ。愛されていることをわかって欲しい。愛されている。愛することがある。生きていてよかったと思うことがある。カンボジアはインドに比べてはるかに暮らすのが楽な任地である。こんな楽なところに来ていいのかと少し後ろめたいほどである。そんな中で、僕は自由に自分の感情の流れる時間を今まで以上に意識しているのかもしれない。

僕は全く口だけである。こうしている間にも家の前の子供たちは少し僕の手におえなくなってきている。数が増えて夜中に騒ぐ子達もいる。ご近所も嫌がっているだろう(もっとも隣はカラオケ屋だけど)。臭いもひどい。腹が減っているだろうと渡すバナナひと房じゃとても仲間のお腹が膨れそうもない。家の前にいさせているだけで、なんとも中途半端。朝オフィスに出掛ける時に、チラリと見ると、仲間で子犬のように抱き合って寝ている。これでいいのかな。僕にどうしろというんだろう。

少年・地雷・ワクチン

―２００４年３月X日

家の前のマップ君

本題の前に家の前の子供たちの近況を少し。2月号の原稿を書いてから一週間ほどしてからだっただろうか。僕が地方の出張から帰って見ると、なんと家の前の子供たちが一人もいなくなっている。例の臭い小屋の陰の寝床はすっかりときれいに掃除されている。お手伝いのリエップさんに話を聞くと、数日前にNGOらしき人たちが何人か来てみんなで子供たちを車に乗せて連れて行ったという。変な話だが、拍子抜けしてまった。解決の糸口がうまく見つからないと悩みつつも子供たちのことを考えることが楽しかったのかもしれない僕だった。まあ、子供たちがちゃんとしたところに連れて行ってもらったんならいいんだろうなと思った。ところでどんなところだろうと、そんなことをつらつら考えながらその日は疲れて寝てしまった。

翌朝、聞きなれた子供の声がする。もしやと思って、外に出て見ると、案の定、見慣れた子供の一人だ。話を聞くと、逃げたと言う。連れて行かれたところはひどいところだったから逃げたと言う。どうも話が変だなあ。その子は翌日、姿がみえない。近所の人が警察が来て連れて行ったという。ますます心配になる。それから数日してまた二人の見慣れた顔が帰ってきて家の前でしゃがんでいる。やはり逃げてきたと言う。連れて行かれたところはいつも喧嘩があって、窓のない部屋にたくさんで寝かされて、言うことを聞かないと棒で叩かれるという。

どうやら彼らが収容された場所は矯正施設というか、鑑別所のようなところらしい。また出張から帰って見ると、以前にいた子供たちの中で一番年上に見えた16、17歳位の男の子がしゃがんでいる。マップという名前だ。話を聞くとやっぱり逃げたと言う。実は家の前の仲間の全員がその前の夜に逃げたと言う。やれやれだ。子供たちはもう僕の家の前では寝ない。また捕まるからだという。寝るための別の隠れ家をつくったらしい。今は一度、その施設をこの目で見てみたいと思っている。

地雷原の上の麻疹ワクチンキャンペーン

カンボジアでは2月から僻地の9県で麻疹ワクチンのキャンペーンをやっている。僻地と言うと、プノンペンから車で7時間から12時間かかるタイ国境とラオス国境の県が中心だ。前々号でも書いたが、丁度その地域で麻疹の流行が報告されている。

カンボジアでは2000年に初めて今回のキャンペーンの対象にしている僻地の9県で大規模な麻疹ワクチンキャンペーンを実施したが、その時はワクチンと人材、準備の不足で、対象を5歳以下に限定して実施された。その影響で、現在もこの地域に麻疹の大きな流行が残っている。今回のキャンペーンでは前回に一度実施されたことを考慮して、7歳から14歳までの学童年齢に対象を限定してワクチン接種を実施している。つまり大部分は学校での予防接種で、簡単である……と、言いたいところであるが、実はそうではない。

この国の就学率は都市部では70、80%まであっても、僻地では50%か、それ以下のところがほとんどである。したがって、学校だけを対象にしたのでは50%の子供しかカバーできないことになる。つまり、村を回って、村にいる子供たちにワクチンを配らないとならない。カンボジアのもう一つのキャンペーンの特徴は乾期の一番仕事をしやすい時期を狙って、麻疹と一緒に定期予防接種のワクチン（3種混合DPT、BCG、ポリオ）、寄生虫の駆虫剤、ビタミンA、も一緒に配ることにしていることである。これは実施上、人員不足や準備の複雑さから現場での混乱が生じて、結局お母さんたちが途中で帰ってしまい、接種率が上がらないので、推奨していない。しかし、カンボジアでは経験上、定期接種の経費削減も考えて実施されている。

もう一つ頭が痛いのは、これらの国境地域の村々は未だにほとんど地雷原の上にたっていることである。地雷未処理のどくろマークの看板にもかかわらず村人は住んでいる。カンボジアの地雷処理は日本も含め世界から多大な援助を受けているが、どの程度進んでいるか誰もよくわからない。政府の高官も地雷処理の寄付で汚職にまみれている者もいると聞く。せいぜい僕に出来るのは人の歩いた踏み固めた土の上を歩くことぐらいである。小用だけは茂みに入らないようにするのであるが、そのせいでみんなが見えるところで用を足すので、少々閉口する。でも、まあ、見せるほどのものではないが、間違って地雷を踏むよりかいいかもしれない。

愉快な学校ワクチン接種

学校で見るカンボジアの子供たちは楽しい。村の学校はほとんどが、床は地面で壁は粗末な板、トタン屋根もところどころ抜けている。埃っぽい教室は古い机と黒板があるだけの簡単なものだ。一つの教室の中には兄弟から姉妹までひと目で違う年齢だとわかる子供たちがごっちゃりいるどこにも若い先生たちがそれなりにいるのは感心する。大体が午前と午後の入れ替え制、多いところでは一日に3回も入れ替える。それでもやっぱり学校らしい。インドでは子供が校舎に入りきれないで45度の炎天下で授業をしていたり、先生は鞭を持ってやたらと子供を叩いていたりと、なんだかどこで授業をしているのかよくわからなかった。そのすぐ隣ではイスラム教の子供の為の学校（マドラサ）があって、子供たちがコーランを読んでいた。どこで一般の学習をしているのかよくからなった。それから比べると、カンボジアは実にしっかりしている。

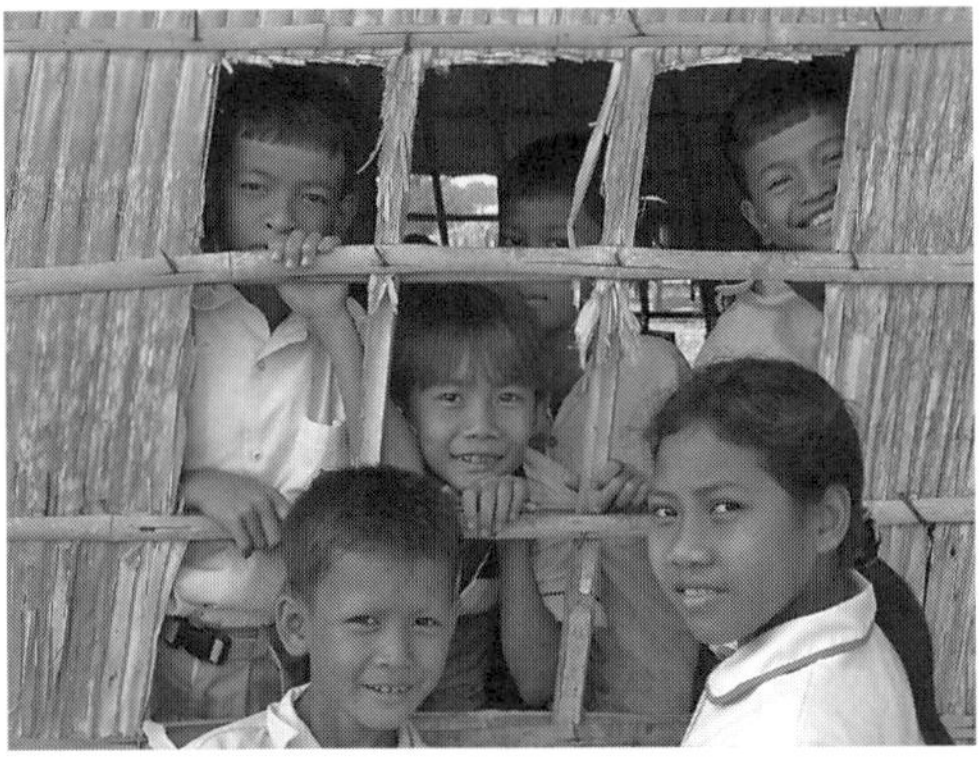
カンボジアの小学校と子供たち

メコン川・キャンペーンの旅
――２００４年４月X日

そして誰もいなくなった僕の家の前

そして本当に誰もいなくなった。大繁盛していたカンボジアの蕎麦屋さんは警察から道路で営業をしてはいけないと勧告されて、２ブロック先に小さな店を構えて移った。突然のことだった。そしてあの子供たちはもういない。

でも、一人、一番仲間と喧嘩をしていた、痩せて目のすさんだ14〜15歳位にみえるラックという子が時折ぽつんと僕の家の前に現われる。施設を逃げ出してきたときは新しい古着を着て少し小奇麗だったが、今は元通り垢と埃にまみれている。新しいねぐらを近くに見つけて仲間といるという。でも、ラックの目は最近すさんで見えない代わりに、とても疲れているように見える。ぼんやりしている。だから余計に心配になる。前より痩せた様に見える。僕に近づいてくるときの目に力がない。僕がお腹が空いているのか？　とお腹を触ると、ニッコリしながら頷く。家にあるバナナやパンを探して持ってくるとそこにしゃがんで食べている。水も渡す。カンボジアは今、日に日に温度が上がってきてとても暑くなっている。外で寝るのも大変で、病気でもしたら困るなと、僕は心配だ。

家の向かいのアイリッシュバーに久し振りに入って、カウンターに座り、生ビールを一杯注文した。カウンター越しの格子窓から見える僕の家の前の景色も蕎麦屋がなくなって味気ない。ジョッキの取っ手を握りながらラックのことを考えていたら気持ちが沈んできた。ただ幸運にもここまできた僕と浮浪児のラックとどこが違うんだろう。そう思うとまた気持ちが沈んだ。僕の心はまるで碇の切れた船のようにどんどんと潮に流されていくように感じる。体もなにやら揺れている。

気が滅入って、平衡感覚までおかしくなったのかと思ったら、カウンターの僕の椅子が本当に揺れていた。アレっと思って下を見ると、この店の叔母さんのビヤダルのように太った毛むくじゃらの犬だった。僕のことを覚えていて、なでてくれと前足で椅子を揺っている。僕は嬉しくなって、床にしゃがみこんで、なでてやる。なでているうちになにやら目頭が熱くなってきた。どうして犬は人間の気持ちがわかるんだろう。僕はこうして、何度も孤独で寂しいとき、犬に慰めてもらったナー、と思い出した。今もちゃんとそばにいて慰めてもらっている。犬は不思議だな。ビヤダル犬の黒い瞳を見ていて少し心が落ち着いてきた。

またまた麻疹ワクチンキャンペーンの旅

タイ国境のポイペトという町へ、6時間車を走らせ向かった。この町は最近タイが巨費を投じてラスベガスのようなカジノを作ったことで有名だが、もうひとつ、カンボジア人がタイの労働力として連日、大量に国境を越えてタイに流出することでも有名である。この国境の向こうにあるタイのアランヤプラテートという町はかつて僕が学生時代に難民キャンプでボランティアをしたときの懐かしい思い出の町でもある。国境は2ドル半を払えば誰でも丸一日、入国の許可がもらえる。朝6時にゲートが開き、夕方5時に閉じる。そこに並ぶ人の数は5万人とも6万人とも言われる。

坊さんから、リヤカーの担ぎ屋までこの長蛇の人と物の流れを横目に、カジノの裏に日毎に膨れ上がっていく新しいスラムでのキャンペーンを見てきた。こちらのスラムはインドのムンバイやカルカッタのそれと比べると村のように小奇麗にみえるのだけど、やはりどこでもこういう場所での仕事は大変だ。親たちは、その日の生活で精一杯、学校に行かない子供たちも多い。ワクチン接種なんて二の次である。こういうところでは特に保健婦たちのやる気で随分と結果が左右される。

　小学校や中学校など、学校での麻疹のワクチン接種は相変わらず盛況である。茅葺のぼろぼろの教室にいる子供たちも一人一人きちんと注射の順番を待っている。先生が何かノートをしているので何を書いているのですか?と聞くと、逃げてしまった子供たちの名前を記録していて、他の子供たちに探しに行かせているという。なかなかしっかりしている。

　3月には入って夏の日差しが焼けるように暑いが、道沿いのマンゴの木が実をたわわにつけている。マンゴのおいしい季節だ。まだ熟す前の青いマンゴを千切りにして、サラダにした物が僕の大好物である。ラグビーボールの2～3倍の大きさがあるジャックフルーツの巨大な実も木の幹からにょきにょきとぶら下がっている。もう一つ、こういう村回りで、乾ききった喉を潤してくれるのがサトウキビのジュースである。サトウキビを搾り器で何度も搾り、最後にライムも一緒に搾って、少々濁った怪しげな氷を入れて飲む。ほんとうにおいしいのである。僕は2回も飲んでしまった。もちろん鍛えたお腹は大丈夫である。インドで熱中症になりかかった事を思うと、カンボジアにはいくらでも体を癒してくれる方法があるように見える。

　森の畑で親の仕事を手伝っていた子供が、突然、ヌッと草むらから水牛にまたがって出てきた。ワクチンをしたのかと聞くと、首を振って、にやりと笑い、水牛に乗ったまま悠々と立ち去っていった。さすがに誰も水牛の前に立ちふさがって、押し止める勇気はない。この辺が村で子供たちを追いかける接種の難しさである。

メコン川を泳ぐ ― 2004年5月X日

ついにメコンリバースイム

　僕はどうも試合とか大会というと、聞くだけで緊張する。体が固くなるのである。実力があろうが、なかろうが、自動的に勝ちたいという気持ちで、緊張のスイッチがオンしてしまうようなのである。これは困ったもので、本番に弱い僕のこの癖はこの歳でも少しも改善されていない。回りの人は僕のこんなノミのような心がわからないらしい。僕はいつも大声で笑っていて、緊張など無縁だと思っている。でも緊張しまくるのである。そして緊張しまくって、メコンリバースイムがやってきた。

メコンリバースイムは今年で9回目、カンボジア在住の欧米人たちが手弁当で主催している。水泳バカの僕はカンボジアに来たときからこの大会の噂を聞きつけていた。ただ、いつ開催されるのか、ぎりぎりまで広告がなく、大会の一週間ほど前にたまたま聞きつけて連絡した。ほとんどの参加者がそうだったらしい。プノンペンの街から見えるのはトンレサップ川である。メコン川には直接面していない。わずかにメコン川の合流点が見えるだけである。町から10キロほど国道を北上したところで、直線で800メートルほどを泳ぐ。800メートルというと大したことがないようであるが、川べりから対岸を臨むとなかなか遠くに見える。川べりは沼のように泥が堆積していて、わけのわからない浮遊物もぷかぷかしている。どうも足を入れるには勇気がいる。

もっとも、僕は12年前に初めてベトナムで仕事をしてから、メコン川とはなじみが深い。ベトナムでの3年あまりの生活で3回もボートから川に落ちた外国人は僕ぐらいだろう。網の目のような運河をボートで連日のように村々を渡り歩いたメコン川にはいろいろな想い出がある。ボートから落ちるのではなく、この濁った川を一度自力で泳いで渡ってみたいナと言ういたずらっぽい思いは10年も前からあったわけである。

130—140人くらいが集まっている。ほとんどは欧米人たちだが、その中に僕ら日本人とカンボジアの水泳のナショナルチームが数人混じっている。仕事の上で顔を知っているオーストラリア人やニュージーランド人たちも数人いて、思ったよりお祭り気分である。去年泳いだ青年協力隊員の情報では、去年は川の流れが強くてみんなが下流にかなり流されて、また流れをさかのぼってゴールに向かって泳いだという。ぼくはここに集まっている連中の誰よりも泳いでいるんじゃないかなと、思っていたし、僕が優勝するよなんて、声をかけてくる連中もいたが、どうにも不安は募るばかりである。それに、すごいライバルがいた。なんと同じWHOオフィスで働く30歳の小柄なニュージーランド人の看護士である。彼は過去3年で2回優勝しているという。ああ、負けたくないなーと48歳の僕が思うのであるから笑われそうだけど、本当に負けたくない。でも、そう思うと余計に緊張して、コチコチに固くなっていくのである。

右腕に登録の番号をマジックで書いてもらい、川べりに降りると、足が泥にずぶずぶと沈んでいく。でも、水は思ったよりきれいで、心地よい温度である。140人がいっせいに泳ぎ始めた。先頭に出ようと僕も力いっぱい泳ぎ出したが、どうもおかしい。体が変に回るし、水がうまくつかめないし、呼吸もうまく整わない。人と風でかきたてられる波が想像以上に大きかったのである。

流されないようになるべく頭を上げてゴールを見ながら泳ぎはじめたが、波が高くて思うようにバランスを保てない。息をするたびに何度か思いっきり水を飲んでしまう。信じられないことにややパニックになって、とうとう頭を上げて少し休んでしまった。こうなるとリズムが乱れて少しも早く泳げない。

前方に先頭グループが泳ぐのが見えるがもうどうにも追いつける距離ではない。川の中ほどでは、さらに激しく体が波にもまれ、とにかく何とか中州のゴールまで泳ぎ着いたのである。結局、川の流れは今年はほとんど影響なく、風で起こる波が問題だった。なんとこの小柄のニュージーランドの看護士が今年も優勝した。大したものである。彼に波のあるところで泳ぎ慣れていないからだよと言われて、僕はガックリ肩を落とす。全くプールの大将としては面目がなかった。レースが終わって、波のコツをつかんだせいか、帰りは調子よく泳いで川を渡って戻った。もちろん成績とは無関係の負け惜しみである。

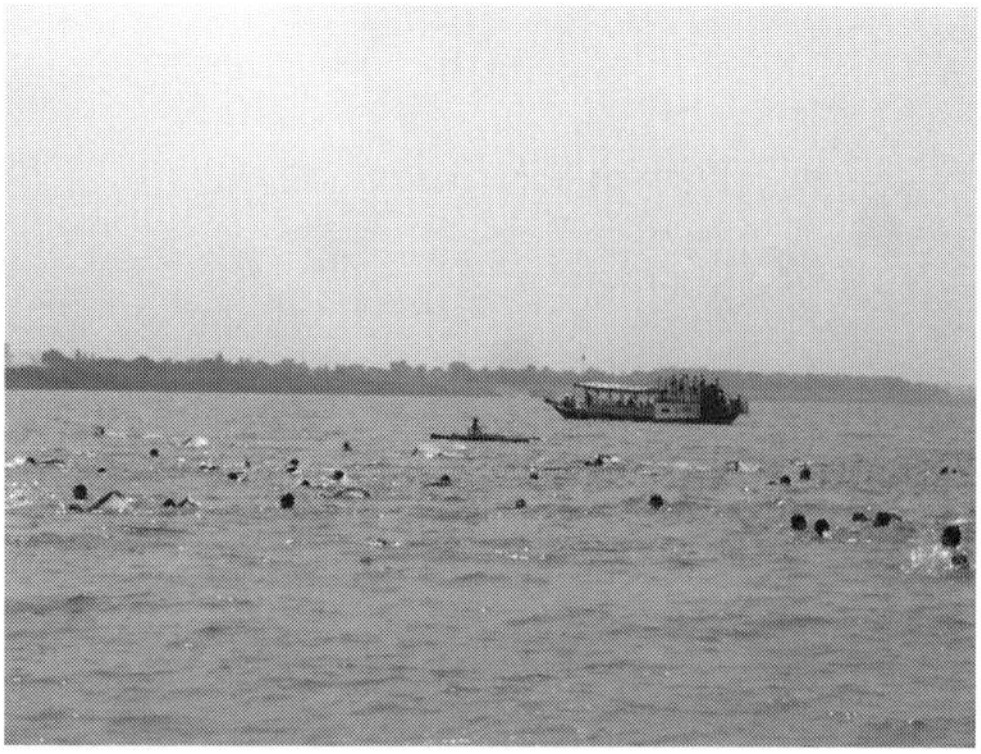

メコンリバースイム

メコンの水を心配する人たちに一言。メコンの水は意外にもきれいだった。不本意にもがぶがぶと飲み込んだが、まずいミネラルウォーターよりも、やや甘い味わいがあっておいしかったのである。村を回り歩いて時折下痢をする僕であるが、今回は全くお腹に問題はなかった。他の参加者もみんな快便のようである。メコンの恵みかな。メコン川とともに生活している人たちの気持ちが少しだけわかったような気もしたのである。どうか、皆様、一度泳ぎにいらしてください。

コッコンの旅
―2004年6月X日

カンボジアの南西部、タイにつながる海岸線と山岳部に囲まれたコッコンという県に行ってきた。名前は可愛いが、とんでもなく不便なところにある。首都のプノンペンから車で、途中4つの川をおんぼろフェリーで渡り、山を越え、乾期でも8時間、雨期だと10時間も片道かかる。今カンボジアは猛暑のピークを越え、雨が降り始まった。案の定、朝のうちに出発して、着いたときにはとっぷりと日が暮れていた。今回は7歳から14歳までの学童を対象にした麻疹のワクチンキャンペーンを見て回るのが目的だ。

コッコンは人口13万人弱、カンボジアでも過疎のまさに僻地の県で、僻地で大変だから思うように仕事ができなくて仕方ないだろう、という感じが露骨に行政側にあるところである。漁村はカルダモン山脈から海に流れ出る無数の川の河口域にある広大なマングローブの原生林の中に点在して集落を作っている。河をさかのぼると、カンボジア最高峰1700―1800mの峰をもつカルダモン山脈の源流で広大な原生熱帯雨林が広がっている。開拓村はその熱帯雨林の中に点在している。

ある接種所に行くと、記録用紙に80人の子供に接種したと書いてある。男の保健師はもう仕事は終わったと言って暇そうにタバコをふかしている。なんか変だなと思って、近くで遊んでいる子供たちにきくと一人もまだやっていないという。もう一度で接種所に戻って、使った注射器を数えてみると20本程度しかない。この嘘つき保健師はどうやら札付きらしい。夕方もう一度集計を取るときに調べると今度は45人と記録を書き替えている。どうして書き替えたんだというと、始めに書いたのはただの目標値だよとみんなの前でうそぶいた。

時折、僕はこの仕事をしていると、まず、疑ってかかる癖がついて、どうも性格が悪くなるんじゃないかと思うときがある。一見、とてもきれいで、うまくやっているように見えると、つい、いや、もしかすると嘘かもしれない、裏があるぞ、と疑ってかかるのは少し職業病的のようなところがある。どちらかというとずぼらで、すぐに人を信じてしまう、極めて単純な性格の僕としてはかなり無理をしているという事になるかもしれない。保健婦がきちんと仕事ができないのは多くの場合、彼らを監督する郡や県の責任者の側に問題がある。渋る彼らのお尻を叩いて、夕方、疲れた保健師全員を集めて接種の集計を取り、今日の問題を話させる。すると、明日どこでやるのかまだわかっていない保健婦までいる。

宿の外に椅子を並べて監督官たちと話をしながら、稲光で光る夜空に目をやる。真っ暗な夜空が稲光でパッ、パッと映し出され、雨期の雨雲の輪郭がさっと、見事に夜空に浮かび上がる。きれいだ。夜空の下のちっぽけ僕らをあざ笑うかのようだ。

マングローブの森と環境保護

翌日スピードボートを飛ばして、いくつかの漁村を回って接種状況を見て回った。そこで驚いた。走っても走っても目の前はマングローブの原生林なのである。奇妙な、まるで足を伸ばして水面から立ち上がったように見える根をもつマングローブの林は、ボートで小一時間飛ばしても途切れることがない。

波立つ川面、水際から立ち上がるマングローブの緑、その上に広がる空の青と白と黒の巨大な入道雲、思わず溜息が出る。現地の人は数年前にワニも見かけたよ、なんていう。漁村ではマングローブの下にいる小さな蟹を一杯採っていて、女子供が内職のように殻をむいてはビニール袋に詰めている。プノンペンやタイのレストランに売るといい値段で売れるという。これだから資源が枯渇するんだと嘆くカンボジア人もいる。それなのに、こんな豊かな海の恵みの前でも漁村は何か貧しそうである。どうもよくわからない。

翌日はランドクルーザーで山岳部の荒れた道を4時間ほ

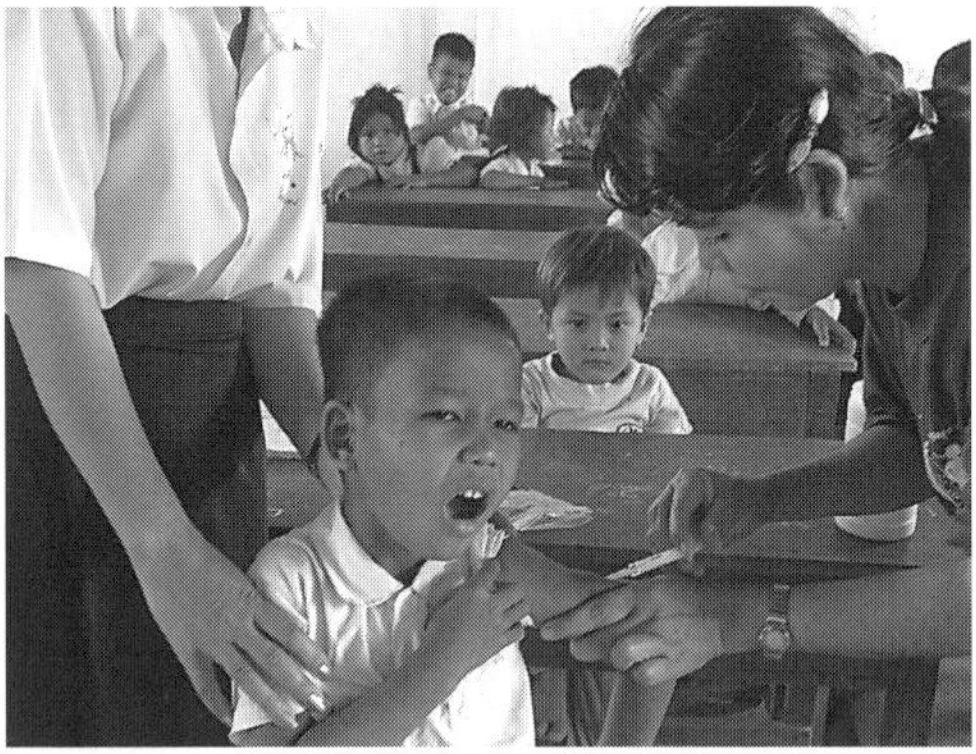

小学校の麻疹ワクチン接種

ど走るとそこはまたもや広大な熱帯雨林である。深い森の中に点在する村まで入ると意外にもひんやりと涼しい。メコン川では見ることもない澄んだ水が流れている。森からは聴いたことのない鳥の声が聞こえてくる。

道が途切れたところに立っていた小屋で、昼の休憩をとった。顔面髭だらけ、筋肉モリモリのご主人がお茶をご馳走してくれた。以前は軍人だったという。コメ、バナナの畑を少し作り、今は何とか奥さんと二人で暮らしている。3人の子供も成人したという。マラリアには罹ったけど、森の暮らしも悪くないという。そういえば、一度トラを見たなと、優しい目で笑う。以前は入植を進められて入ったのに、今は役人が来て森から出て行けと言うんだと、その優しい目の縁に少し不安の色を漂わせた。僕はまたわからなくなる。カンボジアは貧乏で大変な国だと言う人がいるが、この豊かな自然を見ているとそうも思えない。ダメになっていく地球に大量の酸素を供給しているこの国に世界の資源とエネルギーの70％を消費している少数派の先進国の僕らはもう少し敬意をはらってもいいのではないかなとさえ思う。

ところで、この豊かな自然と暮らしている人たちの生活は意外にも大変だ。金持ちが突然マングローブや森を買い占めて、漁師や森の人たちに海老の養殖や焼畑でコーヒー園をやらせる。すると環境保護団体が来て止めろと叫ぶ。最近は政府の役人が来て、他の援助の見返りに環境保護だから、漁を止めろ、森から出て行けという。どうも僕にはよくわからない。環境保護は大事だけど、なぜそこで生きている人たちが出て行かないといけないのか。自然が単に鑑賞するものになるなら、僕にはあまり魅力がない。人がそこで生きてこそ、人が挑んでこその自然じゃないか。豊かな自然は少しも揺らぐことなくそこにある。

僕が敬意を払うものは、人間を凛として受け付けない自然そのものと、その厳しい自然ときっちり向き合って、つつましくも真面目に生きている人達、自然の大切さを本当に知り尽くしているその人たちそのものなんだ。そんな人たちがいなくなったとき、本当に人間にとっての自然もなくなるように感じる。尊敬する人も自然もなくなる時が来るのだろうか。せめて環境破壊から守るという環境保護が人間破壊にならなければいいと思うのは、単に僕の偏見だろうか。

カンボジア保健所事情
―２００４年7月X日

カンボジアの保健所はお暇

カンボジアには全国で９４０の保健所がある。つまり一つの保健所で1万から1万5千人の住民のお世話をする。カンボジアの保健所はなかなか立派な建物で、十分広い土地の上に立っている。もちろん屋根はあるし、薬局、診察室、分娩室、妊産婦検診の部屋など4～5つの部屋がある。裏にはトイレがあり、焼却炉もあるものもある。スタッフは保健所長の下に助産婦、保健婦、薬剤師など5―7人いる。もっとも、お医者さんが働いていることは滅多にないのであるが（実はこれは問題）、バングラや、インド、ネパール、ベトナムのおんぼろ保健所に比べると施設は驚くほど豪華なのである。これはさぞ患者やお母さんたちで賑わっているだろうと思うのであるが、暇なのである。

カンボジアの保健所ではどんな仕事をすることになっているかというと、肺炎や下痢を含む一般の診療と簡単な治療（数種類の決まった常備薬剤のみ）一歳未満の子供を対象にした定期予防接種（ＢＣＧ、ジフテリア＋破傷風＋百日咳（三種混合）、ポリオ、麻疹）。他に、新生児破傷風予防の為の妊娠可能な女性への破傷風ワクチン、Ｂ型肝炎ワクチンなど、妊産婦検診とお産、家族計画の指導（避妊薬の配布）、結核（検査）投薬治療、栄養指導（ビタミンＡ、鉄剤、ヨード剤）、マラリアの診断治療、駆虫薬の配布、ＨＩＶ／ＡＩＤＳ予防（コンドームの配布）

こうみると、実に多岐に及んでいて、さぞ忙しいだろうと想像するのであるが、暇なのである。暇な理由はなんだろうか。実はこれが僕が一年前にカンボジアに来たときからの疑問だったのである。

保健所のスタッフたち

保健所をいろいろ歩いてみて少しわかってきた。どこの保健所もたいてい午前中の3時間程度しか開いていないのである。患者もほとんど来ない。なぜ3時間しか開かないか、まずスタッフの給料が安い。月給20―30ドルで、しかも政府の怠慢で、何ヶ月も遅れてしか支給されない。スタッフは政府の給料だけではとても食べられないので、みんな副業を持っている。つまり午後は副業というわけだ。村の住民のお産はほとんどが自宅分娩。3時間しか開いていない保健所に頼れるわけもない。

おもしろいのは村の自宅分娩の半分近くは保健所の助産婦がアルバイトで出向いているのである。実はこれがあとで僕のアイデアのもとになる。保健所の仕事の中でも、外国の援助などで金回りのいいプログラムは優先される。つまり、家族計画も、結核もマラリアも、栄養も、ＡＩＤＳもお金がつぎ込まれたときだけ威勢良くやるわけである。お金が来なくなるとストップする。これもまあわかり易い。

予防接種はどうかというと、カンボジアでは１９８６年ごろから本格的に保健所の中心的事業として強化された。予防接種の仕事はワクチンと注射器材の安定供給をＷＨＯとＵＮＩＣＥＦが底支えしてきたし、予防接種率というのは国の保健事業の成果の指標ともなるので、国のメンツにかけて、安い給与でも進展してきた。予防接種は、毎週の決まった日に母親が赤ん坊を連れて来て保健所でワクチンを受けるのが本来の形で、多くの国ではワクチン接種は保健所でやるというのが常識である。ところが、カンボジアでは、当初から予防接種は村でやるものだとして訓練されたのである。これは不思議である。

この背景には、当時カンボジアの事情もある。当時ポルポト圧政から開放されたものの、混乱期で、保健所は荒廃し、保健婦もほとんどいない。母親たちも生活に追われて予防接種どころではない。道路の整備も悪く、母親たちは保健所に来れない。つまりは予防接種は保健婦が村に行ってやるしかないと定義づけられたのである。その後17年間今日に至るまで、保健婦にとって予防接種は村に行ってやる仕事として、一切変更が加えられなかった。誰も疑問を発しなかったのである。人の固定観念というのは不思議なものである。

保健婦は村に行くことで給料の2倍の交通費と日当をもらって生活の足しにする。例えば20の村を管轄する保健所では一月に20日間保健所を空にする。なんと保健所のすぐ目の前の村にまでも出張するのである。ＷＨＯやＵＮＩＣＥＦなどの国際機関も何十人、何百人とコンサルトを雇って、村での活動を支援したきたのであるから、ＷＨＯのアドバイザーの立場の僕としては複雑な気持ちである。様々な他のＮＧＯの団体もしかりである。村に行くことだけが、予防接種率を維持する方法だと言い続けた。さらには、どうせ予防接種で村に行くのなら、駆虫薬も、マラリア薬も、結核薬も、ビタミン剤も、避妊具もみんな村に持っていけと。どうも変なのである。一方、立派な保健所の建物は、相変わらず、いつ行っても人がいないままなのである。

さて、果たして保健婦たちは本当に村に行かないと予防接種ができないのだろうか？　保健所と村を歩いてみてこれもわかってきた。ここ数年間、カンボジアの主要幹線道路の整備は日本の援助などでめざましく進展した。以前は道路が悪くて、２―３日かかって辿り着いた僻地の県でも、道路がよくなった今はどこでも大体10時間以内で辿り着く。以前は各地に飛んでいた飛行機の路線が今はすべて廃止になってしまうほどある。確かに森や、島や、川の中州など、特に雨期になると辿り着けない僻地は今もある。でも、保健所から本当に遠い場所というのはせいぜい30％で、残りの70％は大体保健所の10キロ圏内にあるのである。自転車か、乗合バイクを使えば、わずかな交通費で保健所に来れるのである。その他アルバイトのスタッフも含めて保健所には母親たちの相談に乗れる十分なスタッフがいるし、日本の援助などで冷蔵庫を配備された保健所も増えてきて、保健所でもワクチン管理がよくなり、母親たちがいつきても一定のサービスができるようになってきている。

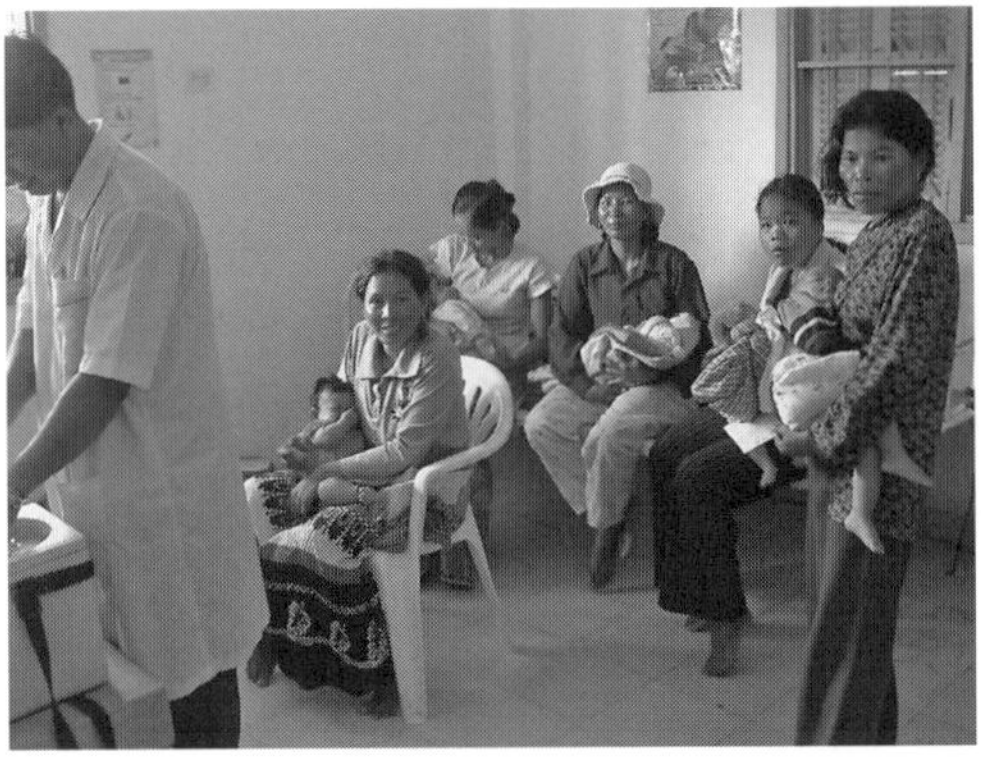

めずらしい保健所のワクチン接種風景

特にワクチンの無駄というはカンボジアでは深刻な問題である。カンボジアでは村に出張するたびに使った残りのワクチンを捨てているため、実際に子供に投与する量と同じ量のワクチンを無駄に捨てている計算になる。つまりもう一つのカンボジアと同じ人口の国にワクチンをあげられる量だということである。

保健婦は村に出張するたびに新しいワクチンの容器を開け、残ったワクチンは捨てる。途上国では経費の節約上、一つのワクチンの容器に10人分～20人分入っているものを使う。なるべく無駄を少なくするためにWHOでは清潔に管理できて、0―8度Cの冷蔵保全ができるなら、3種混合とポリオ、破傷風ワクチンに関しては最大1ヶ月まで使い続けてもいいですよと言っている。でも、村にワクチンを持っていく場合は清潔な管理も冷蔵保存も確実ではないので、基本的には使い捨てになる。麻疹とBCGは特に蒸留水で溶かして使うワクチンの為に8時間以内の使い捨てがどんな場合でも厳守される。（蒸留水を入れる際に細菌の混入がある。事実インドでは細菌の繁殖した一ヶ月近く経った麻疹ワクチンを使ってたくさんの子供たちが亡くなった事例がある。）ワクチンの無駄を減らすためにも、多くの国では一週間のうち数日を予防接種の日として決め、なるべくたくさんの母親たちと赤ん坊たちを保健所に集めて一斉に接種するようにしているのである。カンボジアでは村に出張しワクチンを接種し続ける限りこのワクチンの無駄をなくすことはできない。

こんなにいい利点が一杯あるならさっさと村の出張は止めて、保健所での接種にすればいいだろう、と言われそうであるが、なかなかそうは簡単にいかない。今、カンボジアの保健婦みんなが心配していることは、もし村に出張しなくなった場合、自分たちの収入が減ることとワクチン接種を受ける子供の数が少なくなることである。さて、村への出張を止めて、主に保健所だけの接種にして、保健婦の収入を減らさずに、ワクチン接種を受ける子供の数を維持する方法があるだろうか。ここで僕は保健省と一計を案ずるのであるが、どうか皆さん1ヶ月間一緒に考えてみませんか。

続カンボジア保健所事情
―2004年8月X日

村への出張ワクチン接種を止めて、保健所だけでのワクチン接種にして、しかも保健婦の収入も減らさずに、ワクチンを受ける子供の数も減らさない方法とは、読者の皆さんは一ヶ月付き合っていただけたでしょうか。

保健所と村をいろいろと歩いてみてわかったことがある。村のお母さんたちは保健所が何をやっているところか全く知らないのである。ワクチンは過去17年間、月に一回保健婦が村に来てやるものに決まっていた。保健所はいつも人がいないし、たまに行っても待たされる。ワクチンもしてくれない。たまに薬が欲しくなったら薬を安く買いに行く薬局のように考えている。僕は自分で商売をしたことがないので偉そうにはいえないが、要するに宣伝とサービスがないのである。宣伝とサービスがなくてお客が集まる訳もない。村での月一回のワクチン接種を止めますと伝える。その代わりに、毎日朝7時半から11時半まで保健所を確実にオープンして、全てのスタッフが一生懸命に働いていますと知らせる。

ワクチンは保健所で全て無料で受けられることを伝える。

三種混合とポリオ、破傷風のワクチンは一週間のどの日でも受けられること。ＢＣＧと麻疹のワクチンに限り月曜日をワクチンの日にすること。お母さんが都合のいい日を選んで来て欲しいことを伝える。保健所ではいろんなサービスが無料か安価で得られることを伝える。例えば、妊産婦検診、避妊薬の配給、鉄剤、ビタミＡ、駆虫剤、ヨード入り塩、結核検査、結核治療薬、マラリア治療薬、等など。そして健康教育。

お母さんたちに保健所に興味を持ってもらうには、わずかな交通費がかかるかもしれないが、保健所は毎日開いていて、待たされず、それなりの診療と、安く、品質の保証された投薬を受けることができると宣伝すればいい。（カンボジアでは偽物で全く効果のない薬が大量に出回っていて、大きな問題になっている。）高い交通費と治療代をかけて待たされる個人の医者に行くよりもずーっとお得ですよと宣伝するのである。

日本では宣伝といえば、テレビや新聞、チラシといったいろんな方法があるがカンボジアでは口コミである。では、誰が口コミをやるのか。保健婦たちはどうだろうか。もし保健婦たちが今まで村へワクチンや注射器を担いで行っていた代わりに手ぶらで、身軽にこの口コミの徹底のために村を毎週回ったらどうだろうか。お母さんたちへの連絡が徹底するまで毎週でも村を訪ねて、もちろんお産婆さんや村長とも会い、お母さんたちへも直接メッセージを伝え続けるのである。保健婦たちはほとんど午後は働かないし、一時間くらい村に行かせることは可能だ。

もう一つこの保健婦の村回りの口コミに良いことがある。それは村で新しく生まれた赤ん坊の情報を得ることができることである。村に行ったときにお産婆さんと村長から確かな新しい情報をもらうことができる。保健婦が自ら全ての村のお産婆さん、村長に聞いて回り、記録すれば、村の新生児は１００％わかるといえる。というのも、これも村を歩いてわかったことであるが、カンボジアでは保健所の助産婦がアルバイトで村に呼ばれて、全体のお産の30—40％を手伝っているし、残りは村のお産婆さんがやっている。カンボジアではお産婆さんたちは村でも顔の知れた人たちで、助産婦とも仲がいい。例外的に難しい出産は町の病院で産むが、村の人たちは誰が病院に行ったかは良く知っている。つまり、保健婦さえやる気になれば１００％の村ごとの完璧な新生児の出生記録簿が完成するのである。

なぜ新生児の記録が必要か。これがワクチン接種をする子供の数を減らさないもう一つの僕の名案（工夫）である。つまり、毎月の終わりに予防接種の記録と新生児の記録を見比べて、それぞれの村のどの子供が保健所にワクチン接種に来ていないのかを的確に知ることができるのである。

さて、そうすると保健所の所長がどのくらいしっかりしているかも大事なことである。僕が保健所長だったら…保健所を確実に午前中オープンするために、職員が途中で帰ったり、さぼったりしないようにしっかり管理する。保健所でのワクチン接種は無料。一般診療とワクチン接種の部屋を分けて、入り口でわかるように案内して、お母さんを待たせないようスタッフの指導を徹底する。

保健所のいろんなサービス（妊産婦検診、避妊薬の配給、鉄剤、ビタミA、駆虫剤、ヨード入り塩、結核検査、結核治療薬、マラリア治療薬、等など）を確保し、スタッフ全員で手分けして配るようにする。お母さんが一番集まる9時頃に毎日スタッフが持ち回りで保健教育をする。（保健省から様々なポスターや紙芝居のようなものが配られているが実際には少しも使われていない。）午後は保健所のスタッフを手分けして、お母さんたちが保健所に来ることになっている村を回らせる。始めの1―2ヶ月間は、毎週全ての村に行くように徹底する。

皆さんどうだろうか。うまく行くだろうか。こっちの人は無理じゃないかという。お金がなくてできる訳はないと言う。本当に貧乏な人で足代も払えない人はどうするのかとも言う。現実は厳しい。確かに難しい問題はある。でも、そう言われて、ハイそうですかとは言えない。きっとできると信じる。きっとできると信じるその始まりが大切だと思っている。理想と現実の間に必ず道があるはずだ。理想だけでもない、現実だけでもない、その間に最善を尽くした方法が見えてくると信じる。今、試験的に9つの県の12の保健所を選んで始めた。保健所に近い村から、村での接種を止め、保健所でのワクチン接種を始める。6ヵ月後に再び皆さんに報告ができたら幸せある。

ジフテリアと百日咳 ―２００４年９月Ｘ日

たっぷりと休暇をとったのに何故かぐったりと疲れた体をひきずって8月20日過ぎにオフィスに戻ると数日はひたすら溜まった電子メールの対応に追われる。そんな少し落ち込み気味の僕の目の前に、保健省のスタッフが「これが届いたんで、どうしたらいいか、トーダが帰るのを待っていたんだ。」と言って、患者の喉から取った一本の検体を差し出した。僕は思わずオーっと声をあげてしまう。これこそ去年からずっとカンボジア全県に少しでも疑わしい患者を報告してくれと頼んで歩いて、まだ一例も報告されていなかったジフテリア疑いの患者からの検体である。

ジフテリアは高熱と喉の激しい腫れと菌によって作られ喉の壁に付着する白い膜を特徴とする細菌による感染症である。性質が悪いのは、ジフテリア細菌が体内にばら撒く毒素で、心臓の筋肉に炎症を起こし、多くの子供が心不全で亡くなる。日本でも１９４０年代には数万人の患者と数千人の死亡があった。

１９５０年代に入り、ワクチンの登場で一気に患者数が減り、今や日本では目にすることすらなくなったが、まだ世界にはワクチンの接種漏れから、毎年何千にも患者が報告されている。実際、僕自身もベトナムやインドでジフテリアで死んでいく子供を目にした。最近の大流行はソ連が崩壊した後、予防接種率が急落し、１９９５―６年にロシアからモンゴルにかけて死亡を含む数万人もの患者発生があった。

カンボジアに行ってみて不思議だと思ったことは、ジフテリアの報告はここ何年も一例もないということである。ところが昨年はカンボジアと国境を接するベトナムでも、タイでもラオスでも数十例のジフテリアの報告がある。問題の一つはカンボジアの医師の診断技術の未熟さである。患者が多く見逃されている可能性がある。もう一つの問題は、疑いの患者がたとえ報告されても、それを細菌学的に診断し証明する検査室がカンボジアにはない。そこで助け舟は、日本人の有難い僕の仲間である。東京の感染症研究所のポリオ担当の清水博之先生に相談してみた。彼は10年来の友人で、ＷＨＯのポリオ実験室の責任者の一人として活躍している。彼が同研究所、細菌部門のジフテリア専門家を紹介してくれた。

ジフテリアと百日咳の検体は喉の一番奥の壁に綿棒の先をこすりつけて採取する（咽頭ぬぐい液）。いずれも雑菌には弱い菌で、増殖させたり培養することが難しい菌だと言われている。では、その検体をどう日本まで輸送するか。実はカンボジアは毎週ポリオの疑いの便の検体を氷詰で日本の感染症研究所に送って診断してもらっているが、実はこの輸送を利用してジフテリアと百日咳の検体を送ることが可能だった。感染症研究所の好意に心からの感謝である。すでに百日咳の疑いの16検体を送り、一例の陽性を確認してもらった。多分これがカンボジアの百日咳を実験室で確認した最初の例だと思う。

さて話をカンボジアに戻そう。ジフテリア疑いの患者の詳しい情報を聞くとベトナム国境の村で、６月と７月に発症した4人の子供が報告され、すでに3人が亡くなり、生き残った一人からの検体だと言う。死んだ子供達は3種混合ワクチンを受けておらず、生き残った子供だけが受けている。ますます怪しい。

　翌日朝5時起きで車で現地に向かった。増水しているメコン川をフェリーで渡り、スバイリエン県の担当者と落ち合い、4時間半ほど車で走ってベトナム国境（タイニン県）の村に着いた。バイクの後ろにまたがって村まで乾いたあぜ道を砂埃を上げて走る。お母さんが田んぼから子供たちを連れて戻ってきてくれた。抱き上げている子供がジフテリア疑いの助かった子供である。

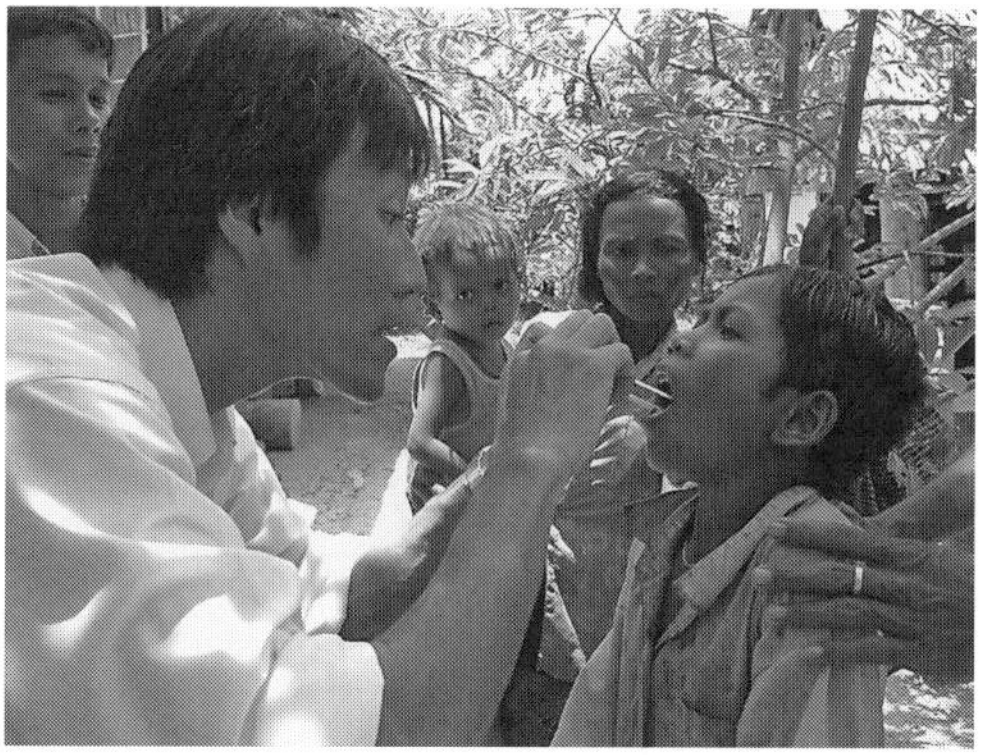
村で見つけたジフテリアの検体採取

　実はこの子の13歳の姉が亡くなったもう一人のジフテリア疑いの子供である。お母さんのそばに15歳の息子、8歳の娘が佇んでいる。母親は落ち着いた表情で、悲しみを表すことなく、きちんと質問答え、どういう状況だったのか話してくれる。僕は13歳の娘を亡くした母親の気持ちを思うと辛くなる。悲しい気持ちのときに申し訳ないと、クメール語で話してもらう。ただ、必ず調べて、何の病気だったのかを突き止めて、他の子供達がかからないようにワクチンを受けてもらうようにしますからね、と話すと、母親は、ここまで来てくれてちゃんと調べてくれて本当に有難うと言う。胸が詰まった。人の心の気高さは計り知れない。そんな人はすぐ傍の目立たないところにいるんですね。

雨期の青い空——２００４年10月X日

今年の9月のカンボジアは例年になく雨が多い。雨期特有の日中の雨はシャワーのように通り過ぎて、すぐに雲の切れ目から熱帯の強烈な日光が降り注ぐのであるが、夜にしとしとと降り続く雨があることには驚いた。僕の行きつけのプールの横を流れるメコン川の水位は去年よりも２m以上も上がっている。乾期に見えた中洲はすっぽり赤茶色の水の下に沈んで、その水はメコン川からトンレサップ川に向かってずんずんと逆流している。今年のトンレサップ湖の水位はさぞかし高くなっているだろうなと想像するのである。

百日咳の赤ちゃん

先月は、三種混合ワクチン（ＤＰＴ）にはジフテリアと破傷風と百日咳から子供を守るワクチンが混ぜてあるというお話をした。そしてジフテリア疑いの子供の話を村での調査と絡めてお話ししたが、今度は地方で百日咳の赤ちゃんが見つかったという報告が飛び込んできた。百日咳は激しい咳の発作を特徴とする細菌による感染症である。読んで字の如く、百日とは言わないが、咳発作が数週間続く。続く咳のために息もできない。やっと息をしようとすると、気管支に分泌される粘調な痰が呼吸を妨げる。苦しくて、乳児はしばしば吐いたり、失神したりする。さらに性質が悪いのは力の弱い乳幼児で罹りやすく、死亡率は特に一歳以下の乳児できわめて高くなる。皆のよく知っている「気管支喘息」は気管支が細くなり呼吸を著しく妨げるのであるが、百日咳は菌の出す毒素が気管支の粘膜を刺激して咳発作を起こし、粘調な痰を大量に分泌させ、気管支をふさいで、呼吸を妨げるのである。

慣れない聴診器

久しぶりに使い慣れない聴診器を片手に田舎に車を走らせた。2時間ほどプノンペンから南下すると、国道沿いの田んぼの脇に県の女性スタッフがバイクにまたがって待っている。そのバイクに先導してもらい、さらに田んぼのあぜを、今にも落ちそうにランドクルーザーを走らせる。豚もウシも犬もアヒルも田んぼのあぜで寝ている。そのたびにスタッフが降りて「しっしっ」と移動させる。とうとう進めなくなるので車を降りて、しばらく歩いて農家に着いた。

農家の縁台にはまだ生まれて2ヶ月のぽっちゃりした男の赤ん坊が寝かされている。咳が止まらず命も危ないのかと心配してきたが、まずはよかった。お母さんの話では、2週間続いていた咳発作も数日前から少しおさまったが、夜はまだひどいという。聴診器を小さな胸と背中に当てて、「そう言えば最近あまり使っていないなあ、」と思いながら耳を澄ます。なるほど、赤ん坊の小さな呼吸とともに「ズルズル、ズルズル」と気管支に詰まっている粘調な痰が動く雑音が入る。そうしているうちにその赤ん坊が咳発作を起こした。咳をたて続けにしたあと、息を吸おうとすると詰まってしまい、しばらく無呼吸になってしまう。背中を叩いてやると口から白色のネバネバした痰を小さな口元に出した。幸いな事に咳発作は長く続かず、赤ちゃんの機嫌も良い。

例によって喉の一番奥に綿棒をこすりつけて検体を採取する。残念な事にこの家族の子供達は一人もワクチンを接種していなかった。この赤ちゃんだけはBCGを生後受けていたがまだ生後2ヶ月と言う事で、定期予防接種の3種混合（DPT）を始めていなかった。（カンボジアでは生後1ヶ月半から受けられる。）百日咳が性質の悪いもう一つの点は母体からの免疫の移行がほとんどなく、新生児でも乳児でも、ワクチンを受け始める前に罹ってしまう例が多い事である。この赤ちゃんもそういうことになる。

農家の人が椰子の実を用意してくれている。ナタで切った切り口からあふれ出る椰子のジュースを自分の口に押し付けて流し込むと、乾いた喉にしみ込む。やっぱりカンボジアではまだまだ百日咳は流行しているんだな、と思いながら顔の前に抱えている椰子の実から視線を上に移すと空が見えた。田舎の田んぼの上に広がる空はどこまでも広い。立ち上がる雨期の白い雲と青い空がどこまでも広がっている。僕は何もしていない。でも、とにかく子供が死なくてよかった。

ピチュンバンとシハモニ王

――2004年11月X日

ピチュンバン、カンボジアのお盆

10月の12、13、14日はカンボジアではピチュンバンと呼ばれる祭日である。これは丁度、日本でいうお盆である。ここではこのお盆の2週間前からお寺さんにお参りに行き始める。そのお祭りの3日間は死んだ家族の人たちの霊が帰ってくるという、その準備である。そして、そのお盆の当日は富める者も、貧しい者も、真面目な奴も、いい加減な奴も、とにかくお供え物を持ってお寺さんに行かないといけないのである。なぜなら、ちゃんと家族からのお供え物がないと、帰ってきた霊たちが家族のお供え物は何処だと探し回るからだという。そして、万一探しても見つからなかった時は怒り出して大変なことになると言うのである。日本的な「うらめしやー」、という世界とは少し違う。

僕はそもそも教会と神父嫌いのひねくれクリスチャンで、しかも仏教には全く縁のないところで育ったので、仏教的なしきたりがわからない。栃木の典型的な日本的田舎育ちの女房から教えて貰った。

日本ではお盆と言うとお墓参りをし、家族の死んだ霊を迎えに行く。日本ではお墓が大事なのである。カンボジアは違う。そもそもお墓がない。田舎でもそもそも中国系やイスラム教徒の村以外はお墓と言うものを見ない。上座部仏教（小乗仏教）の国であるが、家族が死ぬと死体はお寺に持ってきてそこで焼く。灰は家族にお金があれば、チャイダイという仏塔を寄進して入れるが、一般の人はお寺さんで他の人たちと同じところに埋めてもらう。

しかし、そこに埋まっているからと言ってそこがお墓と言うわけではない。日本のようにそのお寺、そのお墓でないといけないということはないのである。クメールの人にとっては家族の霊を迎えるお寺は、忙しければ住んでいる家の傍のお寺でも、働いている場所の傍のお寺でもいいのである。家族の霊は、家族がお供えをして迎えてくれるお寺なら、どこのお寺であれちゃんと見つけて、フワフワと飛んできてくれるのである。これは日本に比べると随分とおおらかで、無理がなくて、いいなと感じるのであるが、皆さんはどう思われるかな？

保健省の仲間がお寺に一緒に行こうと声を掛けてくれた。女房の分のお供えセットまで用意してもらって、プノンペンから一時間ほど車を走らせたの郊外の小高い山の上にあるウドンというお寺に行った。（ウドンは日本のうどんの語源だと人に言われたが。）

山はプノンペンとその近郊からお参りに集まった正装した人たち、出店、おこぼれをねらう乞食たちでごった返している。お寺の中にお供えを抱えて入ると、だいだい色の袈裟を着た若い坊さんが入り口近くの台座の上に座り、周りにはぐるりと家族が取り囲んでお供え物を渡す。すると簡単な読経があって、次ぎの家族に入れ替わる。若い坊さんはよそ見をしながら、あくびこそしないが、首筋をぼりぼり掻いたりして落ち着きがない。周りを見渡しても高齢の坊さんは一人も見ない。目に付くのはしまりのない顔をした学生のような若い坊さんばかりだ。

ここで忘れてならないのはポルポト時代（1975―1979年）に何万人という高僧たちが殺されたということ。寺院も破壊され、カンボジアの仏教は壊滅状態にされた。その後、仏門に入る事はカンボジアの慣習であるが、指導者が居ない。失業対策でちょっこし入ってくるなんていう怪しからん若者も多い。ただカンボジアの人たちはそんなことはそれ程気にしていないようだ。これも大らかなカンボジアの一面かもしれない。読経のあと、さらに線香を供え、お花を供え、食べ物を供える。お寺の床は食べ物で足の踏み場もないほどである。お坊さんはそのお供えの食べ物を全て一口は口にしないといけないらしい。お坊さんはお昼を過ぎると何も食べ物を口にしてはいけないので、それは大忙しである。そのせいかカンボジアのお坊さんはピチュンバンの時だけは太るという。友人の家族はお供えが終わると、早速お寺の横でご馳走を縁台に広げてピクニックである。僕も女房もそのお相伴に預かり、お坊さんに負けないくらいにおなかが膨らんだ。

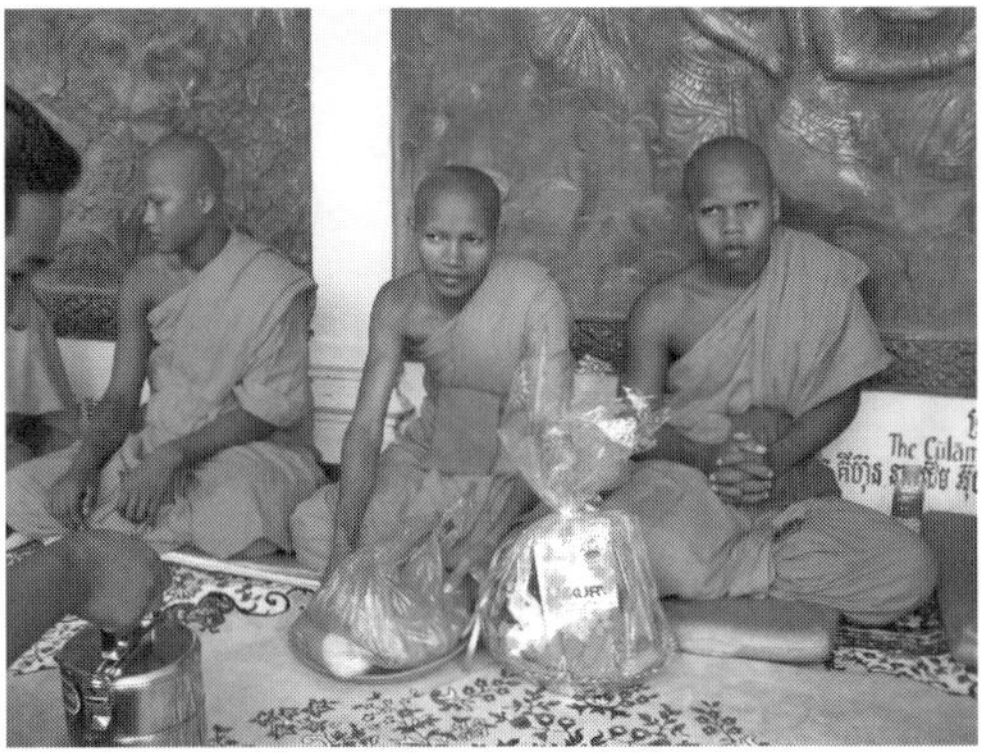

ピチュンバン

ジフテリア、百日咳、その後

ジフテリア菌が見事に分離できたと報告がきた。僕も保健省の仲間も興奮した。これがカンボジアで菌を証明できた初めてジフテリアの患者だからである。協力してくださった感染症研究所の先生方に心からの感謝である。ジフテリア菌の毒素も証明され、カンボジアに確実にジフテリアが今も伝播し、子供達の命を奪っている事がハッキリと分かった。

ベトナム国境に近い村で4人のジフテリア患者のうち3人の子供が亡くなった。亡くなった子供達はワクチン（三種混合ワクチンＤＰＴ）を受けていなかった。生き残った子だけがワクチンを受け、感染はしたものの助かった。カンボジアにはまだ居る。報告されないで感染し、死んでいるジフテリアの子供達がまだ確実にいる。感染している子供達の本当の数を知り、ワクチンをうけていない子供たちの実態を知る事が僕らの急務だ。

百日咳の菌も前回お話したあの赤ちゃんの喉から分離された。これもカンボジアでは百日咳菌分離の初めての例となる。百日咳菌はジフテリア菌に比べても分離がずっと難しいと言われていたものだが、発症から3週間経った患者の喉と鼻腔からも十分確認ができる事も分かった。百日咳はジフテリアに比べて死亡率はずっと少ないが、ジフテリアよりもずっと広くまだカンボジアの中で流行している。三種混合ワクチン（ＤＰＴ）の接種にまだまだ改善する余地があることを教えてくれている。

今回のジフテリアと百日咳の経験は、ポリオや麻疹だけでなく、ジフテリアや百日咳においても、菌の証明が、感染症の診断上だけでなく、その感染の実態を知る上でいかに大事であるかを改めて教えてくれたような気がしているのである。

新しいカンボジアの王様

第二次世界大戦後フランスから独立し、１９５３年に王位に就いたシアヌーク殿下は、激動の時代の中で、一時は国家元首となり、ベトナム戦争当時のアメリカ傀儡のロンノル政権下では国外追放、ポルポト時代、ベトナム占領下での中国、フランスでの亡命生活を経て、カンボジアに帰還し、カンボジア和平実現のために１９９１年に12年ぶりにカンボジアに帰還し、再び政治の舞台に返り咲く。その後、ＵＮＴＡＣ（国連カンボジア暫定統治機構）とともに、１９９３年の初めての民主選挙実施を見守る。その後選挙は１９９８年、２００３年と実施されるがフンセン率いる現政権の政治の混乱は絶えず、国会が選挙の一年後にやっと開かれた。そのたびに仲介役としてシアヌーク殿下は国民からも国際社会からもかり出され、一定の評価を得てきた。そのシアヌーク殿下も82歳と言う高齢を理由についに退位を表明した。彼の現夫人モニネス王妃には二人の息子がいるが、一人は昨年病気で突然なくなり、世継ぎは51歳になる長男のシハモニ王子と言うことになる。ところが最近まで彼の存在はカンボジアの人たちですらほとんど知らず、マスコミですら取り上げることがなかった。

なんとシハモニ王子は全くのフランス育ちで、フランスでバレーダンサーになっていたのである。バレーダンサーにこのドロドロしたカンボジアの政治の頂点に立つことができるのか？　父親のように小柄ながら、国のことを話し始めたら止まる事のないバイタリティーを内外に見せる事ができるのか。誰もが不安を感じた。政府は即位の式典のために急遽5日間の休日を発表。シハモニ王子が飛行機でカンボジアに降り立った。

町中のシアヌーク王の肖像画の看板が新王のシハモニの肖像画に架け替えられた。それがなんと親父とは比べ物にならない、なかなかの美男子なのである。三日三晩、王宮の前のメコン川の対岸からは花火が上がり、王宮前では盛大な即位の式典が行われた。シハモニ王は初めて国民の前で演説をしたのであるが、大方の予想に反して、その謙虚で知的で落ち着いた話し振りと態度はカンボジアの誰もを深く印象付けたのである。これからどうなるかはあまりに未知数である。しかし、確かにこの新しい王様は、戦争の傷跡と、政治混乱の続くカンボジアにひと握りの希望の光を持ってきてくれたようにも感じる。この王様、ゲイだと言う噂がある。でも、カンボジアの人たちは誰一人そんなこと気にとめる様子もない。これもまたカンボジアらしくていい。いい治世さえしてくれたらいいのである。僕もそう思う。

乾期の雨 ―２００４年12月X日

カンボジアの水祭り、カンボジアの山と海

カンボジアの水祭りは11月の下旬、３日間を祭日にして連日、王宮前のトンレサップ河でボートレースが催される。川上の日本の援助で作られた「日本橋」のたもとをスタートに川下の王宮前のゴールまでの約１０００メートルをおよそ４００艘のボートが2艘ずつの勝ち抜き戦で夜明けから日暮れまで3日間勝敗を競う。この日ばかりは地方から大勢の人たちがプノンペンにやってきて人口は普段の2倍以上の２００万以上に跳ね上がり、王宮の周辺は歩行者天国で、出店が立ち並び、歩く隙間のないほどの人出となる。

去年は日本との国交50周年の太鼓の演奏にかり出されて、ゆっくりとボートレースを観戦できなかったので、今年はゆっくり見ようと、自宅から小一時間かけて川に張り出した見晴らしのいいレストランまでぶつぶつ言う女房を連れて歩いた。いい席を確保して、さあ、見るぞと思うや、突然激しい雨が降り出した。

乾期に入ったのにこれは珍しいと思ったが、いっこうに

雨は止まない。眼下で出番待ちをしている船では、1艘に50人も60人も乗っている漕ぎ手達が皆濡れ鼠になって震えている。すると目の前を競争して走る2艘のボートの一艘が突然視界から消えた。おや、と思うと、漕ぎ手達の頭だけが水に浮くスイカの列のようにプカプカと流れていく。なんと沈んだのである。漕ぎながら入ってくる水に加えて、雨水の入り方が想像以上に多かった様だ。漕ぎ手達は船につかまりながらどこまでも川下に流れていく。ここの船はとても細長く、船首と船尾だけが長く尖って空に向いているので、くるりとひっくり返るというよりも、そのままざぶざぶと浸水して船首と船尾が水面に残っている感じである。夕暮れになってもまだレースは続いているが雨は止まない。

諦めて家に帰ることにした。歩いて帰る元気もないので、バイクタクシーをつかまえて3人乗りした。これが女房には少しショックだったらしい。大群衆と大渋滞の中を雨に降られて僕と運転手にサンドイッチされたて蛇行しながら走ったせいか、家に帰り着くとぐったりとしてしまった。もっと気持ちいい熱帯の青空の下で乗って欲しかったのだがうまくいかないものである。

ペトちゃんと親父さん――2005年1月X日

一時帰国の年末、帰国したほんの数日の間に愉快でエネルギー溢れる2人と再会した。

ペトちゃん

ペトラッコ神父という人がいる。84歳、目黒サレジオ教会の主任司祭神父だった人だ。17歳の時、貧しいイタリアの村から戦前の日本に来て、今日まで67年間日本にいる。マッカーサーとも東条英機とも会ったと言うから不思議だ。退職後の僕の母に信仰の楽しさを教えてくれた人でもある。その母が死んだ時、お御堂でいつまでも一人でひざまずき、お祈りをしてくれていた。神父の世話をする人が愛嬌を込めてペトちゃんと呼んでいるので、僕も本人以外の前ではペトちゃんと呼ぶ。心臓も足も悪くて何度も入退院を繰り返していたし、その頃は弱々しく見えたので、今はもうボケてしまっているのかなと心配しながらサレジオの修道院の個室を訪ねた。ドアを開けるなり「おお、知恵子（僕の母の名前）のこども」と、ペトちゃんは、座っているイスから手招きをして僕を抱きすめた。凄い力だ。クマのような体、すりあう頬と、握る手、熱い温もりが僕を心地よく包む。ペトちゃんはボケているどころかぴんぴんである。

母は生前このペトちゃんに喧嘩を吹っ掛けたらしいから愉快である。そもそもは僕の結婚式の事で、母が挙式をサレジオで挙げたいと申し出ると、前の東大出の主任が、僕が真面目な信者になって、神の奇跡を信じるなら挙げさせてやると言ったらしい。信者でもない芸能人たち（例えば山口百恵とか）にはいくらでも挙げさせるのに何事だ、神様はそんなに了見が狭いのかと、母は啖呵を切った。

僕は大の教会嫌いで、以前も奇跡を信じろという神父と喧嘩をしていたので、仕方ないなと半分やけになっていたが、結局母が別の教会の神父を口説き落として、別の教会で挙げた。さすがに弟の時は始めから喧嘩モードで教会の門を叩いたらしい。ところがペトちゃん、誰が挙げさせないなんて言った、と、逆切れして、神様の前では誰でも皆同じだと、元の司祭から関係者まで皆を呼びつけてどやしつけ、とうとう弟の結婚式を挙げさせた。

ペトちゃんは今でも僕の顔を見ると「すみません、すみません。」という。僕は戸惑うが、どうやらその時の事を言っているらしい。そして必ず「僕は知恵子に勝ったよ。」と誇らしげに言う。余程母に勢いがあったのだろう。それからと言うもの気さくな母は死ぬまでこの飾らないペトちゃんと仲がよかったらしい。イラクのニュースをテレビで見ながら突然「今のアメリカはダメ。日本の首相もダメ。東大出もダメ。」と気を吐く。そうかと思うと、「心臓の病気痛いよ。私、手術イヤだよ。でも看護婦さん綺麗、大好き。いいねー。」とくる。人間臭い、なぜか痛快である。孤独でも底抜けに明るく、時代をしっかりみて生きている。握る手の暖かさ、どこかでこれと同じ暖かさがあったなと感じたら、死んだ母方の祖父の手だと思い出した。

親父さん

勝次郎さんは僕の女房の親父さんつまり義父である。今年で78歳になる。小学校の教頭先生までやった人で、骨格はがっちりとして、目はぎらぎらして今でも見るからに恐ろしい。

実家の古い引き戸を開けると、どてらを着て、孫の手編みのマフラーを首に巻いた親父さんがにんまりと笑って立っている。この家に来ると心が落ち着くのは不思議だ。「バカ野郎、この野郎、こん畜生。」と口が悪いので一瞬たじろぐが、子供と話す時の目はたちまち優しくなって、一人一人の子供の性格を一瞬に飲み込む。まるで野生動物の親のように、時に抱きしめるように、時に突き放すように子供達と接するから僕にはとてもまねが出来ない。自然な子供達との付き合い方を身につけている。

僕は父親の味を知らずに育ったので、父親というとこの親父さんがまず頭に浮かぶ。孫たちはみんなこの不思議な野性の包容力の世話になった。僕は今でもつい親父さんのことを先生と呼んでしまって、しまったと思う。若い時はとにかく腕でも、口でもやたらと喧嘩をしたらしい。だから子供たちの喧嘩もじっくり見守ってから軍配を下す。昔は確かに親父さんのようなはぐれ先生がいた。女房の姉の旦那は結婚をしたいと親父さんに言うやいなや親父の物凄い一発を顔面に食らったらしい。長男が長女を嫁に貰うのは怪しからんと言う理由だったらしいが、よくわからない。僕の時は女房はなんとこっそり救急箱を用意していたらしい。幸い親父の一発は免れたけど、今思えばなにやら少し残念な気もする。

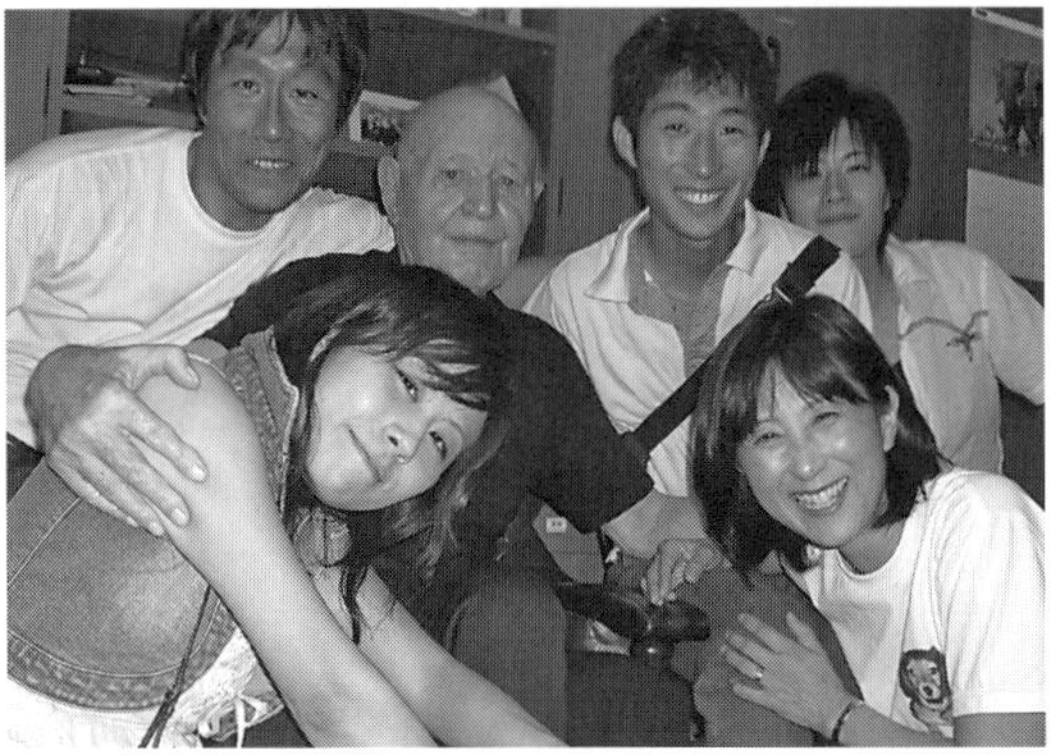

ペトちゃんと僕の家族

その親父さん、10年前に胃がんで胃の全摘という大手術をした。それから一回り小さくなったように見えたが、眼光の鋭さは少しも衰えない。最近はすっかり元気を取り戻して、鉢巻をして屋根を直したり、庭で野菜を作ったり、塀を直したりしている。筋肉痛で首が回らなくなったので、これは頭の病気だと大騒ぎをしたらしいが、僕の同級生に診てもらって、「お父さん、動き過ぎだよ。つける薬はないよ。」といわれてやっと納得したらしい。飾らない親父さんには暗い所がない。いつも自分のことをまずしっかりやっている。生きることが上手だ。「子供達の事は心配すんな、俺が見てやる。」と言わんばかりに岩のような手で握手をされて正月の女房の実家を後に再びカンボジアに戻った。

カンボジアの新年

カンボジアの新年は何のお祝いもない。乾期はさらに涼しく、朝夕の風は心地よく乾いていている。プールの水温も下がり、秋田のプールを思い出す。目の前のメコン川の水位はさらに下がり、水没していた中洲が大きく姿をあらわしている。水位が下がったお陰で魚の採れはよく、漁師さんがたくさん船を出している。青いマンゴも出回り始めた。青いマンゴは千切りにして干し魚を混ぜてサラダを作るととても美味しい。ブーゲンビリアが白いかわいらしい花をつけている。夾竹桃（キョウチクトウ）科のプルメリアという名前の木が甘い匂いのする白とピンクの花を一杯につけている。カンボジアはしばし爽やかな季節である。

リエップのおたふくかぜ
――2005年2月X日

おたふくリエップ

リエップは我が家のお手伝いさんである。普段は小柄な身体に似合わずテキパキと動いて要領よく仕事をする彼女であるが、今日は元気がない。顔が腫れているようだから見てやってくれと女房に言われた。見ると確かに左の耳下腺の腫れが昨日の倍もあるかと思わせるほど大きく腫れ上がって、しかもシクシク泣いているのである。腫れがはなはだしい上に涙まで流しているので顔がぐちゃぐちゃである。よほど痛いのだろう。

リエップには8歳になる男の子が一人居るが、その子は腫れていないかと聞いてみると「2日前から腫れていた。」という。まだ家族に居ないかと聞くと同居している妹と、姪っ子がやっぱり腫れてきたという。これは流行性耳下腺炎、いわゆるおたふく風邪である。稀に髄膜炎や脳炎を併発することがあり、さらに男性では稀に睾丸炎になって不妊になる事があるが、風邪と言われる位に、ウイルスの感染症の中では比較的軽いものである。日本でも普通は5―10歳の低学年児童に多く流行し、丁度今ごろの冬の乾期に流行る。

この話を保健省の仲間にすると、皆おたふくを知っていた。一人の男が「カンボジアには有名なおたふくの治療法があるんだよ、トーダ。」と、誇らしげに言う。聞くと、虎年生まれの男が、その患部に虎の絵を描いてやると、治るんだ、という。実はその彼自身が虎年生まれで、村ではよく頼まれて虎の絵を描いたんだ。とこれまた誇らしげに言う。そう言えばリエップの頬に消えかかったマジックのような黒い線の跡があったのを思い出した。「そうか、リエップも描いてもらっていたんだ。ところで何で虎の絵を描くんだろう。皆に聞くと、少し首をかしげながら、「虎の顔は前から見るとほっぺたが腫れているだろ。」とゲラゲラ笑いながら答えた。どうも虎の絵のことが気になって眠れない。

僕の尊敬するクメール語の教授セタ先生に聞いてみてすっきりした。クメールではおたふくのように腫れる症状の別名を「ネズミのこども」というのだという。実は病気でも、怪我でも、脇の下や首の周りのリンパ節が腫れて豆のようにクリクリと触るようになることの総称らしい。ネズミが嫌いな動物はネコと決まっている。でもネコは十二支にいないので虎てネズミを食べさせる。でもネコは十二支にいないので虎という事になったと言うのである。なるほど。プノンペンには虎の絵のスタンプも売っていて、患部にペタンとできるという。リエップの家族中がほっぺたに虎の絵を描いているのかな?と想像して少しおかしくなった。虎がうまくネズミを食べてくれるといいのだが。どうやら、リエップに休まれて一番弱っている女房がそれを一番願っているようである。

裸の王様と長い一日――2005年3月X日

僕はこの日を待ち続けていた。カンボジアに来た日から待ち続けて、すでに一年半が経ってしまった。それはクンタボパ小児病院を僕が見たいというそれだけの事である。それだけの事が全く実現しなかったのである。その理由はビートリシュナーというスイス人の院長のせいだった。

裸の王様

この人を称して「もう一人のカンボジアの王様だ。裸の王様だ。」といった人がいる。そのワンマン経営振りは自分の病院をまさに独立王国のようにして、絶大な権力を行使する。いわゆるカミナリ親父のような人かなと思うと、どうもそう簡単ではないらしい。この裸の王様は現地政府も国際機関も無視する。そのくせ国王と首相に個人的な親交を持ち、議会の承認も経ずに数億円のサポートを国庫から引き出す。一方、県立病院は職員の給与にも困窮し、百万円のサポートすらも得られない。裸の王様は政府から多大の支援を受けていながら、カンボジア政府の人間、国際機関の人間の立ち入りを一切禁じ、病院職員の外部との接触、情報の公開も厳しく禁じている。無料で患者を診るうたい文句の陰で、病院の中で何が起こっているのかは誰もわからない。

さらに厄介な事は、毎月、新聞広告を出して、「WHOとユニセフが実施している予防医学では少しも子供は救われない、予防は無意味、治療が全てだ。カンボジアでまともな医療をしているのは自分だけだ。」とふれまわる。さらに「保健省も国の病院も腐敗で腐りきっている。」とあからさまに非難するのである。まあ、WHOの仕事が一番正しいとは思わないし、治療が大事である事もわかるのであるが、それにしてもカンボジア政府の世話になりながら、何とも大人気ない態度である。そんな訳で、保健省で働く人間はもちろん、カンボジアで働く国連機関の人間で彼と会ってまともに話をした事のある人間はほとんどいない。

裸の王様なんかほっとけばいいだろう、と言われそうだが、そういかないので困るのである。実はこのクンタボパ小児病院に集まる小児患者の総数はカンボジアの中で群を抜いている。一日の外来患者は1000人近く、入院は400人以上、毎日数十例の小児外科を手術をして、一月に800以上のお産があり、病室の床にまで患者があふれている。少し乱暴な推定だが、カンボジアの中で発症する重症の小児感染症の半分近くはここに集まってくると考えても過言でないかもしれない。

それでは他の県や国立病院はどうなんだと思われるかもしれないが、実はほとんどガラガラで患者がいない。その理由はまともな医者がほとんどいないからである。そしてその理由の一端は、通常の3、4倍もの給与を出すこの裸の王様病院に数少ないカンボジアの医者が大量に集まっているからでもある。裸の王様は保健大臣に向ってガラガラの県立病院をあざ笑う。予防接種の効果が上がっているかどうかは、患者の発生をみることで理解できる。どんな病気の子供が病院に入院しているかはとても大事な情報である。つまり、この裸の王様病院に目をつぶって、僕の仕事は成り立たないのである。ポリオ疑いの子供たちの情報は幸いにも今も病院の一部の職員を通して保健省に入ってくるが、残念ながら麻疹も、新生児破傷風も、ジフテリアも、百日咳も報告は一切ない。

裸の王様との接触を嫌がる保健省のスタッフを口説き倒して、ついにその日が実現した。ICU（集中治療病棟）で医者達に話をしている裸の王様と初めて対面した。裸の王様は、初老で肥満だった。眼鏡の奥の垂れた目がきょろきょろと動いて定まらない。保健省の担当者たちの顔を見て、「君の顔は知っている。」と指差しながら、歪んだ笑顔を作った。僕に向って「日本脳炎の患者が一杯いるからワクチンが要る。」と、独り言のように呟いて、アシスタントに案内するように目配せをしてまた回診に戻っていった。自己紹介する間もない。それから、９つの病棟とさらに新たに建設中の４つの病棟。検査室、分娩室、手術室などを見て回った。ここも実に清潔に管理されている。

　僕が一番やりたかったことは、患者の入退院簿に目を通し、医者達とじっくり話すことである。残念ながら、もちろんそんな余裕は全く与えてはくれなかった。一通り見終わると、待合室で職員に立ち話しをしている裸の王様を再び捕まえた。矢継ぎ早に、ポリオ、麻疹、新生児破傷風、ジフテリア、百日咳のカンボジアの現状を話す。すると裸の王様、「ポリオを最近診た。」という。（ポリオは１９９７年がカンボジアの最後の報告例である。）保健省の担当官が目を丸くする。僕はハイと答えて、便検体を取ってもらえたよね、と隣の県の職員に耳打ちする。「ジフテリアも最近診た。」という。裸の王様はいろんな病気を診ているらしい。

　もし僕が卒業したばかりの若い医者だったら、この病院を見てどう思うだろうかと、ふと思った。これだけ症例が多くあって、職員が十分にいて、好きなだけ治療を出来るなら、やはりこの病院で研修を受けたいと間違いなく思うだろうなと、僕の遠い昔の臨床医の経験から素直に思ったのである。

年間15億円の予算の半分を治療費に使い、30%は５００人以上の職員の給与に消えるという。回収可能な利益はゼロという放漫経営だが、こんな贅沢な病院がカンボジアにあってはいけないという訳ではない。いや、実はろくに研修できる病院がないカンボジアでは貴重な小児疾患の病院のはずである。

　残念な事は、この裸の王様には全くその気がないということである。自分がカンボジア全土を診ていると錯覚しているらしいことである。ここでトレーニングを受けた医師たちが県立病院に戻って技術を生かしてくれるなら、どれほどカンボジアの医療の向上に役立つだろうかと思うと、これも残念である。裸の王様に別れの挨拶をして、最後に予防接種外来を見せてもらいますといって、握手をして別れた。接種所で記録の取り方、ワクチンの管理の仕方を聞きながら、これを機会に関係が良くなっていけばいいなと、思う。「話がうまいなんて、失礼な事を思ったな。」と、心の中で胸をなでおろしたその瞬間だった。

　裸の王様が血相を変えて接種所に飛び込んできた。驚く僕らの前で、突然「君達はこれ以上私の病院の何が知りたいんだ。」と僕に噛み付いた。僕達がすぐに帰らなかったのが気に食わなかったらしい。「ＷＨＯの言う予防なんて何の意味もない。ＢＣＧも結核が悪くするだけだ。治療が全てだ。政府は腐敗だらけだ。」と口角から唾を飛ばし、目が血走った。正体を現したなと思った。少し前に見せた紳士的な別れの挨拶は嘘で、これが本性なんだとわかると却って心は落ち着いていた。

「わかりました。お世話になりました。また来ますよ。」と言ってクンタボパ病院の門を出た。出てから、県の職員も保健省の職員もそして僕も全員が深い溜息をついた。疲れたのである。

昼飯を食べながら、「裸の王様が死んだらあの病院は総崩れだろうな。」と一人の男が呟いた。僕は思う。医者の本分は病める患者を隔てることなく受け入れて、何の見返りも求めることなく病を治そうとすることだろう。確かにある意味で裸の王様は医者の本分を果たしているように見える。だから一般の人には余計に見えにくいので困るが、無料で患者を診るから秘密主義で、権力主義で何をしてもいいということにはならない。こんな不思議な状態がいつまで続くのだろうか。

お昼を食べ終わってから県の衛生局、アンコール小児病院、保健所を訪ねて、飛行場に着いた頃はもうとっぷりと日が暮れていた。小さな飛行場の待合室で缶ビールを買って、「長い一日ご苦労さん。」と乾杯をした。

保健省のサラット先生は僕より3つほど年上だがいつもニコニコして、笑顔を絶やした事がない。目尻が垂れているその顔は、欽ちゃんによく似ている。ポルポト時代に医学部の学生で、大学をいったん追われ、生き残った人である。こういう人達が今のカンボジアの保健を支えている。そしてとても丈夫な人たちである。決して疲れた顔をしない。僕はサラット先生に敬意を表して、真っ暗な滑走路に向ってもう一度小さく乾杯した。サラット先生は今、月に一度、裸の王様病院を訪れて。さりげなく病院の入退院簿を見て、さりげなく医者達と話をしている。

ラタナキリ、はしか騒動顛末記
――2005年4月X日

ラタナキリ、はしか騒動顛末記

ホッと一息ついた所に「ラタナキリ県の少数民族の部落に麻疹（はしか）が流行っているらしい。」という報告が入ってきた。ラタナキリ県はカンボジアの北東の丘陵地帯にあって、ベトナム、ラオスと国境を接する人口10万人余りの最も辺境の県である。7例の血液の検体がプノンペンに送られてきて、そのうちの3例から麻疹を証明したと公衆衛生院が報告してきた。

ラタナキリはクメール語で「宝石の山」という意味である。宝石が以前はたくさん取れたという。いいところだという人もいるので多少期待して行ったが、地肌の砂煙の飛行場に着いてみて驚いた。舗装された道は一つもなく、赤土が絶えず舞い上がるまさに埃の街なのである。ここも今が一年で一番暑く、汗ばむ肌に赤い土埃が容赦なくまとわりつく。窓を締め切った宿の部屋も、車の中でさえも赤い土ぼこりが積もる。鼻の穴の中まで土ぼこりで真っ赤になるのである。

7つの村を回って、64人の患者を診た。いずれも少数民族の人たちで、言葉が通じない。保健婦に少数民族出身の人達がいて通訳をしてくれる。患者の年齢は生まれて間もない赤ん坊から20代後半の若者まで、どの一人をとって見ても実は臨床的には麻疹ではなく、典型的な水疱瘡（みずぼうそう）なのである。

麻疹の検査が陽性になったという3人の成人を村で診たが、この人たちもどう見ても水疱瘡なのである。再検査のためにもう一度血液を取らせてくれないかと頼んだが、嫌だといって逃げてしまった。翌日、保健所の所長が村長を説得してくれて、やっとOKが取れた。「血を取られると力が抜けて体が弱くなってしまうよ。」とぶつぶつ言い続けているおじさんに、保健省から来た女医のヤナレス先生が手提げ袋からやおらキャンディーを一掴み取り出した。そして、「このキャンディーにはいろんなビタミンが入っていて食べると力がつくのよ。」と口上を始めたのである。そしてぶつぶつ言うおじさんの口にキャンディーをねじ込むや、グイッと腕を引き寄せ、採血をしてしまった。これを脇で見ていた村長が「そのキャンディーをわしにもくれんかね。」という。渡すと、「そんなにビタミンが一杯入っているキャンディーを二つも食べてもだいじょうぶかね。」ときく。これをきいて、なんとか笑いをこらえていた僕のドライバーがとうとう噴き出してしまった。その夜はマジックキャンディーの話で持ちきりとなる。

水疱瘡にしか出会えない僕らは、困り果てて、とうとう公衆衛生院に再検査をしてくれるよう電話で頼んだ。再検査の結果はプノンペンに戻ってからやっとわかった。なんと全て陰性、前回の結果が間違えであったのである。検査に間違いは付き物である。実は公衆衛生院の間違いの根はもっとずっと深いのであるが、またこの話はどこかで。まあ、今回の調査、無駄足だった言われれば仕方がないが、自分としては随分と教えられ、考えさせられることの多い旅だったのである。現場はいつもおもしろい。

8年ぶりのベトナム

——2005年5月X日

ついに雨が降った。刺すような激しい熱帯の暑い日差しを黒い雲が覆う。大粒の雨が小一時間程、乾ききったプノンペンの町に叩きつけるように降り注ぐ。忙しくバイクで行き交っていた人たちが黒く固まってあちこちで雨宿り。大きな雨音が生活の音を掻き消して、熱帯にひと時の静寂を運んでくるような瞬間。道にはあっという間に大きな水たまりができていく。不意に雨を浴びた人たちの表情は少し嬉しそうだ。季節が巡ってくるという感覚は日本ほどにハッキリとした四季の無い熱帯でも人の心に落ち着きをもたらすらしい。一見つまらない季節の繰り返しだが、人の身体も心もそのつまらない繰り返しを心待ちにしているようである。

原点　ベトナムへの回帰

この雨の始まる直前の暑さのピークの頃がクメール正月である。カンボジア国内の職場はいっせいに週末を挟んで一週間ほど休みになってしまう。僕と女房はかねてから考えていたベトナムを旅する事にした。ベトナムは僕ら家族には印象の深い国である。1992年の終わりから1996年初めまで3年余り、僕は初めてWHOの医務官として今のホーチミン市に家族と共に赴任した。その後、一度1997年に仕事で行って以来8年も行っていない。

「原点」というと少し大袈裟であるが、人の人生にはそれぞれに、その人のその先の生き方をある程度決定付けてくれる「節」のような出来事が何度かあるように思われる。僕には今の所3つの節があったように感じている。ひとつは僕の心を形作った子供の頃のあまり幸せとは言えない家庭の環境。二つ目は、大学3年でカンボジアの難民キャンプに行った時のこと。そして三つ目がこのベトナムでの生活である。もしこの節が無ければ僕は多分全く異なる人生を歩いていただろうと思うのである。

ベトナムに赴任した頃、僕はすでに36歳になっていた。3人の小学生の子供達を抱えながらも、熱帯の途上国に住んで、その国のために仕事をしたいという気持ちはすでに自分の心の中で飽和状態に達していた。つまり何でもやらしてくださいという感覚である。ロンドンでの留学を終えて、やっとたどり着いたのがベトナムだったのである。保健省パスツール研究所の予防接種計画のスタッフたちに混じってベトナムのポリオ根絶のために朝から夜まで共に仕事をした。僕は仕事を心から楽しんだ。下手なベトナム語を必死で覚え、毎週のように地方のメコン川の村々をポリオの患者を追いかけて渡り歩いたのである。

プノンペンからホーチミン（サイゴン）までは飛行機で30分余りで着いてしまう。時差も無い。サイゴンの飛行場は拡張され、驚くほどきれいになっている。ベトナム戦争時代に使われた半円形の屋根の格納庫はいまだに飛行場の端にずらりと残っているが、今は古いロシア製イリューシンなどの飛行機の墓場のようになっている。僕らの貸家も当時この近くにあった。飛行場にはパスツール研究所の実験室の責任者であるトゥー先生がわざわざ迎えに来てくれていた。少し頭は薄くなったけど、小柄で相変わらず南部の人らしい優しい表情のままである。道路を走っていて驚いたのは大量のバイクに混じって、きれいなタクシーがいっぱい走っている事と以前は我が物顔で走っていたシクロ（自転車の人力車）が全く見えないことである。もちろん僕らがいた頃はタクシー会社ができ始めた頃でタクシーはほとんど無く、シクロは車を蹴っ飛ばしながら、道を埋め尽くすほど走っていた。シクロは車社会への移行と共に街から締め出されたのである。

パスツール研究所の一角にあるゲストハウスに部屋を用意してもらい、荷物を下ろすと、見覚えのある職員の人たちが何人もいる。「トーダ、アイン　コエコン？（元気でしたか？）」と声をかけられて、「ザットコエ、カモンニュウラム（元気ですよ、どうもありがとう）」と、さらっと自分の口からベトナム語が出てきて驚いた。実は僕も女房も現在クメール語を習っているのだが、話そうとするとどうしてもベトナム語が先に出てきて邪魔をする。頑張るほど頭が混乱し、ベトナム語とクメール語を混ぜたような変な言葉ができてきたりして、赤面するのである。不思議なもので、忘れたいたはずのベトナム語がベトナム語に囲まれていると堰を切ったように蘇ってくる。すると、いろんな記憶も相乗的に思い出してくるのである。

手の行き届いたパスツール研究所の小さな中庭は昔のままである。よく3人の子供達を連れてきては遊ばせた。この中庭を見ながら僕はあの頃どれだけいろんな事を考えただろうと思うと、又ぼんやりした。庭を朝から暗くなるまで掃除をしていたお爺さんは10年後の今も元気で庭を掃除していた。パスツール研究所の前のフォー屋（ベトナムうどん屋）で新聞を売っている両腕のないおじさんが僕を見つけて駆け寄ってきた。彼の鉄製の義手と久しぶりに握手をする。僕はこのおじさんからよく新聞を買ったのである。

所長のキエム教授と再会する。73歳になるというのに以前と変わらない元気さ、そして変わらず優しく、品のいい方である。僕のいる時に心筋梗塞を起こしてとても心配したが、子供の頃からフランス、アメリカとの戦争を乗り越えてきた北の人だけに、身体の作りが違うらしい。そのキエム先生も来月には退官されるという。

もう一人忘れられない人がいる。僕の助手のように毎日仕事を手伝ってくれた女医さんのビン先生である。一年半前に乳がんで亡くなった。まだ、40歳になるかならないかだった。乳がんは僕がベトナムを離れてからわかったのだ

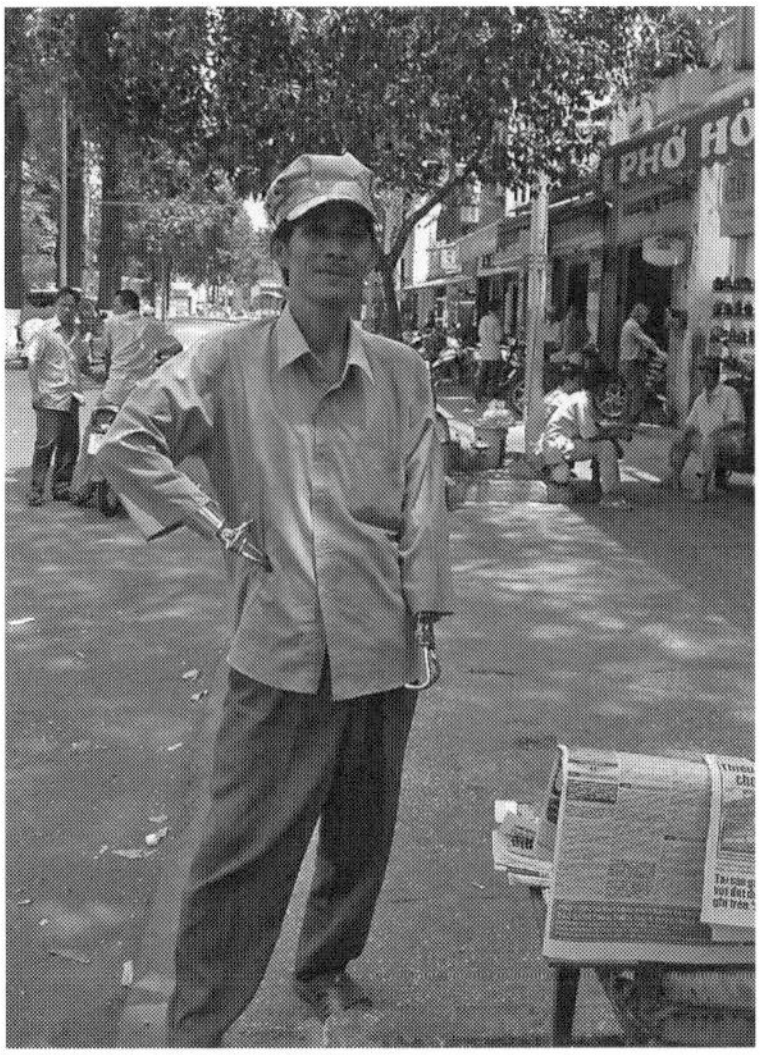

両腕義手の新聞売りのおじさん（元南ベトナムの兵士）

が、長い闘病生活を二人の子供のために明るく頑張ったとみんなが教えてくれた。旦那も医者であったが他の女性と一緒になってしまい、葬式にもこなかったという。葬式はパスツール研究所が出してくれたらしい。70歳近くなるお母様が、二人の残された子供達を育てている。ご自宅を訪ねた。

以前にもお会いした事があったが、ビン先生と似て細い体に品の良さをたたえた方である。僕の顔を見るなり涙された。少女のようなビン先生の写真の前に線香を供えた。お母様がたくさんの写真を持ってきてくれた。見ると、どれもみんな僕と地方を回りながら仕事をしたときの写真である。若いときの僕がいて、元気な時のビン先生がいる。その瞬間、我慢していたものが噴出して目の前がかすんだ。二人の子供は今17歳と9歳になって、ビンさんに似てとてもいい成績で勉強していると教えてくれた。よかったと、もう一度お祈りをして、お母様に暇乞いをした。噴出してくる気持ちは止められない。

女房と街をぶらぶらした。レックスホテルやベンタン市場の周りは随分ときれいになっている。昔あった店はほとんど新しくなっている。とても洒落たファッションの店が並んでいる。女房がぶつぶつ言っている。一番気に入らなかったのは何でも高くなっていることらしい。ドンの価値

も10年前と比べて50%ほどインフレになっているが、10万ドン（700円程度）、100万ドン（7000円程度）という紙幣が使われて、小奇麗な所でお茶でもすると10万ドンなどすぐなくなってしまうのである。以前は1万ドンでフォーを食べてコーヒーも飲めたのであるが。タクシーの運転手さんと話しをすると、生活は前より大変だという。「タイドイ、マ、コン　タイドイ、（変わったようだけど変わっていないいんだね。）」というと本当にそうだと相槌を打った。一般の人たちの生活は決して楽ではなさそうだ。

女房は、仲のよかったお手伝いさんのユンさんと会いたがったが、うまく探し当てられず悔しがった。僕も仲のよかったプロジェクトのドライバーのチューさんに会いたかったがダメだった。どちらも南の人である。ところが思いがけない人が僕らの来るのを聞きつけて会いに来た。以前ここでも紹介したかもしれないが、保健省から派遣され、家族のドライバーとして働いたトンさんである。

北の人で、ベトナム戦争のジャングルでの激戦を生き残った人だが、どうもわからない。すごく臆病で、とにかく抜けている。そしてよく笑い、よく食べる。そして3年間一度も病気で休んだ事がなかった。僕の顔を見るなり例の笑いで駆け寄ってきた。駆け寄るなり僕の頭を触って「白髪が増えたナー」なんていう。「自分を見てくれ」と帽子を取ると、なんと髪は黒々して白髪が一本も見えない。55歳になるという。「負けた、負けた」と、僕も女房も大笑いした。この人にはやはり強運がついているらしい。

早朝に2時間かけてハノイに飛んだ。飛行機の中で隣に座った73歳のおばあちゃんがずっとベトナム語で話しかけてきた。自分の旦那、子供の話から孫の話まで、女房と僕の下手なベトナム語で半分位は話が分かったので嬉しい。ハノイに降り立って驚いた。雨が降って、なんと寒いのである。ハノイは日本のように四季があって天気が悪い。4月のハノイを覚えていた女房は「知らなかった？」と、用意したセーターを着込んだ。僕はすっかり忘れていて、女房を少し恨めしく見ながらTシャツ一枚で震えた。

新しく巨大になったハノイ空港にヒエン教授が新品のトヨタの自家用車で同僚の村上先生と一緒にわざわざ迎えに来てくれた。ヒエン先生は今ベトナムの予防接種計画の責任者になっている。街まで小一時間、田んぼの中の高速道路を走る。10数年前にはじめてハノイに降り立っときの驚きを今も忘れない。飛行場からハノイの街までの道はまさに農道で、牛車や荷車が行き交い、ひたすら働く農民の姿はまるで日本の江戸時代にでもタイムスリップしたような不思議な錯覚を覚えたのである。

この10年の道路の整備は目を疑う物がある。ホン河（紅河）を渡ってどんよりと曇る街に入ると古い家に混じって新しい家が目立つ。やはりシクロがない。その代わり何人もの人がバス停に並び、バスを待っている。バスが走るようになっているのである。緑色のヘルメットをかぶって働く姿はまだ所々で見かける、ベトナム戦争時代から使われているハノイの景色である。道の両側から覆い被さるハノイの街路樹は今も変わらず見事だ。街の中心にあるホアンキエム湖は今もハノイ市民の憩いの場だ。この回りをよくジョギングをして道端のフォー屋で朝ごはんのうどんをすすった12年前を思い出す。それでも新しいホテルもビルも増え、街の中心は少しずつ動いているようだ。

ハノイでも訪ねる人がいた。チャック教授である。政府の要人でもあり、ベトナムの予防接種計画を10数年政府のトップで引っ張ってきた人である。高齢とは思えないハンサムな容貌、鋭い眼光と思慮深い話し方は当時から人を惹きつけた。ちょうど一年前、マニラで8年ぶりに再会したチャック教授が、僕を暖かく抱きすくめてくれた事を忘れない。ベトナムに早く戻っておいでと言い残してチャック教授はその一ヵ月後心筋梗塞で急逝した。温もりがそのまま残っていた僕にはベトナムの大事な光が急に消えてしまったようで悲しかった。

ヒエン先生が手配していてくれて、ハノイに着くとチャック先生の息子さんに伴われて、郊外にあるお墓をお参りした。畑の一角に作られたお墓は意外にも土盛りをされただけの簡素なものだったが、雨の止んだ郊外の鳥のさえずりを聞きながら静かに祈る事で先生と少し話ができた気がした。雨で煙るハノイの早朝の街路樹を散歩した。雨合羽でハノイ大学に通う勤勉な学生達、三角傘を被った道端の行商のオバサンたち、小さな椅子を並べるお茶屋さん。静かな街路樹の町並みの下に静かな普段の生活がハノイにはまだしっかりあるように感じて少しホッとしたのである。

僕のベトナムの旅は慌しく終わった。僕にとってベトナムの旅が決して楽しい思いだけではないのは、やはり自分にとってのひとつの原点への回帰の旅だったからなのかもしれないと今思う。原点の場所への回帰がいいものかどうかはわからない。街の姿は変わり、人は去り、ある人は死んで、その流れは止める事もできない。それでも変わっていないと感じるものがある。それはそこにある根っこのような物かもしれないし、それは僕自身なのかもしれない。僕はあれからどう生きてきて、これからどうするのだろうか、あの時の気持ちは今どうなのだろうか、僕は僕らしくちゃんとしているのだろうか……と。

心の中は答えのない問いで溢れた。ベトナムの人たちが静かにそれを僕の中に見たのかもしれない。はっきりしていることは、僕は今ベトナムでは生きていないという事だ。そこでの生活がなければ、僕が心から話せることがない。

その意味でベトナムの旅は、かえって苦しかったのかもしれない。プノンペンに戻って、むせ返る暑い空気を胸いっぱい吸って、わかった。僕は今カンボジアで生きている、ここで生活している。だからここの人たちのことを一生懸命考えていようと。

悪夢か 寝室に降る滝の水

―2005年6月X日

悪夢か、寝室を襲う洪水

カンボジアは正月も過ぎて、雨期が始まると喜んでいたのだが、なかなか、まとまった雨が降らない。カンボジアの広い空には立派な雨雲が連日漂っている。立ち昇る見事な入道雲と絡まりながら今日こそは降るぞと言う顔つきをしている。日中の暑い日ざしが夕方には掻き曇り、薄暗くなり、さあ、雨が降るぞと思いきや、これが降らない。夜も蒸し暑く、寝苦しい。冷房をつけたり消したり、どうも寝心地が悪い。

変な夢をいくつもみる。よく覚えていないが、どうも気が付くと気分が悪いから悪い夢なのだろう。首筋にじっとりと汗が流れるのに気が付いて、薄目を開けると回りは暗いからまだ朝ではないらしい。また寝てしまう。夢だと思うが、ボタボタボタ、バチャバチャバチャ、と水の音がする。音は僕が寝ている2階の寝室のトイレのあたりから聞こえてくる。おしっこがしたいからこんな夢を見ているのかなと思ったりしている。それにしても随分大きな音である。音はどんどん大きくなる。変だナーと思っていると、突然体をゆすぶられた。「パパ起きて、大変よ。」と女房が耳元で叫んだ。どうやら夢ではなかったらしい。

まだ、外は薄暗がりで、夜が明けていない。本当にトイレの中からゴーゴーとすごい音がしている。ドアを開けるとなんと床は水浸し、天井から床に向って何本も水の柱が立っているのである。まだ何が起こっているのかわからない。いや、わかった。このトイレの天井裏、つまり屋根裏に大きな水タンクがあるのである。これがどうかなったのである。途上国の都市では水タンクを天井裏や屋上に置くのは常である。断水が多いということもあるが、最大の問題は水圧が低い事である。そのまま水道をひねっても水はチョロチョロとしか出てこない。そこで、屋根裏に水タンクを設け、ポンプで一旦汲み上げてから家全体に水を回すのである。

　つまりその水タンクが破裂したらしいのである。水は屋根裏に溜まっている泥も洗い流して頭の上から降り注いでくる。目を凝らして見ると、水は天井に取り付けてある電球の脇から大量に落ちてくるのである。感電するとまずいと思い電気を消したから、余計に何も見えない。

　そうこうしているうちに、バタバタという水音と共に寝室の天井からも水柱が立ち始めた。手当たり次第にゴミ箱やバケツを集めて水柱の下においたが、どうも大して役にたたない。その内、隣の客用の寝室からもバタバタと音がして、行って見ると水柱が立っている。考えれば屋根裏は全て繋がっているのであるから二階の部屋中が水浸しになるのかな？　と嫌な予感が脳裏をよぎる。僕も女房も寝巻きのままで気がつくと、頭からびしょ濡れだ。タオルや布でジャブジャブと水を吸い込ませては、バケツに搾り取るのがこれもあまり役に立たない。なぜか我が家の愛犬だけは水の中をバシャバシャと興奮して走り回っている。

　やっと外が明るくなってきて、水の落ちる勢いがおさまってきた。どうやら水が落ちきったらしい。寝ぼけた大家さんとやっと電話で連絡が取れて、きてもらう。

　ホッとしたのか、濡れネズミになっている女房が水たまりの中に座り込んでニヤニヤ笑っている。どうしたんだと聞くと、女房もさっきは寝ぼけていたという。寝ぼけながらジョージョーという水の音を聞いて、僕がトイレで小便をしていると思ったらしい。それにしても、変だわと、いつもはしみったれた音で、閉め損ねた蛇口のように、チョロチョロとしか出ない亭主なのに今日は随分と勢いがいいわ。でもヤッパリ変よ、と思って目が覚めたという。なるほど女の想像はすごい。

　カンボジアの雨期はたまに豪雨となり、下水や排水が悪いのでアッという間に浸水する家もある。僕の貸家は土台が高いので大丈夫だと確信していたのだが、まさか2階の寝室の天井から水が滝のように落ちてくるとは思わなかった。幸いにもベッドへの直撃はぎりぎりで避けられた。屋根裏にも仕切りがあって、水の広がりをある程度防いだらしい。カンボジアは今年に入って日照りが続いて、作物への被害が大きかったのだが、我が家だけはお願いもしていないのに家の中にまで少し過剰な水の恵をくれたのである。

北京にて ―2005年7月X日

初めての北京

ＷＨＯの西太平洋地域の予防接種計画総会が北京で開かれるので、カンボジアの保健省の先生達と一緒に、ついでに女房も連れて北京に向かった。入国審査では緊張気味に日本のパスポートを見せた。というのも実は2日前にベトナムで厚生労働省からＷＨＯに出向している日本人の同僚が、広州から入国しようとして、入国を拒否されベトナムに戻されたというのである。彼は日本人だからビザが要らないと思い、ＷＨＯと日本の公用パスポートをみせて、そのあげく、追い返されたのである。

中国は日本人の観光と商用目的には2週間までならビザ無しの渡航を認めている。ところが公用は認めていないのである。妙な話だが、役人が公用で来るならビザを取って来いというのである。僕は、普段海外ではＷＨＯの公用パスポート（レッサーパッセー）を使うが、今回は入国申請書に観光目的と書いて、日本の通常パスポートをそろりと見せた。ビザがない！といわれたらどうしようと、女房も僕もハラハラしたが、何とか通過。通常パスポートは有難い。

観光目的と入国申請に書いたからという訳でもないが、会議の前のミーティングを早めに切り上げて、天安門と紫禁城のある故宮を見て来ることにした。故宮博物院の入場券を買おうかなと思っていたら後ろから「入場券はあちらですよ。」と日本語で話しかかる声がある。

顔を見ると意外に純朴な顔をした35歳くらいの中国人だ。ガイドをするのかと聞くと、日本人観光客が例のデモのあとほとんど来ないので暇だから安くしておくという。ガイドはいなくてもいいと思ってはいたが、８００円まで値切って、まあ、お願いしようという事になった。この人、賀さんという。時折分からない日本語になるがとにかくよく説明してくれる。僕は団体旅行をした事もないし、ガイドを頼むこともほとんどないが、やはり中国の歴史を知るにはガイドは助かる。

明、清の24の皇帝が４９１年間（１４２０年～１９１１年）居住した紫禁城のある故宮である。似たような形の壮大な宮殿が幾層にも幾層にも続いていて、自分がどの辺を歩いているのか分からなくなる。何度も焼けて修復されたらしいが、大理石の橋、階段、テラス、黄色い瓦屋根と魔よけの飾り、全て同じ様式だ。ここは映画「ラストエンペラー」で使われたと何度も説明するので、カンボジアに帰ってもう一度ゆっくりＤＶＤで見直した。清王朝最後の皇帝、宣統帝（溥儀）の話である。見ると紫禁城が本当によく使われているのが分かった。それにしてもあまりに宮殿の形も部屋の形も似ているので、ここに住んでいた人はさぞかし退屈だっただろうと思う。

２時間以上歩いてやっと故宮の裏門に辿り着いた。そこには皇帝たちが作らせた人工の山、景山公園がある。まだ時間があったので登ってみた。登ると胡宮が一望できる。ここのお茶屋で一服、売り子さんの見事な講釈でお茶の試飲をして、少しお茶を買った。見事な日本語の講釈に驚くと、「みんな公務員で、観光専門の学校の卒業生たちですよ。」と賀さんが冷静に説明してくれた。彼もその一人らしい。

北京は今、２００８年のオリンピックに向けて建築ラッシュである。たまたま建築現場を通りかかると、ヘルメットを被った労働者達が群れている。何をしているのかな？と傍によって見ると、大きな蒸しパン一個とキュウリの漬物のような物を一人一人に配っている。受け取った人たちはその場にしゃがみこんで無心に食べている。こんな粗末な食べ物で、こんな危険な重労働をしている。見ているうちに、ふと中国はこれから何処に行くのかなという気持ちが脳裏をよぎった。

地方から出てきて、どんな低賃金でも働く労働者たち。10億人と言われる貧しい農村の人たちが今の中国の発展を支えているのだろう。豊かさと貧しさのコントラストはこれからもっと鮮明になる。13億の人口が良いとか、悪いとかという考えではなく、生き残りたい、少しでも豊かになりたいという物凄い情念でうごめいている様にさえ感じる。そして、良いとか悪いとか言うことでは計れない、よく見えない未来に動き出しているように感じる。誰も止められない。中国はこれからどうなるのだろう。13億の人口が経済利益だけを追い求めたらどうなるのだろう。アメリカよりもっと合理的なもっと冷たい世界も見え隠れする。そんな取りとめもない不安を抱きながら、また少々不快な中国南方航空に乗って僕らは小さなカンボジア、それでも問題山積のカンボジアに再び戻ったのである。

セタ先生の話―もうひとつのポルポト時代

―2005年8月X日

セタ先生は僕と女房が週に一回クメール語を習っているカンボジア人の先生である。僕と同じ歳ということになっているが実はひとつ上らしい。クメール語の先生として申し分のない知識と教え方を兼ね備えた先生であるが、それだけでなくその落ち着いた物腰と、優しい眼差しは、どうも只者に見えない。ある日ポルポト時代の話に及んで、あの頃、先生はどうやって生き延びたのか、もしよかったら少しでもお聞きしたいと切り出してみた。するとセタ先生は「僕は幸運だったんですよ。」とさらりと答えた。幸運？ポルポト時代の幸運？　150万人以上が虐殺されたその中での幸運、ウーーン、僕はいっそう話が聞きたくなった。

ポルポトの占領前のプノンペン

話はベトナム戦争時代にさかのぼる。1960年代当時、カンボジアは王政でフランスから独立を達成したシアヌーク王の治世にあった。ベトナム戦争が泥沼化する中、小柄で、弁舌のたつシアヌークは反アメリカ、親中国、親ベトナムの政策をとる。北ベトナム軍がアメリカ軍の爆撃を避けて「ホーチミンルート」という補給路をベトナム国境に近いラオスとカンボジア国内のジャングルに建設すると、アメリカはその補給路を断つためにラオス、カンボジアの親米化をすすめる。ついにアメリカは1970年3月18日、シアヌークがロシアを訪問中に右派ロンノル将軍を傀儡にしてカンボジアでのクーデターを成功させる。シアヌークは祖国を追われ、1993年の第一回の民主選挙までの20余年間、中国で亡命生活をする事になる。

その頃、プノンペンで育ったセタ先生は高校から大学へ進学する頃で、クーデター後、アメリカの物資が豊富に入り、言論は以前よりも自由で、比較的楽しかったという。ただ物価は100倍に跳ね上がり、プノンペンにも爆撃音が響き、戦火は日に日に近づく。セタ先生のお父さんは役人で別の県で単身赴任、お母さんは南ベトナム生まれのクメール人で、お母さんの親族はベトナムのチャビン県にいた。

そもそもメコンデルタ地帯は100年以上前まではカンボジアの領土だった。それを、フランスの統治下時代にベトナムに割譲させられ、今でもメコンデルタには多くのクメール人が土着している。

1975年に入って、戦火が強まる中で、たまたまベトナムから来ていた僧侶と親しくなったセタ先生は、母親と二人の弟を連れて祖母のいるベトナムへ行く事にする。あまり深い考えがなかったとセタ先生は言うが、これが彼と母親そして弟達を救う。お父さんとはそのときに別れたままで、ポルポト時代に殺されたらしいが、今も消息がないという。ポルポト軍はその数ヵ月後、１９７５年4月17日にプノンペンを陥落させ、それから自国民１５０万人以上を殺戮する暗黒の恐怖共産制が１９７９年のベトナム侵攻まで続く。

セタ先生のベトナム逃亡生活はお坊さん

ベトナム、チャビン県のおばあちゃんの村ではベトナム戦争最後の時期。昼は南ベトナム政府軍の支配、夜はベトコンゲリラの支配という不思議な様相で、村人は翻弄されている。カンボジアから来たと政府軍に知られるとカンボジアに連れ戻されるので、セタ先生はお寺に入ってお坊さんになる事にした。

ちょうどその頃、ベトコンに押され始めた政府軍はついに僧侶への徴兵令を出した。これに反発する僧侶たちが数千人の大デモを行う。その際、デモに紛れ込んでいたベトコンの発砲から大混乱になる様子は記録映画で僕も見たことがある。その中にセタ先生がいたらしい。そしてついに１９７５年4月29日、北ベトナム軍とベトコンの侵攻でサイゴンが陥落し、ベトナム戦争が終結する。サイゴンの陥落が予想以上に早かった事の背景には、ロシアと急接近する北ベトナムと、中国に後押しされているポルポトとの南ベトナムの権益に関するしのぎあいがあったらしい。

さすがに聡明なセタ先生である。お寺で仏教の原典であるパリ—語の仏典を日夜勉強し習得、ベトナム語もめきめき上達する。陥落後、南政府軍に協力していた人たちは何千人も再教育キャンプに送られるのであるが、セタ先生はお坊さんなので大丈夫。結局それから１９８３年にプノンペンに戻るまでの8年間をベトナムで僧侶として過ごす。

その頃ベトナムの村には、ポルポトの圧制から逃げてきたカンボジア人の中にプノンペン大学の教授たちもいたという。実はそういう人達がセタ先生の先生になってくれたらしい。うまくできたものである。村の学校の先生もしながら、セタ先生の評判は次第に人の知れるところなり、高僧の高弟として５００人の弟子を持つまでになったというからすごい。

１９７８年になるとポルポト内部の内紛が表面化する。現在のカンボジア首相のフンセンも当時ポルポトの兵士であったが、内紛で離反。ベトナムに逃げてきて、そこで反ポルポトゲリラを組織し、先生の村でもゲリラを募ったというが、セタ先生は知らん顔でお坊さんである。

１９７９年終わりに、ベトナム軍はカンボジアに侵攻、

4年余りの圧制が終わり、100万人以上のカンボジア難民がタイ国境に溢れる。（当時医学生だった僕はそのとき初めてその難民キャンプでカンボジアの人たちに会うことになる。）ベトナムは以後国連のUNTAC（国連カンボジア暫定統治機構）が引き継ぐ1991年までの10年余りカンボジアを占領する。でも、セタ先生は徴兵される事もなく知らん顔でお坊さんである。

ところがそのセタ先生の周りにも変化が起こり始めた。セタ先生の師匠の有名な高僧にベトナム政府がクーデターの嫌疑をかけて仏教徒の大規模な弾圧に乗り出したのである。もちろん高弟であるセタ先生もブラックリストに載った。たくさんの僧侶達が投獄され、処刑される中で、身の危険を感じたセタ先生はベトナム支配下のプノンペンに一人でそっと戻るのである。

セタ先生　再び故郷のプノンペンへ

プノンペンに戻るとそこはベトナム兵で一杯である。見つかるのではとビクビクしていた先生であるが、ある日近所の人たちがセタ先生は教養があり、字がうまいということを知って、住民票を書いてくれと頼んだ。当時のプノンペンにはポルポトがほとんど教育のある人たちを殺したために字を書ける人が少なかった。セタ先生はきれいに住民票を書いてあげて、こっそり自分の名前も入れた。さすがセタ先生である。

親戚の紹介で教育省の図書員の仕事につく。この仕事は最高だった。時間はたくさんあり、山のように好きな古い本を読むことができた。嫌だったのは、ベトナム人たちに改ざんした教科書をクメール語に翻訳させられる時と、毎月ある自己批判のミーティングだったらしい。ベトナム語も流暢に話せて教養のあるセタ先生は近所に住んだベトナムの軍事顧問とも親しくなった。当時ベトナム軍は「K5オペレーション」と呼ばれる徴兵をクメール人の成年男子に課し、タイ国境のジャングルの伐採に大量に送り込み、たくさんのカンボジアの若者達が地雷や、マラリアで死んだという。ところがここでも軍事顧問と仲のよかったセタ先生に徴兵はなく、先生は難を逃れた。

その後、ベトナムは世界の世論の批判を受けてついに1991年のパリ和平協定でカンボジアからの撤退を受け入れる。そして1992年から93年の1年半、明石氏を代表とする国連のUNTAC（国連カンボジア暫定統治機構）が駐留する。1993年にシアヌーク王が中国から帰ってくると、初めての民主選挙が実施され、シアヌークの息子であるラナリット王子率いるフンシンペック党とフンセン率いるカンボジア人民党の連立政権となり、5年後の1998年からは、2003年と2期にわたってフンセンの政権が現在まで続いている。しかし政党間の対立、不安定な政治情勢は今も大きな問題である。

セタ先生は教育省から派遣されて、教師としての仕事を続けるていたが、英語も流暢な先生は日本政府や、フィンランド政府からクメール語の教師として、正式に招かれ、海外青年協力隊の講師としても東京で2年ほど働いていた。現在の先生は、クメール語を教えて欲しいというカンボジア在住の外国人の個人教授で一週間のスケジュールは一杯である。誠実で教養あふれる先生は人気であるが、先生が偉いお坊さんだったと知る人は少ない。上背のある先生が鮮やかな橙色の袈裟を着て穏やかにお説教をする姿を想像するとやはり様になっている。

これからどうなるのかセタ先生にはあまりこだわりがないように見える。いつかまた仏門に戻ろうと思っているのかもしれない。いや、仏門でないと生き残れなかった時代は二度と戻ってこないようにと祈っているのかもしれない。そして、穏やかなセタ先生の目には激動を生き抜いた厳しさが今も人知れず光るのである。

話を聞き終わって、もし戦争がなければ、今ごろセタ先生はカンボジアを支える有数の教養人になっていただろうなと確かに感じる。と、同時に、セタ先生のような人たちが100万人以上も無為に殺されたポルポトの狂気を恨まないではいられない。

そして、セタ先生がこうして生き残った事には何か意味があるのじゃないだろうかと、ふと感じるのである。神様は彼に次に何を用意しているのだろう。カンボジアの再生の道はまだ始まったばかりだとすると、まだまだこれからこの先生が登場する舞台が用意されているのかもしれない。帰り際に、僕がカンボジアの挨拶に従って、両手を合わせ、「ソムリア」と一礼すると、やっぱり先生がお坊さんに見えた。

水上生活の中へ
―2005年9月X日

カンボジアには予防接種の計画上、僕らが危険地帯（ハイリスク）と考える集団がいくつかある。その定義は第一に少数派の人たちで、集団で生活をしている。第二に政府にきちんと住民登録されず（税金も払っていない）、十分なサービス、つまり予防接種もきちんと受けていない。第三に職を求めて、ボートや車で川や道沿いに広範囲に移動をする人たちである。

このような定義に入る人たちがカンボジアでは第一にメコン川、トンレサップ川、トンレサップ湖周囲に水上生活するベトナム人の集団である。第二にカンボジア系イスラム教徒たち、第三にプノンペンのスラムに住む貧困層のカンボジア人、そしてタイ国境地域で国境を越えて仕事をしている貧困層のカンボジア人たちである。この人たちはいつも予防接種の計画上とても重要な集団になる。というのは、どんなに国全体の予防接種が高いと報告されても、この予防接種を受けていない、人口密度の高い、移動を頻繁にする集団があると、必ず病気が持ち込まれる可能性が高くなるからである。

カンボジアの保健省ではハイリスクのこれら集団にターゲットを絞って予防接種のキャンペーンをしたいのであるが、いつもそのための余分なワクチン、人件費が見つからなかった。

ところが幸運にも今年はワクチンに余裕があり、人件費もユニセフが出してくれる事で折り合いがつき、急に忙しくなった。対象となる人たちはカンボジアの人口の10%で、さらにそこの5歳未満の子供たちである。ポリオ、はしか、3種混合（ジフテリア、百日咳、破傷風）のワクチン、さらにビタミンA、メベンダゾール（虫下し）を同時にやろうというから少し欲張りである。900箇所あまりある保健所の中から100箇所ほどのハイリスク地域を保健所ごとに選別して地図を作る。

早速いくつかの県に出かけて行って実際に水上の村を訪ねてみた。プルサット県のトンレサップ湖の岸に立つ保健所は5メートル以上もある支柱の上に建てられている。長い階段を登って、保健婦に「何でこんなに高く作っているの」と聞くと、雨期に水がここまで出上がるという。湖岸までそれほど遠くはないが、雨期には現在一面のブッシュになっている広大な土地が全て水没するというから想像が大変だ。トンレサップ湖はメコン川の貯水池のようになっているので、乾期と雨期では水位が8メートルも変わるという話を聞いたことがある。

湖岸に続く水上の家が密集する村にボートで出てみて驚いた。小船を操る三角笠の物売りから網を打つ子供たちまで、僕が10年前に仕事をしていた馴染みのあるベトナムの水路の風景そのものなのである。そして出会う顔はみんな懐かしいベトナムの人たちだ。25年前のベトナムのカンボジア侵攻とともに住み着いた人たちもいるが、もっとずっと前からカンボジアとベトナムを行き来している人たちも多い。主に魚の養殖を生業としていて、どの家の床下にもイケスがある。

コンポンチャナン県の別な水上のベトナム村はおもしろ

かった。数百戸の水上の家が陸上の村のように整然としている大きな集落である。驚いたのは、村長と保健所長とが昔からの馴染みでコミュニケーションが実にいいのである。定期の予防接種も村長が協力してくれるのでクメール語を理解しない母親でも比較的よく参加しているという。

川向こうの集落に行くと、水上の教会がある。ここはベトナム語の学校でもある。ここの神父も保健所長のよき協力者だった。別な川岸に行くとそこはイスラム教徒（チャム）の集落だった。ここの村長も保健所長の古い馴染みでよき協力者だ。イスラム教徒たちはほとんどがクメール語を話せるし、外部の人への警戒もインドのように強くないので、カンボジアのイスラム教徒はコミュニケーションの点では比較的楽に見える。

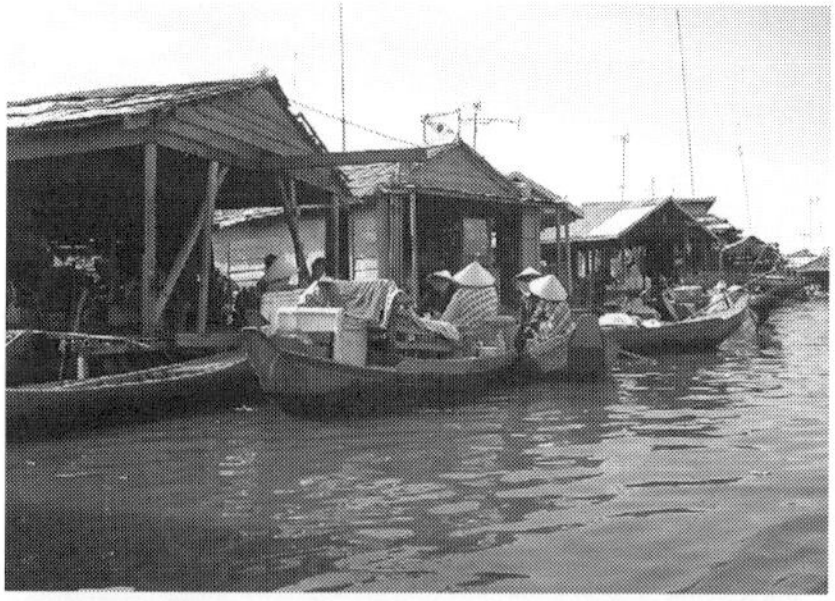

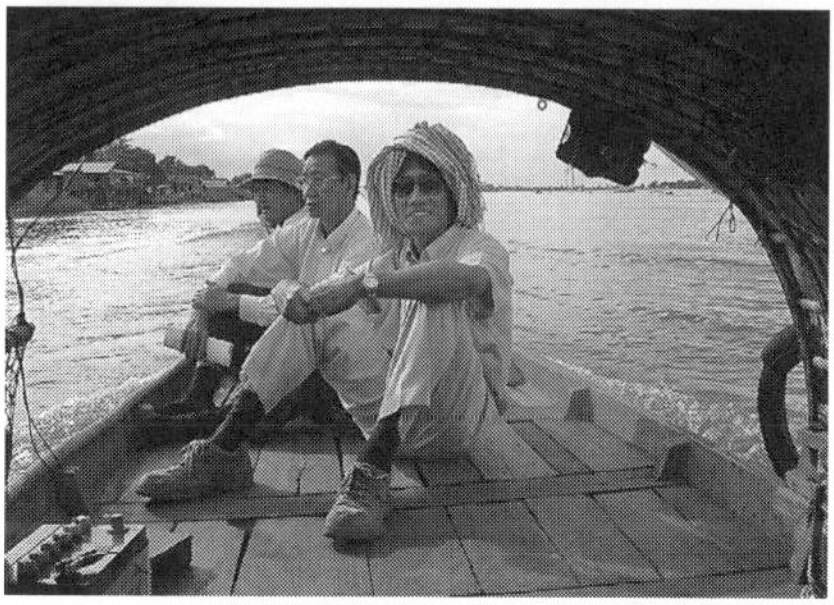

水上の村を訪ねる著者とスーン先生

この保健所長は確かにすごい。お腹がボールのように出ていて、ドラエモンのように愛嬌のある顔をしている。そのくせジャイアンのようにやんちゃくさくて、見ていても楽しい。でも、コミュニケーションは保健所長の人柄だけで決まってしまうのかなと思うとどうも腕を組んでしまう。

そこで今、クメール語とベトナム語の2ヶ国語で広報用のビラ作りをしている。ベトナムでいっしょに働いた保健省の先生に今ベトナム語の適切な訳をお願いしているところだ。どうなるか楽しみである。

愛すべき保健師たちへ

― 2005年10月X日

再び水の中の村へ

今年の9月のプノンペンはよく雨が降る。午後に降る日が多いのだが、夜中から明け方にかけて降る日もある。もちろん半日も降り続くようなことはなくて、必ず熱帯の蒸し暑さが日中のどこかに戻るのであるが、それでも今年は雨が多い。通いつけのホテルのプールの裏を流れるメコン川とトンレサップ川の合流点の中州はもうすっぽりと水没し、中洲に生えている木のテッペンの枝が数本見えるだけだ。もうあと1メートルくらいで水が土手を越えてこちらに流れ込んできそうである。

プノンペンをメコンの上流に向って2時間車を走らせるとコンポンチャム県の「きずな橋」に着く。この橋は日本の援助で2年前に完成したメコン川にかかる全長数キロに及ぶ立派な橋である。そのたもとには今や赤茶色のメコンの水が膨れ上がり、今にも堤防を越えようとしている。メコン川の膨れ上がる水量と赤茶褐色のその鮮烈な水の色は、メコン川の中を走っている僕の頭上に広がる360度の空の紺碧の青さと、周囲に立ち上がる雲の白さとに強烈なコントラストを見せて心を魅了する。

その橋のたもとから小さなスピードボートに乗り込み1時間以上さらにメコンの上流に遡ると川沿いに人口十万人程度の郡がある。その70%以上はイスラム教徒だという。郡の予防接種の担当者とキャンペーンのやり方を話し合ってから一緒にイマム（長老）に会いに行った。イマムは高床の家の下にある床机台で昼寝をしていた。思ったよりも若い人で、突然の来訪者にも嫌な顔をせず、協力的だ。クメール語のメッセージを丁寧に読んでくれて、20人近くいる他のリーダーたちにも知らせてくれると言ってくれた。

ベトナムのお母さん達にベトナム語のメッセージを見せたが読める人は思ったよりも少ない。若い連中を呼んで読ませると、たまにちゃんと読める子がいたりする。しかしリーダー格の男性はしっかりとベトナム語を読んでくれた。ワクチンの意味や、ただで保健所でいつでも受けられる事など、納得して、「こういうことは前もってしっかり伝えるのがいい。」という。

別のベトナムの集落で350家族ほどを管轄するリーダーは、ベトナム語もクメール語も実に流暢で、「すぐにこのメッセージのビラをくれたら全家族に配って周知させよう。」と約束してくれた。保健所の近くに住むクメール人の水上家族達も訪ねてみた。クメール語のメッセージを見せたが、クメール語を読める人が意外に少ない。

保健所を殺すな

先日ある県の会議に招かれた時に、地域のリーダーが「保健所からの情報がないし、アプローチが悪い。」と非難したことを思い出した。その時は保健師の苦労も知らないで、勝手な事を言うなと感じた。でも、本当のことかもしれない。

保健所は一体誰の物だろうと考えてみる。保健所は確かに国が建てたもので、公的機関ではあるが、その役割もサービスも実はその地域の住民に帰属する物なのである。その地域の住民が保健所を利用しなければ保健所は自然に消滅するし、地域住民がより多く活用すれば保健所は息を吹き返す。保健所の存在価値を決めるのは１００％地域住民だろうと言いたいのであるが、果たしてそうだろうか。

予防保健のことをあまり知らない地域の人達がどのくらい自分達で理解できるかは、やはりよほど優れたリーダーがいない限り限界がある。では保健所のスタッフがどのくらい地域住民にその役割と意味を分かってもらおうという努力をしているかと言うと、この辺が実に疑問になってくる。


以前耳にした日本の保健所の歴史を思い出した。戦後の日本の保健師の戦いは結核対策だった。当時村に派遣された保健師たちが直面するのは村人の結核に対する諦めとよそ者に対する警戒心。保健師達は村人が田んぼから家に戻る夕暮れを狙って毎日夜遅くまで家への訪問を繰り返したという。結核の早期発見、早期治療を少しずつ根付かせていった。そして予防接種事業、出産の介助と地域の健康を守る大事な存在となっていった。


僕がカンボジアの保健師だったらどうするだろうかと思ってみた。地域住民が悪いんだと居直るだろうか。それとも保健所のサービスを分かって貰うために自分の足で出向くだろうか。僕は水上の村を回り、しっかりと話を聞いてくれるリーダー達に出会えば出会うほどに、今のカンボジアの保健所の側に足りない所があると考えずにはいられなくなってきたのである。

住民のことを考えると言ってもまず自分の生活のことが先だろう。それを非難する事は誰も出来ない。でも、何か少しの工夫と、少しの気持ちと、少しの心で地域の人が喜んでくれる方法があるんじゃないか。それはそこに住んでいる人にしかわからない何かで、それはきっとここの保健師達が見つけてくれる筈だと、僕は信じている。答えが簡単なはずはない。ただ、保健所を支えるのが地域住民なら、地域住民を支えるのはやはり保健師たちなのだと言いたい。

とどけ、ワクチン ― 2005年11月X日

ワクチンキャンペーン本番

カンボジアは一週間近く雨が降らない。日中の雨雲も薄くなり、いつもの熱帯の青い空が戻ってきたようにみえる。温度は30度を切って、日陰にいると涼しく感じる。目の前のメコン川の水位も下がり始め、水に沈んでいた中州が姿をあらわし始めた。雨期がそろそろ明けるらしい。

準備に奔走していたキャンペーンが、いよいよ始まる。今回は普段の定期接種では手の届く事の少ないベトナム人の水上生活者や「チャム」と呼ばれるイスラム教徒などの少数派の人たち、そして都会のスラムに住む貧困層のカンボジア人たちの5歳未満の児童を対象者とした。その数は推定で約16万人、全国の5歳未満の児童の10%近くに登る。

人件費やボート代などの交通費などの諸経費で一千万円近い費用をかけて、２００の接種チームが４００人の保健師と２００人の村のボランティアと共に接種をすることになっている。ワクチンは大部分の子供達が以前に受け損ねているか、不完全にしか投与されていない事を考慮して、はしか、三種混合（ＤＰＴ）を同時に注射して、ポリオワクチンとビタミンＡと駆虫薬のメベンダゾールを口から投与するという少し欲張りな計画である。

先月、先々月号にここでお話したビラがやっと完成した。社会的に下層に置かれる人たちや少数派の人たちを対象とする際の最大の難しさはコミュニケーションである。予防接種がどういうものなのか、どんな病気から子供を守ってくれるのか、予防接種の後になぜ熱が出ることがあるのか、保健所はどこにあるの、どんなサービスが無料で受けられるのかがそれぞれの言語で書いてある。準備の段階で政府の上の役人が、「ベトナム語は小さくしろ、もっと他の10ヶ国ぐらいの言葉をちりばめろ、各国大使館の承認をもらえ。」と、難題を押し付けた。結局、頑張り抜いて、最終的にはクメール語とベトナム語で半分ずつ表を使い、アラビア語と中国語で裏を使い、均等な配置の写真入の上質なビラをついに完成したのである。

ベトナムからの訪問者たち

今回はベトナムから予防接種担当の保健省の人たち４人をキャンペーンに招待した。実はそのうちの二人の女医さん、フォン先生とハー先生は僕が10年以上前にベトナムで

働いた時の仲間である。現在ベトナムのＷＨＯ医務官で、以前カンボジアで働いた事のある村上仁先生と話し合い、二つの国をよく知っている二人が古い友人達のために一肌脱ごうと、「交換フィールド見学」という計画を作り、隣の国の一番見えにくい場所をたっぷりと見てもらうことにした。村上先生を含めたベトナムから来た5人は、プノンペンに着くなり、保健省のチームとともに車を5時間走らせ、トンレサップ湖の水上生活の村に向った。

フオン先生もハー先生も僕より二つ三つ年下だが、僕がベトナムにいた頃は元気がはちきれんばかりで、毎週のようにメコンの村をボートで走り回っては僕と一緒にポリオの患者を探し回ったものである。が、今は皺も白髪も増え、身体も一回り肉厚になったように見える。「やっぱりオバサンになったなー。」と感じるが、僕も皺も白髪も増え、オヤジになっている。まあ、オバンになってもオヤジになっても気持ちと言うのはあまり変わらないのかもしれない。僕自身が気持ちはベトナムの頃と少しも変わっていないように、彼女達もやっぱり元気である。

ベトナムの仲間は元気である。夕暮れ近くになって水上の家から水上の家に、もうワクチンを受けたかどうか、声をかけて回った。この辺はほとんど漏れなく受けている。あるお母さんが「ワクチンを受けたあと子供が熱が出た。」と心配そうな顔をしている。ボートを寄せて、彼女達が実に丁寧に母親が納得するまでベトナム語で話をしてくれている。

カンボジアでも心のある医療スタッフはいる。ただこの地域ではベトナム語が話せないとやはりどうにもならない感じがする。ベトナムのリーダーたちが彼女達に安心して話してくれた中身には地元の保健所に対する苦言がかなりあったらしい。保健所のスタッフの中にはベトナム人への診療を拒否する人もいるらしい。この辺の根は深い。

プノンペンのスラム街

プノンペンには川沿いにベトナム人を中心とするスラムがいくつかあり、街中にはクメール人を中心とするスラムがいくつかある。いずれも地方とは違い、売春や麻薬、賭け事、犯罪の巣となっているところが多い。市の衛生部は県よりもやる気がなく、対策には関心を示さない。ビラも配り、何とか住民に情報が伝わるように準備した。何のキャンペーンかまったく理解していない接種チームが一杯いる。遅刻したり、勝手に休んでいる保健師もいる。

ここでも彼女達が活躍した。一つの接種所でベトナム人のリーダーが手伝ってくれていた。彼女達が話すと、ベトナム協会の人だという。僕らにはこの名前は初耳で、聞くと全国組織で、プノンペンのこの地域の代表がいると言って、その人を呼んで来てくれた。このベトナム協会を通じて情報を流すと確実に成功が伝わると言う。

運のいいことに、保健省の予防接種部門の責任者のスーン先生も見に来てくれていたので、皆で話し合う事ができ、後日改めて話し合いを持つこととなった。これは思いもかけない収穫である。カンボジアにいると推定される50万人以上のベトナム人とのチャンネルができることは今後大いに役に立つだろう。

ベトナムの仲間は自分の国と比べながら多分いろんなことを考えただろう。タフな彼女たちは視察の合間にアンコールワットを駆け足で見て、プノンペンの王宮も博物館も見て、買い物もして、無事帰っていった。やっぱり元気である。

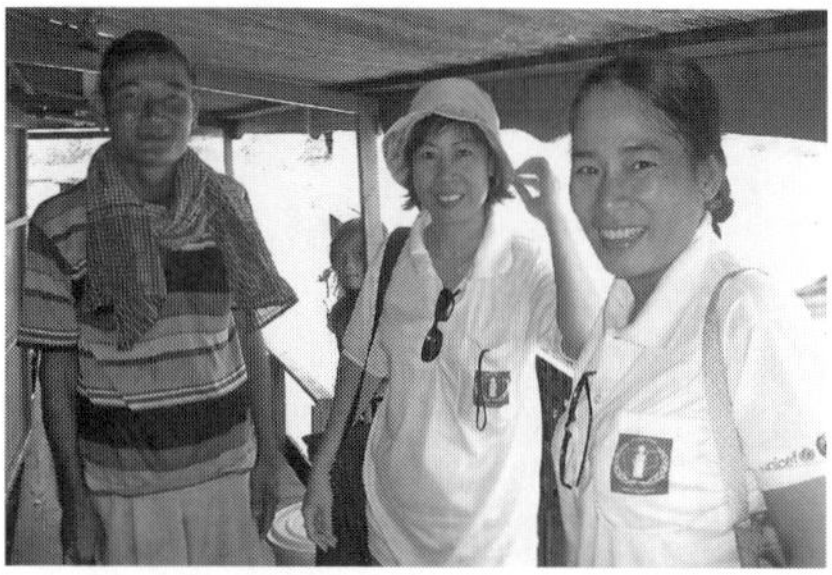
ベトナムから応援にきてくれたフォン先生とハー先生

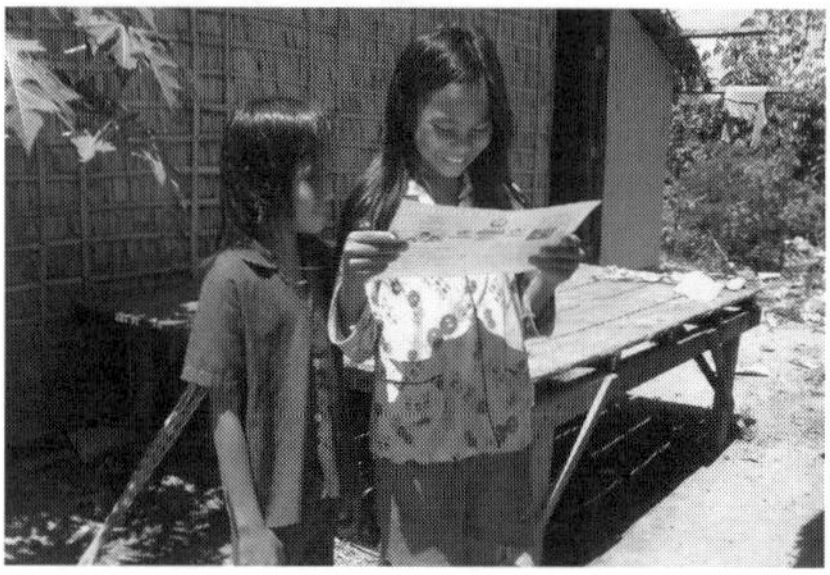
クメール語とベトナム語のビラを読む子供

僕はというと、例の水上の村の初老のリーダーが親切にもご自宅の舟の上でご馳走してくれた昼ごはんが悪かったらしい。プノンペンに戻って2晩、ピーゴロで眠れぬ夜が続いた。聞くと僕だけがピーゴロだったらしい。彼女達が一言、「トーダはベトナムでもよく田舎でお腹を壊したわね。他の人は何ともなかったけどね。」とゲラゲラと笑う。来月、今度はカンボジアの保健省の仲間を連れて僕がベトナムを訪ねる。今度はベトナムに住むクメール人の姿がよく見えることだろう。せいぜい僕はピーゴロで笑われないようにしよう。

今年もカンボジアの水祭り ― 2005年12月X日

カンボジアの水祭り

11月9日は独立記念日だ。この日は1953年、シアヌーク王が90年間のフランス植民地支配から完全独立を果たした日である。フランスは翌1954年、ベトナムのディエンビエンフーの戦いでの大敗を機にインドシナから撤退し、代わってアメリカが北緯17度線を境に南ベトナムを傀儡化、共産勢力によるドミノ理論を唱えて、ベトナム戦争に突き進む契機でもあった。

今年もカンボジアの水祭りがやってきた。11月の中旬、満月の日を中において3日間ボートレースが続く。このレースをはさんで官公庁は一週間休止状態となり、この時期、地方から上ってくる人で、100万とも150万ともいわれるプノンペンの人口は2倍に膨れ上がる。プノンペンは騒がしい。今年も400艘近い舟が一対一のレースを朝から晩までやって勝敗を競う。今年はタイ、ベトナム、ラオスを招待して国別対抗レースをやったらしい。結果はカンボジアが負けてしまったが、カンボジアの新聞はタイが何ヶ月も特訓した軍人たちを漕ぎ手にしていた、とこき下ろしていた。去年は雨が降って、沈んでいく舟もあったが、まあ、今年は天気がよくてよかった。僕は初日だけを行きつけのレストランのテラスから観戦した。

生きてりゃいいさ ― 2006年1月X日

ベトナム再び

ベトナムのサイゴン（ホーチミン市）へカンボジアの保健省の予防接種部門の中心スタッフ4人を連れて出かけた。これは先月号でも紹介したベトナムとカンボジアの予防接種の交換視察の続きである。今回は、今まで一度も僕の仕事のフィールドを見たことがない腰の重い女房（車酔いをする）を、サイゴンで買い物する時間くらいはあるとだまして、同行させた。サイゴンの保健省のパスツール研究所に着くと顔なじみの人たちが少し驚いたように挨拶してくれる。実は4月に8年ぶりに来たばかりだったからだ。

着いた翌朝に、サイゴンから300キロ、車で5時間走ってアンザン県というカンボジアと国境を接するメコンデルタに向かった。

朝起きて驚いたのは僕を待っていた車である。なんと、僕がパスツールで働いていた13年前から3年余りの間、WHOの僕専用のプロジェクトカーとして使った青いトヨタのランドクルーザーⅡ、その車そのものである。WHOのマークだけが消えかかっているが、青の車体も塗装もそのまま、なんと驚くことに、走り心地も昔とあまり変わりないのである。エンジンの音も決して悪くない。ドライバーはパスツールの顔なじみで、何キロ走ったのか恐る恐る聞いてみた。すると、メーターを指して、42万キロだという。驚いた。13年前に新車で入れたのだから、13年間メコンデルタを走り続けたのである。凄い。カンボジアでは新しいステーションワゴンを援助でたくさん導入しているが、ベトナムの半分も走らないで壊れる。ベトナムの人たちが、いかに機材の管理に心を砕き、少ない機材を多く人たちで使い続けているか、好対照である。

アンザンの首都、ロンスエンに着いてこれまた驚いく。街が10年前の3倍にも4倍にも大きくなり、ビルや新しい店が増えて、道路が整備されているのである。当時荷役の人でごった返していた川の周りのスラムはすっかり一掃されている。県の衛生局に行くと、局長のベー先生が出迎えてくれた。10年前も局長だったあのベー先生である。お掃除のおばさんも含めスタッフの顔ぶれも10年前とあまり変わっていない。みんなと抱き合って再会を喜んだ。みんな昔より小奇麗な服を着て、少しふっくらと太った感じがする。人民委員会の研修は相変わらず続いているのだろうけど、生活が落ちついて良くなっているのが肌で感じられる。

クメールの人たちが50%以上住んでいるという郡でポリオの予防接種のキャンペーンを見た。保健所は子供を連れたお母さんたちでごった返している。クローマというカンボジア独特のチェックの柄の布を頭に巻いているのでクメールのお母さん達だとすぐわかる。カンボジアから来たスタッフがクメール語で話しかけると集まっているお母さんたちの顔が急に明るくなる。僕もへたくそなクメール語で少し話してみる。「お母さんたちはベトナム語が読めて話せるのか？」と聞くと、「できない。」という。それなら、「どうやって今日キャンペーンがあることがわかったんだ？」ときくと、「クメール人の保健婦が保健所に2—3人いて、村まで来て、ちゃんと口頭で説明してくれた。」という。

少数民族の社会主義化が政府の政策であるにしても、ベトナムの保健政策には教わる点が多い。例えばクメール人でも、ベトナム語を学びある程度の勉強をすれば保健婦として働ける道がある。さらに医師として働く人もいる。保健所には20％程度はクメール人スタッフを採用し、所長がベトナム人でもクメール語を流暢に話せる人もいる。少数民族に対する政策が明確でなく、自分の民族だけで精一杯だというカンボジアの現状では難しい。

もう一つ勉強になることは保健所の所長にちゃんと医師がいることである。これにはいろいろな苦労があったらしい。現地出身の優秀な学生に県や郡が学費を支援し、義務年限を学費支援の1・5倍として現地に呼び戻している。違反した時は支援した額の3倍を返還するそうだ。これはまさに日本でも僕が学生のころ僻地へ行く医師を養成したやり方である。さらに看護師でも見習い医師でも、さらに4年勉強すれば医師になれる道を開いている。カンボジアでもかつて医学部卒業生に義務年限をつけたらしいが、みんな賄賂を払って田舎から逃げてきたらしい。

ベトナムも決して一夜にしてやったわけではない。10年以上かけてやっと形になってきたという。カンボジアも、現状が大変でも、先をにらんだ正しい方向性が求められている。ベトナムの定期予防接種も、まさに今のカンボジアの問題に一つのアイデアを見せてくれた。

というのは、ベトナムではここ10年ほどの間に、今まで、村に行ってやっていることの多かった定期接種を村に行くことを一切止め、毎月25日を予防接種の日と決めて保健所でやるようになったというのである。これには人民委員会の協力、婦人会、青年会、そして保健婦たちの村での説明など、多くの努力があったらしいが、ベトナムだからできる細かい住民登録票をもとに、質の高い保健所での予防接種を実現させている。社会基盤の異なるカンボジアでは必ずしもベトナムのようには行かないだろうと思うのだが、これもやはり先をにらんだ正しい方向性が求められている。現在保健省の仲間と取り組んでいる保健所での予防接種の試行は間違ってはいないと確信する。

サイゴンに帰っていいことがあった。パスツール研究所の仲間が10年前に僕らの家で働いていたお手伝いのユンさんと僕のプロジェクトカーの運転手のチュウさんの住所を探し当て、会いに来てくれるように段取りをつけておいてくれた。誰よりも嬉しかったのはユンさんと10年ぶりに再会できた女房だっただろう。今は40歳を少し超えたくらいのユンさんだが、当時は女房を支え、子供たちもほんとうにかわいがってくれた。もし万一ユンさんに会えたらと、小さなプレゼントを用意していた女房の夢がかなった。

地方の仕事で一番頼りにしていた運転手のチュウさんに会えた僕も幸せだった。僕よりも少し年上のチュウさんは長男が数年前にバイク事故から脳挫傷になり家で動けないらしい。彼も最近はずっと無職だという。ユンさんは相変わらず料理の手伝いをしながら細々と生活している。この二人に共通していることは、二人とも南ベトナムの出身であるということ、つまり１９７５年のベトナム戦争終結を境に負けた側の人たちだということ。その人たちがどれほどつらい思いをしたか聞くには余りある。そして、やはり今も、その基本の形は変わっていない。

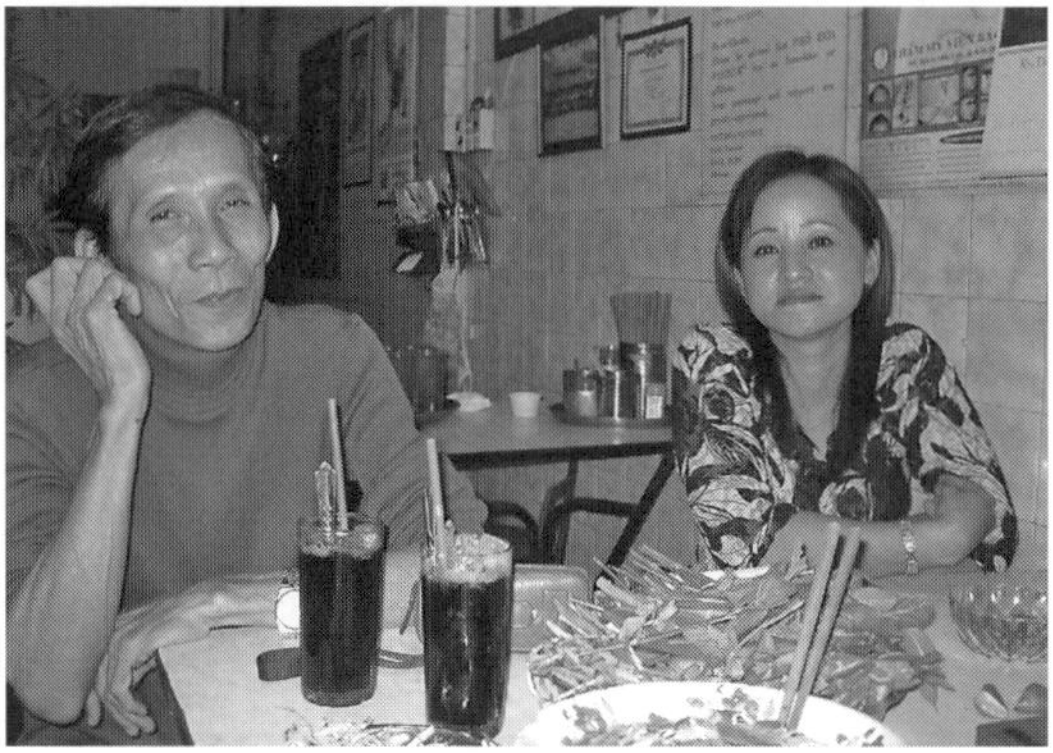

運転手のチュウさんとお手伝いのユンさん

今回いろんな人たちと再会して、共通して感じたことがある。とにかく再会できて良かった、嬉しいという素直な明るい気持ちだ。生きていてくれてよかった。生きていてくれてありがとう、というような気持ちでもある。悲しいことが一杯あっただろう。つらいことも一杯あっただろう。でもこうして生きていてくれてありがとうという感じである。ただ生きていてくれた相手に、ただ生きてきた自分に、純粋に感動した。そして、会える機会をくれた大いなるものに感謝した。

周りの景色は変わり、時は流れてきたのだけど、過去を懐かしむようなセンチメントを差し挟む隙間は実はないだと気がつく。それは、その人の生という意味では、過去も現在も未来もまったく関係がなく、その人が一本の木のように生き続けているのが見えたからだ。過去は年輪となり未来は若い枝となりそこに、その体に刻まれている。そのものの姿が目の前にある。お互いが生きていたということが感動で、これからも生きてゆこうという勇気をお互いが与え合っている。

慌しい新年の幕開け――2006年2月X日

変異したポリオワクチンウイルス

僕が豪雪の秋田からプノンペンに戻ったのは1月15日の夜だった。マニラのWHO事務局の担当官から次々に電話が入った。カンボジアのポリオ疑いの患者から採取した便検体から珍しい変異したポリオウイルスが分離されたというのである。身も心も寒冷地モードだったスイッチを一気に切り替えて、身も心も熱帯モード、カンボジアモードに無理やり戻す。

翌朝、保健省の仲間たちと話し、彼らが実に手際よく最初の調査やレポート、便検体の採取などをやってくれていたとわかった。「本当によくやってくれたね。ありがとう。」と言うと、照れくさそうな顔をしている。やっぱり、口を出し過ぎないのがいいのだな。後から僕もその麻痺した子供のいる村に行ってみた。プノンペンの街のすぐそばである。王宮の前の船着場からフェリーでトンレサップ川とメコン川の合流部を横切って、メコン川の対岸に辿り着くとその村がある。王宮からも遠くに見えるほどの位置にある。

5000人ほどのクメール人の村の10%はベトナム人で、川沿いに集落を作っている。麻痺になった子供もそこにいる。1歳8ヶ月のその子供は離婚した母親が美容院で働いて、母親の両親つまり祖父母がごみの収集をしながら面倒を見ている。

その子は左足と右手にだらりと動かないポリオ（小児麻痺）特有の麻痺をみせている。分離されたウイルスはワクチン由来の変異ポリオウイルスと言われるものである。

ポリオのワクチンはもちろん安全なワクチンであるが、ワクチン自体も50年前まで世界中で猛威を振るった野生株を弱毒化したウイルスで、RNA遺伝子によってできている。ウイルスは人間の身体に入り増殖を繰り返し、また首尾よくほかの人間の身体に入り、生き延びていく。その過程で、ごく僅かながらウイルスの遺伝子の一部に変異を起こす。もし首尾よく一年間生き延びたと仮定すると、1%程度の変異が起こるだろうと言われているが、ほとんどワクチンウイルスは数ヶ月で死に絶えてしまう。ところが、免疫のない子供たちのお腹を渡り歩いたワクチンウイルスはまれに長く生き延びるやつがいる。しかも、ほかのウイルスと遺伝子を交換してさらに生き延びやすくして、生き延びるやつがいる。その中で、たまたまポリオの野生株と同様の麻痺を起こす部分に変異を持っているものが現れて、生き残り、ポリオワクチンを十分に受けていない、免疫を持っていない子供を見つけて、感染し、不運にも麻痺を引き起こす。

この事例は世界でもまだ7例しか報告されていない。しかし、これが見つかったと言うことは、子供のせいでも、ワクチンのせいでもなく、予防接種率の低い地域が広く散在して残っていて、ウイルスが変異し、生き残っていくことができたことの証明でもある。遺伝子に起こった変異の程度を見ると、いったいどのくらい長くウイルスが生き残ってきたかがわかると言う。

今回見つかったウイルスはどうやら2年以上静かに見えない感染（不顕性感染）を続けていたらしい。この変異したウイルスを再び消滅させる唯一の手立ては広範なポリオワクチンの接種キャンペーン以外にはない。カンボジアは１９９７年、今から８年前にポリオの野生株の根絶を実現したが、カンボジアは今この変異したウイルスの根絶を２００６年に達成しなくてはならない。

連日の保健省との協議の末、とにかく一番危ないところを対象に、間髪おかずに第一回目のキャンペーンをやろうと決めた。まず「作戦ありき。」である。人口の最も密集する今回の患者の見つかった首都に隣接するカンダール県と首都のプノンペン全域、さらにトンレサップ川とメコン川の流域とトンレサップ湖の周辺で人口の25％をカバーする。ワクチンはまず50万人分、予算は１０００万円あればできる。定期予防接種で余る在庫のワクチンをかき集め、ユニセフとＷＨＯのカンボジア事務所の金庫の残金を集めて人件費に当てれば何とかやれる見通しが立った。

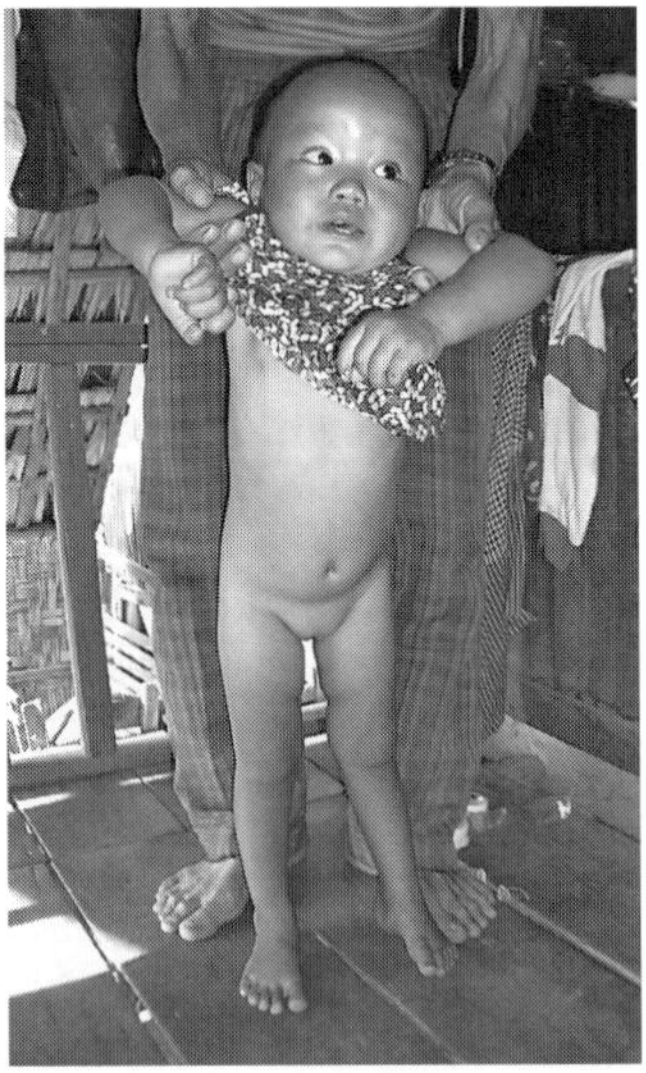
変異したポリオウイルスでマヒになった子供

ポリオワクチン、一斉投与へ

―２００６年３月Ｘ日

ポリオ感染爆発前夜

前回のこの紙面で、ポリオワクチン由来の変異したポリオウイルスで麻痺を起こした二人の子供が見つかったというお話をした。対策を急いでいた最中であったが、最も危惧していた報告が入った。新たに3例目の麻痺の子供が見つかったのである。見つかった場所は、はじめの2例の見つかった村のメコン川の対岸、つまり王宮のすぐ近くのプノンペン市内でも有数のスラム街の一角で、僕の家のそばでもある。麻痺になった子供は一歳半のクメール人（カンボジア人）の男の子だ。左足がポリオ特有の麻痺になっている。

ポリオは１００―２００人に感染しても、一人しか実際の目に見える麻痺を起こさない病気である。ここ1ヶ月の間に麻痺になった3人の子供たちは、目に見えない感染の広がりが飽和状態になり、まさにこれから目に見える麻痺が爆発していく前ぶれである。「ポリオ感染爆発前夜」。こう言うと、大袈裟に感じる人もあろうが、僕の経験はまさにそう感じさせる。これから、4人目、5人目と麻痺の子供たちがどんどん出てくる。この爆発を回避する手立ては唯一つ、徹底したポリオワクチンの接種以外にはない。大人にはすでに免疫ができているし、5歳以上の子供は5年前まであったポリオワクチンの全国投与ですでに免疫を持っている。対象は5歳未満の児童である。不十分な計画で、いい加減なワクチン接種の繰り返しが、今回の感染拡大を起こしたのだから、今までどおりのワクチンキャンペーンでは失敗するのは目に見えている。今回の合言葉は「一つの地域も残さず、一つの家も残さず、一人の子供も残さずワクチンを投与しろ。」である。

素晴らしいワクチンがあってもそれだけではどうにもならない。それをどうやって多くの人に飲ませるかが、現場の現実の問題なのである。そこには人間が渦を巻いている。人の欲望や人が生きる凄まじさと四つに組んで戦う。勝負はその渦巻く人間たちが決めるのだとわかる。露骨にずるい事、無責任な事をする人がいると、つい責めたくなるのが人情だが、責めるだけじゃ何の解決にもならないし、その人たちは少しも動じない。だから責めないほうがいい。

少し慣れてくると、ずるくて無責任な人たちも、結局は自分とそれほど変わりがないなと思ったりもする。いってみれば、僕の分身のようで、真面目な人も不真面目な人もずるい人も、嘘を言う人も、僕なのかもしれないと思ったりもする。ここでは多くの人たちがぎりぎりで生活しているから、少し追い詰められると、心が見え易いので助かる。面白い事に、そんな連中に限って、苦労してきた分、何処かにいい仕事もやれる力も持っているのである。

大事なのは、やる気が出るような小さな工夫で、彼らの心のスイッチをカチッと少しの間だけ切り替えてもらい、いい仕事をしてもらうことである。そんな工夫をいつも考える。一筋縄ではわかってもらえないからこそ、現実が大変だからこそ、ここでのやりがいがある。本当にこれは科学じゃないなー、本当にこれは知識じゃないないないなー。そんなもの捨ててきて下さい。

200万人分にワクチンの目処は今、何とかつきそうである。日本政府が出せそうだと言っている。ところが人件費が2000万円もたりない。まあ、行ける所まで突っ走ろう。とはいえ、ワクチンを用意し、お金を揃えただけではダメなのである。人の心を掴み、人を動かして、初めて成功への道が見える。精一杯いい仕事をすることだけが、これ以上のポリオウイルスの犠牲となる麻痺の子供を増やさない唯一の方法なのである。いよいよ明日からワクチンの一斉投与が始まる。

善意と悪意 ― 2006年4月X日

ポリオのワクチンキャンペーン始まる

僕のボヤキが天に聞こえたのか、カンボジアのJICAオフィス、日本大使館、東京のJICA本部、外務省の善意ある決断と、ユニセフ、WHOの地域事務局の働きかけで、日本の緊急援助によるポリオワクチン200万人分(3400万円相当)の供与が決定され、ついにカンボジアに届いたのである。さらに、WHO本部と地域事務局、ユニセフのカンボジア事務所のサポートで6000万円の運営費と人件費が何とかそろったのである。なんと多くの人たちにサポートされた事か。これでなんとかカンボジアの人口50%の5歳未満の子供たちを対象に2回のワクチンキャンペーンをやり通せる。

今回、これらの地域全体では4300以上の接種所が設けられ、8700人の地域住民のボランティア、村のリーダーたちが動因され、800以上の監視チームが走り回った。プノンペン市内には1500箇所の接種所が設けられ、100の移動チーム、260の監視チームがおそろいの黄色のキャンペーンTシャツを着て走り回った。ワクチンを受けた子供たちの指には紫色の染料（ゲンタシンバイオレット）を浸し、マークをつけて確認作業をやり易くした。

灼熱の太陽の下の煮えたぎる思い

こんなことを書くと、読者の皆さんは、「このくそ暑いのに、何をオヤジが熱くなっているんだ。」と思われるかもしれない。が、オヤジもしっかり熱くなるのである。

乾季に入ったトンレサップ湖は驚くべき変化を僕らの前に見せる。雨季にはメコン川の水が逆流し3倍にも膨れ上がった面積が、今3分の一に（それでも琵琶湖の5倍ある）縮小している。国道のすぐそばまで水浸しで、水上の村が移動していた場所では、水が引き、何キロも悪路を走らないと湖畔まで辿り着かない。高低差で見ると水位は5～6メートルは違う。魚が産卵を終え、水位の低くなった今が漁獲シーズンで、水の引いた陸地には新たな集落ができている。水上の村は湖畔に移り、漁で忙しい。

水上に何百もの家が浮かんでいるのであるが、ベトナム人とクメール人は器用に住み分けをして、水上に目に見えない境界を引いているようである。うれしい事はすでに顔なじみのクメールやベトナムの村のリーダーたちが接種チームのボートを先導し、水上の家一軒一軒を回り、くまなく子供たちにワクチンを投与してくれているのだ。有難い。ポリオのワクチン投与の最大の利点の一つは経口のワクチンなので、リーダーたち自らも子供たちの口に垂らしていってもらえることである。

そのリーダーたちと話していると、「ボートのガソリン代が全て個人もちでは、やはりたまらないな。」と、もらした。え、そんなはずはない。日当に2ドル、ガソリン代に1ドルが最低支給されているはずである。保健所の責任者、郡の責任者たちに問いただしてみると、みんな顔が曇った。実は県からお金がきちんと届いていないという。一緒に来た信頼する保健省のスタッフが実によく実態を調べてくれた。お金はちゃんと保健省から県に届いているのに、県から郡に届くときには接種チームの数は減らされ、ボート代も、ガソリン代も削られていた。原因は県の責任者の男が差額分を自分のポケットに入れて着服していたのである。

僕の心の中はさっきからもうグラグラと煮えくり返っている。灼熱の太陽の下で汗だくだというのに、心の中も暑っ苦しく煮えたぎっているのである。保健省の予防接種の責任者のスーン先生と電話で話をすると、すでにこの人物の問題はわかっていたらしい。静かで、思慮深いスーン先生が僕の短気な性格を知って、「Dr.トーダ、気持ちはわかるが、どうか我慢してくれ。プノンペンに帰ってから解決方法を話し合おう。」という。現地で爆発するなと言うのである。僕は笑った。腹を抱えて笑った。なんと僕の性格を知っている人だろう。なんと僕のことも現地の事も考えている人だろう。僕の煮えたぎる思いは少しずつ静まっていく。結局、二つの県でお金がきちんと現場に渡っていなかったことがわかった。

ウイルスとの戦い、つまり公衆衛生の実際の対策は、本当に科学じゃない。相手にするのは人間で、はじめから終わりまで人間で、そして最後は自分自身の心の顔と向かい合う。恐ろしい話だと思う。相手が人間で自分だから恐ろしくなる時がある。そして不思議な話でもある。思えば、なんと様々な人たちの助けで仕事が成り立っているのかと実感する。やっぱり科学という尺度に納まるものじゃない。

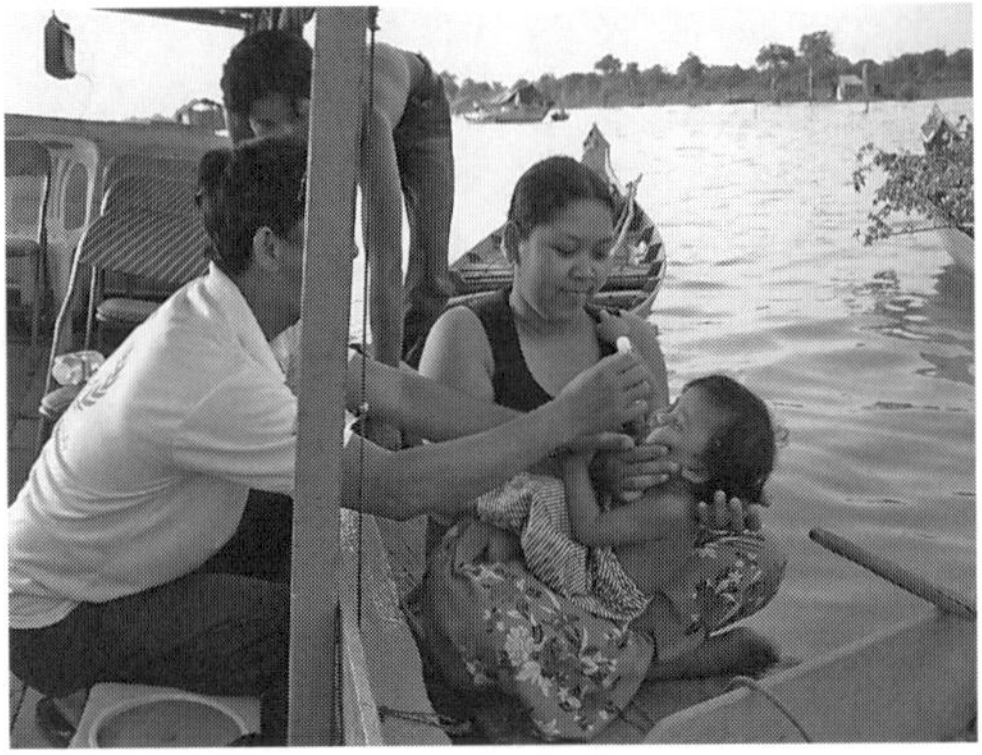

水上のポリオワクチンキャンペーン

がんばりましょう —2006年5月X日

ポリオキャンペーン第2ラウンド完了

今回は10万個の風船を購入し、特に貧しい地域の子供たちに風船を配って、より多くの子供たちがワクチンの接種所に集まってくれるように工夫した。今の日本の子供たちの多くは風船の楽しさを忘れてしまっているが、ここの子供たちにはまだまだ人気がある。ベトナム製の風船が安く大量に購入できるのである。さらにベトナム語とクメール語など4ヶ国語で予防接種のことを説明したビラを10万枚印刷して、地域のリーダーとお母さんたちに配り、定期予防接種への参加を呼びかける。

保健省の予防接種担当の責任者のスーン先生も駆けつけてくれて、炎天下を一軒一軒訪ねて子供たちの接種を聞いて回り、接種が完了する夕暮れまで陣頭指揮してくれたことには本当に頭が下がった。もう一つ感心したのは、ベトナムとイスラム教徒の居住区でよくやられている事である。ベトナムのリーダーは事前の打ち合わせの効果があって、組織的に協力してくれ、一方イスラム教徒の地域でもモスクのマイクを活用して実に効率よく子供たちを集めてくれていた。ここ10年間の接種活動の中で完全に欠落していた少数派に対するケアが、スーン先生の賢明な判断で初めて実現したと言えるだろう。

翌日、タイの国境まで飛んだ。主要な物資の輸送路とともに、カジノ、犯罪、人身売買等の問題もある地域で、5万人以上の人がスラム化して住んでいて、1万人以上の子供がワクチンの対象になっている。日中には人口の数十パーセントがタイ側に働きに出て人口は減少し、夕方にはカンボジア側に戻ってくる人達で人口が膨れる。

歩いてみると接種所の場所はかなりいい加減に置かれ、監督はほとんどなされず、お母さんたちへの呼びかけも弱い。ある接種チームは予定の時間まで来なかったり、来ても昼間から酒を飲んでいる人がいる。地域のリーダーもいなくなってしまうし、マリファナまで吸っているのがいる。これじゃまずいと、お昼に監督官たちを召集して、地図を広げ、チームの数と位置を見直し、監督の強化を話し合う。

貧しい県の方がしっかりしているから人間は不思議だ。それでも保健所と郡の責任者はそれなりによく問題の場所の穴埋めをやってくれ、夜の8時まで仕事をしてくれたのである。翌朝の確認でもカラオケ街や建設現場も含め予想以上にワクチンはよく子供たち届いていた。

ちょいと休暇ハノイ、ハロン湾の旅

2回目のキャンペーンが終わるとすぐにクメールのお正月に入った。この時期はカンボジアの暑さは一年のピークで、正月中はお店も閉まる。去年もこの時に涼しいハノイに行ったのであるが、今年も女房とハノイに避難する事にした。三晩ハノイに泊まり、一晩はハロンベイ（ハロン湾）の船の上で泊まった。

長くベトナムに居たのにハロンベイに行った事がなかったのが不思議なくらいであるが、当時は行くのに一日かかるというので行くのが億劫だった。ところが、今はハイウエイができて、どんどん広がるハノイ郊外の工業団地を横目に3時間余りで行ってしまうのである。もう一つ驚くのはツアーの安さ。4食付、船上で一泊、カヤックも入って38ドルである。はじめは騙されたのかなと少し疑ったが、そうでもない。船も立派で、ご飯もおいしくて、甲板で寝るのかなと思ったらちゃんとシャワー付きの船室がある。お勧めである。

ハロンベイは2000以上の島や岩山が海中から突き出ている。トンキン湾に面していながらこれらの岩山が外海の波と風を干渉して、海面は全く波がなく穏やかで、潮のにおいのないさわやかな風が吹いてくる。船の旅なので、ほかの観光客とぞろぞろ歩かないでもいいのがいい。まあ、観光地嫌いの僕の許容範囲である。もう一つ面白かったのは乗り合わせた10人の連中である。普通はこれが煩わしいのであるが、イスラエル、シンガポール、フランス、アイルランド、オーストラリア、スウェーデンから来た連中で、みんな周りへの気遣いのできる人達だった。自然に優しい雰囲気が流れて、自然に仲良くなった。こんな事もあるんだなと思った。

ハノイでは旧知の人達と再会し、路地を散策し、絵画を見、お茶を飲み、気晴らしになった。ハノイのここ10年の変化は激しいが、町の街路樹の素晴らしさ、中心部の古い家並みと細い路地、そこでお茶を飲み、フォーを食べるハノイの変わらない生活がまだしっかりある。田んぼをつぶし、工場を建てる郊外の変化は15年前を知る僕には心を痛めるものがあるが、ハノイっ子の粋は途絶えていないようだ。

学生チーム頑張る——2006年6月X日

カンボジアの青い目の花嫁さんメグ

6月は友人の結婚式で始まった。事務所の同僚で、鳥インフルエンザを担当しているオーストラリア人女性のメグさんがカンボジア人の運転手のクーンさんと結婚するのである。

メグはとびっきりの美人さんとは言えないが、気立てがめっぽういい。彼女の優しい面差しと穏やかな話しぶりは、30歳半ばという年齢とは思えないほど初々しく見える。英語でまくし立て、僕の伝達の3原則に反する、ありがちな白人女性たちのタイプとは全く異なる彼女は、現地のスタッフからも好かれ、事務所のいいムードメーカーである。若いのによく仕事もするメグは、僕が事務所の中で一番信頼しているスタッフでもある。その彼女が僕の部屋に来て、「実は結婚するんだけど結婚式に来てくれない？」と顔を赤らめ言うので僕はびっくり。

オヤジの僕は多少の落胆を顔に表しながら「誰と？」と聞くと、所長の運転手をしているクーンとだという。これでまた驚いた。確か彼女は2年ほど前にカンボジアに来たときはオーストラリア人のボーイフレンドがいたはずであるが、別れたという。その後、新しい運転手としてオフィスに採用されたクーンと出会う。メグ曰く、「会った瞬間に生まれて初めてスパークが走った。」という。スパーク、、火花か、、ビビって奴だ、、ウーン、オヤジもこれにはかなわない。まさにlove at first sight（一目ぼれ）、恋の原則である。

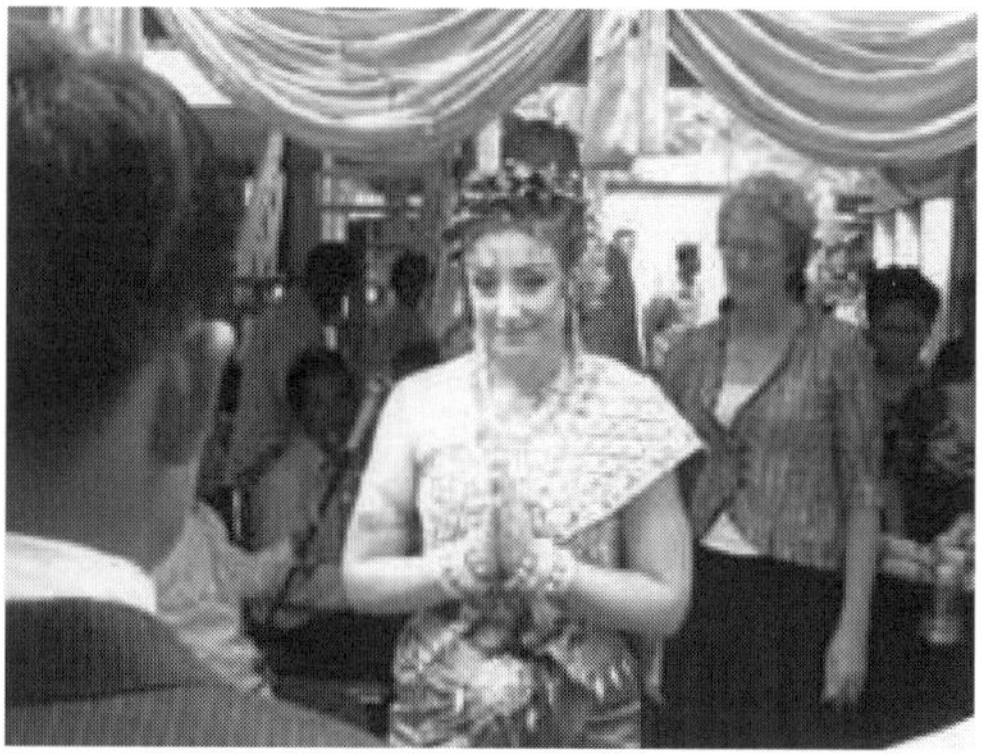

花嫁のメグ

30過ぎの真面目な青年のクーンは苦労人。プノンペン近郊で、牛飼いや、荷役をしながら一人残るお母さんの世話をしてきた。独学で英語を勉強し、外国人の門番の仕事を見つけ、そこで真面目な働きぶりに感心され、車の免許を取らしてもらったという。それで、WHOへ来た。

メグにスパークが走って驚いたのは実はクーンである。あまりに環境も立場も違う。その戸惑うクーン気持ちをなだめ、二人を取り持ったのが、前任の粋なオーストラリア人の所長のジムである。二人をオーストラリアに行かせ、メグの両親とも会わせ、説得してくれたらしい。「オーストラリアで見た事もないきれいな海岸を二人で歩きながら、自分は、牛の糞にまみれた、ただの田舎者なのに、これでいいのか、現実か夢なのかまだわからないんだ。」と、クーンが僕に話した。オヤジ曰く、「結婚は始まりが大変なほどいいぞ。」と。

彼らの話を聞きながら、似たような人がいるな、と、ある人のことを思い出した。そう、この「んだんだ劇場」の寄稿者で僕の後輩の石川尚子さんだ。彼女は「国境なき医師団」でタイのカレン族難民キャンプで働いているときに、運転手をしていた今のご主人のカレン族のオニさんと出会ったのである。オニさんと結婚したいと言われた時は僕もさすがに驚き、彼女のお母さまは、驚きの余り、僕のところまでやってこられて、何が娘にあったのですかと、問いただされた事があった。優しい石川さんの顔はやっぱり優しいメグの表情と重なる。大変な事が一杯あったのだろうが、石川さんは優しいご主人のオニさんに支えられ、二人の可愛い娘に恵まれて、頑張っている。人の人生は計り知れない。

泥だらけのポリオキャンペーン完了

今回の3度目のキャンペーンは1回目のキャンペーンでやり残した地域に2度目の投与をすることに加え、プノンペンのスラムと周辺のベトナム人の村には特別に3度目のワクチン投与を行った。

プノンペンは当日、朝から雨季の激しい雨で、スラムを歩くと泥だらけである。前回にもお話したプノンペンの中心地にあるスラムは今回大きな変化があった。政府が企業に土地を売却したため、1000戸以上あるスラムの住民を郊外に強制撤去させるというのである。行ってみて驚いた。スラムと言っても住民が苦労して作ってきた家があった。それらは全て壊され、廃墟になっている。行き場を失った半数ほどの住民たちが廃墟と泥の上でビニールシートをかぶって、雨、風をしのいでいた。「難民キャンプよりひどいな。」と、一緒に来た保健省のスタッフがつぶやく。もちろんここでもワクチンを配ったのであるが、皆お腹が空いていて、食料が欲しいという。

以前、僕はフィリピンのスラムでもこんなやるせない光景の中にいたことがあった。それにしても政府はどうしてこんな無茶な事をするのかなと思う。スラムが不法だとしても、こんなやり方では貧しい人達がもっと貧しくなるだけである。法が弱い人を守れないなら、法は誰の為にあるのだろう。国が弱い人や貧しい人を平気で切り捨てるなら、その国はこれからどうなっていくんだろう。

あんなに苦しい時代を経てきた人達が、今はお金ばかりに走る。スラムにいる人たちの顔のほうがよほど優しく、僕には人間らしく見えるのである。そんなことを思いながら、雨の中、ビニールシートの下の家族の子供たちを一人ひとり調べて回っていると、ある親子に再会した。以前に調査に来て診た今回の流行でポリオ麻痺になった3人目の子供とその両親である。「まだ、ここに居たんだね。」と言うと、雨に濡れる透明なビニールの向こう側から優しく笑顔で応じてくれたが、若い父親は外に立って雨に濡れ、身を震わしている。僕の心に何かがざくざくと刺さる音がした。

僕にはまだその答えがわからない。予防行政がうまくいかないのは、受け取るお母さん方の問題じゃない。繰り返すようだが、サービスを提供する僕ら行政側に問題がある。それだけの事だ。

翌日、悪路を4時間以上走って、タイ国境の町ポイペトに着いた。前日降った雨で、道路はひどくぬかるんでいる。タイ資本で出来上がった巨大なカジノ街とタイとカンボジア間の激しい国境間の物流で、ここには大量の人が流れ込み、実際の人口は6万とも7万とも言われるが、わからない。

国境の検問所に立ちながら、何百台もの荷車で行きかう物流を見ていると、まさに弱い国から強い国にすべてが流れるかのようである。弱い国の基本的な食料となる質のいい米や野菜や果物がタイから見れば安値でどんどん流れ出て、貧乏な多数の農民たちが買えないような化粧品や装飾品などの贅沢品がさらに高値で流入してくる。経済の原理を目の前でまざまざと見せ付けられる感じがする。その上、麻薬、人身売買などの犯罪も絶えず、それもこの高低差で流れる。

泥だらけ学生チーム頑張る

早朝に保健所の前に行ってみて驚いた。子供たちがぞろぞろ集まっているのである。聞くと、前回酒を飲んで来なかったり、マリファナをやっていたりした質の悪い接種チームを全部辞めさせたという。

その代わり、学校に交渉して学生を200人雇ったと言うのである。学生はいいけど、せいぜい高校生だろうと思っていた僕の予想に反して、13歳から18歳までだという。ただでさえ子供っぽく見えるクメール人である。本当に小学校の低学年が混じっているように見える。こりゃ無理だろうと思わずつぶやいた。そのうち先生も含めた20人の監督者が黙々と学生を10人ずつ束ね、おそろいの黄色いTシャツを着せて、泥道の中を自分の持ち場に消えていった。

道路は前夜の雨でドロドロだ。スラム化している町の道は足場を間違えると足首まで泥に埋まるほどである。どうなるんだろう。後を追って、仕事ぶりを見て驚いた。

はじめはワクチンの投与の仕方がぎこちなかったが、それも次第に慣れて、丁寧に記録もしている。驚いたのは、大人たちが皆嫌がった、一軒一軒の声かけを、泥道の中を歩きながら、見事にやっているのである。泥だらけになりながら、黙々と歩き、子供を見つけてはワクチンを投与する学生たちの姿にまさに脱帽である。

高校生のお兄さんやお姉さんは子供にもお母さんにも優しく話しかける。大したものだ。かつてのダメ監督者たちはというと、不思議なもので、今回は、まさに学生たちの親代わりになって頑張っている。水を持ってきたり、お昼の弁当を買ってきてあげたり、休みを取らせたりと世話をして、仕事の仕方を細かく指示している。素直な学生たちが優しいクメール人のハートを自然に刺激したようだ。

人前で言い争うのを嫌うクメール人たちは、悪い事がわかっていても、面と向かって意見を言う事がほとんどない。ところが優しいクメール人は子供たちに対しては別である。面倒見が本当にいいのである。そしていいお手本にもなってくれる。その結果、この地域の接種率は前回よりも10％以上も高くなった。

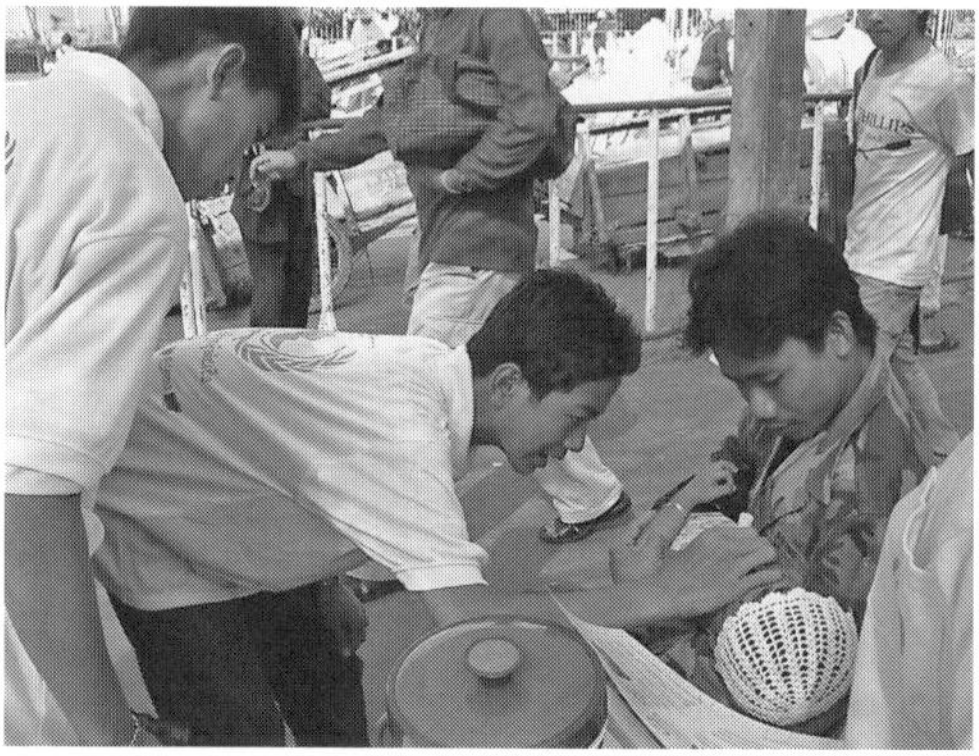

学生のワクチン接種

ホッとした頃の「しぶり腹」
―2006年7月X日

ジアルジア症

もう7月だという。ポリオの発生で始まった怒涛のような6ヶ月があっという間に過ぎた。一段楽してホッとしたせいか、少しポカンとしている。雨期に入って少し曇りがちになった熱帯の空が余計にそんな気分をかもし出す。

そんな頃だった。はじめはミーティングのせいかなと思っていたが、どうも身体がだるい。同時にお腹が重苦しくて、胸もムカムカする。熱も少し出てきた。風邪かなと思って、2、3日おとなしくしていたが、どうもすっきりしない。少しよくなったかなと思って普通に食べると翌日またお腹が重苦しくなって、食欲もなくなる。夜は異常に寝汗をかいて何度も夜中に目が覚める。普段はすぐにぐっすり寝てしまう僕には異変だ。次第にお腹の症状がはっきりしてきた。

ムカムカする。お腹が張る。下腹部がきりきりと絞られるように痛くなって、トイレに行くとうまく便が出ない。

しばらくがんばっていると、突然ぱっと、水様の便が少量出る。その便もなんだかふわふわと頼りなく、水分と分離して、ぷかぷか浮いている。お腹のしぶり感は、日毎に強さを増してきて、とうとう海の波のごとく周期的に襲ってくるお腹の痛みで夜も眠れなくなった。この症状は医学的には「しぶり腹」といわれるもので、便意があるが、うまく便が出ない。腸が周期的に痙攣するようになり、下腹部の痛みと腸の閉塞感が強くなる。時にその腸の閉塞感が強く、直腸がんと誤診されることもあると医学書に書いてある。

まさに、藪医者の僕でも、癌による腸の閉塞かと嫌な予感が脳裏をよぎったほどである。でも、結局、水様の便は出てくる。「しぶり腹」の症状を示すことで有名な疾患としては細菌性の赤痢や原虫のアメーバによる赤痢がある。しかし、読んで字の如く、赤痢は「赤い下痢」といわれ、腸粘膜からの出血が便に混じる。ところが僕の下痢にはない。そうだ、もう一つ熱帯では有名な病気があったなと、思い出した。

「ジアルジア症」である。別名「ランブル鞭毛虫症」ともいう。顕微鏡で見ると鞭のような毛がプリプリとせわしなく動く単細胞の虫である。これが十二指腸や小腸、胆嚢の粘膜に張り付いて消化を妨げる。それだけでなくて、様々な胃腸症状を引き起こすのである。命には別状はないが、だらだらといつまでも下痢症状、腹部症状が続き、時に診断がつかず、実に不快な病気であるときく。診断は検便で虫を見つける事であるが、いざ自分で検便をするとなると意外にも億劫なもので、何か別な手はないかなと思案した。

実はこの病気、「メトロニダゾール」という、アメーバ赤痢の治療に使う古典的な薬がよく効くといわれている。僕は使った事はないが、いざと言うときのための買い置きがあった。1・5グラムを3日間服用した。するとどうだろう。あの耐えられない「しぶり腹」も下痢もムカムカも嘘のようにピタリと止まったではないか。凄い…。実はこの薬、とてもまずい。食欲は戻ってきても、何を食べてもおいしくない。その上、飲酒は厳禁である。アルコールをこの薬の服用中に飲むと、時に激しいアレルギー症状を出す事がよく知られている。以前、ベトナムで、この薬を処方した患者が、僕の忠告を聞かないで酒を飲んで、救急車で運ばれた事があった。と言うわけでしばらくお酒は我慢。かくして、治療的診断により「ジアルジア」と自己診断された世にも不快な僕の下痢は終わった。

森の中のピラミッドと天空の城
―２００６年８月Ｘ日

風疹（三日はしか）の流行

カンボジアでは乾季が終わり、雨期に入って熱帯の激しい雨が時折降る。お陰で少し涼しくなって助かるが、期待している麻疹疑いの報告が少しも入ってこないので、どうも気分は雨期のあい間、空のように晴れない。何かおかしい。確かにいつもの年なら麻疹（はしか）の流行のなくなる時期ではある。その上、毎年何万人も報告されていたカンボジアの麻疹の感染は麻疹ワクチンの全国キャンペーンの後に激減した。それでも、麻疹を疑う「発熱と発疹」の報告は通年あっていいはずである。特に麻疹によく似た三日麻疹（三日はしか）と言われる風疹は、たとえ麻疹がなくなった後でも、流行は続く。まあ、実際に行ってみようということになって、保健省の仲間と出かけた。

地雷の中の遺跡「コッケー」

実はプレビヒアに向かう途中のアンコールワットから１００キロほど離れた森の中に歴史的に有名な遺跡ある。アンコールワットよりも２００年も古い西暦９００年代に建てられた「コッケー」と呼ばれるその遺跡は最近まで地雷原の中にあり、容易に近づくことができなかったのである。保健省の仲間が最近、地雷が完全に除去され、行けるようになったから行ってみないかと言う。もちろん僕は二つ返事でＯＫである。

赤土の森の道を走りながら、地雷処理中の赤いドクロマークの建て看板を横目に、入り口らしき所にたどり着いた。政府の地雷処理班がまだテントを張っている。お堀の跡らしきところを回って、うっそうとした茂みが切れたその瞬間、突然目の前に40メートルもある石のピラミッドが現れた。息を呑む。近づくと、7段に巨石が積み上げられていて、中央の崩れかけた階段の上に新たに木で作ったはしごが掛けられていて、何とか登れる。神殿だったのだろう。気がつくとみんな這いつくばるように登り始めていた。

最上段にたどり着くと、樹海の上をさえぎるものなく吹き抜けてきた風が、僕の汗ばんだ体に気持ちよく吹き付けてくる。てっぺんにカンボジアの国旗が竹竿にくくり付けられて誰に見られることもなくたなびいている。なんだか少しこっけいだ。足元には、木や草が、こんな高い所でも石の間から茂っている。立って、周りを見渡すと、３６０度、果てしなく続く緑の樹海を眺望できるのである。ここは、成書によると６００年続いたアンコール王朝（８０２

―1432）が一時的に遷都された場所で、ジャヤバルマン2世（928―942）の間だけ栄えたらしい。

このピラミッドの前には比較的こじんまりとした王宮の廃墟がお堀に囲まれてある。全ては樹海に完全に呑まれていたのだろうが、木を焼いたり切ったりして、最近やっとここまで見えるようにしたという感じだ。観光客が押し寄せるのは時間の問題だろうなと思う。この廃墟には、傾いた石作りの書院などが、驚くことにまだ石の屋根の部分を残して建っている。ただ、お金になりそうな彫り物はほとんど持ち去られたあとらしい。

それでも、体の半分が鳥で残りが人間の「ガルーダ」というわれる等身大の石の彫像は現在もプノンペンの王宮の隣の国立博物館の正面玄関に飾られ、観光客の目を楽しませている。それに廃墟の石には当時のクメール文字がまだはっきり残っている。保健省の仲間に聞くと、なんとか読めるが意味はよくわからないという。僕らが日本書紀を読むようなものなのかな？それにしてもクメールの歴史は古い。用を足そうとしたら、まだ地雷が残っているかもしれないからあまり遠くに行くなと、近くの村の人に脅かされた。出しかけたものを引っ込めて、車の近くでへっぴり腰で用を足し、再び赤土の道をプレビヒアへ急いだ。村の人に聞いたら、この森の村にも保健婦がワクチン接種に来ているというから感心だ。

プレビヒア　天空の城

プレビヒアはカンボジアの北部で、タイ、ラオスと国境を接する森の豊かな県である。プレビヒアでもう一つ有名なのはタイ国境の600メートルの山の上に建つプレビヒア神殿である。神聖な山の上に建てられたこの神殿の完成は889年から1152年に及んだと言われ、アンコール王朝を通して祭事に使われたらしい。

この山の神殿には歴史にまつわる話が尽きない。14世紀アンコール王朝衰退後の数世紀の間はタイ領土になり、タイでも神聖な山とされていたらしい。19世紀になるとフランスの植民地化の波の中で、1907年カンボジア領に戻される。ところが1957年フランスがインドシナから正式に撤退すると、再びタイが領有権を主張して軍を派遣して占領してしまった（タイから言えば取り戻した？）。

これに怒ったのがフランスから独立を果たした若きシアヌーク王だ。国際法廷に訴えて、1962年に再び取り戻した（タイから見れば占領された？）。1979年になるとベトナムのカンボジア侵攻と同時にポルポトの圧制から逃れようとした4万人以上のカンボジア人がこのタイ国境に殺到したらしい。東部の国境では数十万人の難民を受け入れたタイだが、ここでは受け入れを拒否し、国連も無策のままだったという。路頭に迷った何千人ものカンボジア人が飢餓と地雷原の上で命を落としたという。

その後、この山は侵攻して来たベトナム軍と山に立てこもったポルポト軍の残党との間の激しい戦場になったという。1998年になるとタイとカンボジアが歩み寄って、プレビヒア神殿の観光化の話が一気に進む。日本の援助も入って地雷除去が本格化し、国境はタイが山の9合目の神殿の石段のすぐ下まで領有するということになったらしい。するとタイ側はまたたく間にアスファルトの高速道路をそこまで敷いて、土産物屋から観光バスの巨大な駐車場まで全てを完備してしまった。その後タイが、さらに石段の上の神殿の入り口までの領有権を主張したため、2001年12月にカンボジア政府が軍を送って、一時国境が閉鎖された。

雨期の合間の晴れ間をついて急峻な山道を登り始めたが、コンクリートパネルで修理したと言う道もあちこちで壊れている。4輪駆動車でも、しばしば歩くようなスピードでゆっくりと注意深く登ってやっと頂上近くに辿り着いた。すると目の前に第一神殿の崩れた何本もの石柱が、たなびくカンボジア国旗とともに見事に空に向かって突き建っている。その向こう側は長い石段がタイ側に向かって下っている。一方、カンボジア側は尾根づたいに神殿が続き、神殿は4層になって少しずつ登りながら、4つの神殿がそれぞれの回廊でつながって、最後は山頂の本院に達し、崖っぷちまでせり出して終わるのである。まさに天空の城である。

傾いた石柱に感動していると、同じ色のTシャツを着た団体客ががやがやと登ってくるのである。タイ人の団体さんたちだ。舗装された高速道路が石段のすぐ下までできていて、冷房付きの豪華な観光バスを何台も乗り付けてくる。ふと足元を見ると疲れきったようにしゃがみ込んでいるお年寄りの団体がある。こちらはカンボジアの人たちだ。聞くと2日間かけてトラックで悪路を走り、山を登り、隣の県の村からやっと辿り着いたと言う。

この山の神聖さをどちらがより感じるのだろうかと、複雑な気持ちで彼らの顔をみた。するとはじめの回廊の石畳の横に「私達はカンボジア人に生まれたことを誇りに思う。」とクメール語と英語で書かれた大きな看板があった。誰がこんなものを作ったのだろうと思うが、正直嬉しくなる。そのままの気持ちをそこにしゃがみこんでいるカンボジアのお年寄り達に伝えたくなった。経済の格差、国の強弱の差を露骨に目の当たりに見るとき、こんな形のナショナリズムが却って心を和ませてくれる。

神殿はアンコールワットよりさらにずっと古いにもかか

わらず、その形を実に見事に残している。貴重な品はタイ人、ベトナム人、カンボジア人によってかなり持ち去られたらしいが、岩の建物に残る数々の深いレリーフは素晴らしい。雨風の厳しい自然に晒されながらよく残ったものだと思うが、森の木などの植物による侵食が少なかった事が下界の遺跡に比べてよかったのかもしれない。最上層の第4神殿は本院が半分崩れているものの他は全て石の屋根が崩れずに残っている。

本院の裏の崖淵に立つとタイ、ラオス、カンボジアの国境の山と樹海が一望でき、そのまま空に飛んでいきそうである。盗賊の何人かはここから足を滑らして谷底に落ちたと地元の人が教えてくれた。神聖な山の所以である。近く世界遺産になる話があると聞いたが、そんなことには余り興味がない。ただ、天空の神殿の自然との一体感はこの地をアンコールワットの遺跡群よりもさらに魅力的なものにしていることだけは確かだった。

学校と孤児院の風疹の流行

保健省の仲間と赤土の道をシェムリエップ県まで戻った。「発熱と発疹」の子供達はどうなっただろうか。県の衛生局のスタッフと子供達の通っている学校に行ってみた。学校の先生達はもう3ヶ月前から少しずつ発疹の子供達が出ていたと教えてくれた。先生達は流行はもうおさまったようだといったが、一つ一つ教室に入って子供達に聞くことを許してもらった。可愛い子供達が教室に一杯だ。「チュムリップスオ（こんにちは）」とみんな立って丁寧に両手を合わせて挨拶をしてくれる。「熱が出て体にブツブツの出たお友達知っている？」と聞くと、指差しながら「あの子よ。」何人かの子供たちが前に出てきた。

元気だけどまだ全身に発疹がある。すると一人の子が「この子達、みんな孤児院の子たちよ。」と言う。孤児院はどこなのと聞くと、なんと学校の隣だ。行ってみると、孤児院の先生達も協力してくれて数人の発疹のある子供達を見つけてくれた。血液を採取させてもらってプノンペンに持

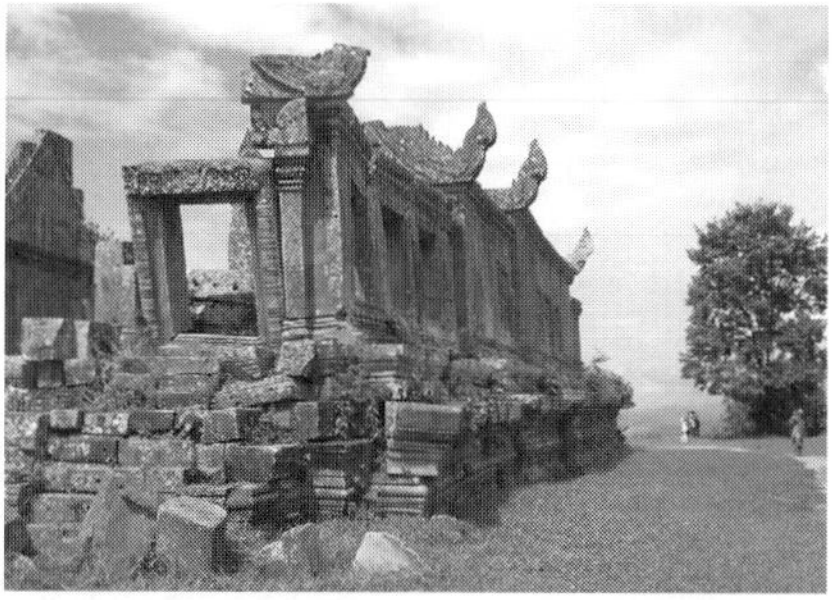

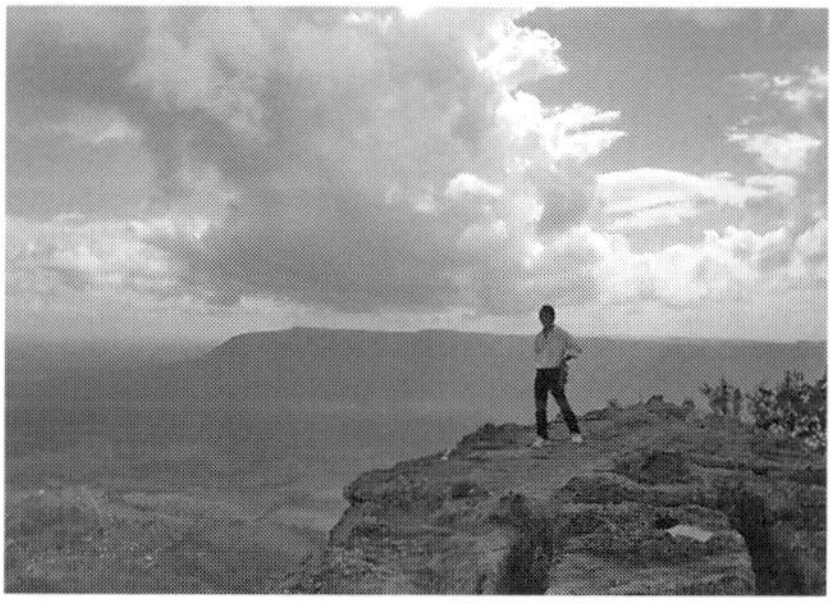

プレビヒア

ち帰った。検査の結果は風疹。すぐに学校にも孤児院にも報告した。この流行、期せずして、血液検査で確認されたカンボジアで初めての風疹の流行となった。

県の衛生局長会議 ―２００６年10月X日

衛生局長会議

上半期を総括する衛生局長の会議。実はこの会議、例年は保健省の真面目な準備にもかかわらず、なんとも形式的。衛生局長はあまり参加せず、副局長を代理で出席させ、その連中さえ、プノンペンにいる日当だけ貰って会議には半分程度しか出ない。会議での議論もほとんどせずに、後は別な用事をプノンペンで済ませている。業を煮やした保健省は地方都市の小さなホテルで開催して、２日間参加者を缶詰にして討議すると提案した。

実は２年前に政府が突然、保健師が村に行って予防接種をする費用を、保健所から半径10キロ以内の村には出さないといって、予算の大幅な削減をした。当時、保健所ではなく、村に出向いてやる予防接種に１００％依存していたため、定期予防接種は大きな打撃を受けると誰もが予想した。たぶん全国の80％の地域では、村に行く足代が出なくなると予想されたのです。ところが、予想に反し、接種率はほぼ維持された。「それなら、いいじゃないか。」と、言われそうですが、どうしても変なのです。各県の担当者が、お金がない、予算がない、と散々政府に文句を言い、別な支援をよこせといい続けるのですが、保健師たちに聞くと、以前より大変だが、何とかやれている。

予算が遅れるものの、別な予算を回したり、外の団体の支援を受けたりしているという。それなら、本当にいくつの郡が、政府なり、外の団体からの支援を受け、どこが本当に困っていて、今支援を必要としているのか。実はこれが保健省も分からない。面と向かって問い詰めないカンボジアの習慣が、その辺を見事にあやふやにしている。

さて当日、狭い会議室に24県から60人以上の参加者がひしめいた。24県のうちの半分以上の県からは衛生局長が来ている。上出来だ。顔に覚えのある局長、次長達が、得意の口調で発表するが、予想していたとおり、あまり肝心な事を言わない。そこで憎まれ役の出番である。保健省の責任者のスーン先生が僕に自由な質問を許してくれた。「そこの郡はどの団体が支援しているのですか。」と、突っ込む。「どの団体の支援もないなら、県はどの予算を使って支援しているのですか。」とさらに突っ込む。

ある衛生局長は、自分の県は外部の支援なんかなくても大丈夫だと豪語した。みんなからすごいなーと、感嘆の声が漏れたが、次の瞬間、爆笑の渦になった。何を言ったのかと思ったら、「自分は県の財務のトップの奴と親友だから、そいつが予算の別枠を取って都合をつけてくれるんだ。友達は大切だぞ。」と言ったらしい。休憩の時間に彼の周りに人だかりがして、みんながどんな裏ワザを使ったのかさらに聞いていたらしい。後で聞いたのだが、結局、財務の親友に手数料を50％も払っていたという。真面目な局長連中はうちの県じゃ無理だなと肩をすくめた。

もちろん不正経理はよろしくないが、予算がいったいどこに流れてしまうのか皆目不明瞭な国では、中央政府に負けないしたたかさで、予算をぶんどり、自分の県のスタッフの面倒を見て、仕事を何とかやらせる責任感も県のトップの技量のひとつではあるのだ。

不思議な事に、誰も途中退席する人がいない。全員が他の県の実情や、予算取りの裏ワザに耳を澄ましている。癖のある連中の本音ぎりぎりの話をみんなが楽しんでいるのである。作戦成功。僕は2日間憎まれ役を演じ続け、彼らの答えを一言も聞き漏らすまいと、トイレに行く時間さえないほどだった。

遠方より友来る、楽しからずや
―2006年11月X日

エリックがやってきた

「日本に遊びに来たよ。」とフランス人の友達から突然電話がかかってきた。エリックだ。僕はそもそもフランス人嫌いである。その理由は14年前ベトナムに赴任していた時にWHOの同僚のフランス人に散々嫌がらせをされた体験から来ている。つまらない話だが、偏見は大体そんな体験から来る。その男は威張り散らす悪いフランス人の見本と言うだけでなく、僕の仕事の邪魔をしては、僕の悪口を電話やファックスでマニラの上司に送りまくったので迷惑した。もちろん彼はみんなから問題視されていたが、僕は当時、彼のために随分と無駄な時間を使わされた気がする。それ以後はフランス人にかなり警戒感を持つようになった。ところがそんな僕にもフランス人の友達エリックがいるわけだ。

　エリックは僕より5～6歳若い。もちろんフランス人特有のおしゃべりではあるけど、南部の育ちらしいラテン系の陽気な性格だ。10年以上前に彼がコンサルタントでベトナムに来た時にたまたま出会った。現地の人たちに優しく接するのではじめから好感があった。その彼が当時、飲めば「僕の夢はお金を貯めてトルコでベリーダンス（おへそ出して腰を振るダンス）のレストランを経営する事だ。」と真顔で話すので、結構楽しく酒が飲めた。そんな彼と5年ほど前、偶然にバングラデシュで再会した時だった。彼は少し照れくさそうに「結婚して12歳の娘のオヤジになってしまった。」と話したので僕はびっくりした。ベリーダンスのレストランはどうなったんだと、思わず問い正したが、幸せそうである。相手はバツイチのジョージア人（グルジア人）の子連れの女性だという。グルジアはトルコのすぐ上の国だし、まあベリーダンスとそれほど離れてはいないし、いいか。余程の美人だったんだろうと勝手に納得した。

　それ以後、いろんな国で彼と会うたびに、いつも日本を訪ねたいと言っていた彼だが、お互いの休暇がうまく合うはずもなかった。エリックは今コペンハーゲンにあるヨーロッパWHO事務所で働いている。ところが今回、偶然にも彼が取った休暇と僕が日本の帰国に取った休暇が一致したのである。名古屋の飛行場から秋田に電話をかけてきて、奥さんと日本に着いたという。10日間で東京を見て、箱根に行って、京都を見るという。それでも秋田まで会いに来るというから根性がいい。もちろん大歓迎、秋田は任せておけと豪語。


　大阪からの最終便で秋田に到着したエリックと久しぶりの再会をした。少し頭が薄くなったかな？　奥さんのニナは黒髪、すっきりした鼻筋、彫りの深い目と黒い瞳。確かにエリック曰くエキゾチックな美人さんだ。我が家に着くと早速祝杯。注がれる秋田自慢の日本酒を「オイシイ。オイシイ。」と二人ともぐいぐい飲み干す。「アルコール度はウオッカと比べれば問題にならないわ。」と笑う。それはそうだろう。じゃ、焼酎はどうだと勧めると、これもグビグビと飲み干す。相手が悪い。

　グルジアはワインが有名で、客人が来ると水牛の角に1リットルものワインを入れて、飲み干させるそうだ。水牛の角はテーブルに置けないので飲み干すしかないというからなかなか厳しい。「時差ボケがひどくて、日本の旅行中一週間、ずっと眠れなかったわ。」とニナが言うので、「今夜は大丈夫。」と太鼓判を押した。かくして僕の太鼓判どおり、翌朝二人は最高の目覚めで起きるなり「秋田のお酒サイコー。」と一言。朝食を終えて、みんなで角館に向かう。

杉林を抜け、広域農道を黄色に色づいた田園の中をどんどん走る。二人は外の景色に魅了されている。「どうだ、きれいだろう。」「こんな見事な水田や杉林はフランスにないだろう。」と秋田自慢しきり。角館でお決まりの武家屋敷を見た後、フランス料理のレストラン「遊び庵」を経営している友人の佐藤さんのお店に立ち寄る。彼は秋田県のカヌー連盟のコーチでもある。出してもらったチキンのソテーの美味しさに二人は感激、「セボン、グランシェフ！(料理長、ほんとうにおいしいわ！)」と記念写真をパチリ。

田沢湖高原で温泉に入ると「うーー。」と唸っている。まったくオヤジである。風呂上りで、再び酒盛り。持ってきた日本酒も焼酎もよく飲む。酔いに任せて、「グルジアの女性はみんなニナのようにきれいなら、フランスでもてるだろう。」とオヤジ臭い質問をした。すると、ニナが、「グルジア人の女性をフランスに連れて行って商売するなら、その前にみんなの鼻の整形をしないとならないわ。」という。ニナ曰く、グルジア人の鼻は大きくて高くて不細工なので有名なのだそうだ。ニナはおばあちゃんがロシア人で、ロシアの血が4分の1混ざっているせいで鼻筋がいいのだそうだ。やはり混血は大事だ。

友人から貰ったワインがあったので、飲ませようかと持ってきていた。すると、ボトルのラベルを見たエリックが「おお、何でこのワインがここにあるんだ。」と奇声を発した。ワインの名前はフランス語で「ローマ法王の新しいお城」とか、書いてある。エリック曰く、ローマ法王庁は中世に一度分裂して、アビィニヨンに遷都したらしい。その時に広大なブドウ園を作ってできたのがこのワインだという。エリックの実家はリヨンの少し南らしいが、このブドウ園にも近いらしい。本当においしい特別なワインだという。コルクを抜いて、みんなで少しずつ飲むと、確かに美味い。日本酒や焼酎ですでにぼけていた舌ではあるが、深いまろやかな赤ブドウの香りが口の中に広がった。これはグランシェフの佐藤に持っていってやろうと、ボトルに半分残ったワインを、なんと翌日帰りの道すがら角館の彼の店に届けた。

後でうろ覚えの世界史を確かめた。ローマ法王庁は14世紀初頭1309年クレメンス5世の時にフランス王権に屈してアビニオンに法王庁を移す。これを「教皇のバビロニア幽閉」とも言うらしい。これは70年間も続く。その時できたのがそのブドウ園でこの有名なワインだったわけだ。その後グレゴリウス11世の時に法王庁はローマに戻るが、アビニオンの法王庁はその後さらに40年間、15世紀の初めまでフランク王国の強大な権力を背景にローマと並立する形で存在していたそうだ。

翌朝、もう一度お湯に入ってから車を飛ばして飛行場に向かった。エリックとニナは佐藤さんから貰った秋田のお酒を胸元にしっかり抱え、「今度はトーダたちがグルジアとフランスに来る番だからね。」と言う。飛行場でもう一度、互いに抱き合って別れた。僕らが彼らの所にいけるのはいったいいつだろう。そんなことは分からない。でも、そう考えるだけで楽しいのである。

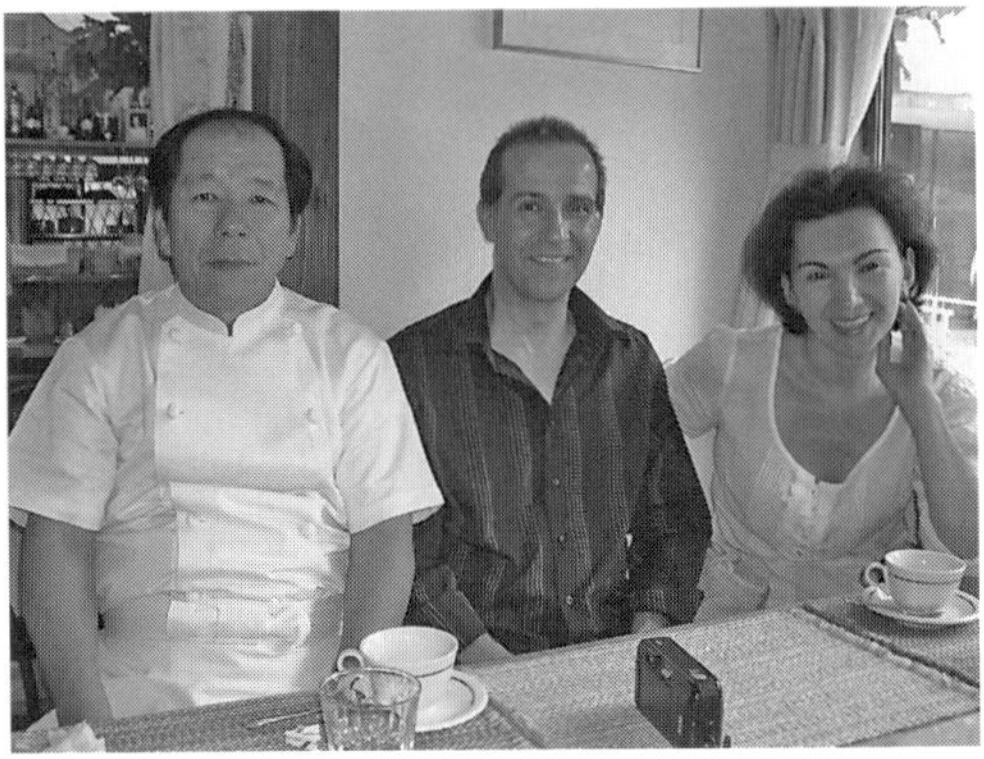
左から、佐藤さん、エリック、ニナ

バブルと腐敗のカンボジア
― 2006年12月X日

カンボジアの土地バブル

カンボジアに戻るなり、まず田舎で食べたものにあたり下痢。それが治ると再び風邪を引いて3日寝込んだ。頭が熱でボーっとして、歩いていたせいか、道路をうまく渡れない。やたらと車が走っている。3年前ののんびりした交通量とはすでに比べようもない。ピカピカのトヨタの「レクサス」とかいう日本でもあまりお目にかからない高級ランドクルーザーがぞろぞろ走っている。何で国家予算の70%をいまだに海外の支援に頼っている国がこんなに金持ちなの？僕の家の裏手には豪邸や高層のアパートがどんどん建っている。持ち主は政治家、大臣、議員、総理大臣の親戚、そんな人たちだ。少し郊外に出ると、広大な農地が、どんどん立ち入り禁止になって、買い占められている。もうすでに売られて工場を建て始めている所も一杯ある。本当にこの国は豊かになっているのだろか。

ここでも紹介したプノンペン最大の1万人以上のスラムは数ヶ月前に突然強制撤去が執行された。政府が商業地として海外資本に売り渡した為だ。住む場を失った多くの家族が雨期の雨の中、ビニールテントの下で飢えと寒さをしのぐさまは悲惨だった。一部の人権団体のＮＧＯが政府に抗議をしたが、彼らも強制退去させられた。住民の一部は荒野の真ん中の農地を埋め立てた郊外に移されたが、その土地でさえ、買いあさる不動産屋に二束三文で売り渡してしまう人がたくさん出た。そして結局は行き場を失い、町に戻る。

「誰がいったいこんな馬鹿な土地バブルを起こしているんだろう。」と思っていたら、僕の家の大家から突然電話がかかってきた。「すまないが、家を出て行ってくれないか。」と言う。「えええ！。」……。話を聞くと、「アメリカ大使館の偉い人に自分たちの今住んでいる家を５０００ドルで貸したからこの家に戻ってきたい。」と大家は言う。もちろんここは彼らの家だからイヤですという訳にも行かない。居住権なんて何もないこの国では出て行ってくれといわれたら一ヶ月以内に出る事になっている。

　それにしてもこの大家は他に3つも大きな家を貸している大金持ちなのに、結構欲が深くて意地悪だ。でも見た目はとても優しく本当に申し訳なさそうに手をすり合わせながら話す。「日本人は大好きで、カンボジアを助けてくれて、こんな事はしたくないんだけど……」「だったらこんな事するなっちゅうの！」と思ったが言わなかった。大家は今度は口調を少し変えて僕らが家賃を20％以上余計に払ってくれたらもう一年いてもいいと言いはじめた。「自分たちはそのお金で別な家を探して住むからいい。」という。こいつは驚いた。「だったら早くそう言えよ。」と思ったが言わなかった。というか、今すぐに移れと言われてかなり驚き、途方に暮れていた僕らは何と反射的にその条件を飲んだのである。ああ、日本人……。後で思えば、大家ははじめから別の家を探すつもりだったのだろう。家賃を上げる口実だったんだ。「薄給の国連職員をいじめやがって、この野郎！」と思ったが、言わなかった。

腐敗の医療現場

うちのガードの一人が時間に来ないでどうしたのかと思った。背の高いひょろっとした若者で深夜の当番だが、ぼんやりしている。寝ないようにしているようだが、いつも寝ている。でも、気は良さそうで優しい顔をした男だった。その彼がモーターバイクで出勤途中、電信柱に激突したという。彼の会社からは何も言ってこないが、病院に入院したと言うので、お手伝いのリエップさんに見舞金を持って様子を見に行ってもらった。

　その話を聞いて驚いた。かなりひどく頭部をぶつけて、意識がいまだに戻らないと言う。顔面の外傷だけでなく、頭蓋の骨折とその下に血腫があるらしい。なんとその運ばれた中国人の経営する病院では検査と外傷の治療だけで、2000ドル以上請求されたと言う。その上、血腫除去の手術にさらに1000ドルかかるから払えたら手術をしてやると言われたと家族が泣き崩れていたという。ひどい話だ。そんな大金この国の一般家庭では、家も土地も売って、家族まで売ってもできないお金だ。

この話を保健省の友人に話したら、実態はもっとひどいんだよという。中国人たちの資格もはっきりしない医者が、正式な許可もなく、どんどん大きな病院をプノンペンに建て始めている。政府は全く野放しだ。裏ではお金が動いているらしい。ひどいのは救急車の会社と警察と病院が結託していて、交通事故があると警察がすぐにワイロを貰っている救急車を呼び、その救急車がワイロを貰っている病院に強制的に送り届ける。「お金がないから、別な病院にいってくれ。」と泣いてすがった患者の家族がいたらしい。すると救急車の男が頭蓋骨折の患者を突然道路に放り出したというから開いた口が塞がらない。

せめて政府の病院は何とか最低限の患者救済の道を貧しい人たちに残してくれているだろうと思っていた。ところが、政府の病院は中国の偽医者に負けず劣らずひどいという。日本が援助してできた有名な国立の産婦人科病院で最近診療を受けたカンボジア人の友人から嫌な話を聞いた。診察室の壁に「決して患者からお金を受け取らない。」と言うビラがびっしり張ってある。そこで、医者が臨月近い僕の友人の女性に「20ドル出しなさい。」と露骨に要求したという。渡すと、隣にいた看護婦が「夕食代にもう3ドルちょだい。」という。病室では看護婦が陣痛で苦しんでいる若い妊婦に向かって、「返事もできないのか。」と大声で罵倒している。それを見て、病室のみんなが震え上がっていたという。僕の背筋も凍りついた。母親が「娘が陣痛で痛がっている。」とナースセンターに言いに行くと、「あんたは女だろう。子供産んだことがあるだろう。そしたら痛みをどうしたらいいかあんたがわかるだろう。」と追い返されたと言う。

その話を聞いて、僕の憤りはどうにも納まらない。信じられない思いで、翌日その産婦人科病院の副院長でもあった保健省の先生に聞いてみた。すると「そんなことはずっと前からで、実態はもっとひどいですよ。」と言う。子供だけ産んで貧しい母親が子供を置いて病院からいなくなってしまうケースがある。すると医者と看護婦が結託して、外部の業者に2～300ドルで子供を売ると言う。「それは人身売買じゃないですか。」というと、「そうだけど、誰も罰する事ができない。せいぜい注意するくらいしかできないんだよ。」と諦め顔で言う。それでもまだ信じられなくて、JICA専門家の知人にも聞いてみた。すると、「そんなことは前からあることで、まったく手のつけようがないんです。」とあっさり言われた。なんと出産の手術台の上に載ってから、「今帝王切開して欲しかったらお金を出せ。」と要求する医者と看護婦がいると言うからたまげる。どうやら僕はかなりナイーブだったらしい。

以前もお話したが、地方の保健所を回り、この目で実態を見てきた僕の気がかりは、保健師たちのお母さん達に対する態度だった。多くの保健師たちがとても不親切なのである。これじゃ、保健所にお母さん達が来るわけもない。肝心の問題の根は政府の真ん中、一番規範を示すべき中央から見事に始まっている。

人権と社会的正義（Human Right and Social Justice）

昨年から今年にかけて国連の人権委員会の特別調査団が来て、代表のヤシュガイさんが言った。「この国はポルポト時代後の混乱を経て、国を再建し、今日確かにある程度の経済的安定を示していることは認める。しかし、人権面では、何の進展もない。」

人権委員会のこのレポートをみた国のトップは「カンボジアから出て行け。」と罵倒した。ヤシュガイ氏がケニアの出身だと分かると、「ケニアに帰って自分の国の心配でもしていろ。」といったと言うから情けない。これを聞いたこの国にいる国連の各機関は口々に、レポートのせいで、この国で働きにくくなったと眉をひそめた。僕はそんな国連の仲間を情けなく思う。ヤシュガイさんはきちんとしていた。国連の本来の役目はその国に罵倒されても弱い多くの人たちの立場で発言し、仕事をすることである。ヤシュガイ氏の発言は普段になく国連らしかったと僕は却って誇りに感じた。

長い目でその国を見て、我慢するという事も僕らのような職種では大事な気持ちである。ただ一方で、僕は自分らの職を失っても、せめて国連くらいはモラルを貫いて、最低限の約束を守れない国から撤退するくらいの心意気があってもいいと感じている。

Social Justiceという英語の表現がある。「社会的正義」と訳す事にしよう。思想や、権力や経済論理、さらには個人のレベルでどちらが正しいといっているのではない。社会の中にあるべき最低限の道義をそう呼ぼうといっている。それは社会の底辺を支える大多数の声のない貧しく、弱い立場の人たちに少しでも救いのある社会であろうという願いがこもっている。そして人間としての最低限の権利、生きる権利、考えを自由に話す権利を守ろうという事でもある。高い教育を受けた人たちは少しでもそのために資すべきだとも言っていると僕は解釈する。

海外での仕事はいつも自分を映し出す鏡でもある。今までお話した事はカンボジアだけのお話だろうか。自分の母国、その周辺の国々を見るとき、基本的な人権が本当に守られ、社会的な正義が本当になされているだろうかと思ってみる。貧しく弱い人たちが虫けらのように押しつぶされない、幸せな国になっているだろうかと。国としての姿は時代の流れとともに変わるとしても、僕らは幸せな海に向って流れているのだろうか。と、一見カッコの良いことを言ってはみるが、屋台で買った30円のトウモロコシをかじりながら、未だに自分の心の中の正義と悪魔の取っ組み合いにため息をついては、自分の内面的な正義に関しては相変わらず曖昧のままなのである。そんな僕ではあるが、社会的な正義はなぜかはっきりと、ピンと僕の心に食い込んで来るのである。不思議だ。

光栄な話 ―２００７年１月Ｘ日

王様とボートレース観戦

今年も恒例の「水祭り」の時期がやってきた。クメールの人たちは「水祭り」とは呼ばず、ちゃんとクメール語で「ボンオントゥー（ボート漕ぎの祭り）」と呼んでいる。実はこの方が正しい。さらにこの一週間余りの休みの時期には「アークアンボック」というもち米のフレークを食べて豊作を感謝する仏教儀式、「ソムペアプラカエ（月の神に祈る）」いわゆるお月見、さらに「ボンカトゥン」という一般の人がお寺に献金する儀式が同時に行われている。水祭りの時期にはプノンペンの街の道路にずらりと屋台が立ち並ぶ。地方からはトラックに同乗してやってくる人たちで１２０万のプノンペンの人口が3倍に膨れ上がる。プノンペンに住んでいる外国人達の中にはその喧騒を避けてタイなど近くの国に脱出する人たちも多い。

僕は二つの理由でプノンペンにいることにした。一つは、保健省にいるカンボジア人の友人の村のボートが参加する。

僕は今年100ドルを寄付して小さな支援者になった。3日間のレースを乗り切るために、寄付は漕ぎ手のTシャツや帽子、食料の足しになるらしい。村では毎年当番の家が80人近い漕ぎ手の面倒を見るという。二つ目の理由は、王様の横でボートレースを観戦する機会が偶然に巡ってきたのである。丁度WHOカンボジア事務所の所長が留守で、たまたま彼の代理をやっていた僕に王室からの招待状が舞い込んだのである。一度王宮の前のゴールをゆっくり見てみたいと思っていた希望が4年目で思いがけなくかなった。

一日目と二日目は例年のようにスタートに近いところにある川沿いのレストランに陣取る。毎年ビールを飲みながら女房や友達と観戦するのが恒例である。今年は川上から吹く風が少し強かったが、天気に恵まれた。確か2年前は途中から大雨が振り出して、80人近い漕ぎ手を乗せた船がレースの途中で潜水艦のように沈んでいったのを見たことがある。今年は好天の中、僕の友達の村のボートチームはなんと2日間勝ち抜いた。

とにかく、3日間連日ほぼ400艘を2回ずつ競わせるカンボジアの人たちの組織力には脱帽である。次から次に2艘のボートがスタートを切り、日本橋と呼ばれる橋の袂から王宮の前までの1000メートル近いコースを朝から日暮れまで途切れる事がない。こんな素晴らしい組織力があるなら、政府ももっとうまくいくだろうと思うのだが、どうやらこの時だけらしい。

3日目、シハモニ王が執り行なう閉会の儀式を見るべく、一度もこちらで着たことのない一帳羅のスーツを引っ張り出し、暑苦しいネクタイを締めて、女房と一緒に王宮の前に設けられた特設の来賓席に出かけた。来賓席には空席が目立つ。聞くところによると最近駆逐された反体政党の閣僚達が来ていないらしい。王様はまだ来ていない。僕の友達の船はゴール目前で、一人の漕ぎ手が水に落ちて、結局負けてしまった。残念だ。

ふと後ろの王宮側を見ると王宮の前は群集で一杯である。軍隊が王宮の前と川沿いの来賓席をつなぐ300メートル位の距離を黒山の群集を左右に分けて道を作る。すると王様が王宮の中からオープンカーに乗って現れた。一斉に群集がどよめく。王様はオープンカーの上から群集に満面の笑みで手を振り挨拶をしている。車から降りると、まずフンセン総理大臣夫婦に挨拶し、次から次に詰め寄る来賓たちに両手を合わせて丁寧に挨拶する。それから、優雅に赤い絨毯を登って、来賓席の前方の川に張り出した玉座に座った。

テレビや写真では何度も見たが本人を間近で見るとやっぱり興奮する。去年王位を譲り受けたシハモニ王は、フランス育ちの53歳、独身。１９５０年代にフランスから独立を成し遂げたことで有名なシアヌーク王の実子で、プロのバレーダンサーだったという経歴の人である。女性には基本的に興味がないという噂だ。背はやはり父親に似て低く、小柄であるが、顔は父親に似ず、母親に似て、鼻筋はとおり、とてもハンサム。頭はきれいに剃っているが、肌もつやつやして、僕より3歳上とは思えないほどとても若く見える。その上、品のある嫌味のない所作と、一人一人の来賓に笑みを絶やさない挨拶の丁寧さには感服してしまう。以前テレビで見たのだが、この王様は小学生が手を出しても、その辺のおっさんやおばさんが手を出しても、全く差別することなく、丁寧に両手で彼らの手を包み、笑顔で頭を下げるのである。僕はそのさまを見て、目を疑った。神様だった日本の皇室とは随分違う。

その優雅な演技者は、丁度日本の歌舞伎役者に近いかもしれない。いや、ダンサーだ。ダンサーの表現力である。指先から顔の皺一つの動きまで演技が行き届いて、無駄がない。身体をたおやかに動かして、ゆっくりと舞うように歩く。しかも観衆をしっかりと意識して、その心を引きつけて離さない。実に洗練されているのである。王様のバレーダンスを一目でいいから見てみたくなったのは僕だけだろうか。

王様は席に着くと、ゴールする船一艘一艘に拍手を送り、時折両手を大きくかざして手を振る。女性のボートチームがゴールして王様の前をゆっくり通り過ぎると、実に嬉しそうに長く手を振っている姿が後から伺える。どよめきのような人の声がだんだん大きくなってくる。何だろう?と声のする方を見ると、川上のスタートの橋の袂から何十艘もの船が一斉に王宮前のゴールに向っている。どんどん近づいてくる。先頭の船の舳先には剣を持った男性が伝統衣装を着て立っている。「ウォー」という船乗り達の声とともに、その男は剣を振り上げると、ゴールに張られた赤いテープを船の進む勢いで一気に切った。その瞬間、何十艘

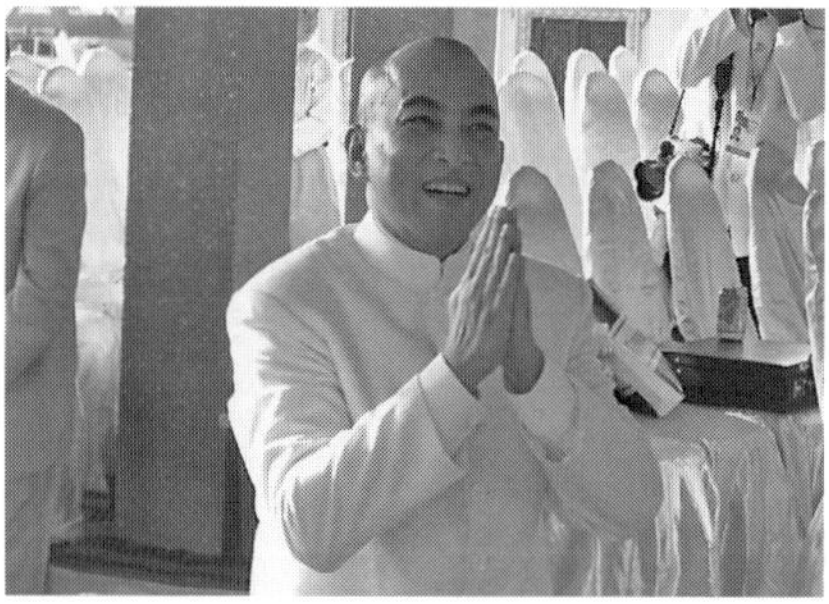

シハモニ国王

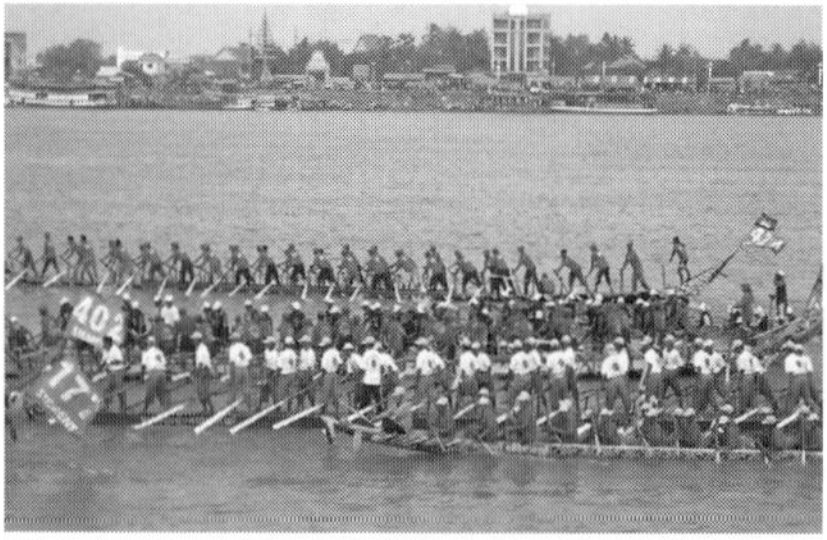

水祭りのボートレース

もの船の漕ぎ手達が一斉に船の上で立ち上がり、パドルを高くかざし、王様に向って、歓声を上げげた。これがボートレースのクライマックス、閉幕の儀式である。

カンボジア語で一席 — ２００７年２月Ｘ日

ム、ム、マ、マ、マムマ……言葉の始まり

カンボジア語を教えてくれているセタ先生が、休暇明けにもかかわらず、すでに疲れた様子の僕を見て、同情の視線を投げかける。先生に優しく質問された単純なカンボジア語がうまく口から出ず、「ム、ム、マ、マ…。」と口ごもっていると、セタ先生が「どんな動物も生まれたときの始めの言葉はMから始まりますね。」と、からかわれているなと思ったが、意外にも真面目な顔で話される。

「ヤギは生まれた瞬間になんと鳴きますか。そう、〝メェー〟ですね。では、ウシの赤ちゃんはどうですか。そう、〝モォー〟でしょ。」「人の赤ちゃんも生まれて最初に発する音はム、ム、マ、マ…でしょ。」……やっぱり、からかわれている。「そして最初に赤ちゃんが覚える言葉はなんですか?そう、ママ、お母さん、その言葉は世界中ほとんどがやっぱりMから始まります。」確かにカンボジア語ではマダイとかマエとかいう。ベトナム語ではメーやマー。英語ではマザー、フランス語ではメア、スペイン語ではマドレ、中国でもマー、ヒンズーではマーター、ポルトガル語ではマエン……。本当にみんなMで始まる。うーん、凄い。

「でも、日本語では〝おかあさん〟だから、少し違いますね。変ですね。」という。なるほど違う。ただ、日本の赤ちゃんも始めの言葉はマム、マム……いや、マムマ、マムマ、そう、「おまんま、お飯」だ。僕も自分の子供が始めて何か言葉らしいものを発したとき、「まんま」と聞こえた。口をパクパクさせるものだから、お腹が空いているのだと思って、何度もその口にスプーンをもっていったのを思い出した。「それに死ぬ時の最後の言葉もやっぱりMから始まるムゥー、とかマァーとか、メェーとか言って終わるんですよ。私の93歳のおじいさんも〝マァー、お母さん〟と最後に漏らして死にましたよ。」ここまで来ると、真偽のほどはさらに怪しいなと思えてくる。

調子に乗ったのか、セタ先生、ついでに「国のことを母

国、国の言語を母国語、英語でもそういいますね。最大の尊敬と言う意味で母を使う一方、最大の侮辱語としても、母を性的に汚すように使う国が多いです。英語ではmotherfucker なんて言うし、ベトナム語でもドゥメーなんていう。でもカンボジア語や日本語にはそういうものはありませんね。」確かに母親を侮辱に使った日本語はない。そんな優しい文化的感覚がカンボジアと日本に親近感を持たせるのだろうか。それにしても僕の3年近く習っているカンボジア語は赤ちゃんの発語程度らしいということを、セタ先生は婉曲的に諭されていたのか……。

カンボジア語と英語の落とし穴

僕はカンボジア語の覚えが本当に悪い。いや、あまねく他言語に対する覚えが悪いのである。カンボジア語に限らず、英語もフランス語もドイツ語も、さらにベトナム語もヒンズー語もチャレンジして本当ものになっているものは皆無である。それでも過去に英語とベトナム語だけは何とかかろうじて意志を通じさせる程度の事はできるようになった。

英語は仕事柄必要に駆られて仕方なく使っている。それなのに英語を母国語としている連中は、世界中の人が英語を理解し、少しは話せるはずだと大きく誤解している人が多い。だから、ミーティングでそんな連中が聞き取りにくい英語で勝手にまくし立て、大袈裟なジェスチャーをしているのを見ると、僕の耳は自動的に塞がる。その理由は、「ああ、この人たちは英語を母国語としない他の多くの人たちに本当は真面目に伝えたくないのだな。」と僕の心の基準が判断するからである。そんな時は僕も下手な英語で言いたい事だけを言って終わる。まあ、一般に国際社会なんてかっこよく表現される場は、そもそも人間性の悪い連中が集まっていると仮定して、話し合いの結果は全く僕の言ったような勝手な主張だけで終わるのである。ただ、もしその場に稀に相手に伝えたい思いをちゃんと持って、相手に伝わったかを思いやる気持ちが働く人がいるとすると、そんな時だけはたぶん会議の雰囲気が変わるのである。

そんなわけで、初対面のカンボジア人に「あなたは英語が話せますか?」なんて聞いてくる英語を母国語とする連中を見ると「バカじゃなかろうか。」と思う。最初に「私はカンボジア語がうまく話せなくてすみません。」と、カンボジア語で言えたらいいなと思う。それから、カンボジア語を覚えなくてはならないという必要性を感じる。その意味では現在の世界でやや共通語的に使われている英語を母国語かそれに近い形で使っている人たちは他言語の存在感や必要性を感じることがはじめから少ない。その事は相手を理解する上で随分と損で可哀相だなと思うのだが、本人達はわかっていないようだ。

下手くそ真打登場

ところがそんな僕に小さな転機がここ1、2週間でやってきた。麻疹の全国ワクチンキャンペーンのための準備が始まり、プノンペン市内や近郊の郡で開かれる集会に連日のよう出席する事になった。この会合には各郡の村長や町長たちを招き、県や郡の衛生部の責任者、保健所の責任者らが彼らの意見を聞きながら実施計画を練る。そこでどうしても仕事のやり方をカンボジア語で僕の口から話さなくてはならなくなった。

それは、今回の麻疹ワクチンキャンペーンが、保健所単位での活動ではなく、10以上の保健所を束ねる郡単位の活動になった。20~30のワクチン接種チームを総動員し、1日毎にいくつかの村や町を全チームで移動しながら5歳未満の子供を対象にしたワクチン接種をして、約2週間で、郡全域の接種を完了するというものである（モップアップ Mop-up）。この計画は大量のチームを、限定した地域に一気に導入して、くまなく接種を行うという点で優れている。そもそもは軍事作戦で、藪に潜んでいるゲリラとの戦う時に使う掃討作戦である。

ただこれを成功させるためには、地図を使った正確な土地の把握、各チームが受け持つ場所の確認、それを監督するリーダーの正しい指示と指導など緻密な計画と準備が必要となる。もしそれがないと、それはただ、土地勘のない兵隊を目くらめっぽうにジャングルに投入して結局は犬死させることに似ている。果たしてカンボジアの政府はこれが出来るのであろうか？　そう思ったら僕は脂汗が出てきた。

実はこの準備と監督指導が如何に大変かを僕はインドやバングラディシュの体験から身をもって知っていた。保健省の担当官がこれを決定するはじめの段階で僕はこの計画の難しさを彼らには何度も話した。それでもそのやり方を保健省としてやりたいというので賛成したのである。ところが僕が休暇の間に作成し、全国に配った計画書を見てみると、肝心な計画の要点はほとんど明記されていなかった。また脂汗が出てきた。

そこで、こうなったら僕もゲリラ作戦と決めた。自分の出来る限り、郡の会合に出て、自分の言葉でこの計画の難しさと要点を話そうと決心した。そこで、また親愛なるセタ先生の登場である。セタ先生に僕が使いたい言葉のキーワードをカンボジア語で20語ほど教えてもらった。僕のカンボジア語は、「ニッチア（これと）、これと、これはとてもソムカーン（大事）ですね。でもこれが、特にソムカーン（大事）です。」「僕はソムヌア（質問）があるんですけど、バーサンチア（もし）こうやったとしたらルオー（良い）ですか？　コッホ（悪い）ですか？」「もしこうしたらピーバック（困ります）ね。どうですか？ヨルテー（わかります？）」という具合。まるで幼稚園の園児の発表のようである。

「スコールチュバット（ちゃんと分かりましたか）？」と心配な僕は話の間に何度も聞いてみる。その都度、おじさんもおばさんもニヤニヤしながらうなずく。どうやらある程度はわかってくれているらしい。少なくとも、「この外国人はおもろいやっちゃな。なるほどな。」というところだろうか。話の合間に保健省の同僚にもっと詳しい説明をつけ加えてもらう。僕一人のカンボジア語ではどうにもならないからこれは実に有難い。でも、少なくとも僕の下手くそなカンボジア語の話しで、おじさんやおばさん達の集中力が高まったことは確かのようだ。最後に「下手なカンボジア語で本当にソントー（ごめんなさい）。でも、トヴカールオー（いい仕事）が出来るように頑張りましょうね。」と言って締めくくると、自然に拍手が起こった。「やったー！」である。

僕のパフォーマンスが久しぶりに受けた。いつもはカンボジア語に通訳してもらう僕の話を話半分にしか聞いていない彼らが、「トーダのカンボジア語は少し上達したな。」と実に得意げに、上から見下ろして言うのである。僕はお褒めに預かり有難うございましたとばかり頭を下げる。とたんに、いつもは肩を叩かれてばかりいて不満顔の彼らが、満面の笑みをたたえて僕の肩を叩きながら「頑張れよ。」と声を掛けるのである。ウーン、参った。

三つの正月

― 2007年3月X日

乾季のカンボジアは日に日に暑くなっている。メコンの川沿いにあるプールの水温もどんどん上がっている。メコン川の水位は今が一年で一番低い。川の中州が立派な陸地になって緑色の草が青々と茂っている。そこにメコンの小魚を捕る季節労働者たちがちゃっかり掘っ立て小屋を立てている。いつもの乾季のメコン川の風景である。

中華正月

ここ数日、中央市場の周りの渋滞がひどい。30分も車が動かず、保健省のミーティングに何度も遅れてしまった。マニラやバンコクから来るとプノンペンはホッとするほどまだ車の数が少なく、渋滞も少ない。ところが、長くここに居ると、車のここ数年の急増に驚く。あの静かだったプノンペンもうすぐなくなる。そのプノンペンでも30分以上の渋滞は珍しい。訊くと中華正月（旧正月）の準備だという。それは中国人でカンボジア人とは関係ないだろうと思っていたが、どうやらおおありらしい。

それにしてもカンボジアのお正月は4月の中旬、日本の仏教で言う所の花祭り、お釈迦様の生まれた日と決まっている。小乗仏教の国では、タイもミャンマーも皆同じである。カンボジアの西洋かぶれは日本の如くで、最近は汗をかきながらでも、クリスマスにサンタさんの赤い服を来て「メリークリスマス、ハッピーニューイヤー。」と連呼するし、中華正月もクメール正月もやっぱりハッピーニューイヤーで、3つもお正月を祝ってしまうのである。

麻疹キャンペーン始まる

中華正月明けから全国の5歳未満の200万人の子供を対象にした麻疹ワクチンキャンペーンが始まった。保健大臣、プノンペン市の副知事、WHOとUNICEFの代表、日本大使館から来賓を招いて、開会式が盛大に行われた。このキャンペーンには全国約4000の保健師が2000の接種チームを組織し、800の監督官とともに2万の村で家々を歩いて、接種活動をする。さらに接種チームは2万人の地元の人の協力を得、郡ごとに2週間以内に接種を完了して、1ヵ月半、雨期の始まる前までに全国の接種を終了するのである。さらにこのキャンペーンでは、栄養改善と学校保健の部門と協力して、ビタミンAと虫下しの薬（メベンダゾール）を経口で同時に投与する。さらに貧困世帯を中心に5歳未満の人口10％には経口ポリオワクチンも投与する。

何で麻疹に「そんなに一所懸命になるの？」と、日本の人は疑問に思われるかもしれない。麻疹は少し前まで途上国を中心に毎年数百万人の患者が発生し、数十万人の子供達が、麻疹ウイルスによる肺炎や下痢、脳炎などで死亡していた。アフリカなど栄養状態の悪い子供ではより重症になる。これを防ぐ有効な方法はワクチンしかない。

日本では麻疹の認識が甘く、ワクチンのなかった頃は近所で麻疹の子供が出ると、祖父母が「麻疹の出た家に遊びに行って麻疹を貰っておいで。」と言ったのを今も覚えている。それは多分、ワクチンがない時代、子供の時に早く罹ったほうが症状が軽いと考えられていたからだろう。それはある意味では正しいのだろう。ところが今は効果が90％以上もあるワクチンがちゃんとある。日本ではこの認識が甘いために毎年今も麻疹による重症の肺炎や脳炎による死亡が数件あるという。ワクチンさえ受けていれば多くは防げるのである。

麻疹のウイルスは、子供から子供に伝染するスピードが早いため、ワクチンをいくら接種してもワクチン漏れの子供を中心にウイルスの伝染は広がり、毎年起こるウイルスの流行それ自体は無くならないだろうと信じられていた。ところがアメリカ合衆国は定期接種を2回に増やし、さらに小学校に入る時に接種を受けない子供は入学できないという法律を作って、接種率を徹底的に上げることで伝染を抑えた。さらに中南米では1990年代の終わりから麻疹ワクチンの定期接種に加えて、15歳未満の人口を対象にしたキャンペーンを実施し、接種漏れや接種によっても十分免疫のつかなかった子供達全ての免疫力を底上げした。それによって、麻疹の伝染は急速に減少し、2000年までにアメリカ大陸全土から麻疹の伝染をほぼ絶ったのである。麻疹の伝染をいったん絶った後は、定期予防接種のワクチンの2回接種を徹底して伝染の押さえ込みを現在も維持している。

日本政府も去年やっと定期予防接種に麻疹の2回接種を入れることを認可した。ところがまだ5000人は患者がいるだろうと推定されている。その主な理由は幼児期の接種漏れや接種しても十分免疫のつかなかった子供たちが学齢児童にいっぱいいいて麻疹ウイルスの伝染を絶てないのである。日本政府にはマスコミのワクチン批判や大衆のワクチンに対する理解の低さなどからアメリカ合衆国のように入学時にワクチン接種を厳しくチェックする法的強制力が行使できないし、ましてや大きなワクチンキャンペーンを実施できない悩みがある。カンボジアのお隣のタイ政府の事情も日本とよく似ている。

さてカンボジアに話を戻そう。カンボジアでは6、7年前までは毎年一万人以上の患者が報告され、1000人以上が死亡していたと推定されている。ところが2001年から15歳未満を対象にしたワクチン接種を全国で実施した結果、麻疹の発生が著しく減少。さらに定期予防接種の麻疹ワクチン接種も強化した結果、2006年には500人の疑いの患者が報告され、60％で血清の診断をしたが、一例も麻疹の確定例はなくなった。

カンボジアは今、その歴史始まって以来、麻疹ウイルスの伝染が最も低い状態にある。そこで今回のキャンペーンの意義である。前回のキャンペーンから5年経った今、もう一度、その後に生まれた5歳未満の子供すべてを対象にして、ワクチン接種漏れと接種しても免疫の十分に付かなかった子供達に免疫を与える。このキャンペーン終了後、来年からは、定期予防接種に2回の麻疹のワクチン接種を導入することで高い免疫力を維持する。つまり、今回のキャンペーンが最後の麻疹キャンペーンになる予定である。投じられる資金は実施の費用だけで1億円余り。国連基金を通じてWHOとユニセフに分配され、カンボジア政府に投じられる。さらにこの基金とは別にキャンペーンに使う麻疹ワクチン4千万円相当は全て日本政府からの無償資金援助である。つまりは日本の皆さんの税金である。歳出の半分以上を海外の支援に頼っている政府であるが、何とかガソリン代くらいは出してくれそうだ。1億円と言うと有り余るほどのお金に聞こえるが、保健師たちは日当の5ドルで炎天下を連日働き続けてくれるのである。

国境の村の一夜

今、僕はタイとカンボジアの国境のマライという小さな村にいる。ここでの接種活動を見ていたら町に帰れなくなったので、今晩はここで泊まることにした。

家の壁はまだ新しい。壁の上のほう横一列に穴あきレンガ並んで埋め込まれている。これは南国の家屋独特の通気孔である。そこに掛かっているクモの巣が、外から入ってくる風でユラユラと揺れている。蚊帳を持って来ればよかったが、まさか村で泊まるとは思わなかったので仕方ない。蚊の出入りは自由ではあるが、意外にも蚊は少ない。ブンブンと油の切れた音のする小さな扇風機がある。電気はタイからくるので蛍光灯がつく。座ると沈んでいく古いベッドが一つ。蛇口をひねっても水が出ない。代わりに水瓶が置いてある。この辺は乾季には本当に水がないので苦労すると、接種で出会った家族が言っていたことを思い出した。土地は乾いて、砂埃が舞っている。どこの集落も井戸を掘り、何とか水を確保している。

久しぶりに水瓶から水を汲んで体の汗を流した。小さなプラスチック製の手尺で、水を無駄にしないように、ちょろちょろと体に水がつたう感じで、少しずつ大事に大事に水をかけては体の石鹸を落とす。井戸水は思ったより冷たくて気持ちがいい。水の大事さがしみじみ分かる。夜は日中の暑さとは変わって、涼しい空気が漂う。夜は眠れそうだ。夕飯は民家の軒先で、作ってもらったものをみんなで食べた。炭火で炊いた白いご飯がおいしい。鍋底のこびり付いたおこげをお菓子のように楽しんで食べる。七輪であぶったお餅のように香ばしい。しょっぱい魚の干物とスイカが出た。これを一緒に食べるのがこちらの人の食べ方だという。確かにおいしい。夜空の下で食べる夕餉、平和なひと時である。明日もがんばりましょう。

カンボジアの孤児院

――2007年5月X日

カンボジアの孤児院

寝て過ごそうと思っていた正月であるが、顔見知りのシニアボランティアの方が、プノンペン近郊の孤児院で働いているというので、少しだけ見せてもらう事にした。正月に手ぶらと言うのもかっこ悪いので、お手伝いのリエップさんに頼んで、パンやキャンディーをいっぱい買ってきてもらって持っていったが、それでもどうも、ばつが悪い。ただ見せてもらうというはどうも気が引けるものである。

この孤児院には3―4歳から20歳くらいまでの男女が120人余り一緒に生活をしている。院長はサカダさんという眉間に皺を寄せる小太りの50半ばのカンボジアの女性で、私財を投じて、10年ほど前から子供達の面倒を見ているという。資金は香港のキリスト教系の宗教団体から援助を受けていているということで、サカダさんもその宗教団体の一員らしい。

院長が個人的にその団体とどのように関わっているかは知らないが、120人の子供達を食べさせていかないとなれば、宗教団体であろうが、なんであろうが、資金源を探すだろうということは実感できる。宗教団体がどのように子供達と関わっているかはよく見えないが、ここのいいところは子供達が明るく、施設そのものが開放的であることである。郊外の田舎にあるということもあるが、回りも子供達ものんびりしている。畑がいくつも敷地内にあり、野菜を自給自足している。豚も飼育している。40人ほどのスタッフがその世話もしている。スタッフには近所の農家のおじさんもおばさんも混じっているらしいが、中にはこの施設に10年前からいて、高校を卒業し、そのままここに居着いた若者が半分くらいいる。働き先がないのである。その若者達が優しく子供達の面倒を見るさまはとても微笑ましい。でも、この若者たちの将来はどうなるのかなと思うとまた見えなくなる。施設の子供達は普段は近所の小学校と中、高等学校に通っている。

それにしても福祉省に登録されているのに、政府からは一銭も資金援助がないというのも不思議だ。ポルポトの悲劇から四半世紀が経った今でも福祉には国からの援助の手は全くなく、外国の援助にただ任せている。政府高官たちは高級車に乗り、土地の投機に血なまこになっている。何かおかしいね。

そのスタッフのお兄さんお姉さん達が、僕のもっていったパンとお菓子を上手に分けて配ってくれた。手馴れたものだ。炎天下では、子供達が男女混じって輪を作り、お正月の遊びを始めた。男女が手をつなぐ遊びはカンボジアではお正月の時くらいである。時折大きな歓声が起こり、年長の子供から小さな子供まで輪になって上手に遊んでいる。さすがに遊び慣れている。炊事場では豚を一頭潰して、正月のお昼のご馳走の準備をしている。遊び飽きた頃に待ちに待ったお昼の鐘が鳴る。みんな手を洗い、両手を合わせて、クメールの挨拶をして、7—8人ごとに小さな丸テーブルを囲んで木の椅子に座る。年長の子供と小さな子供が上手に混じって座り、年上の子供が下の子供達に野菜やお肉やご飯を上手に配る。大きなプラスチックのスプーンが上手に使えない小さな子供たちは食べるのに苦労している。スタッフがそれを時折助けてやる。

セーラーさんはこの施設の出身で、今はサカダ院長の右腕になっているという青年だ。彼が、いろいろと子供達の事情を教えてくれた。両親がＡＩＤＳで亡くなり孤児なった兄弟や姉妹、両親が死に、姉が工場で働きながら弟達の面倒を見てきたがどうにも面倒見切れなくなって紹介されたという弟たち、母親が父親を殺して投獄されて、残された姉妹、父親が姉をレイプし投獄されて、残された弟たち。道路に置き去りにされて警察に保護された男の子……。子供達の悲しい過去はまるで底なしの沼のようだ。ＨＩＶの検査をして陽性の子供は別の施設に送るという。保護の要請のあった子供達も、本当に面倒を見る親族がいないかを良く調べた上で入所を決めるという。

子供達の世話をよくしていた優しい顔のお兄さんスタッフが、遅れた昼食を取りながら所長と子供達と一緒に街のレストランに食べに行った時の話を笑いながら話している。よく聞くと、そのレストランで、つい食べ終わったお皿を自分で立って片付けてしまい、店の人から笑われて本当に恥ずかしかったという。食べ終わったテーブルのお皿を片付けるという施設の癖が出てしまったのだ。だから外に食べに行く時は「ここでは自分で片付けなくていいんだ。」と、何度も自分に言い聞かせるので、かえって疲れると、笑いながら話す。僕も一緒に大笑いした。笑いながら涙が流れて困った。

何で涙が出るんだろう。それは多分、心の中で他人事だとは思っていないからだ。自分はたまたま彼らのような厳しい境遇にいないけど、それは本当にたまたまのことなんだと感じている。あの子は僕だったかもしれないし、彼らも僕だったかもしれない。彼らは一人として自らその境遇を選んだわけではなく、たまたまそうなった。僕もたまたまここにいるだけなんだ。そう思うと彼らの存在は自然に他人事ではなくなる。「たまたま」は本当に不思議なのである。僕ら人間の境遇の違いは本当に「たまたま」でしかないのである。

「たまたま」考 ――2007年6月X日

カンボジアの空と雲

カンボジアはやっと雨が降り始めた。南の国では雨だけが、乾季の間に蓄積した大地の熱を冷ましてくれる唯一の助け。みんなが待ち望む雨。まさに天の恵みである。雨がザーッと降ってくると、たっぷり熱を含んだ埃まみれの道路や家の壁が一斉に湯気を上げながら冷えていく。水蒸気が見事に熱を奪っていってくれるのが目に見える。この時期カンボジアは雲がきれいだ。モクモクと湧き上がり、立ち上がる雲が雨期の空の主役だ。白と黒の混在とその配合が雲の色彩を無限にしている。カンボジアの空はどこの国のどこの街の空よりも広く感じる。それは多分、高い建物がまだほとんどないからなのだろうけど、それにしても空が空としてある。

新宿のビルの谷間から見る空は、空じゃない。「東京には空がないと智恵子は言った。」という高村光太郎の「智恵子抄」の一説を思い出す。空をじっと見ていた智恵子は本当に思ったのだろう。立ち上がる雲はまるで青いキャンバスに白と黒の絵の具をたっぷり筆先に蓄えて、自在に色を重ねていった油絵のようにも見える。そしてその白と黒の雲は風に乗って、僅かだが絶え間なく動いていると気づく。そして形を少しずつ変えながら、二度と同じ形にも同じ場所にも戻ることはない。見飽きないのである。僕はこんな空と雲をボーっと見ている。得意の空っぽの頭で。オフィスに行く時も、保健省に行く時も、プールに行く時も、田舎を走る時も、ボートに乗っているときも、ボーっと空と雲を見る。ちゃんとボーっとしていないと本当の空と雲が見えないように思えてくる。空っぽの頭がいい。

「たまたま」の不思議

空と雲を見ながら先月号で少しお話した「たまたま」の事をつらつらと思った。全ての事は「たまたま」なんだということ。そう思うと、不思議といろんなことのつじつまが合って来るように感じた。例えば、「たまたま」苦しい境遇になると、それを恨めしく思うときもある。でも「たまたま」幸せと感じる時がくるなら、その瞬間を限りなくいとおしく思うことも出来るような気がしてくる。そして、幸せな気分の後に嫌な事が来る予感も、嫌な事の後にいい事が来るかもしれない予感も自然に感じ取る事ができるように思えてくるのである。どうだろうか？

いい事も悪い事も含めた全ての事象は長く続かない事も、全てが川の流れのように一瞬も留まるところがないということも感じる。だから今を、その瞬間を精一杯生きることがどれほど大事で、唯一確かなことかということも、「たまたま」が教えてくれるように思えてくるのである。

人生は自分で選んで、自分の力で切り開いたと言う人がいる。自分の力で掴むものだという人がいる。実は僕も若い時はそう思っていた。でも、この年になって、どうやらそうではないらしいとわかってきた。自分で掴んだと思っていることは全て「たまたま」のことで、それは数え切れないたくさんの人たちの力に支えられて、「たまたま」そこに至ったというだけのことだ、とわかってきたのである。それは偶然のような必然で、必然のような偶然でもある。ただ、当然ではないのである。そのように考えると、今与えられたこの瞬間を精一杯生きることしか自分に出来ることがないのだとわかってくる。どうかかな？

一方で、人生は自分で切り開いて、自分の力で掴んだのだから、お金も社会的地位も十分に与えられて当然なんだと真面目に言う人を見るとアホじゃないだろうかと感じるようになった。それは、ただの「たまたま」じゃないかと。真面目に働いても、社会的地位は低く、僅かな収入で、ぎりぎりの生活している人たちたくさんがいる。この人たちは自分で道を切り開く力がなかったのだろうか？　怠け者なんだろうか？　それどころか、実はその人たちが社会の底辺を支えるほとんど人たちなのでした。「たまたま」与えられた偶然と必然に何の不平も言わず、じっと静かに、謙虚に生きている人たちが、「たまたま」を当然だと誤解している一握りの連中を支えているのである。社会はそういうものらしい。

英語に「Squeaking hinges get more oil」という表現があるらしい。ぎーぎーと言う音を立てて軋む蝶番（ちょうつがい）はたくさん油を差してもらえるという直訳だが、意味は、より強い自己主張で、目立つことをする者が、より社会から認められ、得をする。逆から言うと、主張をしないものが、評価されないという意味で、現代の欧米的な価値観を端的に表わしているなあと思ったので覚えていた。が、実はそういうことではないらしいと最近気が付いた。つまり、真意はこの表現の意とは全く逆に、いい蝶番は音を出さないのである。いい蝶番は油もいらないのである。「No squeaking hinges need no oil」といい直しても言い。

つまり本当にいいものは静かで目立たず、質素に、多くを与えられず、評価もされず、しかもきちんと存在している。そう考えてみると見事に納得がいくのである。実はこの目立たない達人たちが僕らの社会の底辺をきちんと支えている。だから社会がなんとか成り立っている。達人は僕らのすぐ隣に全く目立たないで音も立てずにいる。

女房にこの話をしてみたら、「そんなこと今頃わかったの?」と僕の話を一蹴した。うーん、女房も達人かもしれない。僕は今頃わかったのである。やっと少し言い表す事ができるようになってきた。

先は本当に分からない。そもそもが「たまたま」の偶然と必然で、当然は存在しないのであるから、計画通りいくわけがない。先を考える事自体が不自然というか、徒労のようである。だったら偶然と必然の「たまたま」の一日を見事に目立たず、精一杯に生きてやるぜ……と、気が付いたら今日が51歳の誕生日だった。

カンボジア女工哀史——2007年7月X日

カンボジアはやっと雨が降り始めた。一週間に一度はパッと空が掻き曇り、ザァーと小一時間で大量の雨が降る。雨期だ。水はけの悪い道路はあっという間に洪水。少し脇道に入ると膝まで水につかる。王宮の周りが一番ひどい。子供達は素っ裸で水浴びを始める。「やった、雨が降ったぞ。」と、家に帰ったら女房が青い顔をして必死で雑巾掛けをしている。よく見ると床が水浸し。まさかまた屋根裏の水タンクが破裂したのかと思ったが、あのタンクの破裂事件のあと、タンクは家の外に設置してある。どうやら窓枠の隙間から雨が流れ込んだらしい。やれやれ。

デング熱の流行の季節

お手伝いのリエップさんが遅れて来た。どうしたのかと思って聞くと、一人息子の9歳になるソコン君がひどいデング熱で、クンタボパ病院に緊急入院したという。クンタボパ病院は以前にこの紙面で「裸の王様」というお話で紹介した病院である。デング熱は雨期の始まる今が流行の季節だ。デング熱は蚊が媒介する熱帯特有の感染症で、ウイルスが肝臓や血管を傷害する。時に症状がひどく、血管から血液成分が漏れ出て、ショックになる病気だ。激しい症状を「デング出血熱」と呼ぶのだが、子供では死亡率が20%近くなる事もある。ワクチンがないので蚊に刺されないようにするだけしか予防はない。治療はショックを防ぐ点滴だけ。リエップの話だと、ソコン君は数日前から激しい熱が出て下がらず、吐き続けたという。近くのお医者さんで診て貰ったがよくならない。さらに別なお医者さんに行ったがやっぱり高価な薬を処方されただけで症状はよくならない。そのうちおしっこが出なくなってきたという。ショックの症状だ。

ここまで来て、そのお医者さんが多分デング熱だろうから手が終えないのでクンタボパ病院へ行ってくれと言われたとリエップは目に涙をためて話す。ひどい話だ。ショックになってから運ばれたらしい。でも幸いな事に、病院で大量の点滴を受け、症状は回復に向っているという。よかった。貧しい人たちは病気をすればもっと貧しくなる。結局、ただで診てくれるなら裸の王様の病院だろうが長蛇の列を作っていくのである。

裸の王様の嘘

「裸の王様」ことクンタボパ小児病院の院長、ビートリシュナーのことは以前ここでお話した。彼の得意技は今も相変わらずマスコミを使っての言いたい放題。昨日も新聞の紙面を一ページ占拠して、

「デング熱の子供達が病院に溢れている。質の悪い国の病院と個人病院のせいで子供がどんどん死んでいる。カンボジアの子供のケアをしているのは自分だけだ。政府の病院は子供を殺している。」と、宣伝する。そこまで言われてもカンボジアの政府は何も言わない。その理由は彼が王様と親密な関係を持っていることと、政府の医療施策が事実無策だからである。「自分の病院は無料だ。国の病院とWHOは貧乏人でも診察費を払えという。これは静かな虐殺(passive genocide)ではないか。」と。そして最後に国の予算で8億円を私の病院に寄付しなさい。と、結ぶのである。

以前ここでも話したが、無料診療の実態は、年間90億円にも達する予算を使う先進国でも途上国でもありえない放漫経営と、外部との接触を一切禁止する秘密主義、そして数少ないカンボジアの有能な医療従事者を高額の給料で釣り上げるやり方だ。資金の多くはヨーロッパの民間の寄付金である。スイス人の彼は、故郷スイスではカンボジアの死んでいく子供を無料で救っている現代のシュバイツアーと言われているらしい。不思議なものである。マスコミの言葉とその実態と言うものは天と地ほども違う。人の話しなんていうのは本当にいい加減なものだ。

発砲事件、硫酸事件

新聞といえば、こんな記事も載っている。プノンペンの中心にある公園で、政府高官のバカ息子の高校生同士が、高級車で乗り付けて、白昼堂々とガールフレンドを取り合って拳銃で打ち合ったというのだ。呆れてものが言えない。政府高官のバカ息子の悪行はすでに知られていることだが、悪くなる一方だと、現地のスタッフがため息を漏らす。結局バカ息子どもは捕まらないし、警察も調査をしていますと言うだけで終わるのである。

別の欄には、白昼プノンペンで女子高校生がバイクで近づいた見知らぬ男二人に突然硫酸を頭からかけられたというのである。犯人は勿論捕まらない。硫酸事件はカンボジアではよくある。三角関係で嫉妬した一方の女性が人を雇って、硫酸をかけさせるというのである。嫉妬した女性が、男性の「なに」を切り落としてアヒルに食べさせてしまったという話もあるが、カンボジアではなぜかそういう話は少なくない。とにかく、一見おとなしいカンボジアの人たちだが、社会と心のひずみがいろんな形で噴出しているようにも見える。

カンボジア女工哀史

この紙面で何度もお話したが、カンボジアの麻疹患者はここ5年余りの15歳未満と5歳未満の児童を対象にした2回の全国ワクチン接種キャンペーンと定期予防接種の成果で激減した。そこには日本からワクチン支援も含まれている。カンボジア政府は２０１２年までに麻疹のウイルスをカンボジアから根絶しようとしている。そんなわけで、数えるほどまでに減少したカンボジアの麻疹患者を確認するために、全国から何百人と報告される発熱と発疹を示す麻疹疑いの患者から血液を採取する。万が一血清から麻疹が確認されれば、患者を村まで追いかけて感染の広がりを再調査するのである。

4月に入って、ちょうど5歳以下の麻疹ワクチンの全国キャンペーンが終わった頃だった。コンポンスプー県で発熱と発疹を示す17歳と24歳の女性の血液検査から麻疹が確認されたと知らせが入った。青年層に麻疹ウイルスの感染が残っているのだろうか。だとすると、日本の流行と似たことになるかもしれない。カンボジアでも15歳以下までは全国キャンペーンをしたが、20歳前後の年齢層は、子供の時に自然感染もせず、ワクチンも受けていなければ、成人になってウイルスに感染する危険がある。問題はその広がりだ。日本のように広く青年層に広がっているのだろうか。現地に行って話を聞くと二人とも服飾工場で働く女工さんだという。感染の広がりがますます気になる。

田舎道を走り、あぜ道を歩いてやっと辿り着いた村。そこに17歳の女工さんが戻って、病に臥せっていた実家である。ところが、彼女はすでにいなかった。体調が十分に回復する間もなく、また仕事を探しに戻ったというその若い女性を思うと顔も知らないのに不憫になった。隣の住人だというまだ二十歳前の青年が、プノンペンの彼女の居場所を知っているという。それじゃこの際、車に一緒に乗ってプノンペンまで行ってくれないかと頼むと、なにやら恥ずかしそうに頷いて一緒に来てくれることになった。

プノンペンまでまた長い道のりを車で戻った。夕暮れになる。プノンペンの郊外は中国系の企業がどんどん土地を買占めて埋め立て、カンボジアののんびりした椰子の木と田んぼの田園風景を変えている。新しい工場の立ち並ぶ周辺には女工さん達のための安宿と露天や市場で人がごった返している。狭い路地にひしめく人と急ごしらえの住居はまさにスラムである。その青年の後をついて細い路地を入ると、長いセメントの壁で囲まれた長屋がある。その一室の戸を叩くと中から小柄な生気のない暗い顔をした若い女性が恐る恐る顔を出した。驚いている。無理もない。

彼女の立っている後ろの窓のない独房のような暗い部屋はたたみで2畳ほどの広さ。窓のない冷たいセメントの壁に囲まれて3人の仲間と一緒に住んでいるという。一月30ドルくらい。工場で働いても月給は70ドルくらい。その日の食費を一ドルに切り詰めても、20ドルくらいしか残らない。今は求人を待っているという。彼女が辞めさせられたのと同じように、誰かが病気になれば求人があるのかもしれない。工場側はいくらでも使い捨てができる。その童顔の女工さんに麻疹に罹ったときの症状を聞きながら、「働いていた工場はどこなの?」と聞くと、「わからないわ。忘れたわ。」という。これは嘘だ。もし自分が何かを話したことが後で工場に分かるとまずいと思っている。それでも保健省の仲間が優しく説明してくれて、長屋のお隣りさんも出てきて話してくれて、やっと彼女が工場の場所を教えてくれた。すぐ近くだ。

千人以上が働いているというその工場は高い塀に囲まれているだけで、外からは何の工場か、誰の工場か何も分からない。扉で堅く閉ざされて守衛がいる。守衛の人に事情を説明して責任者と会わせて欲しいと言うと、今日は担当者がいないのでまた来てくれと言う。まさに門前払い。保健省から責任者が来て、病気の調査に来ているといっても聞かない。ちょうど工場から女工さんの一団が出てきたので、麻疹の疑いの人がいないか訊いてみたが、工場の関係者に見られるのを怖がって逃げてしまう。

僕は、なるべく冷静でいようと思った。でも、この幼い顔立ちの血色の悪い女工さんと扉を閉ざす工場の壁を見比べているうちに、無性に腹が立ってきた。守衛に向かって丁寧に頭を下げて説明している保健省の仲間にも腹が立った。「何で頭なんか下げるの。あなたは中央政府の人でしょ。ニヤニヤしないで怒るべきでしょう。」とつい声を荒げてしまった。

カンボジアは昨年ＷＴＯ（世界貿易機構）に加盟した。当然、雇用条件、労働条件の世界基準を守ることが課せられるのである。これは中国の投資家と裏取引をしている政府の要人達には頭痛の種だ。労働問題と人権問題を扱っている人たちが工場に近づくことにピリピリしている。当然、病気が発生しているということが知れることも嫌なのである。思うと僕達を取巻く経済はこんな形で回っている。安い人件費でできた安い中国製品が世界中に出回る。高い人件費で高い製品を売っていた国は売り上げが落ち込むので、安い人件費の途上国に生産拠点を移す。これに対抗するために、中国はさらに安い人件費を求めてさらに途上国に生産拠点を移す。その途上国の政府は農民から二束三文で土地を買い占めて、やってくる海外企業に違法な賃貸をして取引をする。農民たちは土地を失い、使い捨ての工場労働者になる。

そうして安くなった商品を僕達は得をしたと思って買う。なぜなら商品にはそんなことを教えてくれるシミも汚れも何もついていないからだ。実にきれいにたたまれて、きれいな商標をつけられて売られているからだ。見えないものの裏にあるものをわずかに感じながら、多少の良心の呵責を感じつつも、実感がなく、ちゃんとそんなシャツやズボンを買って僕は着ている。

こうなると何にどうやって腹を立てていいのか分からなくなってくる。少なくとも僕自身もその経済の循環の中にいるのだから。ただ分かることは、その循環の横で、いつも高いところから低いところに汚いものが流れているということだ。低いところがないと高いところも維持できない。高低差が少なくなってくると停滞がはじまると経済の専門家は言う。停滞すると世界は危機になると言う。高いところがその高さを維持するために、高いところのためだけの危機感をもつのである。低いところはいったいどうなっていくのだろうか。低いところはもっともっとどぶ川のようになる。どうも出口が見えない。人生を50年以上生きてきた今でも僕はこの経済を理解ができていない。僕はよほど不甲斐なく、頭が悪いらしい。

ホンマに俺はアホやろかと、デング熱大流行

――２００７年８月Ｘ日

代表代理のお仕事　苦手な朝

毎年事務所の代表が夏休みを取るこの時期の３週間ほど、僕は代表代理をさせられる。僕は余計な仕事が増えて気が重くなるが、スタッフの顔は明るくなる、というか、緩んでくる。僕は朝が苦手だ。７時半からオフィスが始まるが、僕はいつも30分は遅れる。遅れるまいと人並みに思うのであるが、遅れる。もう一人、いつも遅れて、口笛を吹きながらオフィスに来るイタリア人の同僚がいるが、朝が苦手だというそのことだけで、彼は僕を親友だと決め込んでいる。僕は、その上、スタッフの休暇も超過勤務の申請もどんどんサインしてしまうから、スタッフの顔はもっと緩む。

僕の朝の苦手は今に始まったことじゃない。小学校の頃から夜の寝つきが悪かった僕は朝はいつまでも夢の中でまどろんでいる。その夢とも現ともわからないそのまどろみが僕の精神発達を促しているようだった。仕事をしていた母は、朝忙しく、目覚めの悪い長男の僕は放っておく。すると近所の同級生たちが登校の道すがら僕を誘いに家に立ち寄る。母は、「上がって、起こしてやってちょうだい。」と一言。僕の部屋は玄関の隣の小さな物置を改造した小部屋だった。気持ちよくまどろんでいる僕の頭の上で同級生たちがボールを投げたり、僕のプラモデルを飛ばしたりしている。僕は始め夢だと思っているのだが、ハッとして、これは夢じゃないとわかる。それからが地獄だ。着替えて、家を飛び出すまではまさにパニックである。中学、高校とラジオの深夜放送にのめり込んだ頃は、朝のパニックはさらにひどくなった。

まどろみから抜けられない僕はほんとうに病気じゃないのかなと思いはじめた頃、「ゲゲゲの奇太郎」で有名な漫画家水木しげるさんが書いた本「ホンマに俺はアホやろか」という自伝小説を読んだ。水木さんも子供の頃から朝が起きれずに、毎日学校に遅刻したという。遅刻があまりにひどく、教師たちは結局水木さんを知恵遅れだと結論した。お陰で教師たちの制裁もなくなったという。本人は心置きなく朝寝坊する。ところが本人は一旦目覚めればガキ大将で、昆虫の観察も絵の才能も誰にも負けなかった。ただ、誰も認めてくれなかった。それだけのことだ。僕はこの話に大いに感動し、勇気づけられたのである。

時間に正確な女房はこんな僕を本当に情けない男だという目で見る。僕は夜は結局７時過ぎまで仕事をしているん

だから、5時半でさっさと帰ってしまう欧米人のスタッフたちよりよほどましだろうと思っているのだが、どうも説得力がない。「日本の50代の男性たちは毎日もっと夜遅くまで仕事を続けているのよ。」という女房の冷たい視線を感じるにつけ、早く僕をホンマにアホだと結論して欲しいと思うのは僕の我儘だろうか。

デング熱大流行

「カンボジアのデング熱の大流行の対策はいったいどうなっているの?」と、Dr.ティーの甲高い中国訛りの英語が電話の向こうで響いた。彼女はマレーシア人で、マニラのWHO事務局の感染症対策部長だ。「デング熱のことは担当者のDr.チャンに任せていますよ。」と答える。「あなたは今代表代理でしょ。だったら、予防接種の仕事なんかしなくていいから、事務所を総動員してデング熱を何とかしなさい。わかった?」ガチャン、うーん、マニラがなぜパニックになっているかどうもピンと来ない。後でわかったのだが、マニラの事務局は国際メディア各社からカンボジアのデングの死亡例が急増している理由を訊かれ、連日質問攻めにあっていたらしい。

デング熱の流行のことはこの紙面ですでに我が家のお手伝いさんの子供が重症になったというお話しで紹介したので覚えている読者もいるだろう。カンボジアでは今年、雨期の始まったこの3ヶ月で2万5千人以上の患者と300人近い死亡が報告されている。すでに去年の数の2倍に近い。デング熱の流行のピークが毎年8月であることを考えると、これから3ヶ月で現在の2倍以上の患者と死亡がさらに報告される危惧がある。

デング熱は熱帯シマカ（カンボジア語ではトラの虫と呼ぶ）いう蚊が媒介するウイルスによる感染症だ。デング熱に感染している人の血を吸った蚊は数日でその体内にウイルスを増殖させ、蚊が吸血する度にそのウイルスを人に注入して、人への感染を広げる。人から人への感染はない。ウイルスを一旦持った蚊は1―2ヶ月の寿命の間、ウイルスを持って人を刺し続けるらしい。トラさん蚊は性質が悪い。その上、汚い水溜りが好きで、雨期が始まると、都市のゴミための溜まり水で大繁殖する。これがデング熱は都市に多いといわれる所以ある。ところがカンボジアでは、農村の80%が生活用水に水がめに貯めた雨水を使っている。実はこれが蚊の大繁殖地だ。蚊の対策の専門家たちは数週毎に高価な駆虫薬を投入したり、水がめに蓋をしたり、10日毎に水がめを空にしてブラシで洗うことを励行するが、何せ生活用水である。どこまでこれができるか、蚊のプロたちは頭を痛める。

この病気のもう一つ厄介な事は、いい予防注射も、いい治療薬もないことである。デング熱の症状は風邪のように始まり、高熱、頭痛、嘔吐、肝機能低下と悪化。ウイルスが、全身の血管の壁を傷害するために血液の成分が漏れ出てくる。その壁を修復するために血液を固める働きのある血小板がどんどん消費される。さらに重症化すると血液が直接漏れ出て、出血が止まらなくなる。これをデング出血熱と呼ぶのである。デング熱の10パーセントがこの出血になるといわれる。医者にできることは漏れ出る血液の成分の量を最小限にして、補う。多過ぎず、少な過ぎず。濃すぎず、薄すぎず。早すぎず、遅すぎず。全身の循環系のサインを見ながら、経験に裏打ちされた高度な技術が要るのである。

早速、デング熱担当のDr.チャンを呼んで現状を説明してもらった。チャンさんは、昆虫学者、蚊の専門家で、さすがに蚊の対策はすでにいろいろ手が打ってある。ところが臨床現場のニーズもメディアの報道の効果もわからない。僕は、流行期のピークになるこれからの3ヶ月間の患者数と死亡数を最低限に抑える対策として、3つの柱を立てた。

1）駆虫薬を使った蚊の対策を強化する。
2）死亡率を減少させるために政府病院のサポートを強化する。
3）デング熱への正しい理解をマスコミを通じた報道で強化する。

勝負はこの一ヶ月だ。保健副大臣に会った。

一週間に2回もの政府担当者による会議を重ねて、支援の現状、政府の在庫の状況がやっとわかってきた。一方、国立小児病院の院長のミン先生に頼み込んで、救急室の医長のソポール先生に5日間、保健省とWHOのスタッフと一緒にデング熱の流行している5つの県の病院を回り、患者管理の実態、不足している機材の実態をつぶさに見てもらうことにした。僕も一部同行して、患者管理を見せてもらったのである。

一時のピークを過ぎて数が少なくなったとはいえ、デング熱の子供たちはどの病院でも廊下にまでベッドを並べて点滴を受けている。その中で、顔色の悪い、呼吸の苦しそうな数人の重症のデング出血熱の子供を診せてもらった。ベッドの子供は、お腹がパンパンに張っている。体中にむくみがあり、呼吸も苦しそう。お腹の張りはどうも、腸の中に出血しているようだ。点滴を見ると、下痢の患者にやるような薄い濃度の点滴がかかっている。この点滴では血管から漏れ出ていくだけで、却って症状はひどくなる。今は輸血の準備だろうと思うのだが、何もしていない。家族は子供の手を握り、不安の中で佇んでいる。

政府の基幹病院がこの程度の管理しかできないとすれば、親は何を頼ったらいいのだろうか。お金のある人たちはベトナムやタイへ出て行って医療を受ける。貧しい人たちは個人病院になけなしのお金を払って、必要以上の点滴を受けて心不全になったり、薬剤の過剰な投与で肝不全になったりして、悪化した挙句、政府の病院にたどり着くとこの状態である。なんとも砂をかむような想いだ。薄給と劣悪な環境で医師や看護師が働いているにせよ、カンボジアの臨床の問題は想像以上に根が深い。

結局、マニラの事務局の緊急援助費から１２００万円と国連の緊急援助資金から６００万円の計１８００万円の支援を緊急に取り付けた。オフィスの仲間と一緒に購入物資のリストを作り、引継ぎをして、僕はやっと夏休みに入った。

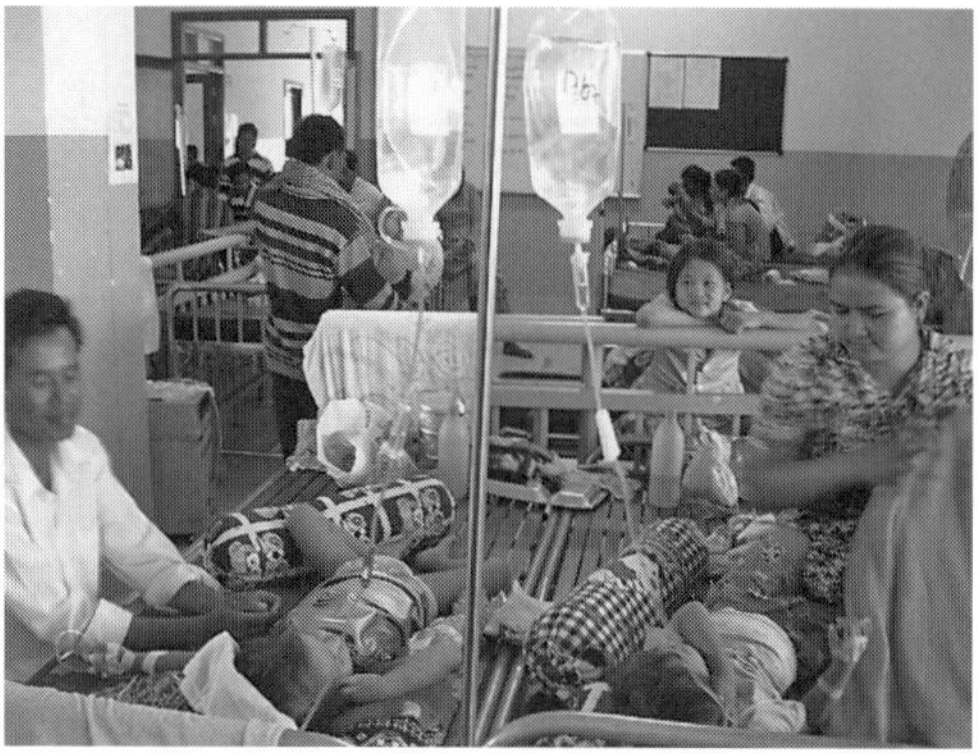

デング熱の子供であふれる病院

新生児破傷風を追いかけて村を行く

——２００７年10月X日

新生児破傷風のこと

新生児破傷風は、生まれて間もない赤ちゃんが数日でおっぱいを吸えなくなり、痙攣が始まっていく病気だ。痙攣が始まると多くの赤ちゃんは1ヶ月以内に死亡する。原因はへその緒から入り込むばい菌である。このばい菌は動物の糞や土の中にいて、傷口から入り込むと人に感染する。生まれたての赤ちゃんにある傷口はへその緒の切り口である。このへその緒を切るときに汚い竹べらや錆びた鋏などで切るとばい菌は入り込む。さらに、へその緒をきれいに切ったとしても、その後で切り口に灰を塗ったり、蜂の巣を付けたり、牛の糞を塗ったりする習慣のあるところがある。すると、やはりばい菌は入り込む。
この病気を治療する方法は限られている。このばい菌が作る毒素が全身に回るので、毒素をわずかに解毒するか、消えていくのを痙攣を抑えながら待つしかない。しかし予防する方法がある。母親が妊娠中に破傷風ワクチンの接種を2回受けると、免疫が母親にできる。同時にこの免疫抗体は胎盤を通って、胎児にも移行し、生まれる時にすでに赤ちゃんがこのばい菌に対する抵抗力を持つことができるのである。実はもう一つ予防する方法がある。賢いわが読者の方はすでにお判りだろう。そう、清潔である。へそ緒を清潔に切って、その後ばい菌が入らないようにきれいな布で包んで清潔に処置すればいいのである。日本は清潔な分娩と処置を普及することで、この病気を克服した。

母親にも赤ちゃんにも関わるこの病気の対策はユニセフの長年のお気に入りである。乳幼児への予防接種の普及はWHOの十八番である。しかし、お母さんへの予防接種は私たちの仕事ですとユニセフはがんばった。ワクチンも10円程度と安い。ここ15年余り、インド、アフリカ、中東、アジアと、世界の途上国で妊婦、さらに妊娠可能な15─45歳までの年齢全ての女性に破傷風ワクチンをやるぞと鼻息荒く進めてきた。破傷風ワクチンは残念ながら一回の接種では効かない。2回では3年しか効果がない。3回で5年、4回で10年、5回で20年から30年は程度は大丈夫だろうといわれている。これが生涯に何度も出産をする女性の出産時の有効度の判定を複雑にしている。さらに、生まれたばかりの赤ちゃんが数日から数週で亡くなったという報告は、自宅でお産婆さんの介助でお産をすることがほとんどの途上国ではなかなか行政側には届かない。

どうも実態がはっきりしないのであるが、ユニセフは「来年2008年でカンボジアはほとんど新生児破傷風の赤ちゃんが無くなったことにしましょう。」と無理なことを言う。「一例一例赤ちゃんとその母親を追跡して実態を調べたほうがいいよ。」とユニセフに何度も言ってみたのだが、忙しいという。「じゃ、僕が一つ一つ言って調べてみるよ。」というと、保健省の仲間が待っていましたとばかり、一緒に調べて歩くことになった。

氷山の一角ではあるが、一年に30例~40例の報告がある。でもこの氷山の一角が大事なのである。やることは実に単純だ。このうちの少しでも多くの例をこの目で村まで行って確かめ、母親と会い、お産婆さんと会い、保健婦と話し、県の衛生局の担当者と、なぜで赤ちゃんが破傷風にかからないとならなかったのか、何とか助けられる方法はないのかを一緒に考えようというのである。単純な話であるが、一軒一軒、一人一人の母親の話が、僕の心に残る話になる。

楽しいあぜ道歩き

プレイベン県に行った時だ。患者の家はそれほど遠くないというので気楽に出発した。ところが田んぼのど真ん中まで来て、車が通れなくなる。ここからは田んぼのあぜ道を歩くという。周りの水田には人の膝丈ほどに伸びた青い稲が一面に広がる。地平線まで伸びる青い稲の中で視野を遮るのは、真直ぐに空に向かって突き出したパーム椰子の群れと、こんもりと農家を囲む木々の塊だけだ。雲が風に乗って早く動く。雨期の雲がうまく太陽を遮ってくれるのでありがたい。雨さえ降らなければいいのであるが……。

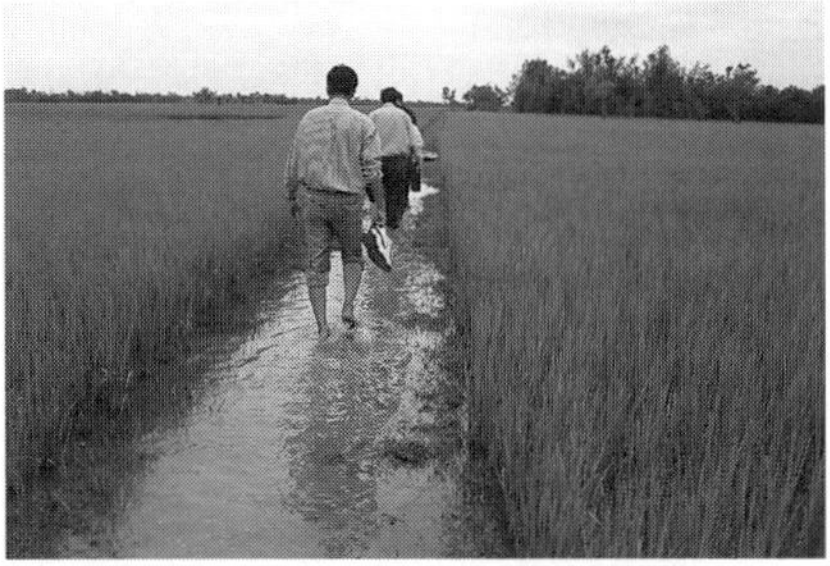

田んぼのあぜ歩き

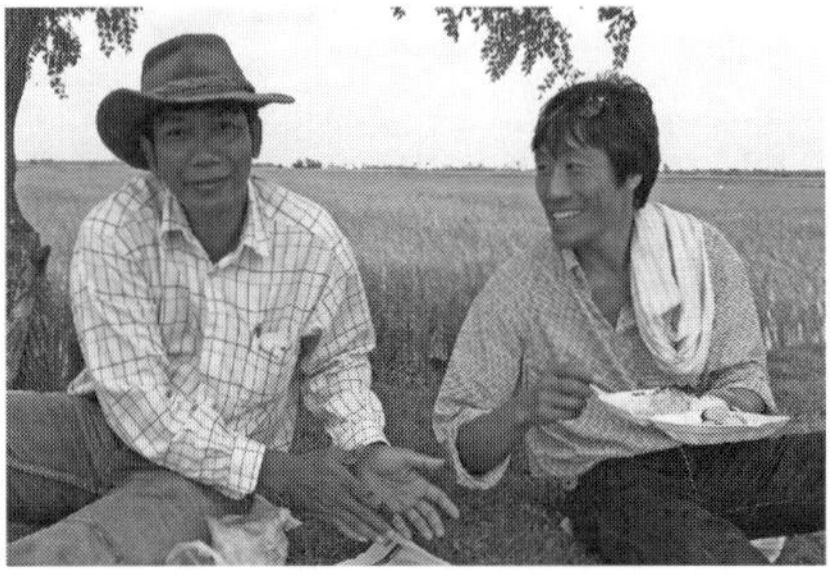

カウンタパートのナリンと昼食

あぜ道はすぐに田んぼからあふれ出した水で途切れる。みんな靴を脱いでズボンの裾を手繰り上げて裸足で歩き始めた。サンダルで来ればよかったと、僕も裸足になる。県の衛生部から来た男は自分の故郷だと行って、すいすいと青い穂の波間を縫ってどんどん先に行ってしまう。水溜りの下は粒の細かい砂地で肌の感触は意外と気持ちがいい。ところどころ膝ほど深くなるので、脚をとられないよう気をつける。あとは乾いたでこぼこのあぜ道だ。ベトナムでは粘土質の泥で、脚が抜けなくなったことが何度もあった。これじゃ重装備のアメリカ兵が軽装備のベトコンに狙い撃ちされた訳だと納得したことを思い出した。インドではよく牛の糞の中に足を突っ込んだ。こっちではせいぜいアヒルの糞ぐらいなもので楽だ。

でこぼこのあぜ道を一時間半ほど歩いて田んぼの中の一軒家に辿り着いた。ここがその報告があった家だという。よくそれがわかるなと感心するのであるが、彼らにはわかるらしい。家族の人たちがクメールの人らしい素朴な笑顔で迎えてくれた。目の前に居る二十歳そこそこの若い女性がお母さんだ。なんと赤ちゃんは昨夜息を引き取ったという。初めての子供だ。なんと言っていいかわからない。でも、その若い母親は伏目がちにかすかな笑顔を絶やさない。その奥に夫と夫の母親だという姑がいるが、僕らを避け、目を合わせないようにしている。何があったのだろう。

赤ちゃんは家で生まれたという。お産婆さんを呼びにやったが、何せ遠い。間に合わずに姑が竹べらで切ったという。それから1週間余りして赤ちゃんの様子が変化する。青い色になり、おっぱいを吸えなくなり、痙攣が始まる。プノンペンの小児病院に連れて行って入院させるが、症状は良くならず、10日入院して諦め、家に帰ることにしたという。家に帰って2日目の夜、生後19日で赤ん坊は息を引き取った。少しずつ聞いていく。へその緒はそのお母さんが竹べらを使ったのだけど、危ないと思いお湯で一度洗ったという。切ったあとのへその緒には抗生物質の錠剤を砕いて塗したという。姑としてできるだけをやったのである。

若いお母さんは注射が怖くて一度も破傷風のワクチンを受けていなかった。妊婦検診ももちろん受けていない。この保健所は建物すらまだできていないで、スタッフは村を束ねるコミューンのリーダーの軒先を借りて、仕事をしているという。助産師はいないし、保健所のスタッフが予防接種に村に毎月行くと入っても誰も不便なあぜ道を何キロも歩いて一軒一軒回ったりはしない。この家に居る3人の学童前の子供たちも定期の予防接種をきちんと受けてはいなかった。一体誰が悪いのだろう。どうしたらよかったのだろう。もしお産婆さんが一度でもこの若い母親に会ってワクチンのことを教えていてくれていたら……。もしお産婆さんが、間に合わないときのために姑に処置の仕方を教えてくれていたら……。もし保健所のスタッフがお産婆さんと連絡を取って、危ない妊婦がどこにいるかわかっていたら……。

ユニセフや援助団体は清潔なナイフと消毒薬や石鹸をセットにした出産キットを作って安価に保健所に配り、安価にお産婆さんにお購入させているから大丈夫だという。現実は貧しい農家ではお産婆さんに1ドル払うのが精一杯である。この出産キットを買うにはさらに1ドル近く払わないとならない。お産婆さんも結局は無理を言ってまで買わせないし、使わない。それならなぜ、もっと安く、負担のない値段で貧しい家が買えるようにしないんだろう。援助団体や政府の無駄なお金の使い方から見れば微々たる出費だ。

じゃ、保健所で産んだらいいだろうという。でも保健所は5―10ドル以上お金がかかる。これでは貧しい母親が行けるわけもない。さらにひどいところでは余計な点滴や手数料を取られて倍以上のお金を払わされる。それならば、家で産みたいという母親たちの気持ちは男の僕にも実によくわかる。新生児破傷風の数は社会の変化、道路の整備、予防接種の普及、お産婆さんの老齢化に伴って確かに減っている。しかし、貧しい人たち、行政のサービスから遠くに置かれている人たちはいつもやっぱり変わらず犠牲になるのである。そして新生児破傷風で亡くなる赤ん坊たちと大事な子を亡くして涙する母親たちは、ここに光が届かない限りいつまでも残り続ける。

僕の原点

僕の原点はなんだろう。原風景のようなもの。ここのところ、僕はずっとそのことを考えている。僕の原点、原風景はなんだろう。何も持っていない何も背負い込んでいないゼロの一点の僕。僕が始まるそのときの僕、裸のままの僕のいる一点。そして、何かを心から感じ、楽しいと思ったその時、勇気と力が満ちてくるそんな始まり。それは多分ずっと昔の僕だ。大学を飛び出して難民キャンプに行ったときよりもずっと前の僕。

物心付いた頃、僕の家では父と母がいつも喧嘩をしていた。夜になると父の怒鳴り声と母の悲鳴のような声が眠りに入ったばかりの僕を揺さぶり起こした。毎晩神様にお祈りをしていた。仲良くなりますようにと。小学校3年になった頃、父が女を作って家を飛び出した。神様は何もしてくれないとわかった。取り乱した母が一度だけ長男の僕に悪態をついた。僕は弟二人を連れて施設に預けられる覚悟をした。弟たちと離れ離れにだけはなるまいと心に誓った。

結局その母は死ぬまで僕ら3人の兄弟を身を挺して支えてくれた。それから祖父に助けられ、叔父に助けられ、何とか毎日を乗り切っていった。今の僕はそんなラッキーのたまたまの積み重なりでしかない。毎日買い物籠を下げて叔父と買い物に行った。八百屋や、肉屋や、魚屋の大人たちに「女の子のようだな。」と冷やかされた。食事の支度を手伝い、皿洗いをした。毎日が無事に過ごせることそれだけがラッキーで、なんだか嬉しかった。世間から踏みつけられれば瞬く間に消えてしまうような母子家庭にいた。でも、楽しかった。母と弟たちと話し、泣き、笑い、時に喧嘩をしても、一緒に居られることが楽しかった。

僕の原点はかなり暗いけど、どうやらあの頃らしい。世間から踏みつけられれば瞬く間に消えてしまうあの頃の自分のような人たち。その笑いや、怒りや、喜びや、悲しみの声を、この目と耳と体で直に感じる時、僕はあの時の僕に一瞬にして戻る。僕自身が彼らだったのだから当り前だ。神様は何も言わずに今もただ僕のそばに立っている。相変わらずだ。でも、たまたまのラッキーな僕を黙ってここまで連れてきた。それならやることはまだある。どんどん湧いてくる。僕が僕を忘れないなら、どこでも楽しくやれる僕がいる。消えしまいそうな人たちがたくさんいるのだから、やることは尽きない。

「よし！やるぞ。」と、思わず口から大きな声が出てしまった。隣のソファで仰向けになって犬と一緒に居眠りをしていた女房が、突然「なに言ってるのぉー。」と、吐き出すようにつぶやいた。寝言かと思ったが、そうでもないらしい。地獄耳だ。この人が、まさかカミ……、いや、カミサンです。

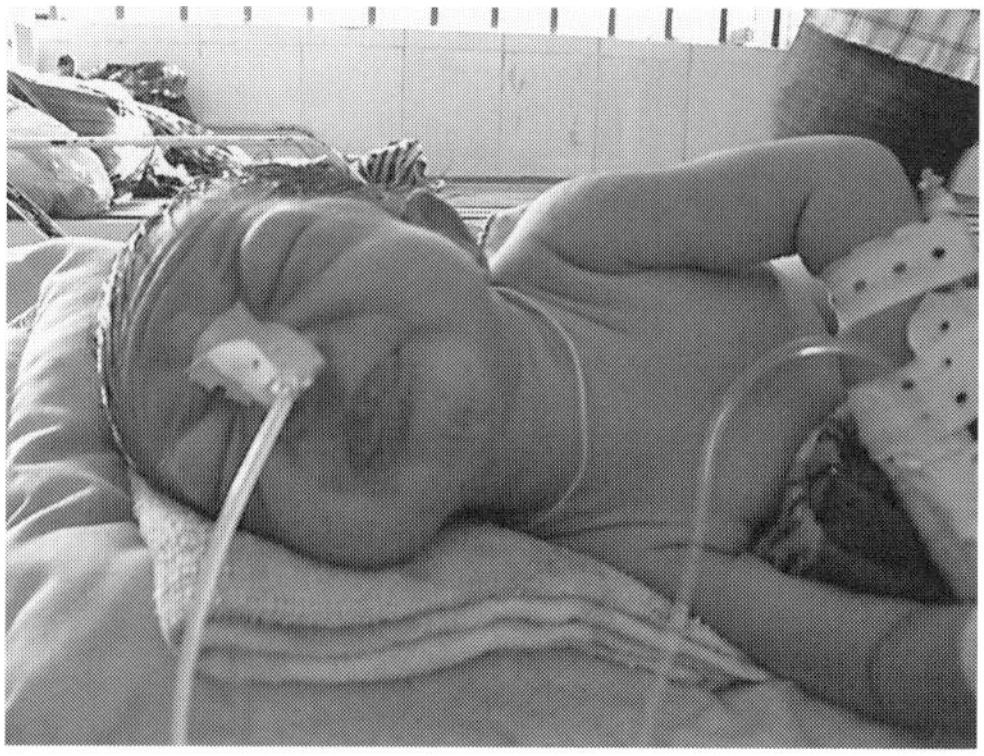
新生児破傷風で亡くなる赤ちゃん

村に逃げる
——2007年11月X日

村に逃げる

新生児破傷風を追いかける村の旅は相変わらず続いている。もちろん好きでやっているのであるが、実は最近はあまりに事務所で（僕にとっては）「くだらない」と感じるミーティングや会議が多く、自ずと足が村に向いているのである。「村に逃げる」と僕は事務所の連中には言っている。

実際に現場の村を歩いたこともないコンサルタントや専門家という人たちが、山のように押しかけてきた。しかも外国人でありながら、「この国の保健行政はこうあるべきだ。」とか、「これから5ヵ年でこうすべきだ。」とかをお話しするというのである。最後には、数え切れない指標と目標を盛り込んで、何百ページもの英語のレポートを海外の援助団体と一緒に作る。政府の担当者がレポートの中身も現実性も少しも理解していないのに、手打ちをして援助額を底上げする。政府の担当者は実はそれでニヤリと笑って終わる。ところが、少し経って、ふたを開けてみると、援助政府は何もしていないじゃないかということになる。援助団体は散々文句を言う。腐敗している。責任がない。成果がない。それからまた、大げさな会議を開いて、またもや訳のわからない新しい指標を作り上げ、さらに援助額の底上げを約束をして閉幕するのである。政府は勝手知ったる援助団体と、またニヤリと笑う。僕にはどうもこの繰り返しに見える。外のおせっかいである。それなら今、外からの援助もおせっかいも本当になくなったらどうだろうか。この国はダメになって消えてしまうだろうか？僕にはそうは思えない。カンボジアの人たちは優秀である。今こそ外の雑音を絶ち、時間をかけながら自分たちの言葉と自分たちの力で国を治める形を作っていくときに見える。それにしても経済はモンスターだ。止まっているものを容赦なく飲み込む。心配は尽きない。思えば僕もそのおせっかいのその一人である。早々に自分がいなくなる時を思いながら、今日も「村に逃げる」。

カンボジアの欽ちゃん

保健省の人たちは実は村をよく知っている。あのポルポト時代に、村に強制移住させられたからだ。彼らはメガネを地中深く埋め、医学生や医者である事を隠し、見えるものも見ない振りをした。命がけで10メートル以上もあるパーム椰子の木に登って樹液を採り、砂糖を作り、手を豆だらけにして田んぼを耕して、生き延びた人たちである。ヤモリも食べ、雑草も食べ、わずかな主食の米をポルポトの兵士に賄賂で渡しながら生き延びた人たちである。

僕がよく村に一緒に行く「欽ちゃん」と呼ぶ保健省のサラット先生もその生き残りの一人である。50歳半ば、目尻が垂れ下がっていて、おちょぼ口で楕円形の顔の輪郭は僕が大好きだったコント55号の欽ちゃんによく似ているので僕はそう呼んでいる。日本で大人気のタレントだと説明したので、彼は大いにその呼び名を気に入っている。いつもニコニコしていて、人に怒るということがない。部下が何をしていても怒ることがない。優し過ぎると言えばそれまでだが、そして何も決まらない。そうやってポルポト時代を生き抜いたのだと言われれば納得。地方に出ると俄然元気になって、よく食べよく飲む。椰子の木に登るのは得意だったという明るい欽ちゃんを僕は基本的に好きである。

欽ちゃんは言う。ベトナム戦争に巻き込まれ、ポルポト政権による大虐殺が起こる前のカンボジア人はこんなではなかったと。今のカンボジアの現状は未だに人が人を信じることができない。お互いが協力し、与えられた仕事を責任を持って果たすということができない。人を信じてはいけないと教え込まれたポルポト時代。信じたものから密告されて殺された。どんなに取り入っても、賄賂を渡しても、まずは自分と家族が生き延びることが一番である。仕事の中身などはどうでもいい。仕事は適当にやらないといけない。その気持ちが政府の高官から一番下の公務員まで染みこんでいる。ポルポト時代の心の傷は今も本当に深い。

お産婆さんの秘術

ここで僕が最近巡り合った何人かのお産婆さんたちのユニークなへその緒の処置の秘術をいくつか紹介しよう。煙たなびくわらぶき小屋から出てきた74歳お産婆さんの秘伝は「マルー」という植物の葉っぱをかんで、唾と一緒にへその緒の断端に吐きかけるのである。これはインドではパンの葉と呼んでいた。ビートルナッツのかけらを包む葉っぱで、石灰をつけて、一緒にムシャムシャ噛むのである。すると口の中がビリビリ痺れて、歯が真っ赤になる。アジアの国々ではお年寄りの趣向の一つで、習慣性がある。噛み終わった後は吐き出すので、吐き出したところが真っ赤になる。インドやバングラでは、よく壁に「吐き出すな。」と張り紙がしてある。僕もこのマルーの葉を噛んでみたが、この葉だけで舌が痺れてくる。カンボジアではとてもポピュラーな伝統医の治療法らしく、あらゆる傷口によく使うんだと後で聞いた。

「わしは百歳じゃ。」といって出てきたこのお産婆さん。ボケている。村の人たちはみんな彼女がボケていると知っているが、急なお産では今も彼女を呼んでしまうという。実際は84歳らしい。数日前のお産のことも、へその緒をどうやって切ったかもはっきり覚えていない。でも、村人によると、このお産婆さんの得意技は台所の灰とスズメバチの巣をつけることだという。村のおばさんたちはよく知っている。どこに行ってもおばさんたちの情報と言うのは大事だ。でもこのおばあちゃんはなんだかとてもかわいらしい。みんなで「ソーム、アオイ、アーユー、ヴェーン（長生きしてくださいね。）」と言ってお別れした。

もう一人出会った75歳のお産婆さん。この人は年齢にも関わらず実にかくしゃくとしている。トレーニングも受け、器具も持っていて、きれいにへその緒を切っている。でも、そのあとに必ず付けるのが線香の灰。切り口に必ず「線香の灰（ペッ、トゥーク）」をつけるのである。村のおばさんたちもみんな口をそろえてやってもらったという。これも、カンボジアの昔ながらのやり方だと言う。このお産婆さんたち、口を揃えて言う。「もう引退したいのよ。でも、貧乏な家族に頼まれれば断れないわ。」と。少しの礼金でも、やってあげると言う。保健所の助産婦たちがもう少し何かできないだろうか。お産婆さんたちと連絡を取りながら、時折彼女たち介助をしてあげてもいい。緩やかな移行が必要だろう。それにしてもおばあちゃんたちは愉快で面白い。

カンボジア特別法廷
―２００７円12月X日

夜雨が降る。早朝、寝ぼけまなこで犬を散歩をしている僕の顔をドキッとする涼しい風が頬を撫でた。思いがけなく心地いい。プールの水温も下がってる。いつもはぬるま湯のようなプールの水が冷たい。メコン川から吹きつける風が強い。水位は下がりつつも流れはさらに強い。今年もボートレースの季節だ。

カンボジア特別法廷

収容所S-21、別名を「ツールズレーン」という。ポルポト時代にプノンペンの中心にある小学校を改造し、拷問のために作った収容所の名前である。そのドゥイ所長の公開裁判がついに始まったのである。いつものように保健省で仕事をしていると、サラット先生ことたれ目の欽ちゃんのところに電話がかかってきた。「……忙しいからいけないよ。」と電話の向こうに答えている。「ボートレースの練習の応援でしょ?」と僕が訊くと、少し顔を曇らせて、「ドゥイの公開裁判に行こうって誘われたんだ。」と教えてくれた。普段はポルポトの辛い経験を決して話さない人たちである。バブル景気に浮かれているプノンペンを外から見ると、カンボジアの人たちはもう忘れてしまっているんじゃないかと思える時があるほどだ。でも、忘れていない。30年前のあの惨劇を誰一人も、一日たりとも忘れてないのである。この欽ちゃんも。やっとECCC（Extraordinary Chambers in the Court of Cambodia）が始まって、ポルポトの両腕といわれたキューサンファンもイエンサリもやっと逮捕された。「よかったね。」とキンちゃんに言うと、「まだまだ、何十人も何百人も逮捕されないといけない連中がいるんだ。」とぽつんと答えた。本当にそうだね。と心の中で答える。

ツールズレーンには1万4千人以上の男女、子供までが収容され、スパイ容疑、反共産活動の容疑で拷問を受け、そのほとんどが生きて帰る事がなかった。爪を剥がされ、体に電気を流され、宙吊りにされて水に沈められた。それでも、生き残った人がいる。その人たちが身の危険を感じながら今証言台に立とうとしているのである。当時、恐ろしくて自分を拷問する人間の顔を見る事もできなかったというその人たち。でも、今は何も恐れない、何も失うものがないからだと言う。ただ、少しでも公正な裁きが見たいからだと。

ＥＣＣＣの費用は60億円に達する。その半分以上を日本政府が支援している。裁判官の選出、弁護士の選出、証人の身柄の安全など山済みの問題を抱えていた。重要容疑者のあるものはすでに80歳を越えて死んだものもいる。カンボジアでは公正な国際法廷が開けないからハーグの国際法廷に任せるべきだと国際法に詳しい専門家たちが言った。でも、ポルポトを支援していた中国が国連の安保理で拒否権を行使するに決まっているという人も多かった。しかも国のトップが元のポルポトの兵士だった人だ。政府内部にポルポト政権の中から生き残ってきた人たちも居る。こう見ると、ある程度でも公正な裁きを実現するにはあまりに障害が多いようにみえた。これじゃ、お金と時間の無駄だと、僕も思った。

でも、そうじゃない。そうじゃないようだ。欽ちゃんは一日もあの日を忘れていない。家族や友人の誰かが思想の名の下に理不尽に虫けらのように殺されたの日々を。当時のカンボジアの人口の4分の一にあたる200万人近くが、しかも知識人から殺されたのである。裁きがどこまで公正であり得るのかは、誰もわからない。罪多き人間そのものが背負った命題のようなものですらある。しかし、最低限、裁かれるべきものがある。声なき弱い立場の多くの人たちの声を届ける場がどうしても要るのである。

うまくやってバブル景気にうまく便乗した一握りの連中はそんな過去などどうでもいいと思っている。真面目に不器用にうまくやれなかった多くの人たちは自分たちの心の傷の呻きをずっと抑えてきた。そしてカンボジアは30年かかってやっとここまできた。僕は今やっとこの裁きの場が無駄でない事がわかった気がする。ドゥイ所長は公開裁判で、弁護士を通して、不当な拘留と早期の釈放を訴えているという。人々の心の傷が呻く日々が続く。

ハノイの感傷
――2008年1月X日

ハノイの感傷

仕事で再びハノイにやってきた。

町の中心に周囲1500メートル程度のホアンキエム湖というハノイの象徴的な池がある。15年前ハノイにいた3ヶ月の間、僕は毎朝この池の周りをジョギングしていた。ある朝のことだ。池の端でたくさんの人だかりがある。彼らの後ろから覗いて見ると、何か頭のようなものが水から出たり沈んだりしている。子供か、犬が溺れているように見えた。「どうしたの?」と訊くと、「コンズァ（スッポン）だ。大きな池の主のスッポンだ。」という。あとで、この話をホテルの人に言うと、「何十年で一回見られるかどうかだ。見た人はラッキーだよ。」という。当時のベトナムのWHO事務所の所長がツルッパゲのイタリア人で、人相も人柄も悪かったので僕は「コンズァ」とあだ名して呼んでいたのだが、現地のスタッフからは大うけだった。

そのホアンキエム湖、今はどうなっているだろうか見てみたくなった。僕は苦手なワークショップで5日間ホテルに缶詰である。ストレスが溜まる。女房も日中はぶらぶらしているだけで運動不足気味だ。試しに朝薄暗い中を起きて、軽いジョギングをしてみることにした。やはり朝は面白かった。まだ薄闇がりの路上でお茶屋さん、フォー屋さん、ご飯屋さんが店を出し始める。本屋さんの裏通りでは、新聞配達の人たちが何十人も集まって路上で広告を新聞にはさんでいる。6時には池の周りはもう人でいっぱいだ。なにやらやたらと激しく腰を振る女性たちの一団。エアロビクスらしい。かと思うと、ひたすらゆっくりと体を動かす女性たちの集団がいくつもある。太極拳だ。さらに多くの人たちがゆっくりと朝靄に煙る池の周りをぞろぞろと歩いている。

お年寄りの女性たちが元気だ。とにかく活気がある。男性たちはどこにいるのかなと思って見渡すと、池のそばに座って、ぼんやりと静かに池を見ているお年寄りの多くが男性たちだと気がついた。一人でいる人もいれば二人でいる人もいるが、激しく腰を振っている人はいない。昔を想い、感傷に耽っているのかしら？　動き続けることが女性の行動パターンのひとつだとすると、何の理由もなく立ち止まってしまうのが男たちの行動パターンかな。そんな男たちに、なんとなく同情してしまう僕の感情も男特有なのかしら。

哲学者の三木清は「人生論ノート」に感傷のことをこう書いている。「感傷は愛、憎しみ、悲しみ、等、他の情念から区別され、（中略）それら情念のとりえるひとつの形式である。」と。つまり感傷は真の感情（情念）ではなく、ただそれらがとるひとつの形に過ぎないと定義している。「ひとつの情念はその活動をやめるとき、感傷として後を引き、感傷として終わる。」そしてその感情は静止する。「結局、自分自身に止まっているのであって、物の中に入っていかない。」と説明している。つまり感傷的な状態は、すでに真の怒りや悲しみ、喜びの中にいないという証で、それ自体あまり意味がない。感傷的になり易いのは静止の状態が文化の中に溶け込んでいる東洋独特の風土と関係があるのかもしれないとも言っている。少し噛み砕いて言うと、感傷は感情の排出行為のようなものかもしれない。感傷として出さないと複雑な感情は糞詰まりのようになってしまう。だからどんどん出してしまったほうがいい。僕はお通じがとてもよいのでまったく問題ない。（女房はひどい便秘であるが。）僕はそんな感情浄化作用としての感傷に実は十分意味を感じているのである。

考えてみると、感傷は多くのさまざまな感情（情念）を経験したという証でもある。つまりは、深い想いを経験すればするほど感傷の回数も自然と増えるので、僕はそれは仕方のないことだと思うのである。要は、そんな感傷に深入りしすぎないのがいい。いかにあっさりとやり過ごして心を切り替えるか。腰を激しく振る女性たちの集団の横で、朝靄の池をぼんやりと見た後は、一息、大きなため息をつき、さっと立ち上がって、また歩き出せたらいいのである。

一日坊主で終わると思ったジョギングは、結局一週間やりとおした。そのせいか朝飯がおいしくてよく食べた。女房はそのせいで結局太ってしまったと、プノンペンに帰って体重計に乗り、大いに嘆いた。実は毎晩僕の友人たちとばっちり夕食を食べていたのだから太らないほうがおかしい、と言いかけて止めた。

「オバQ」でよろしく ―２００８年２月Ｘ日

「オバＱ」でよろしく

中学と高校時代の幼友達で親友の矢野くんと再会した。大手の鉄鋼会社にいる彼はパイプラインの仕事を任せられて、４年以上もサハリンに単身赴任をしていた。その彼がやっと目黒の実家に戻ってきた。「しめた、これでまたいつものようにあいつの家に泊まれる。」と思った。

彼の家と僕の実家は歩いて10分足らずである。母が死んでから、実家には弟家族がいる。弟も奥さんも中学校の教師で、母が生きていた時は彼らの一人息子の面倒を母に見てもらっていたので少し余裕があったようだが、母が死んでからは本当に忙しくしている。実家ではあるが、泊まれば迷惑がかかるし、自然と足が遠のいた。しかし親友の家には深い考えもなく足が向く。そんなわけで目黒に泊まる時はあいつの家に直行してしまう。

実は彼の奥さんとも小、中学校の同級生なのである。中学校で一緒だった彼らがまさか一緒になるとは当時想像だにしなかったが、不思議なものだ。当たり前だが僕の知らないところで再会して意気投合したらしい。僕は中学校の時に彼女と学級委員をやったのだが、口では絶対にかなわず、いつもたじたじだった。今は、立派に3人の子供の良妻賢母であるから女性はすごい。でも今もやっぱり口ではかなわない。僕ら3人が集まるとそれだけで小さな同窓会になる。

晩飯をご馳走になりながら、最近開いたという同窓会の写真を見せてもらった。なんと集まった50人の半分くらいの同窓生の顔がはっきり思い出せない。引っ張り出してきた中学校の卒業写真と見比べて、彼女の説明を聞いてやっとわかるのであるから情けない。僕はカンボジアにいたおかげで出席できなかったが、それでよかったと胸を撫で下ろした。40年も経てば容姿もずいぶんと変わる。頭の薄くなった人もいれば、随分と太ってしまった人もいる。当時随分と神秘的で魅力的に見えた女の子はとても普通のオバサンの顔をしている。「げ、あんなにかっこよかった奴が、げ、あんなにかわいかった人が……。」と自分のことは棚に上げて言葉が勝手に出てくる。自分らはと言えば、親友はかなりごま塩頭になったが、目の大きな童顔はさほど変わらない。奥さんは小柄だが、もともと大人っぽい顔立ちだったので、今は却って若くさえ見える。卒業写真の僕はと言うと、少し面長で色白でふっくらとして、ニコニコしている。今は、頬骨が張り、浅黒く、皺も増え、ずいぶんと野蛮な顔だ。昔の色白の美少年の面影はどこにもない。自分も判別不明になったわけだ。

都立高校に通っている親友の末息子が、僕らの卒業写真に首を突っ込んできた。僕ら3人の顔を写真と見比べては、変わり果てた姿に腹を抱えて笑う。「この人は美人だ」とか、「この人は趣味じゃない。」とか、すっかり同級生になりきっている。「まあ、全体に美人が多かったんだね。」という母を気遣った一言で、親友の奥さんはご満悦である。ふと目を移すと、そこに死んだ友達の顔があった。4人の仲良かった友達がすでに死んだ。生きていたら今頃どうしているだろう。今はもう居ないというその事が心の底にポッカリ空いた穴のようで、どう塞いでいいのか今もわからない。禿げてもオバサンになっても生きていてくれたらいいのであると写真に向かって心でつぶやいた。親友の奥さんが何を思ったか突然携帯を手に取った。「もっと人を呼ぼうよ。」となんと忙しい年の瀬の夜にも拘らず電話を掛け始めた。近くに住む4人が元学級委員の命令に逆らえずに突然呼び出された。僕の実家の弟までが、学年が一つ下ということで呼ばれた。みんなあだ名で呼び合うものだから気持ちが小中学校時代にたちまち戻ってしまう。すると多少非常識でも、多少大人らしくない発想でも許されるような気になるから困る。

ちなみに僕のあだ名は「オバQ」である。ドラエモンで有名な不二子藤夫の人気漫画の主人公の名前だ。これと僕の旧姓の「オバタ」が似ていたので小学校の時からそう呼ばれた。「キュー、キュー、キュー、オバケのQ……、頭に毛が3本、毛が3本……」という主題歌にあるように「オバQ」は毛が3本しかない。大人になったら本当に毛が3本になるのではないかと不安な夜を過ごしたこともあったが、今のところ吹流しのような白髪が混じってはいるが、何とか3本以上はある。

当時の僕はひたすらひょうきんであった。暗い家庭の事情を隠したい気持ちも作用したのであるが、根がひょうきんだった。当時世間はコント55号、ドリフターズなどお笑いの大ブームで、同級生たちはお笑いにあこがれた。したがって笑わせ上手はクラスにたくさんいて、競争も厳しかったのである。クラスの笑いをいかに取るか、毎日そんなことばかり考えていた。そのせいで、その夜集まった4人の一人は50歳を過ぎた今も未だに駄洒落の癖が治らない。僕も医者になってからも患者さんや学生からも笑いを取りたがる癖は治らず、その悪癖はやっぱりその頃染み付いたのだなと幼友達を見ていて納得した。

それにしても、卒業写真を見ていると、子供だったあの頃、地味だった自分とは正反対に、かっこいい奴やかわいい人はなんとたくさんいたことだろうと、眩暈がしそうな思いになる。なんとも甘美な時間である。二度と帰れないあの頃の話しで幼友達はいくらでも盛り上がる。そして誰もがその時間に二度と帰れないことを誰よりもわかっている。そしてたっぷりと話した後は「ここまで来た道のりに後悔はしませんよ。今の現実に泣き言も言いませんよ。」とでも言うかのように明るい笑いを見せるのである。時間を一気にさかのぼる非現実的な瞬間。そして心の起伏をジェットコースターのように滑りぬけるその刹那。気がつくと優しい幼友達の顔がそばにある。次に会う時もやっぱり「オバQ」でよろしく。

お産とアンプルーン ―２００８年３月Ｘ日

英語嫌いの伝達の優しさ

今年は自然体で行きましょうと決めた僕であるが、心はつまらないことですぐにつまずき、不快な雑音でざわざわと揺れる。不自然体……。事務所での話である。最近、所内のミーティングがあまりに多いので閉口している。僕はフィールドでの仕事が忙しいので、緊急性がない時はできるだけ出ないようにしている。まあ、いろんな国のいろんな人間の寄せ集めだから、ミーティング好きがいてもいいのだが、そんな連中の話ばかりが多いので困る。僕は脳みそが小さいので、知らなくていいことはなるべく知らないようにしている。すると僕はずれているということになる。僕にちゃんと話さないあの連中も悪いのだが、話を聞けばきりがない。

みんなの意見を聞くと称してやたらとミーティングを開く。その実、ミーティングはひたすら英語を母国語とする同じ顔ぶれの連中が自分の意見だけを言い続ける。あまりにつまらなく、時に聞き捨てならないことを言うので、たまに反論してみる。ところが、その何倍も婉曲なわかりにくい英語を返してくるので、僕は肩をすくめて天井を見つめ、結局どうでもよくなってしまう。仮に僕が彼らと同じくらい流暢に英語を話せたら大変なことになるだろうと想像してしまう。間違いなくやり込めるだろう。これがいわゆるディベート（討論）で、これも時間の無駄である。英語が下手なのは幸いかもしれない。

確かに今の世界の言語は一時的に英語が席巻している。一見流暢に話せたほうが得することも多く見える。ところが、英語を母国語としない現地の人たちに話をするときは、意外にも簡単で明瞭で平易な表現を使う方がよく伝わることが多いのである。

カンボジアではよそ者でしかない外国人の僕らがカンボジアの人に他言語で話す時には一つ注意が要る。それは伝達したいことが、ちゃんと彼らに伝わったかどうかをしっかりと確かめる謙虚さと優しさである。幸か不幸か、英語も含め未だに人類の共通の伝達手段は登場していない。ところがこれも幸か不幸か人間の感情はほとんど共通しているのである。だから話すときは謙虚さと優しさが一番大事になるのである。もちろん現地の言葉を話すことは最良の伝達手段であることは言わずもがなである。一方、他言語を使うときは極力伝達の優しさを考えた謙虚なものでないといけない。僕は今日も不快な英語でまくし立てられながら、後ずさりしながらも、自分の襟を正すのである。そして「英語が下手でよかったなー。」とこじつけるのである。

産後の苦行「アンプルーン」

ここで何度か登場した新生児破傷風の話を読者の皆さんは覚えておいでだろうか。生まれたばかりの赤ちゃんのへその緒が汚く切られたり、汚く処置されるために産まれてすぐの赤ちゃんに感染する病気である。破傷風菌というばい菌が傷口から入り、生後3日から10日のうちに発症して、全身の痙攣を繰り返して半分近い赤ん坊たちが数日で死んでしまう。この病気は妊婦に破傷風のワクチンを2回接種することで、母親の抗体が胎児に移行し、赤ちゃんを守ることができる。その新生児破傷風を追いかけて村を回る旅は今も続いている。

子供を亡くしたお母さんの話を聞くときはつらい。でも、時間をかけてお母さんの話を聞き、お産婆さんや、保健所の助産婦の話を聞いて村を訪ね歩く仕事は楽しいのである。どうしてお母さんがワクチンを受けられなかったのか、どうして家でお産をせざるを得なかったのか、どうしてお産婆さんが頼りにされるのか、どうして保健所が嫌われるのか。何キロも田んぼのあぜ道を歩きながら、全てにわけがあるんだと思う。そして歩く。そう、全てにわけがある。そうしているうちに、お産の瞬間にどうしても立ち会ってみたくなったのである。

学生時代、産科の実習もろくにせず、医者になっても外科の仕事にかまけて自分の3人の子供のお産に一度も立ち会わなかった僕がこんなことを言うのであるから恥ずかしい。実は、その昔、「4人目は僕がこの手でとりあげるからね。」と、3人目を3年連続で産み終えた女房に言ったら、次の瞬間ピシャリと平手打ちを食らった。当然の仕打ちだろうが、それからお産の話は禁句となった。でも今、カンボジアのお産の実態を、この目で見たい。その想いが僕を駆りたてた。

さあ、お産を見るぞと思ってはみたものの、意外に見れないものである。そもそもお産がそんな都合のいいタイミングで村に転がっているわけがない。そんな時、親切な助産婦さんが、ある村で3日前に子供が産まれた家があるよ、と教えてくれた。家に行ってみると、高床の茅葺の家の中でお母さんと生まれたばかりの赤ちゃんが横になっている。お母さんは少しやつれた顔をしているが元気だ。赤ちゃんもお母さんのおっぱいを一生懸命に飲んでいる。村のお産婆さんに介助してもらって家で産んだという。

話をしている時からどうも家の中がひどく暑い。お母さんも額に汗をかいているし、赤ちゃんの皮膚も脱水で皺がよっている。僕もシャツが汗でグッショリ濡れてきた。その上なんだか、パチパチと木を燃やすような音はするし、ひどく煙いのである。煙にしみる目を凝らして見ると床の板の隙間から煙が上がってくる。たまらず外に出てみると、なんと高床の家の下で焚き火をしているではありませんか。よく見ると高床の下から家ごといぶし出している。家の中の人は本当に燻製になってしまう。実はカンボジアの田舎では産後の数日から数週間、お母さんを竹で作ったベッドに寝かせ、そのベッドを床から少し持ち上げた下に日本でいう七輪を入れて、炭火でいぶす、「アンプルーン」という習慣がある。ところが僕らが訪ねた家はなんと、家ごと「アンプルーン」だったわけだ。暑かったわけです。

80歳を過ぎたお産婆さんが顔を見せた。「わしゃ、ポルポト時代の前（1960年代）からずっとお産婆をやっているんだよ。このナイフで何百人もへその緒を切ったのさ。」と何百回研いだか知れないすり減った刃のナイフを僕の目の前に突き出した。へその緒を縛った麻紐もお産婆さんの手作りで消毒はしていない。灰や蜂の巣を付けたの?と訊くと首を振りながらニヤニヤしている。幸いこの村の予防接種率は高く、お母さんもワクチンを十分に受けていたので、たとえ汚い処置がされたとしても、破傷風には感染しないとわかり、少しほっとする。

なぜ「アンプルーン」をするのかはどうもよくわからない。ただ、話を聞くところでは、アンプルーンをすると母親の産後のひだちがよく、赤ちゃんが丈夫に育つという。母親は脱水で薬草水をかぶがぶ飲むので……。でも赤ちゃんの脱水がどうしても気になって、そのお産婆さんに、「赤っちゃんにはアンプルーンは要らないんじゃない?」と訊いてみた。すると、目をむいて「じゃ、もし将来この子の体が弱くなって、病気でもしたらどうするんだ。お前が責任とってくれるんかい?」と言われ、沈黙……。ただ、この脱水はやっぱりまずい……なんと言ったらいいのか……。

お産がたくさんあるという郡の保健所にいってみた。ここでは村のお産婆さんが高齢でいなくなり、住民はほとんど保健所でお産をするようになっているという。80%が未だに自宅分娩のカンボジアでは珍しい所だ。僕が行ったときには日中にすでに一件お産があり、これから産まれそうな妊婦が3人待機していた。一人目の初産の若いお母さんは時間がかかった。付き添いのおばあちゃんとお母さんに励まされ、彼女は分娩台の縁をぎゅっと握って、いきむ。唇を真一文字に結んで、うめき声一つ上げない。クメールの女性は強い、いや女性は強い。数時間待ってやっとお産がはじまった。黒いお椀を伏せたような赤ん坊の頭のてっぺんの黒髪がいきむ母親の股間に見えてきた。ところが、そこから先がまた出てこない。そこで助産婦が、皮膚と膣壁に鋏で切開を入れて、出口を広げる（会陰切開）。ところがこの鋏が切れない。切れない鋏で皮膚と膣壁をちぎられた母親は痛みに耐えられず、初めて「チュー、チュー（痛い、痛い）」と声を上げた。僕も見ていられず思わず目をそらした。その時だ。グーっと、横向きに頭が少し回転したと思うや、赤ん坊の濡れた青黒い体全体がスッポリと母親の両脚の間に現れた。母体と赤ん坊の間には青白いへその緒がだらりと垂れ下がる。助産婦は手早くへその緒にカンシを二つかけてその間を鋏で切った。急いで赤ん坊を寝かせて口の中をゴムの吸引器で吸い取ると、赤ちゃんがはじめて大きな声で泣きはじめた。この世に生まれ出でたものの雄たけびだ。

助産婦は濡れた赤ちゃんの体をサロン（布）で拭き取り、体重を計り、残ったへその緒をもう一度赤ちゃんに近いところで消毒された紐で結び切り落とす。切った断面には消毒液を塗り、ガーゼで包む。ここまではきれいである。家に帰っておばあちゃんが余計なものを塗り込まなければ……。

それから胎盤が残ったへその緒に導かれてゆっくりと出てくる。それから切開した出口の部分を縫合するのであるが、それがなんとも痛々しい。局所麻酔を使わないである。深く針をかけるから、痛みは分娩の痛みどころではない。分娩で一度も声を上げなかったお母さんが「チュー、チュー（痛い、痛い）」と泣く。後で、どうして局所麻酔を使わないの？　と助産婦に訊いてみた。すると、学校でそう習ったからだという。麻酔をすると縫合が難しく、感染を起こすこともあるから麻酔しないほうがいいと習ったという。どうやら戦前のフランスの古い教科書で勉強した教官のせいらしい。

保健所のスタッフたち、そして助産婦さんたちは夜も寝ないで淡々と分娩をこなしていく。安い給料と限られた設備の中で、本当によくやっていると感心する。一方、お母さんたちの清潔な分娩に対する感覚も確実に変わってきているようだ。ワクチンの接種率も高くなっている。お産婆さんが老齢化し、物価が高騰する中で、開業の助産婦に高額を支払うより、保健所のほうがいいと理解されてきているのも嬉しい。カンボジアの中のゆっくりとしたうれしい変化である。翌朝、まだうずくお腹を抱えながら若いお母さんたちは家族に支えられ、バイクの後ろに腰掛けて、でこぼこ道を村に帰っていく。家では苦行の「アンプルーン」

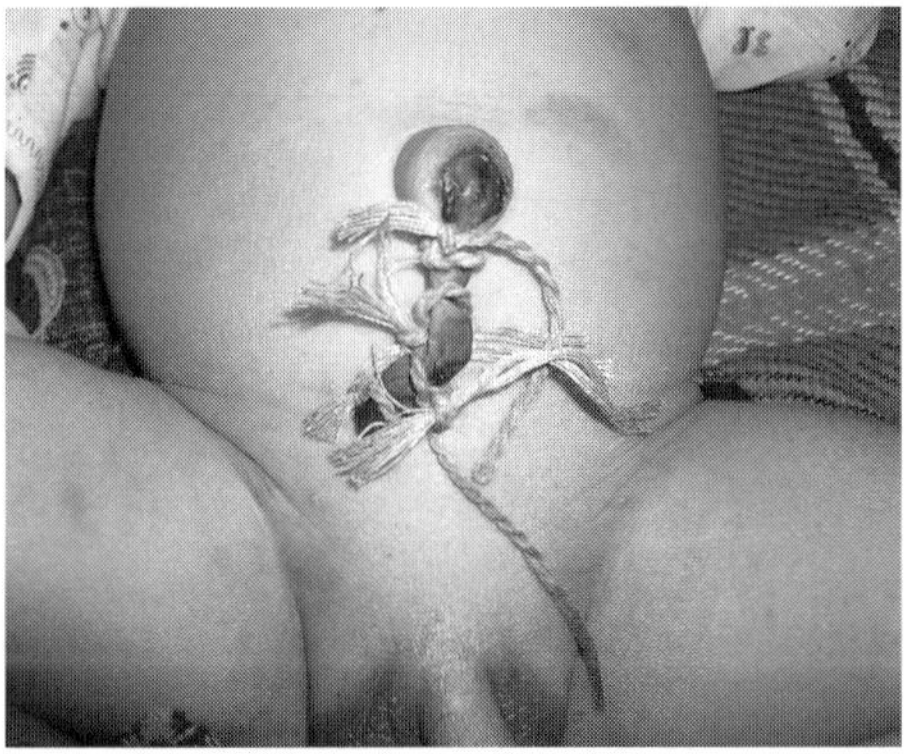

アンプルーンと赤ちゃんのへその緒

が待っているのです。

泣いちゃいけない、泣いてたまるか

――２００８年４月Ｘ日

カンボジア再婚事情

カンボジアは今が乾期のピーク。一年で一番暑い。４月のクメール正月に向かってさらに気温は上がる。そのピークを超えると待ちに待った雨が降り始め、いわゆる雨期に入る。雨期と言ってもカンボジアの雨期はそれほど雨が降らない。それでも、クメールの人たちは、雨が降る前のこのくそ暑い時期に結婚式をよくするのである。塗り壁のように厚い化粧がドロドロと解けて流れそうだ。

僕の手元に一通の招待状が届いた。送り主は小柄で童顔、漫画の「こまわり君」のような顔をした40歳近い僕のオフィスの秘書のピセスからである。僕は驚いた。というのも彼には、７歳の男の子がいる。少し不躾だとは思ったが、「え、結婚していたんじゃないの？　奥さんはどうしたの？」ときいてみた。すると、照れくさそうに「実は結婚していたんです。７年前に。でも妻は子供を産むとすぐに、アメリカにいる親戚に会いに行くと言って失踪。アメリカに行き、それきり戻ってこなかったのです」と……。７年間彼は待ったが事実上離婚ということになったらしい。一人での子育てに疲れた彼は親戚の勧めで14歳年下の20代半ばの女性と結婚する。今度こそは……。

この類の話、カンボジアの僕の周りの知人に多い。以前の僕のオフィスのドライバーも４人の子供がいるのに奥さんが博打に熱中して金を使い込んで家出した。もう一人、以前僕の秘書をしていて、今は保健省のスタッフのナリンもそうだ。ナリンは僕の一番のカンボジア人の親友である。彼も４人子供がいる。やっぱり奥さんがギャンブルに手を出して、家出をし、失踪してしまった。彼は背も高く、なかなかの美男子であるが、やっぱり逃げられた。

ところが、そのナリンが突然結婚するという。相手は同じ保健省で働く美人とは言いがたい大柄の女性だ。彼女も再婚で、以前から男性問題のいろいろあった人らしい。僕らは大反対したのであるが、これだけは本人のことであるから仕方がない。その女性は、嫉妬深いというか、世話好きというか、いつも彼の携帯に電話をかけてくる。僕らは失礼とは知りつつ、彼女をジャングルのトラに、彼をネズミに例えて、「またタイガーから電話だ！」と彼をからかうのである。でも、彼はニヤニヤしながらまんざらでもない。ナリンには嫉妬深いタイガーがいいのかもしれない。人の幸せはわからないものだ。

ゴミの山の中で泣く人

カンボジアで唯一海岸のある観光地、シアヌークビルにやってきた。といってもビーチに遊びに来たわけではない。先週もお話した新生児破傷風に罹った子供をゴミの集積場の中に住む家族に見つけたのである。シアヌークビルは今プノンペン同様バブルである。新しいリゾートビーチがどんどんできている。ゴミもどんどん増える。ゴミは国道から少し外れた丘に投棄され小高い山になっている。そこでは積もったゴミが自然発火して煙が立ち上り、ハエの大群が飛び交い、鼻をつく異臭が立ち込める。

このゴミの中に30家族が住んで鉄くずやビニールを拾い集めて生活をしているのである。仕事柄、僕はスラムやゴミの山を歩くのは慣れているほうであるが、足を入れるとやはり立ち込める強い臭でしばらく頭がクラクラする。スラムは犯罪の温床だという人もいるが、多くの人たちは生きることが不器用で、優しい目をした真面目な人たちである。いろんな理由で家を失い、家族を抱え、必死で生きている。かっぱらいや盗みをするでもなく、乞食になるでもなく、リヤカーを引きながら売れるゴミを集めて、ぎりぎりに生活するこの人たちは僕には時に真面目すぎるほど真面目に見えてしまう。

そのお母さんは8人の子供をゴミの中で産み、二人を病気で亡くした。近くの村のお産婆さんに来てもらい、出産、生後7日目から赤ちゃんに痙攣が始まった。新生児破傷風である。村の人からお金を借りて、プノンペンの病院へ連れて行き、幸運にも赤ちゃんを一命を取り留める。僕の目の前に体中ハエにたかられごま塩のようになりながらも、生き延びてたその子がいる。この母親も子供たちも一度も破傷風のワクチンも定期予防接種も受けたことがない。保健所は近くにあるのに、保健所のスタッフはここには来ない。汚いからだ。

傍にいたボロをまとったもう一人の母親が、一ヶ月前に自分の8歳になる子供がひどい下痢で死んだという。貧乏な家族は村長の一筆があれば病院でただで診て貰えると知って、頼みに行った。すると村長は、「お前の名前は村の名簿にないから帰れ。」と断ったという。病院の医者に直接頼み込むと、「金が払えないなら診れない。」と追い返された。目の前で子供が死んだ。この母親は息を引き取る子供をどんな想いで見つめたのだろう。

僕はゴミの山から立ち上る煙と鼻をつく臭いで涙目になっていたのだが、突然胸がグッと詰まったと思ったら本当の熱い涙が出て来た。「煙のせいで目が痛いよ。」とごまかしながら、タオルでぬぐった。実は無性に腹が立って、どうしようもなく腹が立って、涙が溢れてきた。感情をうまくコントロールできない、いい年の自分が恥ずかしいが、これが僕だから仕方がない。この人たちを無視し、蔑視し、貧しくてお金がないというだけで、手を差し伸べなかった保健婦に、医者に、県に、国のスタッフに腹が立った。この国の人たちの手で、この国の一番弱い立場の人たちの命を救って欲しかった。

この国には国連や欧米や日本から政策に関するアドバイスが、レポートになって天井に届くほど積み上げられている。そこにはシステムを良くしなさい、貧しい人たちをサポートしなさいと、山のように書かれているが、絵に描いた餅だ。この国の人たちが自分たちの心でその問題を実感し、自分たちの力で手を差し伸べて初めてこの国の政策が動く。陽が当たっている明るい場所から暗い場所は見えないものだ。ところが暗い場所に入ると明るい場所はもちろん、暗い場所もよく見えてくる。暗いところに長くいたこの国の人たちは実は暗いところがよく見えているはずだ。陽の当たらない暗い場所にいる人たちをしっかりと見て欲しい、と僕は医療の一線に関わる人たち、そして行政に携わる人たちに切に望む。

泣いてたまるか

数日後、僕はプノンペンの中心にあるスラムにいた。ここは保健省の目の前である。しかも市の保健所と市立病院も目の前でもある。ところがここでも新生児破傷風で初めての子供を亡くした17歳の若い母親がいた。若い母親は妊産婦検診に何度も保健所に出向いたが、保健婦は破傷風予防のワクチンを勧めなかった。病院の医者もお金をちゃんと払えないスラムの貧乏人のお産は断った。結局スラムに住むお産婆さんに頼んで自宅で産んだ。4日目から赤ちゃんは痙攣を起こし死んだ。プノンペンの保健省と病院の前で、今も赤ちゃんが破傷風で亡くなる。なんとも口惜しい。

この保健所と病院は実は「ならず者」で有名である。保健所のスタッフは、無料のはずのワクチン接種に全てテーブルの下で料金を取る。ワクチンを横流しし、自分の家に持ち帰って、「保健所でワクチンがないから後で私の家にいらっしゃい。安くやってあげるから。」というスタッフまでいる。病院の医者も診察に高い料金を要求し、必要もない薬や点滴をやる。

そして今日も本当に貧乏な家族に会った。家がない。お寺の軒先で雨露をしのいでいる。子供が7人いるが、2人は死んだ。その一人が新生児破傷風だった。お父さんが結核で市の病院に入院していたのでうまく家族を見つけることができた。お父さんはかき氷屋さんだったが、結核に罹り、一年前から仕事がない。帰り際に僕はポケットを探って10ドル紙幣をつかみ、子供たちがまとわりつくお母さんの手に握らせた。

僕はこんなことしかできないのかと、暗くなった。やれることはなんにもないじゃないか。その時だ。ふと子供の頃に口ずさんだテレビの主題歌を思い出した。

「上を向いたらきりがない。
下を向いたらあとがない。
俺が泣いてもなんにも出ない。

空が泣いたら雨になる。
山が泣いたら川になる。
俺が泣いてもなんにも出ない。……」

あの寅さんの渥美清が主演したテレビドラマ「泣いてたまるか」の主題歌だ。ああ、本当に僕が泣いてもなんにも出ない。確かこの歌はこんなふうに続いた。

「意地が涙を、
泣いて、泣いて、
泣いてたまるかよー。……」

……泣いてたまるか。

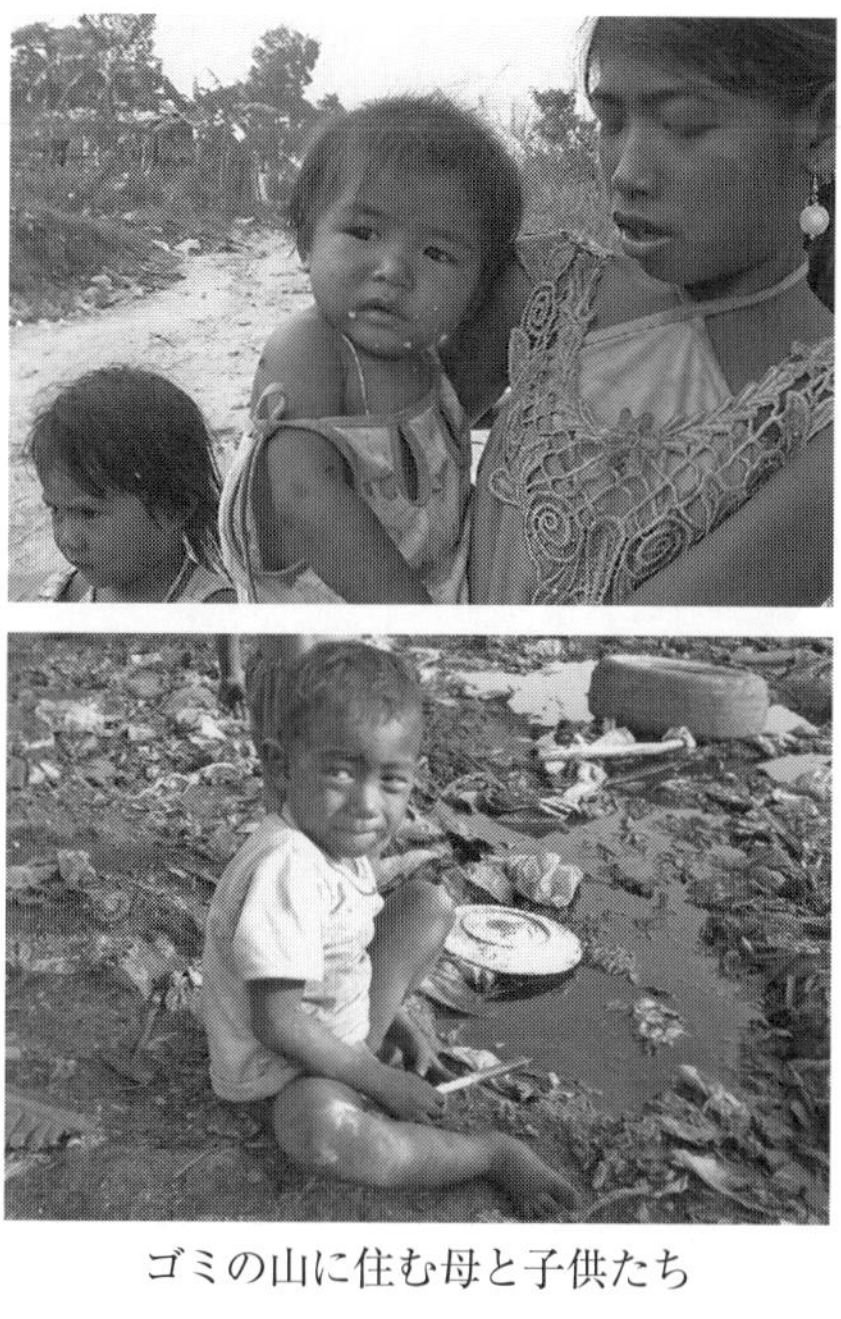

ゴミの山に住む母と子供たち

アジアンマネーウェイ ― 2008年5月X日

バブルのプノンペン

カンボジアはまだまだ暑い。通いつけのプールの水が、緑色になった。暑さで藻が発生したのだ。泳いでいても一寸先がまったく見えない。夜は夜で、首筋から流れる汗で夜中に一度は目が覚める。喉がカラカラに渇いて、水をがぶがぶ飲んでからまた寝るのである。

暑さで十分ぐったりしているのに、大家がさらにぐったりするような話を持ち込んできた。「家賃を50%上げます。嫌なら出て行ってちょうだい。」とニコニコしながら言ってきた。「そんな理不尽な事を言うなら出て行きますよ。」と、啖呵を切ったのであるが、適当な家が見つからない。噂には聞いていたがプノンペンはバブルである。僕の住んでいる地域はプノンペンの中心にありながら閑静な住宅地だった。ところが最近のバブル景気で土地の高騰が止まらない。突然2倍から3倍に家賃を上げる大家までいる。僕の親友で、プノンペンに10年も住んでいる日本人の家族も突然大家が「家を売ったから出ていってくれないか。」と言われた。契約の法整備もないようなものだから大変だ。土地の値段は5年前の10倍以上になり、東京の土地価格と変わらない。

10階建ての高層のアパートもどんどん建ち始めた。韓国や中国、台湾のビジネスマンたちがどんどんやって来て、どんどん借り上げているらしい。竹の脚組みとレンガで危なっかしく積み上げていく工法を見ていると、カンボジアでは10階以上の建物は必ず崩壊すると信じている。だが、40階建てのビルを建てるという業者まで現れたから驚いた。広かったカンボジアの空が消えていく。

借りる身は悲しい。言うなりである。強制立ち退きを強いられ、翌日から路頭に迷うスラムの人たちの気持ちがわかる。バブルの崩壊を待つか……。いずれ、適当な場所が見つからない僕らは言い値でしばらく居る事になりそうだ。途上国に住むのも楽ではない。

森林消失と森の人たち

カンボジアの北東部、ラオスとベトナムと国境を接する辺境で森林地帯で有名なラタナキリ県。そこで新生児破傷風で亡くなった赤ちゃんが何件も村から報告された。早速行ってみることにした。数年前までは一泊しないと行けなかったのであるが、今は道路が良くなった。と言っても、

9時間走って一日がかりでたどり着くのである。

車がラタナキリに近づくにつれて、外の風景が以前とは違うのに気がついた。森林が突然途切れるのである。広大な空き地がいくつも現れる。大きな木はすでに持ち去られ、小さな木はブルドーザーで集められて火がつけられ、昼夜燃え続けている。目の前で消失している森林の広大さに驚くくらいであるから、空のずっと上の衛星から見たらさぞかしよくわかるだろうなと想像する。あるところでは地平線までゴムの苗木が植えられ、あるところではカシューナッツの苗木がどこまでも広がっている。みんな政府の利権に絡んだ個人の所有だという。まだ何も植わっていない広大な空き地は、これから値段の上がるバイオエネルギーのビジネスで、大豆やトウモロコシ、ヤシ油の椰子のプランテーションになるのかもしれない。

山の中では今、山を崩し、大きな道路工事をしている。メコン川流域開発というアセアン諸国の共同事業で、「アジアンハイウェー」を造っているのだと言う。どこを結ぶかと思えば人気が一番少ないベトナムの中部高原地帯と、カンボジアとラオスの森林部を貫通してタイ北東部につなげると言う。「ははーーん、なるほどな。」と納得した。カンボジアとラオスの森林部のプランテーションの原材料を効率よくタイとベトナムに流すルートになるのである。金持ちは頭がいい。この道も衛星からは、さぞかしよく見えることだろう。

カンボジアとラオスでは今、この道路用地の周りの土地の値段が高騰していると聞いた。商売にたけた一部の人は大いにはぶりがいいらしい。政府にコネのある金持ちはここを買い上げる。土地を売り渡してしまった森の人たちは一時のお金を手にしても地元で小作人になるか、都会に流れ込むかである。

ある日きれいな服を着た人がやって来て、「僕はあなたの友達です。もっと森を焼いて切り開いてください。」と、お金や道具を置いていく。森を一生懸命焼いていると、しばらくしてから、政府の役人という人が来て、「その土地の所有は政府の決まりできれいな服を着た人のものですよ。お金をもらって立ち退くか、小作人になるか決めてください。」と言う。おじさんはさらに深い森を探して移動する。何の文句も言わず……。まったく人間の欲というのはすごい。衛星からも見える森林消失の跡が「欲」という字に見えてしまうのは僕だけだろうか。

森の村の新生児破傷風

保健所まで車で二時間、そこからボートで川を渡り、さらに一時間バイクにまたがって森の中の小径を走ってやっと森の中のその村にたどり着いた。村は少数民族のラオ族の人たちの村である。ラタナキリには15の少数民族がいると言われ、ラオ族はラオス語を話す人たちだ。

もちろん僕を含めて保健省の仲間はラオ語を話せない。ラオ語がかなりわかると言う数少ない保健所のスタッフに通訳をしてもらう。17歳の若いお母さんが初めての子供を亡くした。この村ではへその緒は外で焚き火をした後に残る木の炭の上に置いて切るのである。他の二人のお母さんたちも同じようにへその緒を切ってもらったと言う。ラオ族の習慣らしい。

お母さんたちはみんな破傷風のワクチンを受けていない。保健所のスタッフが毎月苦労して村までやってくるにもかかわらずである。みんな注射が怖いのである。ちゃんとお話をしてあげれば、お母さんたちもわかるだろうと思う。ところが保健所のスタッフがラオ語を話せない。保健所のスタッフにラオ族の人がいてくれたらどれほど助かるだろうか。でも、政府はクメール人の就職が優先でまだ少数民族の人たちを雇うまでの余裕がない。

ラタナキリは「カシューナッツ（スバイチャンティー）」の産地である。村の中にはスバイチャンティーの木が実をつけて一杯に植わっている。木には甘い匂いを放つ赤と黄色の大きなピーマンのような果実がつく。その先っぽに種ができる。それがカシューナッツになるのだ。大きな果実がだんだん萎んでくると、先っぽの種は「まが玉」のような形をしていて、成長する。これを収穫して茹で、殻を取り、さらに加工して僕たちの口に入るカシューナッツになる。カンボジアには大きな加工工場がない。原材料は安く買い叩かれ、大きな麻袋に入れられ、全てベトナムとタイに向かうのである。そこで建設中のアジアンハイウェーが使われるわけだ。金持ちは頭がいい。

森のお産婆さん

工事中のアジアンハイウェーの土ぼこりだらけの道路を走った。鼻の穴の中まで赤土の埃で赤くなる。すっかりプランテーションに変わった山を越えてもう一つの村にたどり着いた。ここは別の少数民族トムプーン族の村である。ここでも生まれたばかりの赤ちゃんが破傷風で亡くなっている。事情はラオ族の村と似ている。やっぱりクメール語が通じない。保健所の人も言葉がわからないので数少ないクメール語のわかる村人を探す。

お産婆さんの話を聞いてみようと、訪ねた家から出てきたおばあちゃんにたまげた。上半身素っ裸、しなびたおっぱいをブラブラ揺さぶりながら、口には葉っぱで包んだタバコをくわえ、しかめっ面で現れた。75歳になると言うこのかくしゃくとしたおばあちゃんが、二つの村の子供たち全てを取り上げてきたと言う。

「誰から助産のやり方を教わったんですか?」と訊くと、

「神様がやって来て教えてくれたんじゃ。」という。

「あそこの家の生まれたばかりの赤ちゃんが亡くなったの知っていますか?」と訊くと、

「知ってるわい。あの家は昔から一人生まれたら一人死ぬことになっているんじゃ。神様がそう決めておるんじゃ。」

「……すごい……」


年老いても彼らは村の人たちと一緒に好きなタバコをふかし、昼間から老人仲間と地酒を一杯やる。子供たちは森に流れる澄んだ川の水で戯れ、男たちは作付けの雨が降る日を待っている。何十年も何百年も祖先の人たちがしてきたように。そんなこの村の人たちが僕には決して不幸せには見えない。いや、なぜか幸せに見える。そしていろんなことを教えてくれる人たちに見えるのである。もし森の人たちが今プノンペンに行ったとして、都会のバブルで踊る人たちを見てどう思うだろうか? 多分わからないだろう、なぜプノンペンの金持ちが踊っているのかが。誰も自分だけ得をしなさいとは村では教えていないのだろうから。「罰が当たるぞ。」と言うあのおばあちゃんの声が聞こえたような気がした。

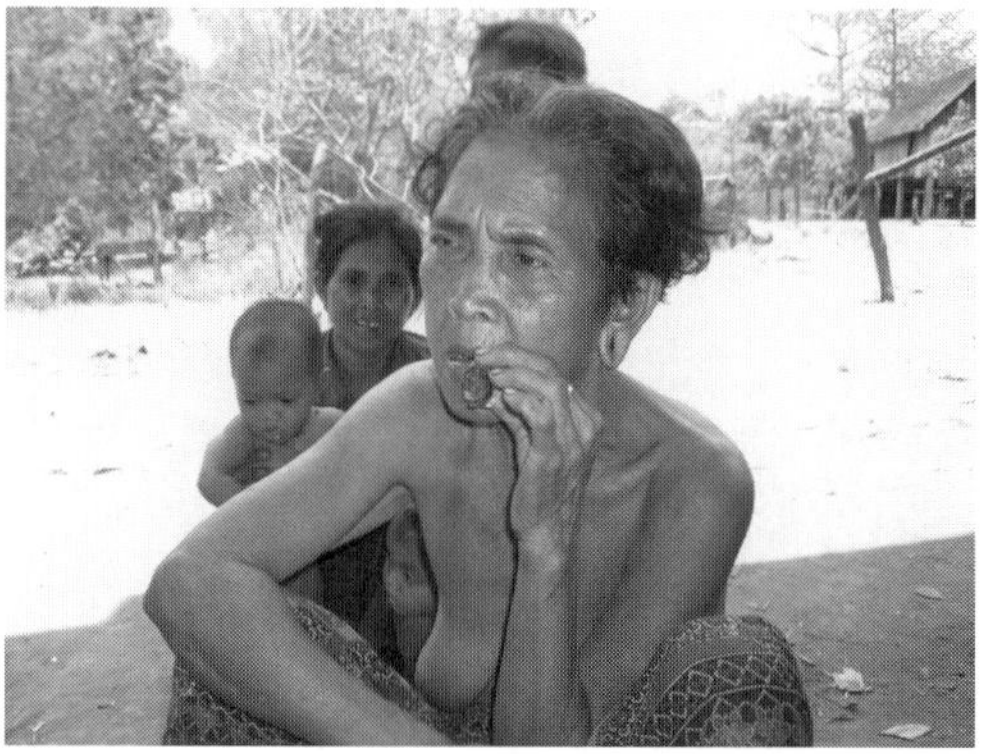
森の村の産婆さん

終わりのない物語
――2008年6月X日

夢

カンボジアの雨期が始まった。地球温暖化の異常気象とは無関係に、不思議な程例年通りに、涙が出るくらい例年通りにクメール正月のあとに雨の月（カエプリアン）がおとずれた。灰色の厚い雲が広いプノンペンの空を覆い、熱帯の太陽の熱を遮ってくれる。それだけでサッと温度が下がり、心地いい風が吹く。夜はしとしとと日本の梅雨のように雨が降る。一年で今だけが、街路樹が鮮やかな緑を取り戻し、湿気のある涼しい風が吹き抜ける。

夜が眠りやすくなったと言うわけではないだろうが、よく夢を見る。いや、見ているらしい。僕はどうもよく覚えていないのである。ただとても長い物語の中にいたようにも思えるし、とても短かったようにも感じる。ぼんやりだが、いろんな人たちが現れたようで、ただよく顔を思い出せない。それでも、不安だったり怖かったり、悲しかったり嬉しかったようなさまざまな想いの匂いがどこかに残っている。

朝が苦手な僕は、いわゆる朝のまどろみが大事である。何の夢を見ていたんだろうと一生懸命に夢の中に入ったり出たりしながらまどろみの中で考えるのである。女房にはこれが寝起きが悪いだらしない亭主だとうつる。言い訳のように聞こえるだろうが、考えているのである、今さっきまで見ていた物語はなんだろうと。ただ、考えている割にそれが何だったのかを覚えていない。と言うよりもほとんど一瞬に目覚めとともに記憶から失せてしまうのである。

驚くのは僕の女房である。僕はまだまどろみから抜け切らない中、夢遊病者さながらの体で早朝の犬の散歩に出かける。すると女房が隣で話し始める。昨日見た夢はあーだった、こーだったと、実に面白そうに話す。しかも詳しくその状況から登場人物まで話すのであるから僕は本当に驚く。

それにしてもいったい「夢」ってなんだろう。僕は時々ふと、起きて覚醒していると思っている今が、実は「夢」じゃないかと思う時がある。現実が夢で、夢が現実……。夢から覚めたと思ったのは錯覚で、実は新しい夢に入ったんじゃないかとさえ……。いま目の前にいるこの人も、自分も、全てみんな夢じゃないかと。一瞬の夢か。うーーん、頭がごちゃごちゃしてきた。

すると人生も一瞬の夢なのか？　いっそのことみんな夢だったらどうだろうか。生きることはやっぱり大変で、自分自身も、自分の周りも、世界も、この地球もやっぱり大変だ。みんな夢だったらいいのにと思うとする。そして覚めれば何も憶えていない。でも、待てよ。覚めた時に何も覚えていないというのも困る。僅かだけど大事な思い出も一緒になくなってしまう。僅かだけど大事な家族や友人や愛する人たちとはぐくんだ思い出が確かあったはずだ。そう考えていたらある話を思い出した。

終わりのない物語　ネヴァーエンディングストーリー

20年も前に映画で有名になったから知っている人も多いだろう。僕はこの作者であるミカエルエンデというドイツ人作家が書いた話に引き込まれ、英語に訳された本を読んだ。なぜ英語で読んだかわからないが、その内容が言葉の壁を越えてまるで生き物のように鮮明に頭に広がったので驚いた。言語にも想像力が大いに助けになるらしい。

話は確かこうだ。セバスチャンといういじめられっこの男の子がいる。お母さんが亡くなり、お父さんはいつも悲しそうで、自分のことなんか愛していないと感じている。ある日いじめっ子に追いかけられて迷い込んだ本屋で「終わりのない物語」という題の本を見つける。授業をサボって学校の屋根裏でその本を読み始めたらもう止められない。その物語はファンタジアという世界が崩壊するという。その世界は人間の楽しい想像によって作られていたのだが、どんどん崩れてく。この崩壊を救えるのは一人の人間の子供しかいない。その子供を捜すために王女は勇者アトレーユにその使命を託すのである。

アトレーユは命がけで辛く苦しい旅を超えて行く。友の愛馬を「悲しみの沼」で失い、空飛ぶ竜のファルコンに助けれられ旅は続く。しかし最後に辿り着いたところでもアトレーユはその子供には会えない。ファンタジアはとうとう崩れ、絶望と暗黒に包まれたその時、王女が言うのである。

「その人間の子はちゃんとここにいるわ。」

「え！」本を読んでいたはずのセバスチャンが思わず叫び声を上げる。まさか。

「そう、あなたよ。あなたが救いの主、その人間の子なのよ。」

本に夢中だったセバスチャンはいつしかこの物語の中に入り込んでいたのである。

（ああ、僕も子供の頃、セバスチャンのように本にのめり込んだ。）

「僕がファンタジアを救う王子？　こんな背が小さくていじめられっ子の僕が？」

「そうよ、あなたよ。王子様。」

その時自分の前に立つ王女の瞳の中に逞しく美しい顔の少年が映った。それが自分の姿の反射で、王子に変身したセバスチャンだったのである。

そこからセバスチャンとアトレーユの夢に満ちた冒険が始まる。ファンタジアは楽しい想像とともにどんどん広がっていくのである。ところが、しばらくして少しずつ何かがおかしくなっていく。昔のことがよく思い出せないのである。アトレーユはセバスチャンを心配して、何度も昔の楽しい記憶を忘れないように話をする。ところがセバスチャンはアトレーユが自分を羨ましがって王子になりたくて言うのだと思う。猜疑心からとうとう一番大事な親友のアトレーユを傷つけてしまう。

とうとうセバスチャンは何も思い出せなくなる。廃人のようになって荒野をさまよう。すると荒野で地面を掘っている変な人に出会う。その人は地下の深いところから人間の写真のかけらを掘り出していた。そこにしばらくいたセバスチャンは自分のような顔をした少年と父親の写真のかけらを見つける。人間の記憶をかすかに取り戻したセバスチャンは初めてアトレーユが言おうとしていた意味がわかる。アトレーユが再びやって来て、セバスチャンを人間の世界に繋がる命の泉まで連れて行く。その泉をくぐったその時、セバスチャンはもとの学校の夕暮れの屋根裏部屋にいたのである。

急いで家に帰ったセバスチャンは、彼を探して心配し憔悴しきった父親に強く抱きすくめられる。その時セバスチャンはファンタジアでの冒険がほんの数日の出来事だったこと、そして父親がどれほど自分を愛してくれていたのかを知るのである。抱きしめる父親の顔を見ると、その目からは夕日に照らされた大粒の涙が頬を伝って流れている。その時セバスチャンはこれがアトレーユの言った命の泉なんだとわかる。セバスチャンはわかった。愛情の思い出が「終わりのない物語」を作ることを。小さくても愛情の思い出さえあれば、物語には終わりのないことを。今セバスチャンは何度でも本の中に帰ってファンタジアを助け、また何度でも人間の世界に戻ってこれる。大切な愛の思い出をもう忘れないから。

僕はボロボロと涙を流しながらこの本の最後を読み終えた。そしていつの間にかセバスチャンと一緒に終わりのない物語の中にいたのである。

僕はこの本を当時小学生だった3人の子どもたちに毎晩ベッドで読んで聞かせたことを思い出した。10年以上前、ベトナムに家族全員で住んでいた頃だった。毎夜ベッドに転がっては、子供たちの輝く瞳の中で本を読み聞かせる時間。僕は幸せだった。そしてこの本が3人の子どもたちに読み聞かせた最後の本になった。

人生はどうも辛いことが多い。二度と思い出したくもないことも一杯ある。いっそのこと全部が夢で、目が覚めた瞬間に全部忘れてしまえたらいいだろうなと思うことがある。目が覚めて何も覚えていないのならなんとせいせいすることだろうと。でも、何も覚えていないのもやっぱり困る。僅かだが、大切にはぐくんだ思い出もある。家族や子供や愛する人たちとはぐくんだ想い出もある。それまでも消えてしまうとしたら困る。なぜって、その想いが実は生きる勇気を与えてくれ、背中を後押ししてくれているからだ。

楽しい思い出を作ってあげることは、かつて子供だった大人から子供たちへの贈り物かもしれない。子供を小さな頃に塾に行かせて、いい大学に入れたら、その子の人生は楽になるのだと信じている親は本当におめでたい。順風満帆の人生なんてあるわけがない。苦しくて辛いことが一杯待っているのだから。辛いことにぶつかった時、そこをどう乗り越えていけるか。それは、多分その子供の胸にある楽しい思い出のかけらの数とその思い出に気づく力にかかっている。

小さな楽しいことを大事にして忘れない。そのことに気がつく人は幸せだ。子供のときだけじゃない。大人になっても小さな楽しい思い出のかけらはある。すぐ傍に。それに気がつくかどうかはやっぱり心が決める。楽しい思い出のかけらを集めて僕もいつか自分の「終わりのない物語」を書いてみたい。

それにしても朝になると夢を覚えていないぼんやりの僕は情けない。なんだか切ないような想いが残っているのだがどうにもやっぱり思い出せない。思い出せないと二度とそこには戻っていけないようでこれまた切ない。でも、ひとまず夢の世界は忘れよう。（目覚めていると錯覚しているかもしれないけど……。）今はこっちの世界のことだけを考えよう。こっちの世界では辛いことも一杯あるけど、楽しい思い出のかけらもあって、僕はそれをしっかりと覚えているから。

（ああ、今日も一日がんばるぞ！）そう心の中で掛け声をかけて、空を見上げたその時、「あなた、ちゃんと前を向いて歩いてよー。」と言う女房の声が隣から聞こえた。

やっぱり、夢じゃなさそうだ。

ゴジラ雲 ―２００８年７月Ｘ日

ゴジラ雲

「カエプリアン（雨の月）」に入って、緑の樹がたくさんの真っ赤な花をつけて咲きほころんだ。「火炎樹」、僕の大好きな南国の樹だ。この国では「プカークローンゴック（孔雀の花)」という。タイでも孔雀の花と呼ぶらしい。ベトナムでは「ホアフォン(火炎樹)」、インドでは「グルモハール」と呼んでいた。どんな意味だったか忘れたが、デリーでは、その名前のついた場所に住んでいた。

雨が始まって少し涼しくなるかと期待していたが、甘かった。雨は数日に一度ザーッと降るが、すぐに止む。止むと、降る前よりもずっと強い南国の日差しが戻って、容赦なく大地を照りつける。水溜りは一気に蒸発し、湿度が上がり、却って乾期の暑さのピークの時よりも暑く感じる。でもプノンペンの空は雨期の空だ。大きな雲が立ち上がり、どんどん広がる。いろんな色の雲は果てしないプノンペンの空を自由に流れる。雲が大地に日陰のグラデーションを作る時、一瞬の涼しい風がプノンペンを走り抜ける。空を見ていると、僕の時間が止まる。バブル景気や選挙の喧騒も、金持ちの怒鳴り声も貧しい人たちの嘆きも聞こえない。僕はカンボジアの空と雲と一つになる。

夕方、女房と一緒に犬の散歩をしていた時だった。空を見上げると、西の空に立ち上がる大きな白い雲があった。その雲がスーッと西に傾いていく太陽を遮った。すると太陽が光のスジになってとなって、雲の端から放射状に光線を放った。それを見ていた女房が「ゴジラみたい。」と言ったのである。

「ほら、頭があそこでしょ、口があそこ。」と空を指差した。

「え!」と驚いたが、本当にゴジラがいた。

白い雲は、確かにゴジラが立ち上がり、口を開けているように見えた。その雲の端から漏れ出る太陽の光のスジは、本当にゴジラが口から放射線を吐いているように見えたのである。「ギャオー」、ゴジラが吼えている。西の空に広がる雲のパノラマを見ながら、女房の愉快な想像力に僕は腹を抱えて笑った。

先月号で僕は「夢を見ているようだけど、あまり覚えていない。」というような話をしたばかりである。ところが最近、妙にはっきり覚えている夢がある。僕がお医者さんをしている夢なのである。

「え、お医者さんじゃなかったの?」と訊かれると、

「うん、まあ、いちおう……昔は。」と曖昧な返事をしてしまいそうでどうも困る。

今の仕事はこちらの保健省のお手伝いをするだけである。言ってみれば、こちらのお役人の補佐のようなものである。診察室で患者さんを診ることもなければ、治療をすることもない。ましてや僕の関わっている予防接種の仕事は治療のできない病気ばかりで、ワクチンが治療に勝る唯一の予防ですよ、というものばかりである。ワクチンで予防できるはずの病気が発生すると、僕はバックパックを背負い、

保健省の仲間と村を回り患者さんを追跡する。ワクチン接種の仕事の何が問題なのかを調査し、中央に持ち帰って対策を練り直す。それが僕の日常である。

日常だから、まったく問題ないのである。まったく問題ないのであるが、それで本当に満足で幸せかと言われれば、よくわからない。ここに至ってもまだはっきりとわからないのであるから、未熟なままに50を越えたわが身が恨めしい。

長い回り道と、多くの人たちの助けをかりて学生時代に惚れ込んでしまった熱帯の国の仕事に就いた。ここは居心地がよかった。空があった。人がいた。むき出しの心の人たちが一杯いた。それなのに今、僕はフッーのお医者さんだった頃の夢を見る。なぜだろう。患者さんを前にして、診断や治療を一所懸命に思い出そうとしているらしい自分は夢の中とはいえ、何とも目覚めが悪いのである。

肘内障（ちゅうないしょう）

カンボジアに長く住んでいる日本人の友人の家族から電話がかかった。2歳になる男の子が突然、左手を動かさなくなったというのである。遊んで欲しいとせがむその子の両手を握って何度も「高い高い」をして持ち上げたその時だった。子供が「ぎゃ。」という小さな声を立てて少し泣いたかと思うと、左手をぴくりとも動かさなくなった。お父さんは自分のせいだと、意気消沈している。

「ははーん。あれだな。」と僕は思い当たった。もう20年以上も前のことだが、実は僕も自分の子供の手をもって持ち上げて遊んでいた時、同じ事が起こった。子供の関節は柔らかく、軟骨が主体で骨は未熟である。強い力で引っ張ると、骨の先端に絡んでいた靭帯が抜けかかる。2～3歳の子供の手を両親が引っ張る時によく起こる肘の亜脱臼である。整形外科の分野では肘内障として知られている。当時、僕は自分で整復したのであるが、どうやったのかどうもはっきり思い出せない。

とにかく、仕事を抜け出して、その子供を診るために友達の家に行った。賢い目をしたその子は唇をキッと噛んで僕を睨んでいる。触られるのが嫌で、避けようと左腕を動かそうとするが、やはり動かない。診断はわかっているのだが、子供を前にしてもやっぱり整復方法を思い出せないのである。少し動かしてみたが、子供の顔が「おじさん、うまくいってないよ。」と言っている。こいつはダメだなと諦めた。フランス人の医者がいる診療所に行ってみるように話して、僕は仕事に戻った。

しばらくすると、また電話がかかってきて、その医者がいないという。困った。頼れる臨床医が一人いた。日本大使館の医務官で来ている馬場さんに電話してみた。彼はバンコクに出張中だったが親切に教えてくれた。

「トーダ先生、肘を曲げるんですよ。」

「ああ、そうか。そうだった。」昔医者は、やっと思い出した。

「今、もう一回行くからね。」と電話して、もう一度、夕闇せまる中、友人の家に駆けつけた。男の子は、キッと僕を顔を睨みつけた。

「このやぶ医者、まだ何かやる気か?」と目が言っている。僕は彼に、

「申し訳ない。もう一度やらせてくれ。」と頭を下げた。

子供と向き合って、左腕をまっすぐにして、肘を支え、前腕を少し内に回した。それから、ゆっくりと肘をグーッと曲げた。「きゃっ」と男の子が小さな声を上げたその瞬間、「カポン」と音がした。いや、音がしたように感じた。振動が伝わったのである。整復した。子供はみるみる機嫌が良くなり、左手を動かし始める。もう僕を睨んでいない。いや、もう僕のことなんか忘れている。よかった。お母さんが喜んでいる。よかった。

外に出ると、雨上がりの空だ。西の空が夕暮れの茜色に染まっている。ゴジラはいなかった。僕がゴジラの代わりに「ギャオー」っと吼えた。よかった。

子供らしい大人になる為に

——2008年9月X日

大人の流儀

それにしても学校のように決められたことをみんなと同じように、みんなと同じくらいにやるというのはまったく大変なことであるなーとこの歳になってつくづく思う。まして や当事者である子供にあっては、どれほど大変であろうかと同情を禁じえない。

子供の頃は好きな事と嫌いな事を体ではっきり感じている。なんで?どうして?という疑問も湧き水のように溢れてくる。それをはっきりと口に出して言う。ところが親はそれではまずいと思う。親は子供を大人にしてやるのが義務だと感じる。「大人の社会」の流儀を感情が泉のように溢れる子供に必死で教え込む。

思えば子供には厳しい試練である。いったい親が子供の将来を困らないようにしてやることができるのだろうか、と思うと首を傾げてしまう。どうも人生というのは最後までわからない。言ってみれば、何がいいか何が悪いのかも今もってよくわからないのである。わからないから生きて

みるようなものである。

親の思う「大人の社会」で困らない術とは？　決められたことを守る。周りを見ながらみんなと同じようにやる。周りに迷惑をかけないようにする。

それから競争が始まり、テストが一杯やってくる。頑張りなさい、負けてはいけないと言われる。人のことを思いやりなさいと言いながら、自分のことをしっかり考えなさいと言う。そのうち「落ちこぼれ」という言葉が周りから聞こえ始める。周りと必死で比べている自分がいる。落ちこぼれなかったと信じている人たちがピラミッドの頂点を作るのだとわかった頃には社会はこういうものだと自分で納得している。

「大変だろうけど、頑張りなさいね。」子供たちは大きくなるまでにいったい何回そんな大人の「頑張りなさい。」を聞くのだろう。子供たちは、「頑張ります。」と答える。多分、自分を育ててくれる大人をがっかりさせないために。

僕の子供の頃

自分の子供の頃を思う。やはり小さい頃からどうもうまく立ち回る事ができなかったらしい。幼稚園を中退。理由を聞こうと思った頃に母親が死んでしまったので未だによくわからない。

小学生の中ごろ、父親が家を出て、毎日家の中がめちゃめちゃだった頃、僕は朝起きると決まって激しい頭痛と吐き気に見舞われて学校に行けなくなった。自覚していなかったが、家が心配で自然に登校拒否になったらしい。その時の担任が「子供は風の子」だと信じている半ズボン少年が大好きの「日教組」バリバリのオバサンだった。その人がやっと学校に出てきた僕を「この子はずる休みよ。」とみんなの前で笑った。

作文の時間に僕は、「もし、みんな学校に来ないことにしたら、授業はできなくなる。嫌な授業も出ないで済む。」というようなことを作文に書いた。要するに授業ボイコットである。担任はその作文を読み、目を点にして激怒し、みんなの前で僕を「こんな恥ずかしいことを書く子がいるのよ。」とののしった。不思議なことに、その教師に同調して僕をののしるクラスメートもいた。

大人の社会はもう始まっていたのかもしれない。すぐに親が呼び出された。教師であった親はよほど恥ずかしかったらしいが、自分たちにも原因があることを知ってか、「恥ずかしいかったわ。」の一言で、別にひどくも咎めなかった。子供の気持ちを思う余裕もない毎日だったのだろう。

孤独な競争

「長男のアン太郎」なんて呼ばれるほどのんびりで、物分りも遅かった僕の競争は高校進学の頃からだった。それは周りとの競争というよりも、大人の社会への挑戦だった。大袈裟だが、僕の中ではそうだった。母子家庭で母親も僕も毎日が必死だったように記憶している。大黒柱の母親に何かあったら簡単に踏み潰されてしまう、社会の中では、そんな虫けらのようにちっぽけな母子家庭だった。

3人兄弟の長男の自分がなんとかしなければと思った。大人の社会から潰されないように。そして僕が家族を守れるような何かに。そうやって無理やり頭のスイッチを切り替えたような気がする。そのせいで今でも、組織が力で押さえ込もうとするのを見たり感じたりすると猛烈に反発してしまう。小さなものが自分と重なる。生前母親はこんな僕の性格を見抜いて「じゃあんたが大きく偉くなりなさい。」といったものである。その母親も、よく上司と喧嘩をしていたらしい。どちらも大きくも偉くもなれなかった。

忘れてきた自分探し

それでも僕の家族を思っての競争は、それほど難しいことではなかった。家族を思えば我慢できたからだ。でも、何かを忘れてきた、そんな気が大学を出て「大人の社会」に出てから強くなる。苛立ちと過ちと混乱の連続がやってくる。ふと気がつくと、患者さんに向かってファミレスのマニュアルにあるような無味乾燥で意味のない言葉を口にしている自分に気がついた。

こいつは自分らしくないなと思ったが、自分らしいというのがよくわからなくなっていた。それから自分探しが始まった気がする。結婚と子育て、多くの人たちに支えられた30台、40台を経て、50代になった今、やっと少し、これがあまり嘘のない自分かなと、ぼんやり見えてきた気もする。その程度である。

一生が競争だと考える人には頂点があって、到達点があるらしい。でも僕にはない。人生の折り返し点から10年以上も来た今、どうやらそんなものはないらしいとはっきりわかる。それほどに不完全な自分であるわけで、人間という生き物自体もそんな不完全なものであると理解してきた。

学生の人たちに「到達点なんてどこにもないぜ。」と話すとビックリした顔をする。「そんなもの、わからないほうが本当なんだ。目の前にいる50を過ぎたおっさんもやっぱりよく見えない。だから生きるしかないんだ。」というと、少しほっとした顔をする。あるといわれたものが見えず、自分だけが取り残されていると思う。不安でたまらない。怖い。でも実はあると言われたものはないし、本当の物はよく見えないである。大人はどうして言ってあげないのかな。「裸の王様」を見つめる民衆のように、大人は「見えないわ。」と言えないのである。

もしかすると誰もが「大人の社会」に入ったといわれる

頃からもう一つの旅が始まるのかもしれない。これは親が手を貸せない自分だけの旅である。競争や、社会的な地位やお金では測りきれないものがあると知る旅。外からは見えないところに実はたくさんの大事な話があると感じはじめる旅。教え込まれた「大人の社会」はどうやら人間の全てではなさそうだ思う頃、その社会が目を逸らし、見ないようにしているものの中に本当に見るべきものがあると感じる。そしてそれが自分にとって大事な人たちや事柄であるとわかりはじめる。そこに自分の残りの時間をどう使ったらいいのかというヒントがあるように僕は今思えている。

長ったらしく言ったが、つまり、夏休みが終わって、学校に行けないお子さんを見かけたら、責めないで欲しいというお話である。それはきっと自分なのだから。

コンディア！――2008年10月X日

シロアリ騒動

「コンディア！」台所からお手伝いのリエップさんの大声が聞こえてきた。「コンディア？」聞き慣れないカンボジア語である。「まあ、いいや。」と無視しようと思ったら、大家のおばちゃんが血相を変えて飛び込んできた。

「大変！　シロアリがこの家の高価な台所セットをみんな食べているのよ。」そうか、コンディアはシロアリのことだったらしい。そういえば随分前から台所の棚から変な臭いがしていたなと思い当たる。一部変形して、棚の扉がうまく開かないところもあったが、僕はてっきり安い材木のせいだろうと思っていた。どうやらシロアリのせいだったらしい。

リエップさんが興奮する大家のおばちゃんと僕の間に入って複雑なカンボジア語を簡単なカンボジア語に通訳してくれた。その話によると、台所だけでなく一階部分の土台から天井までやられている。「シロアリ退治をするので、今すぐ、一ヶ月くらい家から出て行ってくれ。」というのである。

「おいおい、ちょっと待ってよ。」と思わず日本語で絶句。「一ヶ月って言われてもね。僕たちここで毎日生活しているんだし……」大家はシロアリ退治ではなく、僕らを退治したいの？　もっと金払いのいい外国人に貸そうという魂胆なの？　と疑ってしまう。両親の世話で数ヶ月間日本に帰って、しばらくぶりで戻った女房。カンボジアに戻るなり連日の停電、隣家の工事の凄まじい騒音、断水、熱帯の雨期のむっとする暑さと、たっぷりウンザリしていた女房であるが、シロアリ騒動はまさに必殺パンチである。むっとした顔がそのまま固まってしまった。

こいつはまずいと、大家のおばちゃんと交渉。なんとか工事が始まる数日は家の二階に立てもこり、薬を撒く間の一週間くらいは近所のゲストハウスを探して移ることにした。さあ、それからが大変だー。業者が大挙乗り込んできて、家のタイル張りの床に何十個もの穴をぼんぼん開ける。その騒音と埃のすごいこと。（と女房が話す。僕は仕事場に逃げているのでわからない。）天井の板も剥がす。それから、薬を一斉に散布。それから開けた無数の穴を埋めて、表面を磨いて、元に戻すのである。

ゲストハウス探しがまたひと苦労。

「チカエ、ニュークネア、バーン　テー？（犬も一緒に泊まってもいい？）」と訊くと、みんな首を横に振る。大らかなカンボジア人だから犬くらい数日一緒に泊めてくれるだろう思っていたが甘かった。幸いにも犬好きのタイ人の女性オーナーの小さなゲストハウスに辿り着き、数日泊めてもらえることになった。それでも、犬には災難である。家には不審者が入り込み、ドンドン、ガンガンやるし、吼えるなと部屋に閉じ込められ、さらにまた別な家に移され、もうフラフラ。家と犬の世話をする女房もフラフラ。たまりかねた女房は二晩だけ動物病院に預けた。これまた災難。病院に引き取りに行っても、またどこかに連れて行かれるのかと戦々恐々、憔悴しきって僕にべったりとくっついて離れない。トラウマか、お漏らしはするし、寝ながら「ウー、プー」と、うなされているし、なんとも哀れなのである。

一週間の放浪生活も終わり、まだ薬臭い家にやっと戻れることになったその日。くたくたに疲れ果てた女房が「マッサージしてもらおうか。」と珍しく提案した。僕は見知らぬ人に強く体を触られるのは大の苦手である。痛いというか、くすぐったいと言うか、かえって体に力が入って疲れてしまう。でも女房の気分転換に悪くないなと思い、同意した。それが間違いだった。細く見えたマッサージ屋のお姉さんはすごい握力の持ち主。僕の背中に馬乗りするや、肩も背中もバキバキ、ボキボキ、ゴリゴリとやりまくってくれた。

「チュー、(痛い)、チョップ、(やめて!)、ギャー」

と叫びたい衝動を必死でこらえ、なんとか地獄のマッサージを終えた。隣の部屋の女房は気持ちよくマッサージされているのだろうと思い、ふらつく足元で部屋を出た。女房と目を合わせて噴き出した。彼女もなんと馬乗りされて、あの華奢な体をバラバラ寸前までバキバキ、ボキボキ、ゴリゴリやられ、目に涙を浮かべ、放心状態で僕の目の前に立っている。最後の必殺パンチを食らった不運な女房であった。シロアリが殺られるかこっちが殺られるかの戦いは、フラフラしながら一件落着、一見……。

地味なお仕事　日本脳炎と細菌性髄膜炎ワクチンの導入

今回向かうのは実は村ではなく県と郡の病院である。病院といっても患者さんを診るわけではない。かび臭い病院の入院、退院簿を引っ張り出し、隅から隅まで見るのである。その帳簿から「脳炎、髄膜炎」の患者数を洗い出す仕事である。

「お医者さんが、何でそんなことをするの?」と訊かれるかもしれない。まったくごもっとも。カンボジアの保健省では今、日本脳炎と細菌性髄膜炎のワクチンの導入を近い将来に睨んで、その病気の実態を調査している。病気の診断や報告システムの不備な途上国では病気の実態はわかりにくい。そこで実際に病院を回って治療された患者の数を数えるのである。

日本脳炎はコダカアカイエカという蚊が媒介し、脳に深刻な障害を起こすウイルスの病気である。豚や渡り鳥との間で循環しているのだが、そこに人間が入り込んで、感染してしまう。感染すると2~300人は無症状で終わるが、一人は激しい脳炎の症状を呈して10—20%が死亡、助かっても重い後遺症が残る。日本は1960年代まで年間1000人以上の患者数が報告されたが、1960年代後半にワクチンが開発され、日本での患者数は激減した。ところが中国、インドを含む広大なアジア地域ではワクチンが高価なため普及せず、今も多くの子供たちが毎年犠牲になっている。

僕はあまりに高価なワクチンは、理屈の上でいくら子供の病気を予防できるからといっても借金だらけの途上国にはそぐわないと考えている。もしそのお金があれば優先すべき課題は他に一杯ある。高価なワクチンを勧める欧米の圧力と、その影にワクチン製造会社が見え隠れする。初めはただでくれてやると言いながらその後は借金地獄になってしまうのがわかっているのに、僕はいいですねとは言えない。僕は抵抗してきた。ところが最近安価で安全なワクチンができたのである。嬉しい話だ。そうなると次には病気がどの年齢層に、どの地域にどの程度広がっているかを知る必要がある。

「そんなこと知らなくていいだろ。ワクチンなんだからただやればいいだろ。」と乱暴なことを言う人もいるが、それを鵜呑みにするほどカンボジアの人は単純じゃない。「根拠なしに高価なワクチンを導入するほどカンボジア人はバカではありませんよ。」と欧米のグループに皮肉って見せたカンボジア責任者は痛快である。

もう一つ、細菌のインフルエンザ菌による髄膜炎がある。乳児の細菌性髄膜炎の一番の原因で、肺炎の原因でもある。髄膜炎は高熱や嘔吐で発症し、激しい頭痛や意識障害から細菌が体内に広がる敗血症になって、治療が遅れると死亡する。日本はワクチンの導入が先進国の中で最も遅れている。最近、子供を亡くした母親を中心に市民運動が起こり、話題になっているワクチンでもある。まだ高価なワクチンであるが、乳児によく効く優れたワクチンでもある。

カンボジア政府は欧米の支援を受けて数年後の導入を表明した。カンボジア政府のワクチン予算は事実上3倍以上に跳ね上がる。外のお金の支援を受けるんだからいいだろう、と言うのが欧米の理屈である。僕はやっと政府が自力で定期接種のワクチンを購入できるようになってきた矢先に、また外に頼ることを奨励する欧米の支援のやり方に首を傾げる。傾け過ぎて首が疲れてしまう。

いい事が一つある。5つのワクチンが一つになったワクチン（ジフテリア、百日咳、破傷風、B型肝炎、インフルエンザ菌）なのである。これはいい。注射の数を増やさないで済む。こういう技術の進歩は大いに現場を助ける。ところが、この病気もしかり、病気の実態がカンボジアではまったくわかっていない。それなのにWHOの本部は「実態はさておいて、早くワクチンを導入するように」という報告書を出したものだから欧米のグループは大いに勢いづいた。僕は「WHOも間違える事がある。これはWHOの間違いですね。」とはっきり言った。ここでもまた傾け過ぎた首が疲れてしまう。外の騒音はともあれ、カンボジアの人たちは冷静に何が自国の得になるかを見ているようだ。

そんなわけで、新しいワクチンの導入に向けての病気の実態調査は大変である。実は僕は、この入退院簿調べのプロである。ベトナム、バングラ、ミャンマー、ネパール、インド、インドネシアと過去10年以上も各地の病院を回り、入退院簿をめくったのである。それはポリオ（小児麻痺）の根絶を確認するための仕事だった。ポリオ疑いの患者を探し続ける地味な仕事である。それが、ポリオ根絶の確認の手法であり、この地味な仕事を3年間続けてWHOはポリオ根絶の裏づけにしたのである。これは科学でも何でもない。論証でもなく、ひたすら足で稼いだ事実の積み重ねである。

今回は地方の20の病院を回る。小児科、内科、救急病棟の２００６年と２００７年の２年間分の入退院簿を見せてもらい、1月から12月までの記録を逐一辿って「脳炎、髄膜炎疑い」の診断名を探す。

コッコンのマングローブ再び

病院調査で、海岸線をタイに繋ぐ南の僻地の県コッコンを3年半ぶりで訪ねた。当時は8時間かかった悪路であったが、フェリーで渡った3つの川に今は橋が架かり、道路も舗装され、なんと4時間で辿り着くのであるから驚いた。

もう一つ驚いたのはタイ国境近くの広大なマングローブの林が、水路が縦横無尽に掘られ、干上がり、枯れ木の山となっていたことだ。この地域にはタイ資本が入り、土地の買収が進んでいるとは聞いていたが目の当たりにすると絶句する。聞くところによる漁民たちが不動産業者に土地を売ってしまった結果だと言う。そのバブル経済も最近のタイの内政の乱れで頓挫しているらしい。それにしても死んだマングローブを見るのは悲しい。

マングローブは海水と真水のぶつかる場所に生息する。潮の干満で水が上下する場所で根を高く水面から持ち上げ、長い脚のように無数に伸ばす。そこは、たくさんの魚や蟹たちが安全に卵を産み、大きく育つ天然の棲家なのである。3年半前に来た時、すでに一部のマングローブ林は伐採され、養殖場になったり、小さな蟹をタイへの輸出用に取り過ぎて漁民の生活が圧迫され始めていたと思い出した。

予防接種の状況を知りたくて、海岸線に近い僻地の村に入った時だ。田んぼがなく、タロ芋やマンゴやバナナの木がまばらに植えてある程度の村。どうやって暮らしているのか不思議だった。訊くと、海まで降りていってマングローブの根元に籠を仕掛ければ十分暮らせる程度の蟹や魚が

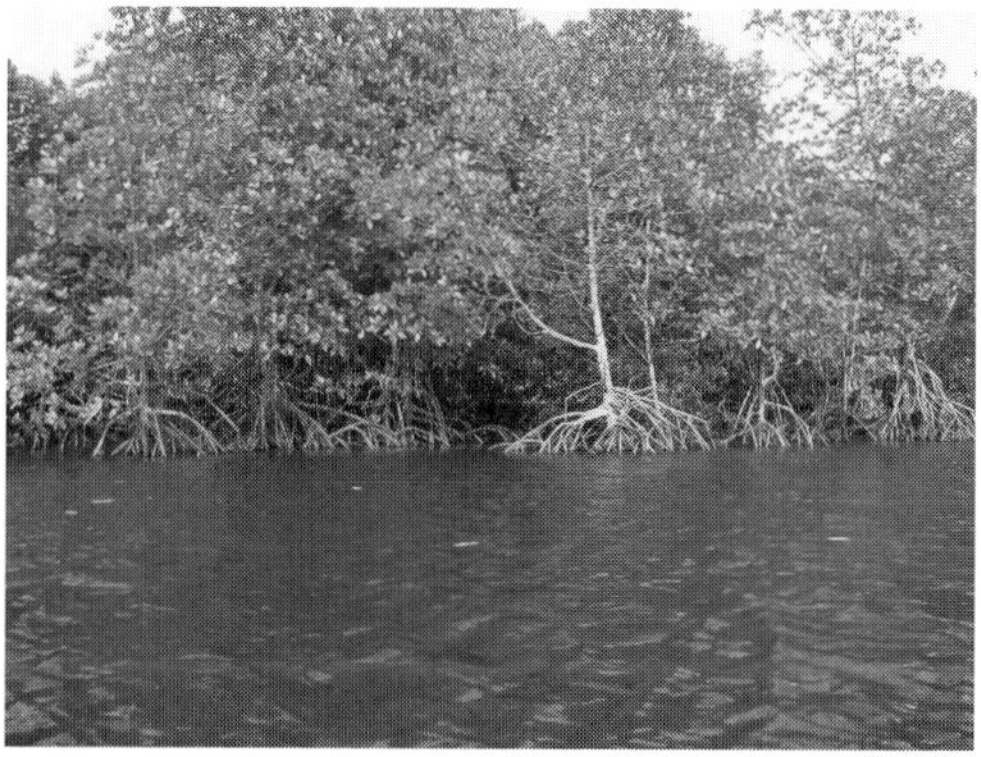

マングローブ林

取れるんだと教えてくれた。

　生きているマングローブが見たい。僕の好奇心は抑えきれず、海の近くまで川を下った。驚いた。周囲は見渡す限り常緑のマングローブの林である。水面から立ち上がる無数の根がみえる。木の根元では魚が跳ねる。村の人はマングローブのお陰で魚を取れる。陸からでも網や籠を仕掛けられるから簡単なんだと教えてくれる。この村ではマングローブをみんなで守っている。植林もしていると言う。僕は嬉しくなった。

おはぁよござまーちゅ
―２００８年11月X日

おはぁよござまーちゅ

　そもそも外国人が話す現地語というのは現地の人たちには滑稽に聞こえるだろうと想像するのは難くない。「R」と「L」がうまく発音できない日本人は特に変な外国人である。たとえば、「おはようございます」とクメール語で言おうとして、「ア　ルン　スオスダイ」と言うと通じない。つまり「R」の音をはっきりと強調した「アロン」でないとダメだ。多分、「おはぁよ、ござまーちゅ」なんて聞こえているんだろう。「わたし」というクメール語もさらりと「クニョン」と言ってしまうとこれも通じない。最後に「ム」と、唇を横に結んだ、うなり声のような音を強調して「クニョンム」と言わないと、多分「わたちー」とか「あたちー」とか聞こえているのかもしれない。あいさつの冒頭から「おはぁよござまーちゅ、わたちーの名前はトダでーちゅ。」なんて聞こえているのかと思うとなんとも恥ずかっちぃー。

　また時に意味が完全に異なってしまうこともある。たとえば、「ソムラップ」という言葉がある。「ら」をRと読むかLと読むかでは意味が全然違う。Rで読むと「〜のために」だが、Lで読むと「殺す」となってしまう。「私のためにお願いね！」と言おうと思ったら、「私を殺して！」になってしまう。

　さらにクメール語には日本語にはない子音の大事な発音が一杯ある。特に困るのは、「ちゃ、ちゅ、ちょ……」の似た発音の異なる意味の言葉が山のようにあることだ。例えば、チョップ（止める）とチャップ（速く）である。外国人の旅行者が、バイクタクシーに乗って、「ここで止めて！（チョップ！）」と言おうとして「チャップ！（速く！、速く！）」と大声で叫ぶものだから、バイクのドライバーさんは必死で疾走を続けたという笑い話がある。

「チュアップ（会う）」と、「チョアップ（結合する、動物が性交する）」という言葉ある。僕はよく保健省のスタッフに仕事が終わると、「また明日会おうね。」と声をかけて帰るのであるが、実はこれが時に発音を間違え、「また明日性交しようね。」と声をかけていたかと思うと本当に赤面の極みなのである。実は最近この事実がわかって、スタッフたちがにやりと笑っていた理由を理解した次第である。恥ずかっちぃー。

もう一つ「チューイ（助ける）」という言葉がある。これをちょっと間違えて「チョーイ」と言うと英語のFuck（性交）という意味になって大変なことになる。聞いた話だが、フランスから来た神父さんが市場で買い物をしていて荷物が重くなった。「ソーム　チューイ（ちょっと手伝って！）」と言おうとして、大声で「ソーム　チョーイ（Please fuck me）」と言ったものだから市場の中は爆笑の渦になったらしい。訳のわからない神父はさらに「早くして！」とまくし立てたものだから、市場の人たちはまたまた笑い転げたという。

文脈の大切さ

ここでいみじくも思うのは文脈の大切さである。前後の関係と状況、文の流れから相手の意図するところをくみ取って理解するという類まれな能力を人類は持っている。外国人の摩訶不思議なクメール語を聞かされるクメールの人たちは、随分とこの努力しているのだろうと察する。僕のクメール語スピーチの原稿には未だにカタカナを振ってある。これを読むのであるが、彼らにはお経を読んでいるように聞こえているのかなと思う。まるでお坊さんが「ハンニャーハーラーミーダァー……」と「般若心経」を読んでいるような音かもしれない。それでもかなりを理解してくれるというのはまさに聞く側の限りない愛に満ちた、文脈から意味を察し、相手をおもんばかる努力の結晶である。「おはぁよござまーちゅ、わたちの名前はトダでーちゅ、どーかわたちを殺してくださーい。また明日性交してくださーい。」なんて言ってもわかってくれるのである。

文脈から理解するというのは、相手がきっとこんなことを言いたいのだろうとおもんばかる力でもある。相手を理解しよう、理解したいと思ってはじめて成功する。伝達にはこの想像力と相手を思いやる心が大事なのである。言葉が単に巧みに話せたらそれで伝達が成立すると思っている人がいるとしたらそれは大きな間違いだ。実は僕はこの相手を思いやる気持ちが伝達の一番大事な要素の一つであるとかねがね感じているのである。僕は未だに未熟であるが……。

不実な美女か

ロシア語同時通訳の第一人者で作家の米原万里さんの著書『不実な美女か貞淑な醜女（ブス）か』（新潮文庫）には、こんな苦労話が満載である。彼女は、直訳ではなく、別な言葉を使って、相手の言いたい事をよりうまく伝える通訳を「不実な美女」と冗談交じりにたとえている。これとは逆に、体裁は悪く、ぎこちない言葉でも、きちんと伝える通訳を「貞淑な醜女」とたとえる。通訳の立場としてはこの間に「貞淑な美女」もあれば「不実な醜女」もあるという。臨機応変である。僕の生活の中では言葉が正確ではなくても、想像力を逞しく、相手の心をおもんばかり、相手の言いたいことを探り当てて適切な言葉を見つけ出す「不実な美女」が大いに活躍しているようなのである。

ここまで考えてきて、言葉はわかってもらいたいと願う人の気持ちだなー、と思う。下手な言葉でも通じるんだ、と思えてくる。それは、目の前にいる自分の好きな人たちにわかってもらいたいと思う気持ちである。逆に僕が長年国連で働いても英語が上達しない理由もそんなところにあるのかもしれない。わかって当たり前だろうと言わんばかりにまくし立ててくる英語を母国語とする連中に辟易とする事の多い日常。一方、好きでもないこの連中にわかってもらいたくもないと思う本音。するとますます言葉がうまく出なくなるのである。わかってもらいたいという心は好きだという心に似ているのかもしれない。僕はカンボジアの人が好きである。

使用人の英語特訓大作戦？

文脈から相手の言わんとすることを察知する想像力を毎日磨いている人たちが実は僕のすぐ傍にいる。我が家のお手伝いさんのリエップさんと運転手のウエイトさんである。彼らは毎日僕と女房が話しかける摩訶不思議な発音のクメール語を深い思いやりと優しさで理解してくれている人たちである。有難い話ではあるが、実は困った事があると、ある日女房が気づいた。それは彼らが英語を話せないということである。

リエップさんは働き始めた頃、英語をかなり話せたのであるが、最近はまったく話す気配さえ見せない。僕らとの会話は全てクメール語で済ませてしまう。僕らも今や下手でもクメール語のほうが早く通じてしまうのである。しかし、女房曰く、もしこの人たちがいつか僕たち以外の外国人の下で働くとしたら、英語が話せなければ彼ら自身がとても困るだろうというのである。至極ごもっとも。

英語の学校に行かせるという手もあったが、時間が合わない。そこで我が家での特訓大作戦が始まった。僕らが彼らに話すときには極力クメール語を使わず、英語で話しかけるという作戦だ。「なぁーんだ、単純！」と思われるかもしれないが、結構これが複雑なのである。まず英語で話しかけ、彼らがわかったかどうかを、「クメール語でもう一回言ってごらん」とクメール語で確認する。もしわかっていなければ、僕らが下手なクメール語を駆使して英語を説明してあげるのである。もっとも会話の内容は「何通りのどんな店に行く」とか、「どこでどんな買い物をする」とか、「何時にどこで待っていて」とか、実用的なもの。それでも、わかってもらえるように、教えるのはかなり大変だなぁーと痛感する毎日である。

そこで気がついたのであるが、彼らには聞き取りづらく、発音しにくい英語の音がいくつかあるらしい。例えばstreet（通り）とstraight（まっすぐ）の「イー」と「エイ」の母音の発音である。区別してうまく発音できない。そこで一計を案じた勤勉な女房は、クメール語の母音表記をクメール文字に書いて見せて理解させたのである。これには感服。また、子音の発音でもstreetの語尾の「t」のような軽い破裂音が発音できないから「ストリー」になる。困ったことに、クメール語の子音表記にないので、さすがの女房も説明できない。

日本語の発音にも苦手があるらしい。我が家の犬は食事をする時は必ず「待て」といって、お座りをして待たせ、「よし」といって食べ始める。お手伝いのリエップさんがこれを時々やってくれるが、初めは大変だった。「よし」がうまく発音できないのである。「よし」と言おうとすると「よす」になる。犬の耳はすばらしい。犬の耳には「よす」はどう逆立ちして聞いてみても「よし」には聞こえない。僕がふと見ると、哀れな犬はよだれをダラダラ垂らして、必死で待っているのである。リエップさんも「何でわかってくれないの。早く食べてよ。」と「よす」を連発している。耳のいいカンボジアの人にとっても苦手な発音というのはやはり存在するらしい。

大作戦は今日も一応続いているのであるが、どうも僕らの方がぎこちない。クメール語には便利な言葉がいくつかある。例えば「トーマダー（いつものようにね！）」という言葉である。これはこの一言で、いろんな状況で使える便利な言葉だ。「いつもの時間にね」とか、「いつものメニューね」とか、この一言で済むのである。ところが英語では、何がいつものようなのかを言わないとならないので、なんとも長ったらしい言い方になる。「ああ、簡単なクメール語で済ませたい！」と心でつぶやきながら、今日もぎこちない特訓大作戦は続いているのである。

地中海の光とパリの闇

——2009年1月X日

カルタゴの遺産

「チュニスの会議に一緒に付き合ってくれないか?」

突然マニラに居る日本人の同僚から電話がかかってきた。チュニス……? どこだっけ? そうだ、チュニジアの首都、アルジェリアとリビアに挟まれた地中海に面するアフリカの小国、といっても国土は日本の半分、でも人口は10分の一しか居ない。歴史は古く、今から3000年前のフェニキア人の支配から始まり、ローマ帝国、ビザンチン、アラブ・イスラム、オスマン・トルコ、さらにフランスの支配を経て今日に至る。チュニスは今ヨーロッパの地中海リゾートとして発展している。

とは言え、飛行機の長旅が大の苦手の僕は尻込みした。うーん、でも、会議は以前から興味のあった予防接種の技術部門のことで質問も一杯あったし、それに公費でちょっぴり観光か……。うーん、やっぱり行こう。

行きは中国のドラゴンエアーでプノンペンから香港へ夕方に着く。幸いにも香港を経由したのでバンコクの騒動には巻き込まれなかった。そして香港からエアフランスの夜行便で12時間かけてパリへ。そこからさらに乗り継いで2時間半かけて地中海を越えて真昼のチュニスに辿り着く。

冬の冷え切ったヨーロッパの灰色の雲を越え、紺碧の海と空の地中海をまたいで、光の北アフリカのチュニスに降り立つのである。太陽は間近にあるのに、乾燥しているせいで涼しい。特に冬の地中海沿岸は寒いらしい。海水パンツを持ってきて地中海で泳いでやろうと意気込んでいた僕だが、現地の人からこの時期に泳ぐのはアホだと諭された。

褐色の肌でスラリと背が高く、彫りの深い顔貌の男女の入国審査官がこっちの顔を見ないでおしゃべりしながらスタンプを押してくれた。なんとものんびりしている。

会議場はチュニス市街から30キロほど離れたカルタゴという町だった。ナツメヤシの並ぶ荒涼とした砂漠の入り口のような場所にホテルはあった。ビールを頼むとおいしいアーモンドを添えてよく冷えたビールがすんなり出てきたので驚く。イスラム教国だが戒律は比較的緩く、解放的なのだ。お腹の出た、ちょび髭のアラブ人のおじさんたちもなにやら愛想がいい。

カルタゴ（カルタージュ）は古代ギリシャ時代の紀元前８００年代にフィニキア人によって作られ、紀元前１４０年のポエニ戦争でローマ帝国に敗れるまでは地中海最大の交易都市だったらしい。

「……の歩き方」を手にした用意周到なるわが同僚とともに到着早々、早速観光に出かけた。ホテルの受付の愛想のいいお兄ちゃんに「英語が少し話せる信用できる運転手はいないか？」と訊くと待ってましたとばかりお友達という小太りのちょび髭親父が登場した。値切る余裕もなく、ともかく円形闘技場、ローマ劇場、ピュルサの丘からカルタゴ博物館、アントニヌスの共同浴場と見てまわった。気がついたのはフェニキア人の遺跡はローマ帝国時代に全て破壊されて残っていないらしい。残っているのは紀元前後のローマ人の遺跡である。それでも古代ギリシャ文明のあとを窺い知るには十分だった。

僕の心を魅了したのは白い大理石の裸体だ。特に男性の彫像には一つ一つ筋肉の文節がまるで解剖学の図譜のように見事に浮き上がる。隆起する筋肉はその滑らかなうねりとともに隠された逞しい骨に固定される。この生々しい肉感とリアリティーはなんだろう。これが紺碧の地中海に向かって立っている。腕の一部や脚の一部、さらには首までが欠けているのに、２０００年以上の時を越えて、どうだといわんばかりに立っている。

僕は彫像の後ろに回って、白く輝く大理石の肉体と紺碧の地中海を一つの視野に入れてみた。白く照り返す臀部の隆起を見つめ、海からの太陽の照り返しに目を細めながら、「これが古代地中海のエロスかー。」と思う。僕はこんな突き抜けたエロチシズムをあまり感じた事がなかった。肉体を知り尽くした光の降り注ぐエロチシズムが３０００年以上も前に存在した。そう思うとなんだか愉快になった。

会議は高い温度や低い温度に弱いワクチンを現場でどのように管理するのかを論議した。新しい注射器やソーラーパワーの冷蔵庫など途上国の実情にあった技術開発の努力の一端も見せてくれた。ただ、企業はすぐに利潤を還元できない技術には基本的に投資をしない。そこで技術開発は特定の篤志家（ビルゲイツ等）の援助に頼る。ところがその裏にも企業とのパイプが見え隠れするから相変わらずスッキリしないのである。

アラブの人々アラブの街並

３日間の会議を終えた翌日、夕方の帰りの便までの時間、再び同僚と観光に突っ走った。今度の運転手は体のでかいファルシーシさん。これまた陽気なアラブのおじさんだ。

今回は少し値切りがうまくなった。チュニスの市街地を見て回る。チュニス最大の寺院「グランド・モスク」は金曜礼拝で入れずガッカリ。ところが旧市街のメディナを案内してもらってビックリ。まさに迷路なのである。両側にはスーク（市場）が立ち並び、人々が細い路地を体を擦りあうようにすれ違う。視線を交わしながら行き交う人たちには暖かさを感じる。

絨毯を盛んに売り込む「ここは国営だ」という嘘っぽい店の屋上に登って驚いた。チュニスの街が一望できる。建て増しに建て増しを重ねた迷路のドーム状の屋根がアリの巣を見るように俯瞰できるのである。

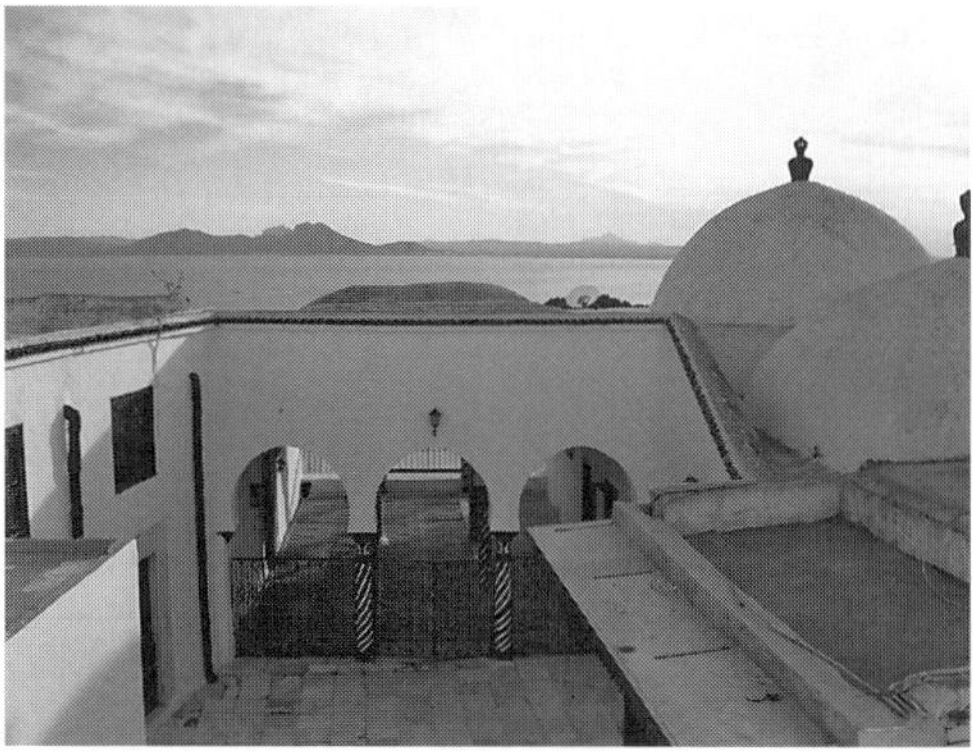

チュニスと地中海

中央市場では樽に入った名産の塩漬けオリーブと天井から吊るされている数珠状のナツメヤシの束をお土産に買ってしまった。街は人でごった返している。あと数日するとイスラム教の犠牲祭があるという。ネパールでも似た祭りがあったが、ヤギを一家族で一頭買って、潰すらしい。祭りに食べられるヤギが市場のあちこちにつながれている。みんな楽しそうだ。最近はヤギの値段も高騰して一頭が数万円もするらしい。それでも人々の活気はたいしたものだ。

市場をあとにしてオスマン帝国時代に作られたバルドー博物館で世界最大といわれるローマ時代のモザイク画のコレクションを見た。

お昼を過ぎた。パリでの飛行機の乗り継ぎが一時間しかないことをしきりと心配していた用意周到なる同僚は、とうとう一つ早い便で「パリで待っているから」と言い残して帰っていった。用意不周到な僕は代理店のいう「大丈夫」を固く信じ、「まだ3—4時間は余計に遊べる。」と一人旅ができる時間を喜んだ。お陰で僕は「シティ・ブ・サイド」という白塗りの壁の家々が地中海に面して立ち並ぶ小高い丘を登った。そこのカフェで一人甘いジャスミンティーをすすり、白壁の家並みや青の地中海の向こうに見える山をスケッチした。その上、たまたま足を留めた画廊で気に入った小さな油絵を3つも買った。僕は旅人の至福の時を過ごしたのである。

用意不周到

ここまでは言う事なしだったが、至難はそれからだった。賢い同僚の予想通り、パリに向かうエアフランスは3時間も遅れ、パリの乗り継ぎはできなくなった。今晩はパリに泊まるしかない。チケットの変更に長い行列で待たされるが、飛行場のカウンターのチュニジア人はおしゃべりをしながら気にならないようだ。やっと自分の番になったが、「何日の便にしますか？」なんて聞いてくる。「香港からの事は知らないから自分でやって頂戴。」という。僕が「ドラゴンエアーに乗り継ぐんです。」と言うと、「ドラゴンってかっこいい名前だね。」なんてニコニコする。国連の青いパスポートを見て「綺麗な色だなー」なんて言う。

突然、隣に居た日本人らしき中年の男性が、「俺は日本人だぞ。」とフランス語でまくし立てている。「こんな劣悪なサービスは許されないぞ。」と言っているらしい。それでもカウンターの人はニヤニヤ。周りで見ている人たちも仕方ないだろうと肩をすぼめる。僕も知らない振り。日本は外から見るとやっぱり特別な国らしい。人を待たせたから謝るなど、外の国ではない。文句を言っても右の耳から左の耳へ素通りするだけ。外で暮らしてみるとよくわかる。

パリの闇の中の光

パリのシャルルドゴール空港に着いたのはもう夜の11時を回っていた。乗り継ぎカウンターでホテルの引換券をもらい、ホテルの送迎バスが来るというゲートに出てパリの夜の寒空の下で待った。ところが1時間以上待っても来ない。他のホテルの送迎バスは来るのに僕の指定されたホテルのバスが来ない。深夜の飛行場ビルの中はもう行き交う人はいない。ふと見ると取り残されたのは僕一人ではなさそうだ。マラウイまで帰るという漆黒の肌のアフリカ人の若いおねえさんとぶ厚いコートを着た小柄でがっしりした体格のアジア系の若いおにいちゃんの二人がいる。つまり3人が人気のない空港に取り残されたのである。

さて困ったなぁと思っていると、人気のない空港ビルにやっとフランス人らしき若い男性の従業員が通りかかった。「ホテルのバスは本当に来るの？」と訊くと「引換券にある電話番号に公衆電話からかけてみろ。」という。電話？お金？僕はユーロを持っていない。アフリカのおねえさんも首を横に振る。それに両替所にもうすべて閉まっている。するとアジアのおにいちゃんが突然「マネー！」と叫ぶや、ユーロのコインをポケットから鷲づかみにして差し出した。有難い。するとそのフランス人、コインをさっと目で数えるや、全部を鷲づかみにして自分のポケットから携帯を出した。「こいつ、持っているなら電話の一本くらいかけさせろよ。」と言いたくなったが、これがフランスらしい。まさに弱肉強食……夜のジャングルに放り出されたようである。

やっとの思いでホテルの受付と電話で話すと「深夜は送迎をやっていないよ。エアフランスが悪いんだ。とにかく、自分たちでタクシーに乗ってきてくれ。」という。ああ、また困った。タクシーなんてどこにあるんだろう？　３人が茫然と空港の外の暗闇を見ていると突然背後に背の高いアフリカ人が立っている。低い声で、「タクシーならあっちへ行け。」と空港の外の暗闇を指差した。

僕ら３人は寒いし、これ以上待てないし、エイやけくそだ。という気持ちで暗闇に向かって歩いた。すると、そこにはタクシーらしきものが２台止まっている。一台目の車の横に居た目だけがぎらぎら光る背の高いアフリカ人が、「乗るならこっちの車だ」と指差す。「エー、まずいぞ！」と思ったその瞬間、その車のドアが開いて出てきた運転手は、なんと色白のアジア人の中年男性だったのである。

その運転手さんを見るなりアジアのおにいちゃんは嬉しさのあまり（多分……）「チィナ（中国人）？」と叫んだ。するとその運転手さんは憮然として「アイアム・カンボジアン」と返答したのである。

「えーー、カンボジア人なの？」と僕は心の中で絶叫。「ローク　チョンチェット　クメール　テー（おじさんのクメール人なの？）」と僕が下手なクメール語を話したのでおじさんもビックリ。そう言えば隣のアジアのおにいちゃんはいったいどこの人なんだろう？　おにいちゃんの顔に指を差して「チィナ？」と訊いてみた。すると「ベトナーム」と答えたのである。

「えーー、ベトナム人なの？」と僕は再び心の中で絶叫。「トイ　ラー　ンゴイ　ニャット（僕は日本人だよ）」と僕が答えたのでお兄ちゃんもビックリ。一番驚いたのはマラウイから来たアフリカのおねえさんだった。口をぽかんと開けて、もうどうでもいいから早くホテルに連れて行ってという表情。とにかくおじさんは見事に安全に僕らを深夜のホテルに届けてくれたのである。

ここでもベトナムのお兄ちゃんは「マネー！」とユーロを出してくれた。おじさんはチップも要求せず去っていく。そのおじさんに「いつからパリにいるんですか？」と訊いてみた。「もう30年以上もいるんだ。」と答えてくれる。ポルポトの時に海外に逃げた人なのだろう。苦労して異郷で暮らしながらもクメールの誇りが少しも色褪せていない。僕はその後姿に思わず「オックンチャラン（有難うございます）」と両手を合わせたのでした。

暖かいホテルのロビーに入って時計を見るともう夜中の2時を回っていた。ベトナムのおにいちゃんは僕の差し出すドルも受け取らずにホテルの受付のフランスなまりの英語に首を傾げている。僕が下手なベトナム語に訳すと、コクリとうなずいて、少し笑ったように見え、ホテルの中に消えた。ホテルの中の暖かい空気で緊張の取れたマラウイのおねえさんは、漆黒の肌ではっきりしないが顔には生気が戻り、明日の早朝ヨハネスブルグに発つと言って消えた。彼らの去ったあとにはまた冬のパリの深夜の静寂が戻った。

僕は翌日の昼過ぎのフライトで香港に向かった。灰色の雲が垂れ込め、寒風吹くパリのシャルルドゴール空港をあとに12時間、再び夜の世界を東に飛んだ。香港に着いたのは翌朝。15年ぶりの香港を数時間だけ一人で見て歩き、夕方の便でプノンペンに戻ったのである。

用意不周到な僕にはいつも何かが起こるので仕方がない。地中海の光の楽園から飛行機が遅れたせいで、お先真っ暗の闇に突き落とされる。そのパリの闇の中ではカンボジア人の運転手のおじさんの登場で一条の光が現れて救われた。光も闇もどうやら繋がっているようなのである。

みの虫君一号誕生！──２００９年2月X日

ついに念願を果たした。蚊帳とゴザと米を持参で村の保健所でお泊り会をしたのである。6年近くもカンボジアにいる僕の念願だったのである。

ただボーッと保健所の壁の染みのようになって、保健所に居候したい。そして、スタッフたちの仕事を、お母さんたちの会話を、お産の瞬間を耳を澄まして、ジーっと見ていたい、ずーっとそう思ってきた。これはお仕事ではない。僕のわがままである。

このパーム椰子の木々に囲まれたカンボジアの原風景のようなタチェス保健所を僕は2年以上前から知っていた。プノンペンから１００ｋｍほど離れたコンポンチャナン県にあって、トンレサップ河がトンレサップ湖に注ぐ河口部が近い。住民の半分はクメール人で残りの半分はイスラム教徒のチャム族、川沿いに少数のベトナム人たちが少し住んでいる。

はじめて来た時、保健所は閑散としていた。奥からやつれた顔の職員が出てきたなと思ったらその人が助産婦のラタナさんだった。「あまり人が居ませんね。」というと、「誰も来ないのよ」とラタナさんは伏目がちにつぶやいた。若い頃は利発で、さぞ美人だったのだろうなと想像させる顔立ちだが、今にその面影はなかった。隣にいた県の職員が「彼女の旦那さんは最近HIVで亡くなったんですよ。」と耳元で教えてくれた。二人の男の子を抱え、彼女にお産を頼む人は途絶え、村八分になった。保健所にさえ誰も来なくなったという。

次に行ったのは1年半くらい前、政府が保健所でのお産を奨励するようになり、助産婦に助成金が出るようになった頃である。保健所のお産が月に8—10件ほどになり、彼女の顔もいくらか丸みを帯び、明るくなったように見えた。二人の男の子の世話をしながら少しずつ村人の信頼が戻ってきたと話した。幸いなことに彼女も子供たちもHIVは陰性だったようだ。分娩室の中はいつもきれいになっていて、いつお産があってもいいように準備されているさまを見るにつけ、ラタナさんのお産を見てみたいなと思うようになったのである。そして保健所の一日のお仕事も。

そして今回ラタナさんに会って驚いた。以前の2倍くらい太っているのである。昔美人は完璧なオバサンに変化したが、お産の件数はなんと一月に40件もあるというから驚く。目が回るほど忙しいのに太るのだから随分と生活が安定したのだろう。僕は早速、県と郡の許可をもらい、保健省の仲間からは「またトーダの村好きがはじまった」と笑われながらも、無目的に村に泊まることを許してもらった。保健省の一番の親友ナリンと信頼するドライバーのケンヒムと僕の男3人道中、それに日本政府から派遣されている助産師のSさんに無理に同行をお願いしてお泊り会が始まったのである。

第一日目（Day1）

午前中に保健所に着くと、今朝方産まれた赤ちゃんが親族に囲まれお母さんとベッドに横たわっていた。ラタナさんに手土産に持参した分娩器具と新生児用の体重計を手渡した。一年前から頼まれていたものである。保健所のスタッフは大喜び。これでなんとか僕らの面倒を見てもらえそうである。放し飼いにされている牛が怠惰な真昼の陽射しの下でムシャムシャと保健所の敷地内の植木を食べている。イケメンの保健所長セインさんが時折物凄い勢いで外に走り出していくので、何をしているのかと思ったら植木を食べる牛を追いかけていた。

お昼：ラタナさんの指示のもと、町のプサー（市場）に買出しに行く。お米、干し魚、野菜、果物などを買う。昼寝。ぼんやりと保健所の軒先に座っていると眠くなる。午後は本当に患者が来ない。

夕暮れ：ぼんやり空を見ている。西の空が茜色に染まり、椰子の木々が黒いシルエットになる。西の空の上に三日月と宵の明星が輝く。トイレの横に貯めてある井戸の水を使って、小さな容器で水を体につたわせながら水浴びをする。暗いので懐中電灯の光がありがたい。水は結構冷たい。陽が落ちると外気は肌寒いくらいである。それでも、Tシャツの上にトレーナを羽織れば十分。

夕食：ラタナさんの家は保健所のお隣だから都合がいい。ラタナさんの簡素な家に下宿している若い女性教師（ネアックウルー）3人に台所を手伝ってもらい、おいしい夕食が用意された。ろうそくの光に照らされて、暖かいご飯に魚のスープと野菜炒めが土間の古い木のテーブルの上に並ぶ。全ては炭火。魚も一度炭火で焼いてからスープに入れる。クメールの料理は細かい手がかかっている。味は甘すぎず辛すぎず、レストランで食べるクメール料理の何倍もおいしい。レストランで食べ慣れた「味の素」漬けのクメール料理はどうやら噓物だったらしい。

食べ終わると、イケメン保健所長のセインさんが焼き魚を抱えて、飲むぞとばかりにやってきた。僕らもそれを予想してしっかり酒を用意してきた。保健所の軒先で小さな蛍光灯（ソーラーの充電で点灯する唯一の光）を頼りに夜の酒盛りの始まりである。クメールの猥談が延々と星空の下で続く。ナリンが笑いのツボを英語で教えてくれる。もっとクメール語がわかったらいいのにな。それにしても、なぜ田舎の人はこんなにお話を知っているのだろう？

深夜11時半：酔っ払って暗闇の中でフラフラする。ゴザを引いて蚊帳をつり、分娩室の隣の部屋に転がった。日本の助産師のSさんはラタナさんのお家に泊めてもらう。ナリンとケンヒムは車の中で寝た。当直のスタッフのおじさんも隣で寝ている。

第2日目（Day2）

深夜1時半：まだ2時間しか眠っていない。誰かが暗がりの頭上の蚊帳の外で動いている。ビックリして蚊帳の中で起き上がると、ラタナさんが妊婦を連れて分娩室に入ってきた。深夜、妊婦さんが家族たちに連れられてやってきたらしい。ラタナさんはテキパキと動いて子宮口の開き具合を調べている。僕は酒が抜けず気分も悪い。フラフラする。飲み過ぎるんじゃなかった。井戸水で顔を洗い、腫れた目にコンタクトレンズを付け直す。寝る前に天空にあった三ツ星のオリオン座は見えなくなり、北に大きな北斗七星がかかっている。その先をたどるとぼんやり光る北極星が見えた。

妊婦さんは24歳、二人目の子供だという。お隣の保健所の管轄の10キロ以上離れた村からやって来た。破傷風の予防接種も3回きちんと受けている。管轄のの保健所の経験の長い助産婦さんが4ヶ月前に交通事故で亡くなり、経験の少ない若い助産婦だけになったので、評判のいいこちらの保健所に来たという。お母さんたちの間の評判というのは大事なのである。

朝6時・暁だ。鳥がさえずり出す。鶏がやかましく鳴きたてる。とうとう夜が明けてきた。東の空が白んでくる。久しぶりに徹夜をして見る朝焼け。日本から来た助産師のSさんも付き添ってくれているが、どうも陣痛が弱いらしい。ラタナさんが子宮口を調べる。子宮口は十分開いているが、胎児の頭が十分降りていないらしい。

井戸水で震えながら水浴びをして、やっと酔いが覚めた。ラタナさんは忙しいにもかかわらず朝粥と干し魚を炭火であぶって朝ごはんを用意してくれた。僕らはなんという迷惑な居候だろう。それにしてもかまどで炊いたお粥はおいしい。

朝7時・保健所にお母さんたちが続々と赤ちゃんを連れてやってくる。ラタナさんはもう一人いるチャム族の助産婦のサナイさんに深夜の妊婦をバトンタッチして所長のセインさんと一緒に県のミーティングに出かけてしまった。サナイさんはいつもイスラム教徒のスカーフを忘れない、ぽっちゃりとした笑顔のかわいい人。助産婦としての経験は20年選手のラタナさんに比べるとまだ数年と浅いが、家族と優しく接してくれる人だ。

残された5人のスタッフは大忙し。受付、風邪の問診、薬局、予防接種、妊産婦検診と六つある小さな部屋は一杯、フル活動である。全ての診察は50円均一。薬は無料。予防接種も正常なお産も無料になっている。

朝9時過ぎ・30人近く来たお母さんたちの足がさっと引いた。保健所は深夜から頑張っている妊婦さんを残して再び静けさが戻る。

朝11時・まだ産まれない。親族が一生懸命にお腹をさすっている。胎児心音を聴診器で計ると120／分と正常。陣痛の間隔は少しずつ短くなってはいるようだが陣痛を誘発するオキシトシンは医師でない助産婦は使えない。郡の病院に運ぼうか、サナイさんが一度着た感染防御用の安いビニールのレインコートを脱いで迷っている。

お昼・役立たずの居候はまたラタナさんの家で、ネアックルーに用意してもらったご飯と野菜炒めをご馳走になる。ラタナさんは彼女たちにお昼を用意するように伝えていたらしい。保健所に戻ると陣痛が強くなっている。

午後1時37分・来院から12時間、自然分娩で3400gの女児誕生。サナイさんは少しあわて気味にへその緒を器具で挟んで間を鋏で切る。赤ちゃんをタイルの台の上に用意された布の上に移すと、残りのへその緒をプラスチック製の器具で止めてから切る。新しい体重計で体重を計り、それから簡単に体を拭くと、家族が用意したサロンというカンボジアの布であっという間に顔だけを出してぐるぐるに包んでしまった。「みの虫君一号」の誕生である。

サナイさんは冷たいタイルの台の上に「みの虫君」を残して、母体から出てくる胎盤の世話をしている。寒そうな「みの虫君」を見かねた日本の助産師のSさんは「みの虫君」を抱き上げてお母さんの横に持っていく。「おめでとう（チュンプー）」というとお母さんも家族も本当に嬉しそうな顔する。

若いお父さんがサナイさんに呼びつけられて、洗面器に入った胎盤を渡された。お父さんは生まれたばかりの「みの虫君」の顔を見る暇もなく、洗面器を持って裏の空き地に出て行った。見ると、鍬で掘り起こして埋めている。お父さんの役目らしい。夜中に僕が用足しをしていた足元には、どうやらいたるところ胎盤が埋まっていたらしい。申し訳なかった。この辺のイスラム教徒の場合は、胎盤を洗って、自宅の庭で焼く習慣がある。その次のお父さんのお仕事は、お母さんを抱き上げて、保健所の軒先のベッドに移すこと。サナイさんはお母さんのお腹を揉んで、子宮の収縮を確かめている。大丈夫そうだ。授乳も始めた。お腹に氷をビニール袋に入れて乗せる。これも習慣らしい。

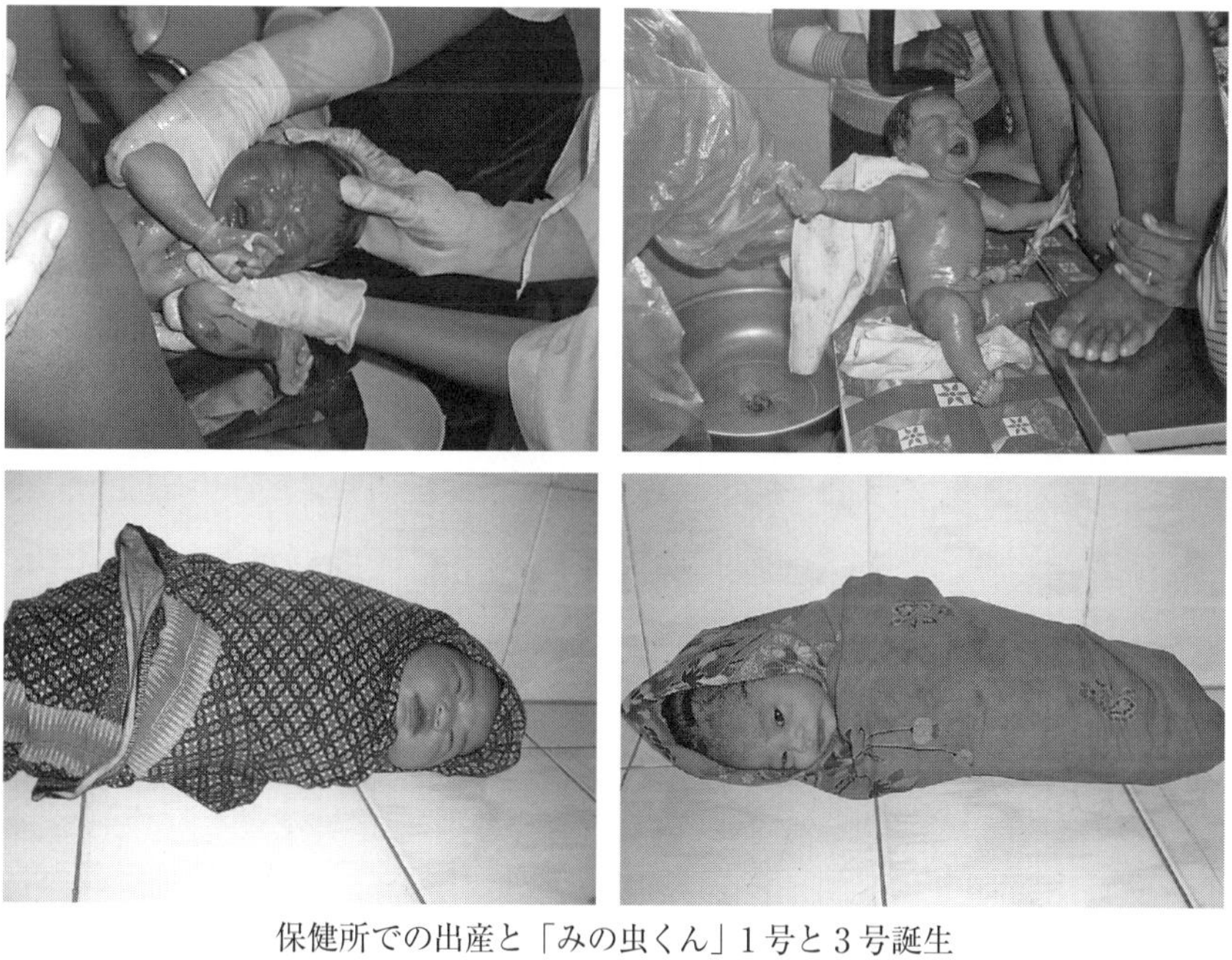

保健所での出産と「みの虫くん」１号と３号誕生

午後4時半：家族がバイクにお母さんと「みの虫君」を乗せて村に帰っていく。家では「アンプルーン」が3日間待っている。炭火の煙で床の下から燻すのである。以前ここでも紹介したが出産直後の母親に施すカンボジアの伝統医療だ。

気がつくと保健所の隅にもう一家族が妊婦を連れて来ている。午後2時には来ていたらしい。「みの虫君一号」の誕生で気がつかなかった。26歳のお母さんの初産だという。破傷風の予防接種は5回受けているという。初産のせいかお母さんは「チュー（痛いよー）」と随分と痛がっている。

夕暮れ：二日目の長い一日が暮れる。眠いのだけど興奮しているせいかあまり眠くない。助産婦さんたちは徹夜をしても嫌な顔一つせずにお母さんやその家族たちと接している。偉いなー。この保健所の人気の秘密はこれだなと思った。優しくて腕の確かな助産婦さん。これ以上に信じられるものがあるだろうか。村のお産婆さんに頼んで、簡便だが危険で不潔な自宅分娩をするよりもバイクを小一時間飛ばしてもこの保健所でのお産を選ぶのである。

今日も役立たずの居候は井戸水で水浴びをして、台所のカマドから立ち上がる夕食の支度のいい匂いにそわそわしている。ラタナさんとネアッククルーが作る今日の夕食はなんだろう。茜色に染まる西の空を見上げ、少し湿った夜の空気を胸いっぱい吸って、「今日一日ありがとう。」と、心の中で呟いた。

みの虫君二号、三号誕生！
―2009年3月X日

前回は、保健所お泊まり会二日目の夕暮れまでお話しました。助産師ラタナさんのおうちの土間から夕餉の匂いが夕闇の中に立ち込めてくるところまででしたね。何もお仕事をしていないのに居候のお腹はペコペコ、ろうそくで照らし出された土間のテーブルに3人のネアッククルー（女性教師）とラタナさんが用意してくれたご馳走が今日も並びます。小魚の燻製、野菜炒め、マッシュルームのスープ、それにラタナさん自家製のもち米から作ったお酒まで出てきました。黄金色に輝くこのお酒がまたおいしい。

僕と保健省の親友ナリンとドライバーのケンヒムの男3人組が一日で一番楽しみにしている時間。用意していたビールを持ってくると、イケメン保健所長のセインさんが今日も丸ごと一匹の大きな焼き魚をぶら下げてやって来た。今晩は奥さん同伴だ。村の家が暗くて一人でいると怖いから一緒に来たという。村は夜になると本当に真っ暗。クマオイ（霊魂）が一杯飛び交っているそうだ。これは怖い。首が胴体から離れて、その首の下に臓器をぶら下げて飛んでいるのであるから怖い。僕はその絵を保健省に行く途中の映画館の看板でいつも見ているので忘れない。

でも、僕には奥さんはやっぱり旦那の監視に来たように見える。僕らがタイガーとあだ名しているナリンの奥さんは30分おきに電話をしてくる。ナリンは勘弁してくれとばかり頭を抱えるが、まんざらでもない顔もする。よくわからない。カンボジア人の情念というか、猜疑心と嫉妬心のミックススープのような感情が僕にはいまだによくわからない。一つだけ言える事は、この時だけは僕はカンボジア人でなくてよかったと思うのである。

第3日目（Day3）

午前4時40分：真っ暗な蚊帳の外から誰かがしきりに「ルークルー（先生）」と呼ぶ声で目が覚めた。一緒に酒盛りをしていた当直のスタッフだ。ラタナさんが僕を起こしなさいといってくれたようだが、なかなか目覚めなかったらしい。分娩室に入ると翌朝になるだろうなと思っていた赤ちゃんが今生まれたばかりのところだった。日本の助産師のSさんも熟睡していて出遅れる。ラタナさんは妊婦を夜中しっかりと観察していて、初産ということも考えて会陰切開をして、出産を早めたようだ。

体重の2700g女児誕生。ラタナさんの見事な手さばきで、赤ちゃんの口の中の羊水がしっかりと吸引され、その後ゆっくりと臍帯を切断。体重を計った後、台の上で濡れた赤ちゃんの体を十分に拭き、へその緒の消毒をきちんとしてガーゼで包み、最後に体をしっかりとサロンで包んで、みの虫君2号の出来上がりである。もう一人の助産婦さんサナイさんも上手であるが、手際の良さ、正確さ、丁寧さは歴然とした違いがある。胎盤もしっかりと調べ、会陰切開部の縫合も以前他の保健所で見たものより余程しっかりしている。

ラタナさんは一通りの処置が終わり、子宮の収縮が正常であることを確かめると、汚れた器具を持って井戸の傍に行く。真っ暗闇の中で井戸の水を汲みながら器具を何度もきれいに洗う。それから汚れた分娩室をきれいに掃除して、またいつ分娩があってもいいように整えて、深夜の彼女の仕事がおわるのである。気がつくと東の空が白み始めていた。

助産婦のラタナさんは昨日生まれた赤ちゃんに24時間以

内に接種するB型肝炎と結核予防のBCGの予防接種をきちんとしている。助産婦のラタナさんとサナイさんは訪れる妊産婦の検診に忙しくなる。絵を見せながら妊産婦教育のための講義もする。そして記録を母親の持つ手帳と台帳へ記入する。避妊のためのピルや、注射の世話もしている。ラタナさんは一睡もしていないのだから本当に大変だ。サナイさんは赤ちゃんにピアスの穴まで開けてあげている。カンボジアではピアスは大事な伝統で、穴を清潔に開けることは大事だ。

夕暮れ：今日も井戸水の水浴びで汗を流す。三日目ともなると要領が良くなるようだ。水もあまり飛び散らないし、体も少ない水で洗えるようになる。水がめの水は下手に使えばたくさん減るので大切さがよくわかる。日本も水がめにしたらどうかな？

午後6時半：31歳の妊婦が4人目のお産で保健所にやってきた。一人目は病院で、二人目と三人目は村のお産婆さんの介助で自宅で産んだという。今回は村のお産婆さんが連れてきてくれた。この70歳くらいのお産婆さんに聞いてみると、以前はよくスズメ蜂の巣をへその緒につけたと言う。

夕食：ラタナさんは妊婦を診ながら夕食の支度。今日は外で食べようということになった。ラタナさんの家の横の草むらにゴザを敷いて星空の下の宴である。外の風は、ろうそくの炎を優しくなでる程度で気持ちさ、蚊や虫も思ったほどいない。外は気持ちがいいのである。所長のセインさんと他の男性スタッフが二人、また大きな川魚の丸焼きを二本持ってくる。前夜の如く、所長はもちろん奥さん同伴、僕の夜空の下のギターも前夜の如くである。ラタナさんは「静かで退屈な村でこんなに賑やかで楽しい夜は久しぶりよ。」と終始上機嫌。ナリンがタイガーのしつこい電話でふてくされている横で恥ずかしがり屋で無口のケンヒムがニヤニヤしているのがおかしい。するとケンヒムが突然ぼそぼそと女性たちに向かって小話を始めた。話の落ちに来るや、ラタナさんが待ってましたとばかり膝を叩いて笑い転げる。もう涙を流して笑い転げるのである。笑いに飢えていたのか、笑いのツボに入ったのか、もともとこういう人なのか、見ているこっちが笑ってしまう。暗闇の中、ろうそくの灯りに照らされて、小話とバカ笑いが続く。

夜11時半：笑いの余韻を暗闇に残して、僕はいつもの蚊帳に入った。ラタナさんは深夜の妊婦の管理をサナイさんに引き継いだ。

深夜0時半：やっと眠ったと思うやなんと赤ちゃんの声が聞こえて跳ね起きた。2700gの男児出産である。経産婦の出産は早い。サナイさんの見事な手さばきで赤ちゃんの体は瞬く間にサロンに包まれ、みの虫君3号の誕生である。日本の助産師Sさんは、みの虫3号がおっぱいが吸えるように上手に介助してあげている。助産婦は一度にいろんなことをしないとならない。うーん、本当に大変な仕事だなあと居候は実感し、そして再び蚊帳の中へ。

第4日目（Day 4）

朝5時：4人目の妊婦さん来院。20歳で初産の女性だが、サナイさんは状態を見て時間が長くかかりそうだと判断し、一度自宅に帰す。

朝8時：若い二人のお母さんが生まれたばかりの赤ちゃんを連れて予防接種のために保健所にやって来た。今日はあいにく週末で保健所は休みのはずだけど、スタッフがちゃんと来ている。すごいな。一人のお母さんは3日前に保健所で産む予定だったが陣痛が弱くて、一度家に戻った人。夜中に突然陣痛が起こり、急遽お産婆さんに頼んで家で産んだ。もう一人のお母さんは始めから家で産むつもりで産んだが、お産婆さんの勧めで生後24時間以内に接種するB型肝炎とBCGの予防接種のために翌朝保健所にやってきたのだ。休みにも拘らず、遠くから来たお母さんたちのために近くに住むスタッフが予防接種をしてあげる。産んだ翌日に赤ちゃんを連れてくるお母さんも偉いが、休みでも嫌な顔せずに出てきて対応する保健所のスタッフも偉い。住民との心の繋がりは多分のこんなことの積み重ねでできていくのだろう。

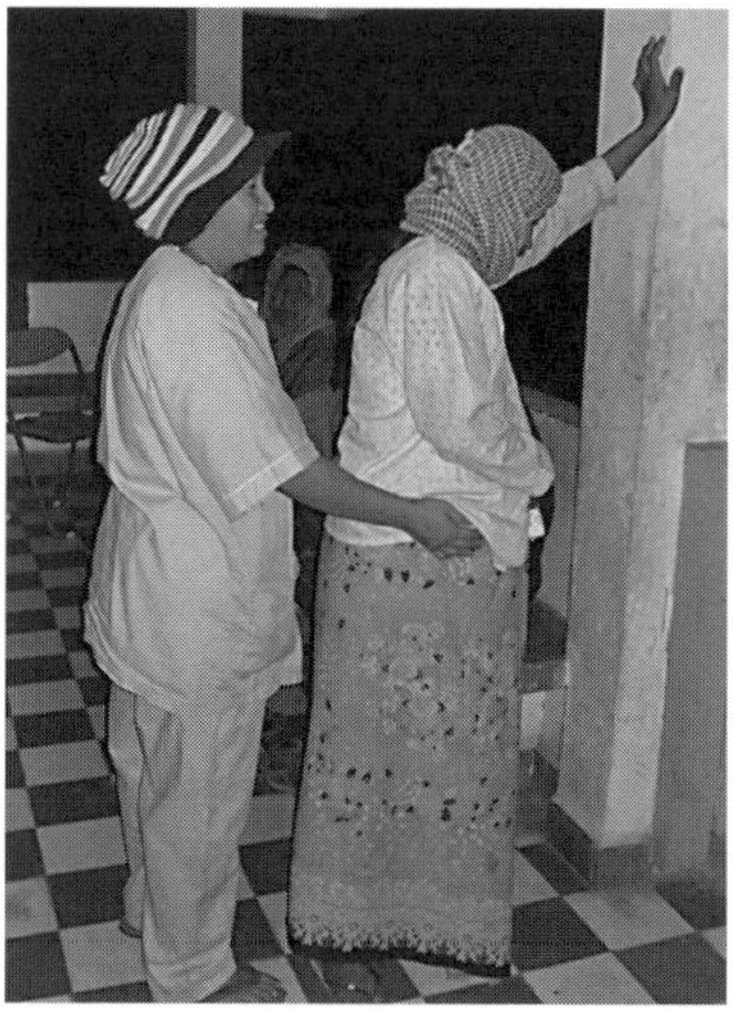

妊婦の世話をするラタナさん

居候たちがプノンペンに帰る時が近づいた。ラタナさんに役立たずの居候が礼を言う。ラタナさんは僕らがいなくなるとまた寂しくなると、目にうっすらと涙を浮かべて繰り返し話す。僕らの目頭も少し熱くなる。言葉さえ通じたら助産婦同士の話を幾晩でもしてあげたのにと、前の晩からお腹が緩くなって少しフラフラしているSさんの手をしっかり握って離さない。僕らは「ありがとう。また来るからね。」と言い残して、手を振るラタナさんをあとに別れたのである。

ジャイ子のデカパン―ベトナムとインドのお手伝いさん

―２００９年４月Ｘ日

長い海外生活の中では忘れられない大事な人たちが両手の指の数では納まりきれないほど現れる。中でも、僕や家族の生活と密着し、多くの時間をともに過ごした人の代表がお手伝いさんと運転手さんである。今回はベトナム、インド、カンボジアでお世話になったお手伝いさんのお話。

お手伝いさんというと、日本ではちょっと贅沢に感じられるかもしれない。もちろん途上国の中にあってもお手伝いさんを雇えるのは贅沢なレベルになるのであるが、現地の右も左もわからない外国人の家族にとっては「転ばぬ先の杖」とでも言うようなとても大事な存在なのである。市場で一つ一つ値段交渉をして確保する食料、毎日やってくる停電、突然のガスボンベの故障、水の濁りや断水、不審な訪問者への対応まで、日常生活の基本がお手伝いさんの力量にかかる。そして、何よりも、嘘をつかない、盗まない、頼んだことはちゃんとやってくれる、信頼できる人である事がお手伝いさんの大切な条件になる。

信頼できる人というのは当たり前でしょう、と思われるかもしれないが、途上国では意外にこれが難しい。もちろん国によっても、個人によっても違うのであるが、外国人＝お金持ち、お金持ち＝貧乏人がちょろまかしても眼をつぶる人、なんていう方程式がまかり通る場合もある。外国人がいいお手伝いさんに巡り合う確立は50％程度もないようだ。そんな中で僕と家族は素敵な人たちに出会った。その一人目がベトナムのユンさん、二人目がインドのラクシュミさん、3人目が今いるカンボジアのリエップさんである。

ベトナムのユンさん

ユンさんは今から15年も前、僕がベトナムの南部、ホーチミン市（サイゴン）で小学生の子供3人を抱え、女房と5人で暮らしていた時のお手伝いさんである。ユンさんは南ベトナムの出身、当時は30歳になったばかりだろうか、二人の娘さんがいたがすでに離婚して、女手一つで子供たちを育てていた。浅黒い肌に大きな目、やや受け口で、美人とは言えないが、利発な目をしてテキパキと動く人だった。毎朝自転車を漕いで一時間近い道のりを通っていたのだから体力は太鼓判だった。

お掃除は大雑把だったけど、料理がうまかった。とりわけベトナムの名物である揚げ春巻きのチャイヨー（北ベトナムでネムザンという）の味はどんなレストランの味よりもおいしく、子供たちがいつも楽しみにしていた。子供たちには優しく、その一方で、でれでれと言い寄ってくるにやけた運転手には一発ビンタをくれてやる威勢のよさがあった。しっかり者のお手伝いさんという意味で今も彼女の右に出る人に僕らの家族は出会っていない。

僕が風邪をこじらせて咳がなかなか止らなかった時がある。ユンさんは自分に任せなさいとばかり、市場で薬草の束を買ってきて、大きな鍋でぐつぐつと煮始めた。僕にパンツ一丁になれという。言われるがままに裸で突っ立っていると、沸騰して湯気の立ち上る鍋を前に置いて座らされ、頭の上からシーツを全身にかぶせられた。簡易薬用サウナの出来上がりである。レモングラスや生姜など薬草の湯気を胸一杯に吸い込んで、30分もすると全身から汗が噴出し、鼻の通りは良くなり、胸はスッとして、咳が止った。ベトナムの民間療法はすごい。これも頼りになるユンさんのお陰だ。

そのユンさん、15年経った今もベトナム正月（テト）になるとベトナム語で年賀状を送ってきてくれる。僕らは忘れかけたベトナム語を何とか思い出しながら彼女の近況を知る。今もいろいろと苦労のあるらしい彼女とその家族を思い浮かべながら、僕は何も彼女にしてあげられなかったなあ、と思うのである。

インドのラクシュミさん

ラクシュミさんは9年前、僕が単身赴任でデリーに居たときのお手伝いさんである。初対面の印象がはなはだ悪かった。目は少しやぶにらみ、鼻の穴は大きく、鼻息は荒そう。腕は太く、お腹は丸太のようで、どっしりしている。まだ30歳そこそこだったがお世辞でも美人とはいえない。それでも、インドの女性はみんな丸太のようなお腹だし、怖そうに見えていたので、普通のインド人より少しアジア的な風貌の彼女は、それでも少し優しく見えた。あとでインドに出稼ぎに来ているネパールの人だとわかった。

やっとのことでデリーで見つけた家の3階を借りた。ラクシュミはその借りた家の一階に住む大家さんのお手伝いさんだった。大家さんの勧めで簡単な掃除と洗濯、食事の支度だけをアルバイト代わりに使ってやってくれと言うので、そうした。連日の地方出張で疲れていた僕は、思考停止状態で言われるがままにそうしたのである。でも、それがよかった。

ラクシュミは僕の部屋の上の屋上の掘っ立て小屋（サーバントクォーター）で、小学校高学年のウメッシュとアッシッシという二人の息子と痩せて小さな旦那の四人で住んでいた。ラクシュミとはヒンズー教の神様の名前である。

その神様の名を持つ彼女は誰かに似ているなあ、とずっと思っていたのだが、ある日やっとわかった。ドラエモンに出てくるジャイアンの妹のジャイコである。

ラクシュミの子供に対する躾は明快だった。優しいけど厳しい、日本の昔のお母さんのようだった。僕の家の前にはいつも牛たちが昼寝をしている公園があった。グルモハールパークと呼ばれ、乾期には火炎樹の赤い花が咲き誇るきれいなところだったが、そこはまた近所の子どもたちのクリケット（野球の元祖）の最高の遊び場でもあった。子供たちは毎日陽が暮れるまでクリケットに興じていた。ラクシュミの長男のウメッシュ君は、そのリーダー格で、いつもラクシュミの怒鳴り声で渋々家に帰っていたのである。

ある日、随分とラクシュミの怒鳴り声がするなと外を覗くと、ラクシュミが思いっきりウメッシュの頭をスリッパで殴っていた。すごい迫力。そのウメッシュはとうとうある日、家出事件を起こした。「ウメッシュが帰ってこない、探してもいない、サー（ご主人）どうしたらいいんだ。」と、ラクシュミが泣きながら僕のところに来た事があった。僕も仕方がないので一緒に近所を探し回った事がある。やっとのことで、ふてくされてブラブラ歩いていたウメッシュを見つけた。見つけるや、走り寄って一言怒鳴ると、涙を流してウメッシュを抱きしめたラクシュミの嬉しいそうな顔を今もよく覚えている。

とにかくラクシュミはジャイコのように逞しく、優しく、そして頭が良かった。学校もろくに出ていないのに、英語を話すのが上手で、単身赴任の僕の寂しさを世間話で紛らわしてくれた。「サー（ご主人）は家族と離れて寂しいね。」とか、「サー、今日は何かいいことあった。」とか、「サー、もっと元気を出して」と。ラクシュミは、やっぱりジャイコで、いつの間にか、僕のインドの妹のようになっていったのである。

さらに彼女はいくつかの和風料理を覚えてくれた。調味料の分量から調理の仕方まで実に事細かにノートに絵文字で書き記した。味噌汁、とんかつ、焼肉、野菜炒め等を覚えて、地方出張や村周りでカレーとナンばかりの食事に辟易していた僕の胃袋を救ってくれたのである。

時折デリーにいる日本人の友達を集めて開くパーティーでも彼女の包丁裁きと明るい性格は評判で人気者だった。パンジャビドレスから突き出る豊かなお腹のラインも気にせず（少し気にしていたらしいが。）、「ナマステ（こんにちわ）」とにこやかに両手を合わせて挨拶する彼女の笑顔は実に愛らしかったのである。

ラクシュミというとパンツ事件である。僕はパンツというものはピシッとフィットするもので、いわゆるブリーフというものをパンツだと認識している。そうでないと落ち着くべきものが落ち着かない。僕の子供たちはみんなトランクスというダブダブのものを愛用し履いているようだが、僕の概念ではあれはどう見ても半ズボンの範疇に入る。僕は以前、休暇で秋田に帰っている時に子供のトランクスを拝借して庭先をぶらぶらしていたことがある。僕は夏用の半ズボンと考えていたのだが、周囲には理解してもらえなかったらしく、ひどくヒンシュクをかい、家族から罵詈雑言の限りを浴びたことを覚えている。

なぜパンツの話をしたかというと、その愛用するブリーフがインドで少しずつ大きくなっていったのである。実に少しずつ、始めは気のせいだと思っていたのであるが、確実に大きくなっていった。最後にはとうとう腰からずれ落ちた。それこそトランクスのようになっていったのである。ラクシュミにどうしたのか訊いてみても首を傾げるばかり。ある日ラクシュミが洗濯板で洗う光景を見て納得。彼女が怪力に任せて、洗濯板に叩きつけている姿を見たのである。彼女の怪力がぴったりフィットのブリーフをダボダボのトランクスに変身させてしまったのである。すでに今は多くを捨てたが、わずかに残るその巨大化したデカパンを見るにつけ僕はラクシュミを懐かしく思い出すのである。

そんなラクシュミは今どうしているだろうかとカンボジアに移って6年近く経って思っていた。そんな時、あるフランス人の方のメールアドレスで突然彼女からE―メールが僕のところに飛び込んできたのである。この時ばかりは普段わずらわしいと思うE―メールに感謝した。実はラクシュミ家族は現在、元の雇い先を3年ほど前に辞めて、同じグルモハールで新たにフランス人家族のお手伝いさんになっているという。

ラクシュミが僕のことをそのご家族に話したのだろう。そのフランス人ご夫妻が親切な方たちで、WHOのインド事務所のメールアドレスに僕を問い合わせてくれた。しかし、僕のアドレスはすでに使われていない。そこでなんとグーグルを検索して僕の文献（あまりないのだけど、）などからWHOカンボジアのアドレスを探し当てたというのである。親切なフランス人はいらっしゃるものです。そしてラクシュミの手書きのたどたどしいけど、しっかりした英語の直筆のコピーを添付して送ってくれたのである。

ラクシュミ家族は今、親切な雇い主の下で幸せのようだ。ガキ大将で家出常習犯だったウメッシュはもう18歳になり、なんと会計士をめざして勉強しているという。弟のアッシッシも15歳になる。ジャイコの子供たちは、ジャイコの逞しさとおおらかさ、優しさと厳しさ、明るさと涙もろさを受け継いで大きくなっている。

何の物質的な財産ももたない人たち、教育の機会も限られた人たち、今日の糧の為にただ働く人たち、それでも嘆くこともなく、諦めることもなく、回りの人を思いやり、僕の心につながる人たち、それが僕が巡り会ったお手伝いさんたちである。ああ、情けない僕はこういう人たちに助けられっぱなしでいるんだなあーと気づかせてくれる人たち。未だに世話になりっぱなしの僕で、どうもすみません。

拝啓14歳の君たちへ
―2009年5月X日

大学時代の水泳部の女性の先輩で、現在秋田市内の中学校の先生をしている方から「あなた、一度生徒たちの前でお話してよ。」と頼まれた。丁度、僕たちが、大人だと言っている世界が、実はわからないことだらけなんだと、子どもたちに話したくてたまらなくなっていた時だったから、不覚にも「ハイ、先輩。」と返事してしまった。先輩の一言はやはり威力がある。大学時代、難民キャンプや、アジアの国を放浪して、練習をサボってばかりいた不良部員の負い目もあったのであるが。

「先輩、何人ぐらいに話すんですか?」と訊くと、「全校生徒よ。」という。「え!、全校生徒ですか。」と、恐れおののく僕に、先輩は「全校生徒67名。秋田市内の中学校なんだけど、過疎なのよ。」という。校長先生にお会いすると、「それなら、隣の小学校の高学年も呼びましょう。」という変なノリになり、こちらも過疎の小学校の5、6年生、50人が加わって、120人くらいになった。せっかくだから狭い部屋で子どもたち一人一人の顔を近くで見ながら話すようにしたいというと、優しい先生方が上手にアレンジしてくださった。

小中学生を前に話すというのは大学生や成人を前に話すのとは随分違う。すごいプレッシャーなのである。それは彼らが大人の嘘をあっさり見抜くからである。なるべく嘘を言うまいと心に決めているのだが、もし気がつかないうちにいつもの大人の癖が出てしまったらどうしようと思うのである。そんな子供たちと向き合って日夜奮闘されている先生とは本当に大変な職業だと痛感する。

当日は小学生たちが体操座りで前列に座り、中学生たちは後列に椅子を持ってきて陣取った。小学生たちの目が「おじさん、おもろい話しろよ。」と言っている。「みんな、朝ちゃんと起きれるか?」と聞くと、当たり前だ。という顔をする。「実は子供のとき、おじさんは起きれなかった。遅刻の常習犯だった。」と話した。みんなダメなおじさんだなあ、という顔する。「ゲゲゲの鬼太郎を描いた水木しげるさんも起きれなかったんだぞ。」といったら。「こいつは本当は起きれないんだ。」と隣のクラスメートをどついた子がいる。「君はおじさんの仲間です。」と言って握手するとみんながゲラゲラ笑う。

「おじさん、実はみんな謝りたい事があるんだ。」と切り出してみた。「実は最近おじさんの子供に嘘をついていたと気がついたんだ。」「僕の子供が君らぐらいの歳のときに勉強しろと言った覚えがある。勉強しないとちゃんとした大人になれないぞ。と言ってしまった。「あれは嘘でした。ごめんなさい。」小学生はポカーンとしている。中学生はなんとも言えない、感情を押し殺したようなフーンという顔をしている。最後列の先生たちはぴくぴくと目じりを動かしている。（まずい……）

「僕は実は、僕の子供にそういった時、人がどう生きていくのかを本当は知らなかった。勉強が嫌いでも他の事が好きで大人になってその仕事をする人や、いろんな事情で勉強ができなくておうちの仕事をついでやっていく人や、いい大学に行かないでも立派にやっているそんな人たちのことを知らなかったのです。その人たちがみんなちゃんとした人でないわけはありません。勉強した人がみんなちゃんとした人になるわけでもありません。実は自分が生きてきたこれっぽちのことしかわからないのに、わかったように言ってしまった。だからごめんなさい。」と。「実はよくわからないんだけど、僕が知っている限りでは今のところこう考えているんだと話せばよかったと後悔しているのです。」と。

小学生たちはやっぱりポカーン。反応は実にストレートである。ところが、後列の中学生たちの反応は違う。小学生たちのような開けっ放しの表情をしていない。昨日まで小学生だったはずの中学一年生までが「フーン、それで?」という顔をしている。（まずい……）前列の体操座りと後列の椅子座りの間には大きな壁があるらしい。後列にはすでに大人の世界への準備段階に入った子供たちがいる。

カンボジアの子供たちのスライドを見せた。藁葺きの小学校や、予防接種の注射が嫌いで木に登って逃げたり、水牛にまたがって逃げたりする子供たち。学校で実施した予防接種の合間に校庭で買い食いする子供たち、先生の赤ちゃんを面倒みる生徒たち。小学生たちはオシッコタイムも我慢して一時間余りをゲラゲラ笑いながら楽しそうに聞いてくれた。小学生退場。それから中学生たちにもう少し話そうよ、と言って傍に集まってもらい、懲りずにもう少し話をした。

「君たちから見える大人の世界はどんなふうに見えるのだろう。」『大人たちは何でもわかっているのだろうかね。』『大人の世界に居る僕には実はわからないことだらけで、わからないことは実は今も増えているんだ。先のことはよくわからない。分からないことだらけなんだ。ただ、大人はわからないとうまくいえない。』「君の夢はなんですかと聞かれてうまく答えられない子供を頭の悪い子供だと言う人がいるけど、僕はうまく答えられないのが当たり前だと思っている。でも僕らは、そのわからないものはなんだろう。どうしてなんだろうと、考えることはできるんだ。自由に、時間無制限に考えてもいいんだ。」

「知識は1時限、2時限、何単位と積み重ね、計る事ができるかもしれない。テストをしてどのくらい覚えているか計る。覚えて要領よくやると確かに点数は取れる。疑問を持ったらつまずくから深く考えないようにする。考えを途中で止める。でも、知性は違う。わからないことを考え始める。いつ答えが出るのか、答えがあるのかも分からない。でも考えることを止めないのが知性の入り口らしいよ。だから、考えてもいいのです。いくら考えても、一生かかってもいいのです。生きていくことって何だろうってね。」

「大人の社会には一応のルールがある。教育も教科書もそこに書いてある知識ってやつも一応あるのだけど、全部間違ってはいないかもしれないけど、全部正しいというわけでもない。本当はなんだろうかと考えてみる力、別の考えもあるんだなと見れる力がどうしても必要になる。」

「それにしても、君たちがこれから向かう大人の世界が実はこうもぐちゃぐちゃとして、わからないことの塊だとするとなんとも憂鬱になっちゃうよね。でもね、僕はそれでも生きていく意味はあるんだろうと思うんだよ。僕が今考えている生きていく意味はね、人と出会うことなんだ。こいつはなかなか予想できないんだけどね。もし恋人や、家族や、友人や、先生や、大事な人たちに出会う未来がこの先に待っているとしたら、生きることはまんざら捨てたものでもないと思っているんだけど、どうかな?。生きる意味は出会いじゃないかなと。」

質問なし。全員ポカーン。「スライドがとっても面白かったでーす。」という生徒代表の言葉を最後に解散。「まずい、滑った。」と自覚。先輩と校長先生にご迷惑をお掛けしましたと、深々とお詫びをして帰った。帰って、中学生へのメッセージ大失敗だったと報告。娘に「当たり前でしょ。中学生は違うのよ。フーンっていうのが中学生の普通の反応なのよ。」と言われさらに落ち込む。

翌日、先輩が「生徒たちが感想文を書いてくれたわよ。」と大きな封筒に入った紙の束をポンと渡してくれた。それを読んでビックリ。本当に驚いた。

以下、3人の生徒さんの感想文の一部を原文のまま載せます。

下北手中学校3年Nさん

……前略……遠田先生は、少し真面目な話でも、すごく明るく話すので聞いていて全然退屈しませんでした。こんなに楽しい雰囲気だった講話会は初めてだったと思います。退屈することのないお話だったからこそ、内容がスッと頭に入ってきて、とても印象に残りました。その中でも「考えることに時間制限なんかないんだ。」と言う言葉にはすごく考えさせられました。今まで、少しだけ考えて出した答えが正しいのだと思っていた私には、衝撃的な言葉でした。遠田先生は人と話すとき、とても生き生きとして見えました。「人と出会うことに生きる意味がある。」と言っていた通りの表情でした。私は「生きる意味」を考えて、考えて、自分なりの答えを出した人は生き生きとして見えるのだと思います。私も先生のように自分が出した答えを自信を持って人に話せる人間になりたいです。

下北手中学校3年Kくん

……前略……「勉強は何故するのか。」って言うのは、本当は答えの見つからない疑問だと思います。立派な大人になるためって言うのは、確かになんかモヤモヤしてて、パッとしない答えだと思います。「勉強しろ」って言われても、「プロ野球選手になるから、そんなちゃんとやらなくていいや。」とずっと思ってたけど、言われてみれば、勉強で「知識」をつけるだけじゃなく、「知性」をつけるための力を付けるのは、これからの人生に役立つかもな、と思います。

これから生きていく中で数々の疑問が生まれてくることがあると思うけど、それに対して「答え」を出すことじゃなく、「考える」ことを大切にしていこうと思いました。

下北手中学校3年Mくん

……前略……ふだんの何気ない事について、深く考え、追求していくことは、僕がとっても大好きな事だったので、今回の講話会は、僕に非常にあっていると思いました。なぜ生きているのかー。先生の話を聞きながら、僕はそれを考えていました。一人一人、考えが違うと思いますが、僕が考えた生きている理由は、「何かをするため」だと思いました。自分の個性だったり、夢だったり、身の回りの事などをつなぎ合わせて、「何か」をする。それが自分にとって、一番素晴らしいことではないかと思います。こうした答えを出す事ができたのも先生のお陰だと思います。…後略…

考えていたんだ。やっぱり。こんなにたくさんを感じてくれていたんだ。僕は胸が一杯なって、すぐに先輩に「感動しました。」と電話した。後日先輩が「この前のおじさん、みんなの感想文に感動したらしいわよ。」と話すと「フーン、そうなんだ。」と少し驚いたように答えたそうだ。全校生徒67人、3分の一が野球部員で、カモシカに見守られて部活をしている中学生たちの心の中です。こんなに素敵な14歳たちが僕たちの傍にいます。会えてよかったなあー。僕はこの感想文をいつか大人になったときの彼らにまた見てもらえたら嬉しいな思うのでした。

アンジェラアキの「手紙―拝啓15歳の君へ―」の歌詞にこんなフレーズがあった。

「いつの時代も悲しみは避けて通れないけど、笑顔を見せて今を生きていこう」

拝啓14歳の君たちへ
そうだ今を生きていこうね、みんな。
出会いを信じて。

下北手中学校のみんな、ありがとう。
おじさんも何とかやっていきます。

プレビヒアの森へ ―2009年6月X日

プレビヒアの森へ

保健省にプレビヒア県の辺境の村で百日咳の集団発生と新生児破傷風で新生児が亡くなっていると報告が入ってきた。県の担当者に村まで行って確認してもらおうと思ったが、担当者が最近ちゃんと仕事をしていないらしい。県の衛生局の誰に訊いても埒が明かないので、じゃ、行くかということになった。

保健省で病気の報告を取りまとめている明るく気立てのいい女医のヤナレスおばさんと、結婚式の後にひと悶着あったのか少し元気のないナリンと一緒に現地に向かった。この県は北をタイとラオスと国境を接し、タイ国境の森林地帯にはタイが領有権を主張して国境紛争の火種となっている、最近世界遺産に登録されたプレビヒア宮殿がある。「天空の城」として、以前にここでも紹介した。県の大部分は森林で覆われ、アンコールワットから続く遺跡群と共に豊かな森林資源で有名である。その一方、良質の大木はほとんど伐採され、密輸でタイとベトナムに流れてしまったとも言われている。

プノンペンからアンコールワットに向かう国道6号を3時間半ほど走り、そこから北上するともう舗装はされていない。赤土のでこぼこ道をさらに3時間半、プノンペンから7時間かけてやっと県の中心のちっぽけな町に着く。県の衛生局長と会って調査の説明をしたあと、さらに1時間再び赤土のでこぼこ道を走ってクーレン保健所を経由し、さらに30分走ってやっと村に着いた。村を案内してくれた保健所の担当者はマラリアで熱を出し、家で寝てたところを呼び出されてしまった。嫌な顔もせず患者の家を案内してくれる。

森を走る　ケツ、イッテェー

翌日は新生児破傷風が報告されたとっても遠くの村に行くというので、5時半起き。朝飯を食べた飯屋で簡単な弁当まで作ってもらって村に向かった。1時間半、赤土の国道を走って、森の中の保健所に向かう分岐点に来る。ここでバイクを調達するのだが、これがひと苦労。バイクの運ちゃんたちは誰も首を縦に振らない。保健所までの20キロ、森の中の道が悪くて割に合わないという。ヤナレスさんの涙ながらの説得でやっと4台のバイクを借りた。お金を節約するために一台はバイク本体だけ借りてナリンが自分で運転するから任せろという。以前もナリンと二人でバイクで走ったので大丈夫だろうと思ったが、これが災難の始まりであった。

道が山に入った途端、僕の乗ったナリンのバイクはどんどん遅れる。悪路に慣れた地元のドライバーたちの足は速い。焦るナリンは雨水の流れで真ん中が削れた小径にタイヤを取られ、水溜りで大きく跳ね、泥沼にはまり、とうとう僕を吹っ飛ばしてバイクごとひっくり返った。僕は泥水に落ちて半身ずぶ濡れ。それでも彼は「オーケー、オーケー、ノープロブレム」を連呼、軍人だったプライドにかけて走り続けるのでした。

湿気で蒸し風呂のような森の中を4台のバイクを連ねて、でこぼこ道を2時間半近く走ってやっと視界が開ける。森の中とは思えない小奇麗な民家の並ぶ村の中にチャムロン保健所があった。驚くことに木造の保健所の床は埃一つないほどよく掃除が行き届いている。優しい顔の保健所の所長さんの話では保健所の職員たちが交代でちゃんと掃除をしているという。12人の職員のうち5人も助産師がいる。一月のお産は10人前後だというが、器具の消毒もきちんとされ、いつお産があっても大丈夫なように保管されていて、プノンペンの中の保健所よりも余程ちゃんとしているのである。「所長さんはしっかりしているね。」とヤナレスに言うと、彼女はニヤニヤしてこの所長は有名なんだと言う。何かと思ったら森の中で山賊に3度も襲われてバイクを3回盗られたという。うーーん、この人は本当にしっかりしているのかな?

3台のバイクの運ちゃんは村まで行ってくれという僕らの頼みも無視して、お金を受け取るとさっさと今来た山道を帰っていった。所長はすぐに保健所のバイクを2台貸してくれた。一台は保健所の予防接種の担当の職員が、もう一台は県の衛生局から来た人が運転する。実は彼のバイクさばきがうまかった。3台目はやっぱりナリンと僕である。11時前に再び28キロ先の村に向かって出発。

ここでも道は同じだ。地面が粘土のような泥になったかと思うと、砂利やサラサラの砂地になり、さらに固い岩肌のようにもなる。そのたびにタイヤは泥や砂にめり込んでハンドルを取られ、岩に飛ばされて、ナリンはふらつき僕は振り落とされるのである。途中民家もなく、人もほとんどいないが、たまに材木を密輸しているような目つきの悪い人に会う。

2時間そんな中を走り続け、脱水で頭が朦朧としてきた頃、視界が突然開けた。なんと朽ちかけた遺跡が目の前に現れたのである。予想していなかったから余計に驚く。「象の寺(ワット ドムレイ)」という名前だそうだ。小さな丘の周りにアンコールワットに似た造りの崩れた塀がある。その石塀には崩れたアプサラ(天女)のレリーフがかろうじて残っている。石塀の角には石造りの象が立っている。小高い丘の前には大きな池が広がって、蓮の花が咲いていている。1000年以上前は立派な集落だったのだろうなあ、と崩れ、盗掘されたアプサラを見ながら思いを馳せるのである。

そこからさらに30分ほど走ってやっとお目当てのタソンチューン村に着いた。すでに午後の1時半。そこには保健所の出張所(ヘルスポスト)がある。そこを管理する助産婦のオバサンの家で弁当を食べ、人心地つく。オバサンは6つの村を担当しているらしい。そのうち4つの村のお母さんたちはオバサンのところでお産をして、月に2—3人はお産を介助する。村のお産婆さんたちも一杯いるが、連絡がよく、お産を知らせてくれると小額を払うので、お産婆さんたちも快くお母さんたちをヘルスポストに連れてきてくれるという。山の中の僻地とは言え、随分きちんとしているなぁと感心する。

こんな遠くまで来て結局、新生児破傷風が見つからなかったことにガッカリするだろうなと思われるかもしれないが、こんな僻地の村でもきちんとした清潔なお産が保健所や助産婦の努力で施されるようになってきたと分かっただけで僕は十分嬉しいのである。こんな僻地とは言え、しっかり活動している助産婦がいて、お母さんたちもちゃんとやってくるヘルスポストには冷蔵庫がなく、ワクチンを置けないのは残念だ。破傷風のワクチンもB型肝炎のワクチンも熱には比較的強いワクチンである。僻地のお母さんや新生児のために、氷や冷蔵庫がなくても一ヶ月程度室内で保管できないかテストしてみたいと思っている。

もう少し村の人たちの話を聞こうと思っていると、ナリンが青い顔をして「トーダ、早く帰らないとまずいぞ。」という。保健所から来たスタッフの携帯に警察から連絡があって、近くの森で民家が数件焼き討ちされたという。材木の密輸グループの仕業か、村同士の小競り合いか、刑務所から脱獄した連中もこの辺にいるらしい。これまた予想していなかった事態である。僅か一時間半の村の訪問で帰り道を急いだ。午後3時。

帰り道のナリンの運転はさらに激しかった。盗賊に襲われるかもしれないという恐怖心からか、泥や砂にタイヤをとられても無理やりアクセルを回す。木にぶつかっても石にぶつかっても走り続ける。ところが僕はその度に振り落とされるのである。こんな森の中で殺されても誰にもわからないだろうなと嫌な気持ちになりながら、幸いにも保健所に無事に戻った。午後5時。切れかかったバイクのチェーンを交換して、バイクに給油し、今度は保健所長もバイクに加わって、5時半出発。やっぱり僕はナリンと一身同体……。

出発するとすぐに暗雲が垂れ込めて激しい風が起こり、激しい雨が降り始めた。森の木の葉に叩きつける雨音の中、体はずぶ濡れ、どろどろである。まずいなあ、と思ったが、ナリンは「オーケー、オーケー、ノープロブレム」とスピードを緩めない。やっぱり僕はまた飛ばされて泥の中……途中で日が暮れた。不思議なものでここまでずぶ濡れドロドロになるとなんだかワイルドな気分になる。顔に叩きつける雨水は鼻水と一緒になって少し塩味になって喉に流れてくる。国道が近づいてきたのか突然舗装道路になった。舗装の上を走るとバイクはこんなにも快適なのかと納得する。夜7時、国道で待つ車と合流、降りしきる雨の中で保健所のスタッフとバイクに何度もお礼をして別れ、僕らは町に向かった。

町に戻って、夜の食事にありつけたのは9時を過ぎていた。泥を落として顔はさっぱりしたのだが、下半身がおかしい。ナリンと僕はガニ股歩きでフラフラ、お尻が痛くて椅子にうまく座れない。座るときに「チュー　クゥート（ケツ　イッテェー）」と叫ぶとヤナレスおばさんが腹を抱えて笑う。彼女は道中、回りの面倒も見ながら優しく明るく元気で疲れを見せない。「お尻痛くないの？」と訊くと、「私のお尻は筋肉だから大丈夫よ。」とまた腹を抱えて笑う。どうやら笑いが彼女の元気の秘訣（ヒ＊ケツ）らしい。みんな無事でよかった、食事にありつけてよかった、夜寝るところがあってよかった。そんなたわいもないことが有難かった。

翌日、保健所長に電話して無事を確認する。案の定、森の中でバイクが壊れ、通りすがりのバイクを一時間以上暗闇の中で待って、修理してから村に辿り着いたそうだ。本当に命懸けだ。この人たちには日常なのかもしれないけど、すごいなぁーと思う。僕にはできない。とてつもない僻地の保健医療はこんな人たちのとてつもない、何気ない力で支えられている。そうそう、8時間以上のバイクの旅を征したナリンさんにもありがとう。それにしても、ケツ、イッテェー。

態度が悪くてすみません
――2009年7月X日

「援助」の歯車

予防接種のアジア地域の会議があって、マニラに一週間いた。本部のジュネーブから来た連中が冷房の利いた部屋で練りに練りましたという顔でファンシーでジャルゴン（専門用語）に満ちた、途上国にはどうも如何なものですか？というような提案をどんどんだしてきて得意顔だ。新しい戦略、新しい委員会の設置、新しい高価なワクチンの導入と発表を続ける。マニラの地域事務局も、それに意見することもなく、新しい指標の導入や、新しい到達目標を畳み掛けてくる。おいおい、と眠い目を擦りながら、聞きたくないなあと思いながらも、やっぱり耳に入ってしまう。横を見ると各国の予防接種の責任者たちもなんだかウンザリした顔をしている。でも、意外にも声を上げて反論もしない。意見をしても仕方がないなあと思っているのかもしれない。カンボジアのスーン先生や欽ちゃんことサラット先生に一言言っておやりなさいとアドバイスするのだけど、モジモジしている。で、仕方なく僕は手を上げてしまうのである。

なんだか組織にたてついているように見られると自分で変な感じがする。そもそも僕もその組織で食べている人間だからである。できることなら、黙々と粛々と仕事をして、目立たず静かに、そして組織という大きな歯車が自分から自然にいい方向に転がっていってくれさえすればいいのである。そうすると僕も安全で安心な感じがする。でもこの組織の歯車はそもそも「援助」をする側の成り立ちであって、「援助」をされる側の歯車をあまり知らない。ところが、この二つの歯車が噛み合わないと実はうまくどちらも回らないということを最近になって僕はよく実感する。

もっと言えば、歯車が食い違うと高価な金属製のピカピカの「援助」をする側の歯車が、木製でボロボロでつぎはぎだらけだけど何とか回ってきた「援助」される側の歯車を壊してしまうこともあるのである。確かにボロボロの歯車であるが、低燃費でゆっくりと少ない人材で長い年月なんとか回ってきた歯車である。要するに「援助」をする側のピカピカの高価な歯車が「援助」をされる側のボロボロの歯車を潰さないような細心の配慮が必要だということを言いたいのである。

その配慮が無神経に無視される時、僕はどちらの歯車のことも心配になってつい老婆心ながら発言をしてしまう。

まあ、上級役人はどうせ下級役人の話など無視するのであるが、各国の担当者が「よく言いにくいことをうまく言ったなあ。」と思ってくれたらそれで十分いいのである。国際会議では「援助」される側の歯車の実情や心情を下手くそなりに代弁する事が下級役人の務めではないかと勝手に思っている。

態度が悪くてすみません

そんな訳で、僕の評価は低い。だからというわけでもないが、僕は評価制度なるものが実に嫌いである。嫌いだが、国連の中には欧米に習った評価制度が正しいという信仰がある。日本の文部省の欧米型評価制度の信仰と同じだ。随分と無駄な時間を費やす。「相互に自由に評価してください」なんていうのは口ばかりで、下の人間が上司を簡単にこき下ろせるわけがない。それで管理がしやすいと勝手に思い込んでいるらしい。評価なんて書けば書くほどお互いの無能さを露呈するだけの競争である。

僕の上司に当たるカンボジアの事務所長のアメリカ人は僕の評価表に「Dr.トーダは経験に富み、いろいろなアイデアを持ち、誰の助けも借りずに保健省を技術的によくサポートしている」と褒めておいて、「しかしながら、Dr.トーダは事務所内の話し合いには非協力的だ。」とグサリと締めくくった。人のキャリアーに傷がつくことをわざわざ書くなよバカ、と思って、女房に愚痴ったら、ニヤニヤ笑いながら、「お仕事はいいけど、態度が悪いって事よ。」と一蹴された。すげえー……、女房です。はい、態度が悪くてすみません……。

孤児院の麻疹流行 ─ 2009年8月X日

孤児院の麻疹流行

麻疹に罹った子供がたくさん病院に入院してきたとプノンペンの隣のカンダール県の衛生部から連絡が入った。早速、保健省の仲間と検体の採取の準備をして、隣のカンダール県に向った。

カンダール県衛生部の担当者のトーさんと合流して県立病院に向う。古くからある病院らしいが、古い建物に人はまばらである。その中でも新しく見える建物はNGOが援助してHIVの患者や結核の患者専用に建て直したものだという。古い小児病棟の中に入ると中は意外にも清潔で、午後なのに珍しく職員も働いている。よく訊けばここもNGOがやはり支援しているという。入り口にはすでに麻疹疑いの子供たちが20人近くも集まっている。訊くとみんな孤児院から来た子供たちだという。どうやら流行は孤児の施設で起こったらしい。衛生部のトーさんが気を利かせて孤児院に連絡し、施設のスタッフたちが麻疹の疑いの子供たちをみんな連れて来てくれたらしい。

優しい顔をしたクメール人の職員たちが何人も付き添って孤児の子供たちを見てくれているのでホッとする。

2日前に発症したという7歳の男の子を診る。丁度熱があって苦しそうだが、我慢強く、よく言うことを聞いてくれる。どの子供たちも目の充血や鼻水、咳などはなく、幸いあまりひどい症状は呈していない。僕の頭を一瞬、麻疹ではなくて、風疹ではないかという思いがよぎる。去年は一度それで失敗した。カンボジアの国立公衆衛生研究所（NIPH）に送った検体の結果が麻疹だったので、意気込んで現地に出向いて調査をしたのだが、診て行くとどうも麻疹にしては症状が軽い。もう一度検体を取り直していろいろ調べてみると、風疹の流行だったとわかった。それで今回はNIPHに前日に再検査を頼んでおいた。県の衛生部のトーさんがすでに送った5人の血液の検体が全て麻疹陽性と出たものを、確認のために再検査してもらったのである。早速電話をして担当者に結果を聞いてみると、やはり全て再度麻疹の急性期の抗体価が陽性になったという。間違いなく麻疹だ。よくはないがよかった。

残念なことは、この子供たちの一人も麻疹ワクチンを受けていなかったことである。孤児たちがワクチンを受ける機会を逸していることはよく知っていた。そこで2年がかりで去年、保健省とユニセフの仲間と協力して、孤児院の子供たちが定期接種の期間を外れていても接種できるように孤児院の為のガイドラインを作った。そして各県に通知し孤児院での予防接種を実施したばかりであった。ところが、この孤児院では実施されていなかった。ガッカリである。

その男の子の皮膚の発疹を調べる。さらに口を大きく開けてもらって、指で押し広げながら口腔内の粘膜に出る麻疹特有の「コプリック班」を診た。「見えたなあ。」と思ったところで、病院のスタッフが「手袋したほうがいいよ。」という。「何で?」と訊くと、「子供たちはみんなＨＩＶ陽性の子供なんだ。」と教えてくれた。指を口の中に突っ込んでから教えてくれるのではちょっと遅い気もするが仕方がない。孤児院のスタッフの人たちは子供たちに抱きつかれても、嫌な顔一つせず優しくスキンシップをしている。マスクをしている人に気がついたが誰も手袋はしていない。この子たちには何の罪もないんだよなあ、と思ったらなんだか気持ちが重くなった。もちろん親たちにも罪はないのだろう。でも、ＨＩＶ陽性の親から生まれたこの子達は親にも捨てられ、重い十字架を背負って生きていく。なんで？

選べない人生を歩いていく。ＨＩＶという病気の持つ意味の重さを改めて感じる。そして本当にそんな境遇の子供たちが目の前にいる。

ふと僕の五十肩の痛みを思い出したが、そんなものはあの子達の背負う痛みに比べれば何のこともない。痛みにも

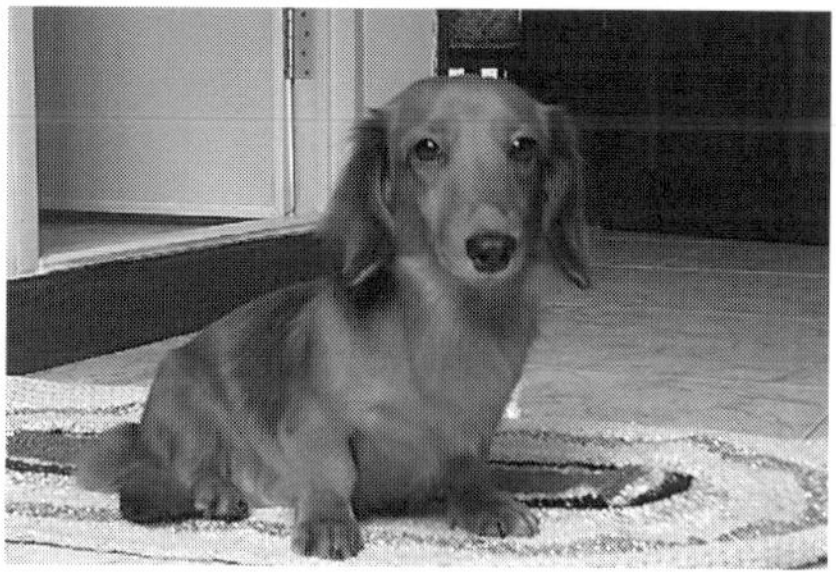
愛犬

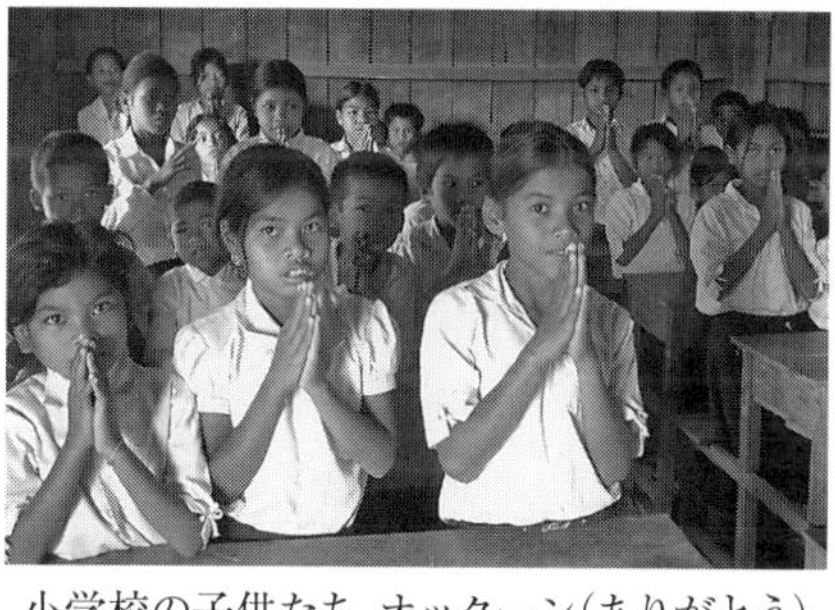
小学校の子供たち、オックーン(ありがとう)

いろいろある。背負う痛みは大変だ。

第3章 ベトナムからの手紙

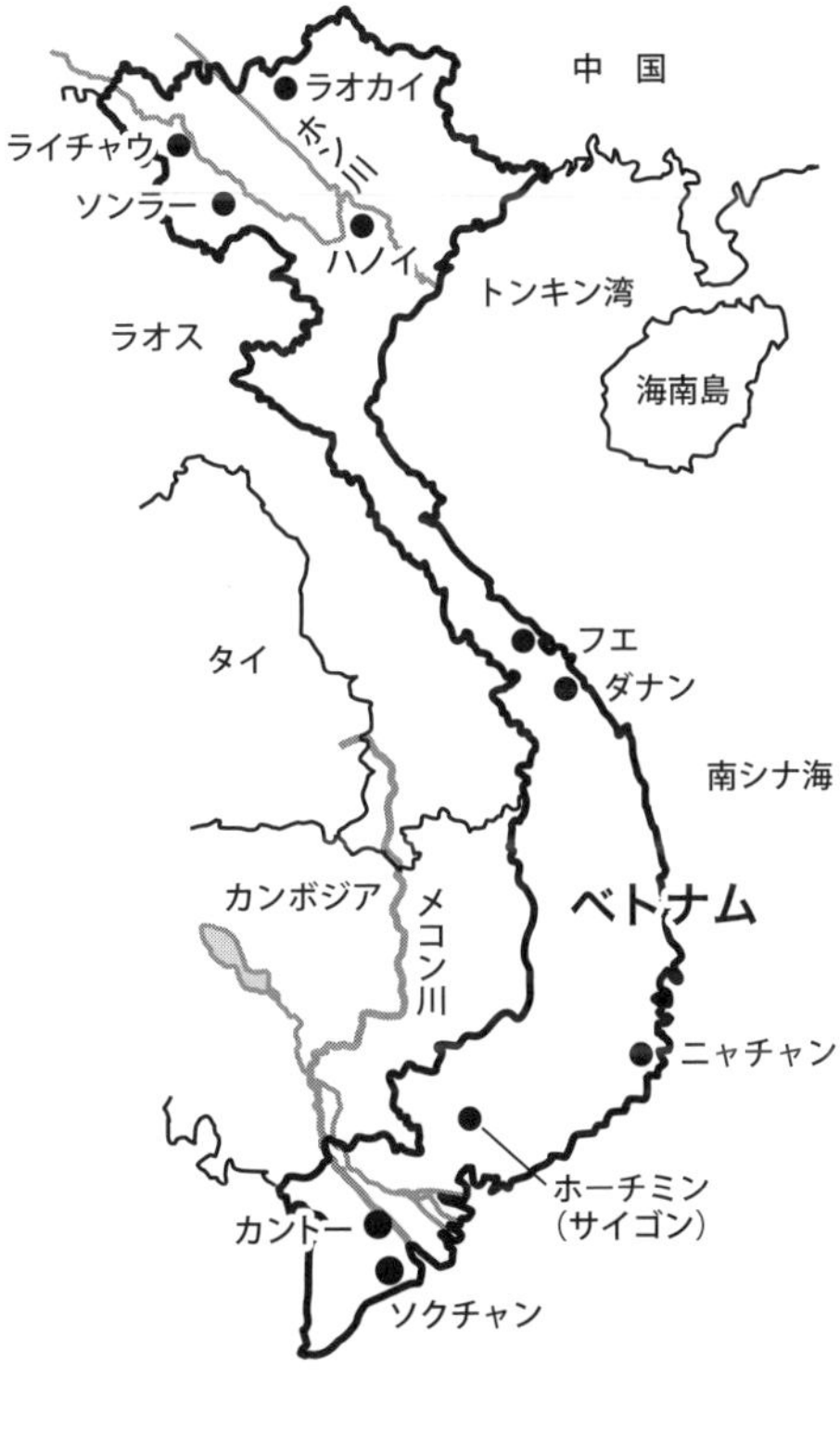
中　国
ラオカイ
ホン川
ライチャウ
ソンラー
ハノイ
トンキン湾
ラオス
海南島
フエ
ダナン
タイ
南シナ海
カンボジア
メコン川
ベトナム
ニャチャン
ホーチミン
（サイゴン）
カントー
ソクチャン

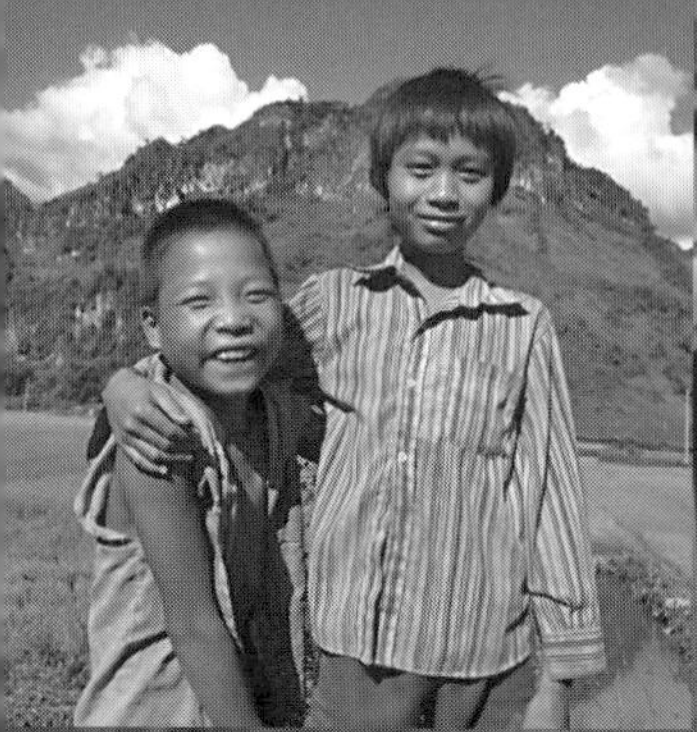

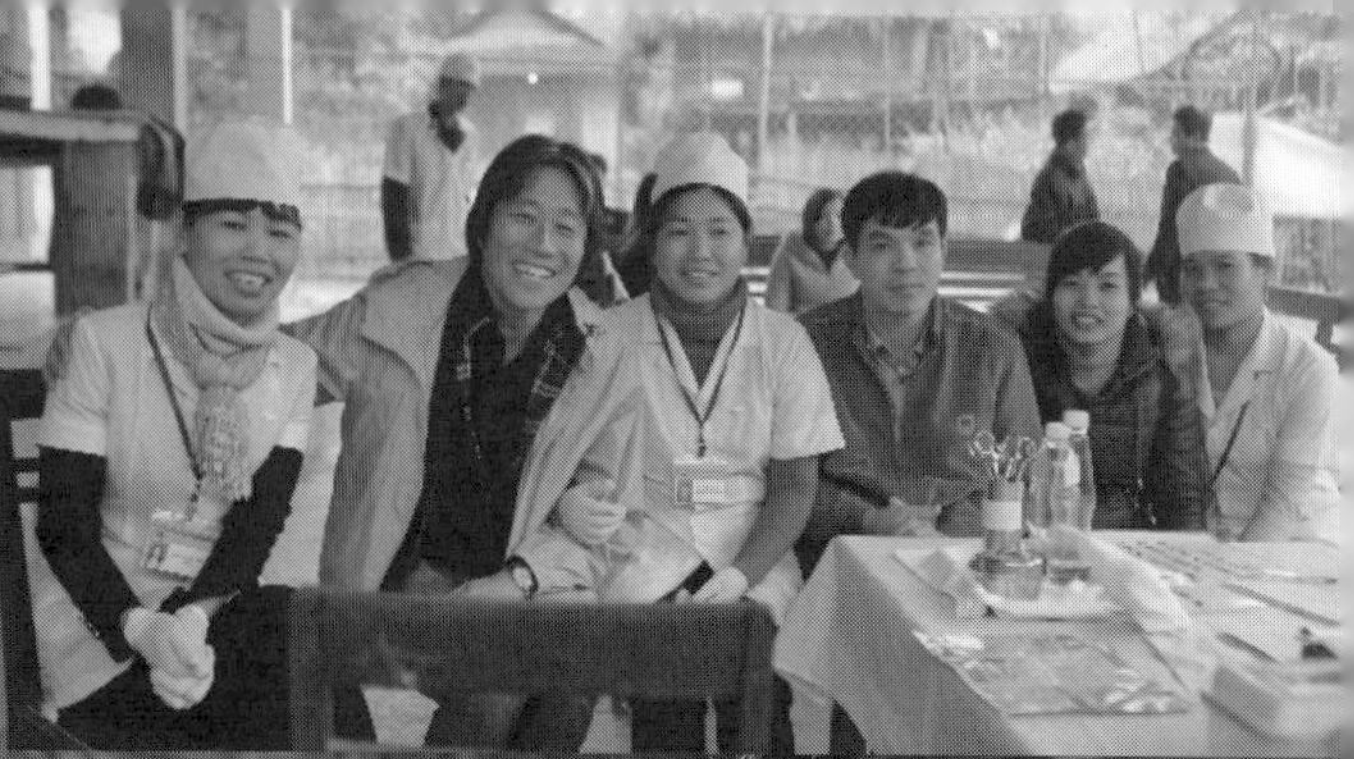

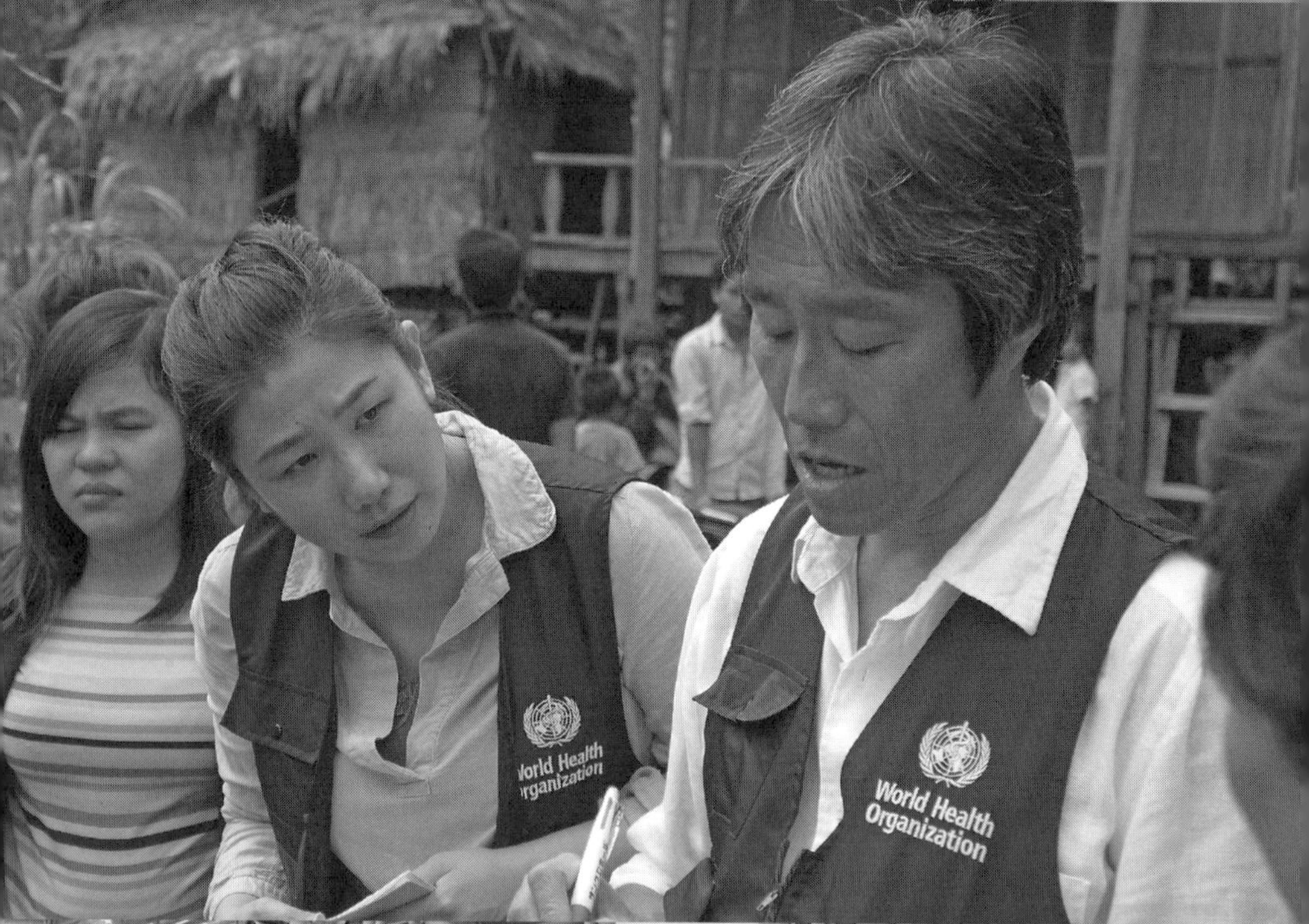
World Health Organization
World Health Organization

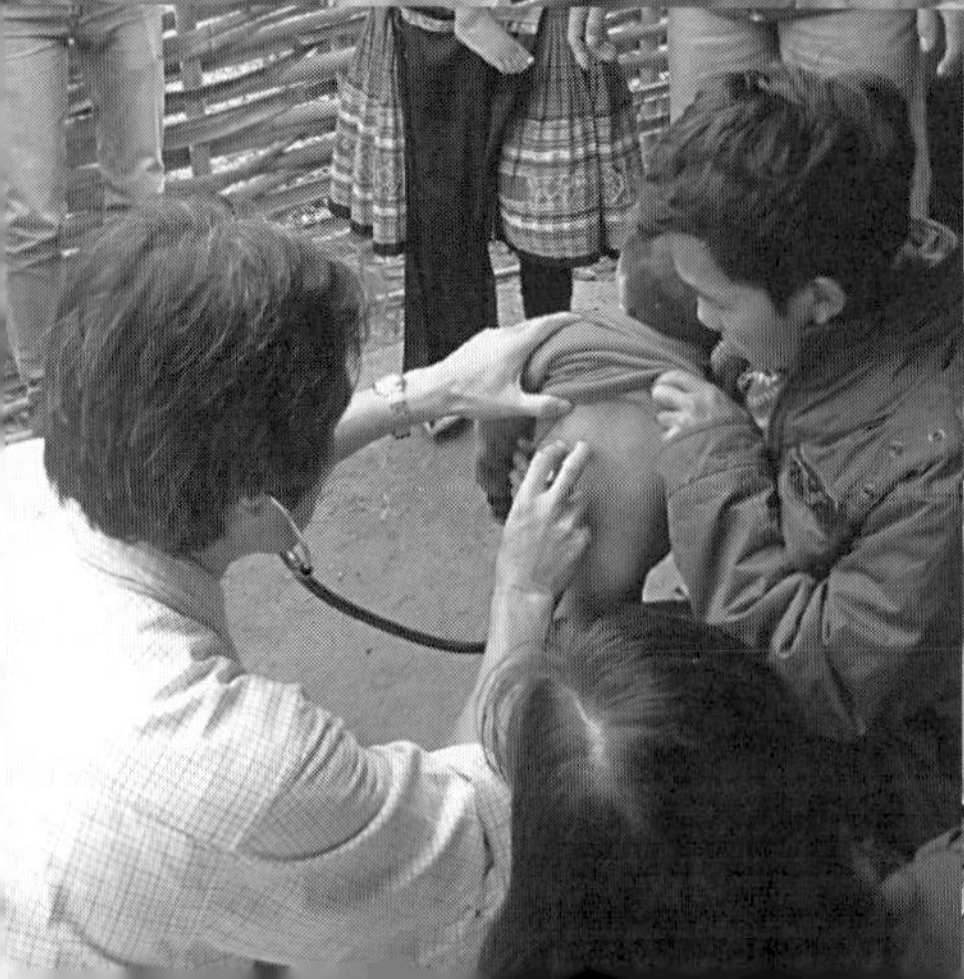

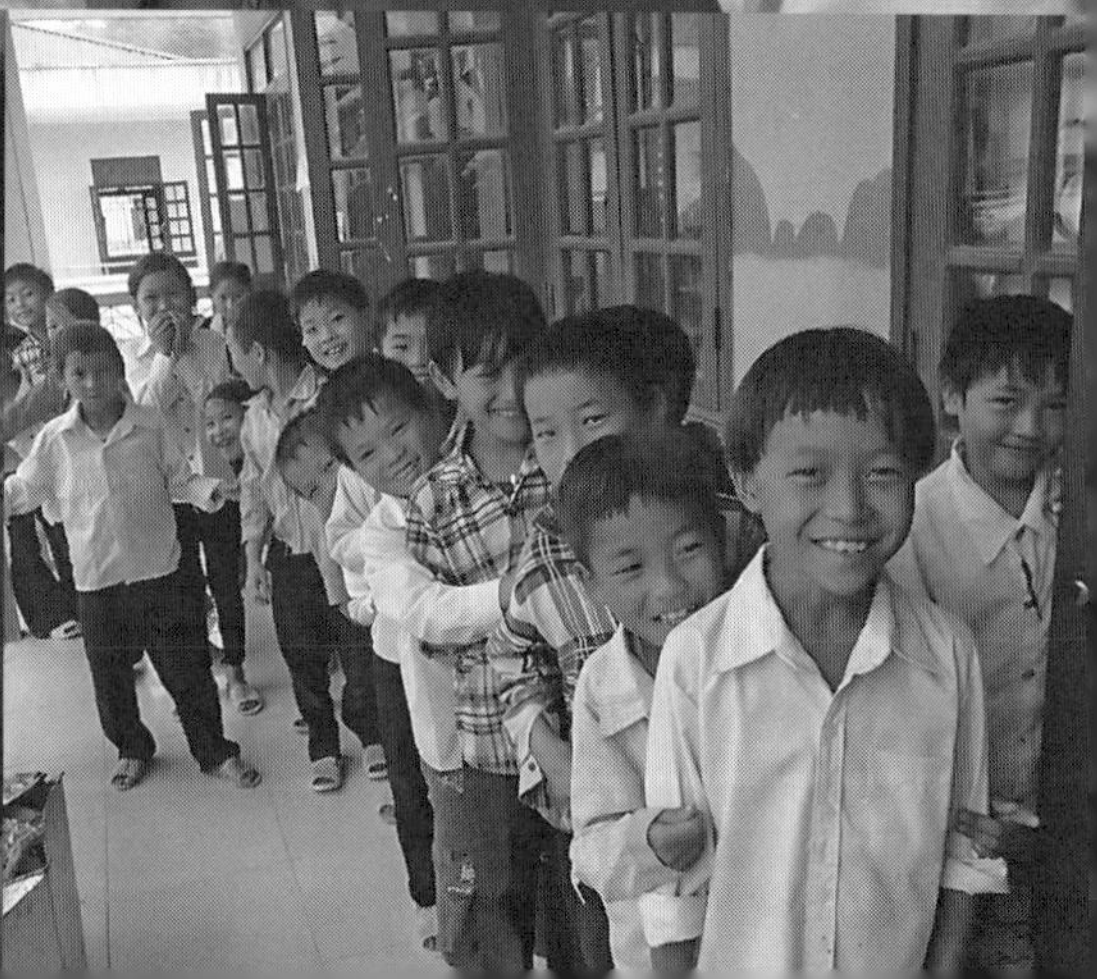

プロローグ

「ベトナムからの手紙」はカンボジアから移動となった2009年から始まる。ベトナムの赴任は2016年初めまでの6年余り続くのであるが、手紙は無明舎出版の都合で2013年までの4年間で終わっている。

カンボジアですっかり落ち着いていた僕に連日のように電話をかけてきたのが隣国ハノイ事務所の所長だったフランス人のジャンマルク・オリビエ。フランス人が苦手な僕だったが、1990年にアメリカ大陸でポリオ根絶をしていた彼のもとで短期間仕事を教えてもらった縁もあり、表裏がなくお互い言いたいことを言う性格が似ていて気が合った。勝手知ったるベトナムと意気揚々と移動したハノイではあったが、南と北の違いはやはり激しく、15年ほど留守の間に急激に変化したベトナムを目の当たりにする話は手紙に書いた。

ベトナムの歴史、アメリカ戦争　北と南

本文に入る前に、日本とベトナムを語る時にベトナム戦争なしでは語れない。が、日本との関りはもっとさかのぼる。絶えず中国の圧力受けてきたベトナムは13世紀にモンゴルの侵略を何度も受け、遂に退ける。時を同じくしてクビライ率いるモンゴル帝国は日本侵略も企て高麗軍以下数万の軍隊と数千の船で元寇として対馬から博多に2度押し寄せ2度敗退し、3度目が準備されたが実行直前で突

如とん挫する。日本の教科書には、それ全て神様と神風のおかげとあった。実はクビライはハノイでの敗退を機に日本への侵攻も諦めたのである。つまり、日本はベトナムに足を向けて寝られないなあと思っている。そんなベトナムも19世紀にはあっさりフランスの植民地となりフランス人宣教師の発案で当時使っていた漢字から音声記号を合わせたアルファベット表記に変更させられてしまう。20世紀初頭にはアジアの独立機運が高まり日本に留学するベトナム人も出てくる。しかし第二次世界大戦のドイツのパリ侵攻を機に日独伊軍事同盟をかざして日本軍がベトナム全土に侵攻、フランスを追い出して占領してしまう。一方ホーチミンら独立の志たちは抗日、抗仏のゲリラとなりジャングルで闘争を続ける。日本の敗戦後フランスは再びベトナムに戻るが、１９５４年のディエンビエンフーの戦いでホーチミン率いるベトミンに大敗し、ジュネーブ協定でベトナムは北部が独立し、北緯17度線で分断されることになる。北はソ連の支援を受けたホーチミン率いる北ベトナムと、南はソ連による共産化のドミノ倒しを防衛するアメリカが傀儡政権を立てた南ベトナムに分裂。そこから20年近いベトナム戦争、ベトナム人が言う「アメリカ戦争」が始まる。

この時ベトナム人同士の大きな移動が起こった。北にいたフランス統治時代のカトリック教徒たちが大量に南に移動し、一方南にいたホーチミンの独立運動を支持する人たちは北に移動する。１９６０年代に入り、物量ではるかに勝るアメリカは国防相マクナマラの助言の元、ケネディ大統領から、ジョンソン、さらにニクソン大統領へと引き継がれ、トンキン湾事件を皮切りにハノイ空爆、北爆を始め戦線を拡大、泥沼化する。すぐに降伏すると考えられた北ベトナムは「自由と独立にまさるものはない」というホーチミンの言葉の元に結集し国民総動員の不屈のゲリラ戦を展開。南部出身者を「ベトコン」と呼ぶゲリラとして養成、南に向かう補給路をホーチミンルートと呼んでラオスからカンボジア側の国境地域のジャングルに昼夜を問わず作り続けた。ジャングルに隠れたこのルートを潰すためにアメリカは絨毯《じゅうたん》爆撃をして、広大な森林を焼き払い、ついにダイオキシン（枯葉剤）いわゆるオレンジエージェントを空から散布する。それでもベトコンのゲリラ戦はひるむことなく、厭戦ムードがアメリカを覆い、世界の世論は反戦に傾いて、1975年4月ついにサイゴンが陥落。逃げ惑う南ベトナム軍とアメリカ軍をしり目にベトナムの統一が成し遂げられる。アメリカ軍の死者6万人、ベトナム人の死者300万人以上という犠牲の上での独立、いまだに何十万に上る不明者の捜索は続いている。思えばベトナムはフランス、日本、アメリカと60年にわたる戦争を続け、先進国の侵略を退けた類いまれな国である。僕が初めて訪ねた1990年のベトナムは戦後15年だったが、その傷跡はまだまだ生々しかったのである。

そして僕を支えてくれた友人たちはみんなこのアメリカ戦争の経験者たちだった。僕の母親が東京大空襲の生き残りだったからかもしれないが、ハノイの空襲の中で親から離れ、防空壕で勉強しながら、一晩ごとに同級生がいなくなっていく話は僕の母たちの世代と重ならずにはいられなかった。彼らはいつも僕を支えてくれた。足掛け10年のベトナム時代の初め、無我夢中でメコンデルタの駆け回る僕のアシスタントとして昼夜サポートをしてくれたビン先生。僕より若かったのに、僕が日本に帰国後乳癌が見つかり幼い子供二人を残して亡くなった。

南部の予防接種行政を主導した姉御親分のフオン先生。ぶつかることもあったけど、表裏のない爽快な人だった。僕より少し若く定年退職して、「これからは少しゆっくりするわ。」と言った矢先に子宮がんで亡くなった。周りに言わなかったから誰も知らなかった。そういう人だった。二人はサイゴンに眠っている。政府の中枢で予防接種事業を支えてくれたチャック教授はずっと年上だったが、若く見えた。俳優のような整った容姿に静かな眼差しをして僕に優しかった。ベトナムを離れてからも会うたびにまたベトナムに帰ってくるようにと声をかけてくれた。そのチャック先生もハノイに眠っている。一方、日本を向けば大切な親友も含め大事な人たちが何人か先に逝ってしまった。今僕はこの人たちに恥じない生き方をしているだろうか。ふとそう思う時がある。嵐の中の炎のように激しく生きた人たちが愛おしくてたまらないのである。

近藤紘一さんのはなし

名前を知っている方もいるだろう。サンケイ新聞の記者で、先輩の司馬遼太郎の愛弟子と言われた人だ。記者と作家の2足の草鞋を最後まで履き、サイゴン陥落を現地で見届け、ポルポトの取材をし、大宅壮一ノンフィクション賞、ボーン上田国際記者賞など多く受賞した。ベトナム人の奥さんと連れ子を主役にした『サイゴンから来た妻と娘』は大ベストセラーになり、NHKの連続ドラマにもなった。

1980年、僕が難民キャンプに入れずにバンコクでぶらぶらしていたころ近藤さんの大ファンが友人の中にいて、近藤さんがバンコクの支局長になっているという。喫茶店にいた彼を捕まえて話をお聞きしたいと懇願すると、ヒッピーまがいの僕らを快く食事に招待してくれた。ダリアのような笑顔の奥さんにもお会いした。そこで僕は自分の悩みを打ち明けた。

「現地の人に同じ目線で接したいのに、何か心の中にわだかまりがあり、偏見があり悩んでいる。どうしたらこれはなくなるのですか？」と。

するど近藤さんが少し考えて静かに話した。

「偏見は普通に暮らしていればなくなりませんよ。でも、一瞬にしてなくなることがある。それは自分が病気したり怪我したり、困ったりして、現地の人に助けてもらった時ですよ。」と。
僕は多分その時にその本当の意味を理解していなかったと思う。僕は近藤さんとの再会を果たすこともなく、6年後に近藤さんは45歳という若さで胃癌で他界した。

僕はその後ベトナム、インド、カンボジア、フィリピンと20年余り任地を放浪続けた。そこで僕は近藤さんの言葉を身をもって実感することになった。現場では絶えず現地の友人たちに助けられ続けた自分がいた。時に激しく主張してぶつかり、悶々とする自分がいたが、底流には現地の人たちの深い理解で支えられていた。僕は今も近藤さんの言葉を自らの位置を確かめる羅針盤のように心の奥に置いている。そんな思いも込めてこの章の手紙を読んでもらえたら嬉しい。

ゆっくりいきましょう──2009年10月X日

カンボジア式送別

6年以上も居た長い任地を離れるということは長く世話になった現地の知人や友人たちと別れるということ。そう考えるだけで、なんだか感傷的になってしまうのだが、その時はやってくる。こいつは不覚にも涙なんか流してしまうのではないかと自分勝手に思い込んでしまうのが相変わらず単純な僕だ。保健省のスーン教授をはじめ、欽ちゃんことサラット先生らをご夫妻を招き、この紙面でも何度も登場したナリンやケンヒムなど僕の親友たちを我が家に呼んだ。最後の食事会を女房の手料理でもてなした。最後でもあるし、僕から一言二言、話しをさせてもらって、ギターでも弾いて締めくくりたいなあと思っていた。

すると三々五々現れたみんなは、苦労して用意された女房の手料理にそれほど感動する様子もなく、なにやらお手伝いのリエップさんの用意したクメール料理の方に満足しているようにも見え、それでも用意した日本酒や焼酎は珍しそうにしっかり飲み、そのうちなんだか一人一人、笑い話を披露し始めたのである。うーん、これはなんだか村で過ごす夜の酒盛りのノリである。もちろんすべてクメール語なので、笑いに乗り遅れる。すると、スーン先生が時折笑いのツボを説明してくれる。それでも、なんだかわからないのだが面白い。なんだか笑ってしまう。うーーん、でもこれでいいのかなあ?もう少し6年間を振り返るとか、何かあるのでは? そろそろスーン先生が締めくくるのかしら?と思った頃である。お酒も最後まで飲み干したし、今日はごちそうさまでしたね、とみんなは潮が引くように一斉に帰られたのである。うーーん、やられた、という感じ。これがクメール式送別。完璧なほどの見事な自然体である。

数日して今度は保健省の人たちが僕らを送別の中華料理に招待してくれた。今度は驚くまいと心を無にして参加したのであるが、それがよかった。案の定、話し好きの数人が癖のある保健省のスタッフを話の肴にして、次々と笑い話を作り出し、披露する。するとみんな腹を抱えて笑う。するとまた間髪を入れずお返しの笑い話。そしてまた爆笑。一度笑いの閾値が下がってしまうと、箸が転がっても笑ってしまう。僕らも意味がわかる前に周りの笑いの波長に乗ってしまうのである。とうとうスーン先生までが「こんな話知っている?」と笑い話に参加。挨拶なし、別れの言葉なし、涙なし、笑いだけ、笑顔だけ、そのままのみんな。

ありがとう、みんな。僕は最後の最後までとても幸せな時間をカンボジアの人たちと過ごしました。

ベトナム、あれから17年

ベトナムへの移動も別に深い意味があったわけではない。カンボジアでの生活も6年間を過ぎ、そろそろ移動したら?という声がしたので、そうしただけである。実はベトナムは17年前、僕のWHOでの初めての任地だったところだ。つまり今回は、出戻りということになる。当時は家族5人で南のホーチミン市（サイゴン）で暮らした。メコン川流域のポリオ（小児麻痺）根絶の仕事に明け暮れていたので、ハノイには数えるほどしか行かなかった。それでも、当時サイゴンからハノイに来ると10年は昔にタイムスリップしたようであった。郊外の農村から野菜を自転車で運ぶ農家の人たちが、朝焼けの暗がりの中を三角傘をかぶって波のように古都に流れ込んでくる。しゃれた店はほとんどなく、みんなは路上の小さな腰掛で、茶を飲み、食事をする。街路樹が不釣合いなほどに見事で、フランス統治時代を髣髴させる。古都の風情も、夜の7時を過ぎると人通りは絶え、静まりかえり、街路樹を通り抜ける風が頬をなでた。喧騒のサイゴンにはない静けさと落ち着きがハノイにはあった。

ベトナムを去って13年、首都としてサイゴンを追い抜くことに全力を傾けたハノイは今、巨大な投資ブームの真っ只中である。海外資本をどんどん招き入れ、ハノイの中心はビルが立ち並び、郊外には誘致された海外企業の工場が立ち並ぶ。街路樹はあふれる車とバイクの排気ガスですっかり元気がない。僕らも街中を歩くと目が痛く、息苦しくなる。

ハノイの洗礼

ハノイ到着の夜から、怒涛のような日々が始まった。すぐ生活できるようにきれいになっていると言われていた家はガスは出はない、水は出ない、電気はつかない（消えない?）もちろん一ヶ月前に送った荷物も届かない。それでもあれほど心配させられた犬の移動は拍子抜けするほどにまったく問題なかった。というよりも、カンボジアでもハノイでも税関の役人は一瞥もしなかった。言われるままに必死で様々な証明書を用意したのはいったいなんだったのかと腹立たしくなる。危ないと予測して万全の準備をしたものは実はなんの難もなく、大丈夫だろうと思ったものはすべてうまくいかない、と言うのがこの辺の原則のようだ。まあ、わが愛犬は無事見知らぬ不思議の国に入国したのである。

翌朝は朝一番で事務所に来いというので、不安な女房と犬を不安な家に残し、疲れ果てた体でタクシーで30分以上もかけて郊外から街の中心のオフィスに行く。すると定年間近のフランス人の所長が、ニコニコ顔で出迎えてくれ、ニコニコと山のような仕事を手渡された。そもそもは1年半近くポストが空席になっていたのがまずい。以前に同じ予防接種の仕事で顔見知りだった所長が僕に執拗にラブコールを送ってきた理由がやっとわかった。ところが、仕事が始まると態度はがらりと変わり、着任したばかりの僕がベトナムを熟知していると錯覚でもしたのか、一年以上も頓挫している仕事をこんなこともできないのかとばかり投げてくる。おいおい、と言いたいが、下級役人の悲しさである。はいはい、と、お受けするのである。

ああ、懐かしやカンボジア……。言うまいとは思っても、つい思ってしまう。「ああ、あの青い空、白い雲、広いプール…」一年中変わらない熱帯の太陽の下で超自然体のカンボジアの仲間たちとマイペースで楽しくやっていた時が遥か遠い昔のようである。さすがに昼食も抜きで家で夜遅くまで仕事をやる羽目になった時は女房に愚痴をこぼした。すると女房曰く、「仕事がないって言われるよりはいいんじゃない。」と一発。……うーーん、まったく。さすが女房である。「たまにはいい事を言うな。」と褒めてやろうと振り向くと、もう口をアングリと空けて居眠りを始めている。実は女房も家財道具が入国9日目にやっと届き、連日連夜、不眠不休の家の片づけでヘロヘロ状態。僕が家に帰るころは意識妄婁状態。あれもうわ言だったのかもしれない。

まあ、始めは、すべてが、不便で、戸惑いの連続。「ゆっくり慣れろ。」と自分に言い聞かせるが、どうもこの辺の順応力は年とともにだんだん衰えるのかもしれない。新任地での始めはいつもこんなに大変だったかなあと思ってしまうのである。うーーん、よく考えれば、やっぱり大変だった。確かに任地が変わるたびに大変な苦労をしたのである。17年前のベトナムでも、インドでも、カンボジアでさえ、やっぱり始めは大変だったのだ。人間の脳はうまくできているもので、どうやら大変だったことを上手に忘れる機能があるらしい。今回のことも忘れるのでしょう。随分といろいろな国を放浪し、長く生活してきたので移動も慣れたものだと思ったのはどうやら錯覚で、放浪に慣れはないらしい。

もち米大流行？・？・？・──２００９年11月X日

ゲアン県のホーおじさん

こちらに赴任して一ヵ月半も経ってようやくオフィスを抜け出し、フィールドに出た。初めてというのは少々大袈裟であるが、かなり新鮮な気分である。僕は泳ぐことができないと干上がった河童のように元気がなくなることはこの紙面でもお話したが、フィールドに出れないとまったく同じ干上がった河童状態になるようである。

13年前にベトナムを離れて、久しぶりに再びＷＨＯの下級役人としてフィールドに戻る。しかもかなり未知な北部である。向かうのはハノイから南に３００キロ下ったゲアン県。今年初めに前例のない程の麻疹の大流行を経験したベトナムであるが、次の冬の流行期を控えてまだいくつかの県で感染が続いているとの情報を得た。今回はその麻疹の調査である。僕の旅に同行してくれるのは北部を管轄する保健省衛生部にいるリン君だ。彼はハノイ大学医学部卒後2年目の若き医師である。整った顔立ちで、賢くそして優しい目をした好青年である。思えば僕の長女と同じ歳であるから僕も歳をとったものである。

歳をとったと言えば、ゲアン県はバクホー（ホーおじさん）と愛称で呼ばれてる現代ベトナムの建国の父のホーチミンの生まれ故郷でも有名な県である。このあご髭を蓄えたホーおじさんは、「独立と自由に勝るものはなし」と宣言して、民衆を導き、日本、フランス、アメリカと戦って勝利に導いたカリスマだ。

１９９2年の終わり、初めて中部の県の調査の際にこの県を通った。アメリカの北爆で徹底的に破壊された地域で、戦後15年以上経った当時でも道路の周辺に爆撃の跡でできた大きな水溜りがあちらこちらにあった。村に行けば不発弾が山と積まれている。ボール爆弾という有名な殺人兵器がある。何十トンもある爆弾の本体が竹を縦に割ったように割れて、何百個という小さなボール上の爆弾が飛び散るのである。農民は今でも田んぼの泥の中に残るその不発弾で被害を受けている。その爆弾の縦に割れた巨大な鉄の本体は、くず鉄に売ると農家のいい副収入になった。そして解体時の事故も多かった。

こう思うと、アメリカという国は近年になっていったいどのくらいの数の爆弾を他の国に落としたのだろうかと想像してしまう。日本、韓国、ベトナム、カンボジア、ラオス、イラク、アフガニスタン……。2001年にニューヨークで起こった「9．11」が過去に一度も爆撃を経験したことのないアメリカの多くの人たちに多大な心の傷を残したことは容易に想像がつく。しかし、あの9．11の直後、即座に国民の大多数の支持を得て、アフガニスタンへの報復爆撃を始めた国は、雨と振る爆撃の下で傷つく他の国の人たち心を想像することができたのだろうか。人は被害意識にはとても敏感に反応するが、どうも加害意識に関しては鈍感にできているのかもしれない。僕たちが時に被害者であると同時に加害者でもあるという側面を絶えず持っていることをきっちりと心に刻んでおくことは、かなり意識的な作業である。ベトナムでは日本も加害者であった。

当時破壊されつくして何もなかったゲアン県の中心都市のビン市は今やすっかり復興されて見事な地方都市として復興している。それにしても国道の交通量は激しくなり、一方で道路は2車線のままで保全は不十分だから突然大きな穴があったりする。運転のマナーは相変わらず信じられないほど悪く、突然前を横断したり、対向車線にはみ出すのは当たり前である。運転手は信ずるものが救われると信じているのか、追い越すときは対向車線を走り続け、対向車が正面衝突直前で路肩に逃げるのを信じて走り続ける。下級役人の仕事は命懸けである。

麻疹の流行

昨年までは「麻疹はほぼ根絶されました。」と豪語していたベトナム政府であるが、今年の初めから大流行が学生たちを中心に始まり、ベトナム正月のテト休暇の後、急速に全国に広がった。数万人規模と推定される麻疹の流行は、6歳以下の小児と20歳代の青壮年層に大きなピークがある。6歳以下の流行は2002年に実施された10歳以下の全児童を対象にした麻疹ワクチンキャンペーン以降に生まれた子供たちの中で免疫が十分でなきかったものが蓄積した結果である。そこにウイルスが飛び込んで好き放題に感染を拡大する。

青壮年層の流行は一昨年の日本での流行と似ている。2回目の麻疹ワクチンが定期接種になる前に生まれた世代（日本ではMMRの副作用の事件が取り上げられ、接種率が急速に低下した時期に生まれた世代）で、一方ワクチン接種の普及とともに自然感染の機会が激減した世代でもある。ワクチンと自然感染の双方の不完全感作で免疫抗体を十分獲得できなかった谷間にある世代といえる。

県の衛生部を訪ねるとお笑いの番組で見たことのあるようなキャラの濃い人たちが並ぶ。衛生部の建物だけは随分と立派になったが、中味は昔とあまり変わらない。報告数を聞くと何百という報告書をバラバラに持ってくるし、コンピュータはどこかな？　と思って見るとおばさんがゲームをやっていたりする。それでも、お仕事はなんとかしているようで、頼んだデータは一晩すると持ってきてくれる。彼らが突如として元気になるのはやっぱり食事の時である。ベトナムの人たちは昼間から激しく飲む。一気飲みは昔のままである。

麻疹の子どもたち

群病院と県の小児病院を訪ねると。病室に入ると顔面から足先まで見事な発疹と発熱の子供たちがベッドに親たちと一緒に並んでいる。目を真っ赤に充血させた子や、咳のひどい子、下痢をしている子など、麻疹特有の症状を伴っている。みんな6歳以下の子供たちで2度目の接種歴がない。小児感染症課長のサン先生の診断は的確で、4月に7歳の子が麻疹疑いによる脳炎で亡くなったと教えてくれた。

もち米、大流行

利発なリン君は僕の英語交じりのへたくそなベトナム語をちゃんとしたベトナム語に翻訳して見事に説明してくれる。僕のベトナム語は未だにクメール語との混乱はあるものの僅かずつながら以前のレベルに近づきつつある。と思い込み、先日全国の予防接種の会議で麻疹のことをベトナム語で初めて話をした。すると僕が「麻疹（ソイ）の大流行です。」と言う度にみんなはニヤニヤ笑うのである。「おや、これは発音が違うな。」と思ったのであるが、時すでに遅し。

話し終わって保健省のスタッフが教えてくれた。僕の発音だと「もち米」と聞こえるらしい。麻疹（soi）の発音は喉の奥から絞るようにして語尾を下げる。ところが日本語的に軽く語尾を上げると「蒸したもち米（xoi）」になってしまう。「もち米の大流行です。」と連呼していたのであるからなんとも恥ずかしい。保健省の知人が僕の耳元で、「トーダ、ベトナム語もいいけど、こういう会議では英語

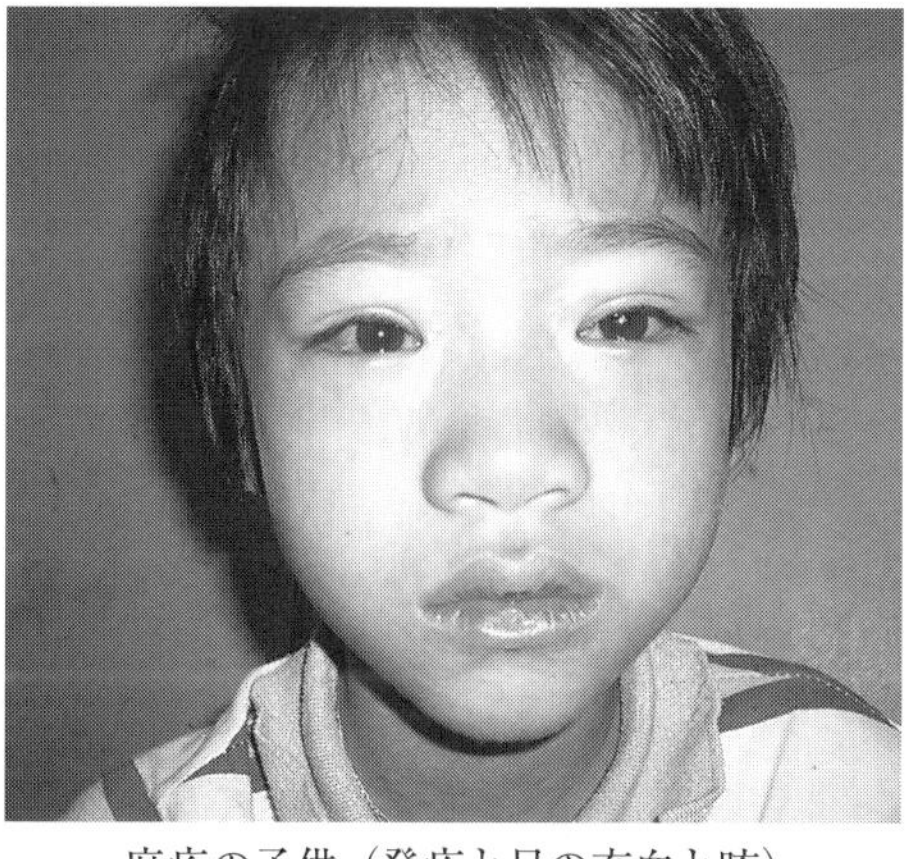

麻疹の子供（発疹と目の充血と咳）

で話したほうがいいね。」とささやいた。ガックリ、まったくごもっとも。17年前にベトナムで働き始めた時にも同じことを言われたことを思いだした。歴史は繰り返す。というか、バカは繰り返す。

（もち米）の感染は今も続いている。冬の流行期に新型インフルエンザの流行と同期すれば、ベトナムの子供たちへの被害はさらに拡大してしまう。ＷＨＯの掲げた２０１２年までの麻疹の根絶ゴールに向けて、この困難な時局の中でもベトナム政府が勇気ある（もち米）対策を実施するように下級役人は今日も大好物のもち米をほお張ってがんばるのである。

んだ、んだ、んだなあ——２００９年12月X日

冴えない日々

さえない日は続いている。それでも愛犬だけは機嫌がいい。気温がプノンペンよりも10度以上も低く、郊外なので騒音も少ない。よく食べてよく寝る。プノンペンの生活は飼い主には快適であったが愛犬には苦痛だったらしい。一方、ハノイの生活は飼い主には苦痛だが、愛犬には天国ということらしい。そう言えば、近くの市場で、犬の丸焼きが店先にずらりと並んでいた。北のベトナム人は犬を好んで食べる。のんびり顔の愛犬に意地悪をして少し脅かしてやりたいが、なんと伝えていいのかわからない。「迷子になると食べられるぞ。」といってやりたいが、わかってもらえそうもない。犬の丸焼きを目の前に出したら食い意地の張ったわが愛犬はがぶりとかぶりついてしまうかもしれない。女房にそんなことをしたとわかったらこっちががぶりとやられてしまう。飼い主の邪念も知らず、愛犬は今も横で安心しきってグーグーと寝息を立てている。ベトナムに少々疲れ気味の僕はそんな犬がなんだか羨ましい。

それにしても僕はどうして粛々と仕事をやれないのか。つまらなくても、仕方なくても、ただやればいいのに、それがうまくできない。なんだか息が詰まってくる。相手の嬉しそうな顔が少しでいいから見えないと気持ちが晴れない。やる気が湧いてこない。困ったものである。実に困ったものである。僕の仕事はそもそも患者さんから感謝されるような医者らしい仕事ではない。でも、政府の担当者や、

仕事の仲間たちが喜ぶだろうと思ってやるときに力が湧く。アイデアも湧く。相手の楽しい顔を思い浮かべるのである。今のところここにはそれがない。

そんな時、僕は木を見る。ハノイの街路樹は急増するバイクや車の排気ガスですっかり元気がなくなったとはいえ、いまだ見事にハノイに街を包んでいる。僕が連日足を運ぶベトナム公衆衛生研究所の敷地内にはフランス統治時代からの樹齢100年以上の大木がいくつもある。建造物自体も歴史財産であるが、緑の葉を20メートル以上の高さまで豊かに茂らせる大木はハノイの財産だ。いくつも時代の変化を見てきた木は今の激変するハノイを黙って見ている。何も言わない木々は今年もちゃんと緑の葉を茂らせる。そんな木をじっと見ているだけでザラザラとした感触だった心の内側が優しく撫でられたような気になる。植物から力をもらうというのはどうやら本当らしい。

お手伝いさん　帯に短し襷に長し

ハノイの生活でお手伝いさん探しは女房の一大懸案事となった。僕が家のことをあまりしないので女房が帰国して留守の間、僕の世話をする人を探すというのは表向きである。実は、僕も出張でいない時に愛犬の世話を任せられる人が緊急に必要だったのである。今まで、僕たちは本当にいいお手伝いさんたちに恵まれたが、ここに来てなかなか見つからない。何人も面接をしたのだが、どうも帯に短し襷（たすき）に長し。

なんだかだらしなさそうにみえる人やら、頼りなさそうな人やら、それでも自分の要求だけははっきり言う。僕らのつたないベトナム語で理解するのになんとも骨が折れる。やっと少し英語ができるという人が出てきたので会うと、夜のお仕事かと見間違う、胸元もあらわなド派手おばさんがやってきた。生真面目な女房は圧倒されて一言も質問せずにお帰りいただいた。そんな中でベトナム語しかできないが真面目そうな人が紹介されてきた。ヒエンさんという30前半の彼女は、離婚して10歳の子供を実家で育てているという。僕らのお手伝いさんはなぜかこんな感じの家庭の人が多い。お掃除が得意ということでほかの家事手伝いはあまり経験がないが、がんばるという。いかにもがんばるぞという感じの人で、夜のお仕事風のおばさんのあとだったし、彼女に頼んでみるか、ということになった。

ところが実際に家事をしてもらってみると大変だった。お掃除の技術とエネルギーは類まれなのであるが、止められない。つまり、気の済むまでとことんやるのである。本当にすべてがピカピカになるまで止めない。でも他の事ができない。いや、他の事をやる時間が残らないのである。

そもそも家事というのは実に知的な作業である。その日の天気、家族の体調、変化を見て、掃除、洗濯、買い物、ご飯の支度を組み立てていく。女房が根気強く、ベトナム語の辞書を引き引き、一生懸命に教えるのだが、ヒエンさんはずれている。このずれというのはどうにも直るものではないらしい。このずれのせいで、女房は僕が家に帰る頃はもうヘトヘトになり、泣きそうなのである。

ヒエンさんの口癖は「エム　ヒュー（わかりました）」である。僕らは「ああ、わかってくれたんだ。」と思うのだが、実はまったくわかっていない。日本のお料理を少し教えるとヒエンさんは「エムヒュー」を連呼する。見たことも作ったこともない料理に簡単だとばかりに「エムヒュー」を連呼される女房は混乱する。しばらくして僕らはこう結論した。つまり、この「エムヒュー」は「はい」とか、秋田弁で言えば「んだ、んだ、んだなあ」という感じの応答表現なのである。つまりわかったという意味ではない。そのようにベトナム語から秋田弁に翻訳すると少し聞きやすくなるのだが、やっぱりそれでも大変だあ。

コミュニケーションに疲れた女房は、とうとうギブアップ。貴重な人材ではあるが、この次の大掃除の助っ人として特別ご招待するとして、深い感謝でひとまずお引取りいただいた。その次に紹介されたのが26歳のハンさんである。僕らの娘と同じ年の彼女は2歳になる子供がいる。そしてお手伝いの経験がない。表情も少し暗く、無口でなんとなく頼りない。珍しいことにベトナム人特有の押しの強さがない。優しい旦那さんがいる。そしてハンさんは日本語をかなり話せて聞き取ることができるのである。実は彼女、日本の中小企業の研修生として広島のアルミ工場で3年近く働いていたという。今までの我が家の現地コテコテのお手伝いさんと比べると異色である。

ハンさんの日本語は多少変である。つまり、いわゆる「ため口」なのである。それでも僕のベトナム語よりはよほど上等といえるだろう。日本語でかなりのコミュニケーションができるというのは有難い。「エムヒュー」に疲れきっていた女房にとっては少し大袈裟であるが、地獄に仏、砂漠の中で見つけたオアシスのような感じだろうか。「おとさん、おかさん、大体ね、言っていることわかるよ。」と少しうつむき加減でボソッと話す。「おとさん、これ食べるか？　これだいじょうーぶか？」と買ってきた野菜を指差す。つい「おとさん、何でも食べるよ。」と返答してなんだかニヤニヤしてしまうのである。

今時の若い娘がどの程度家事ができるのか、すぐに嫌になってしまうのではないかと僕も女房も心配でもあった。それでも無口で淡々としたハンさんのお仕事はもう一ヶ月近く、今も続いている。そして僕のさえない仕事も続いている。ハンさんを見習って無口に淡々とお仕事ができたらなあと思う。そして時々、ため口で、保健省の担当者に「おとさん、そんな態度でホントにだいじょーぶか?」なんて、言ってみたいなあ。

箱入り娘の自転車でツーリング
――2010年1月X日

年の暮れ

ため口のお手伝いのハンさんが言う。「おとさん、かわいそーねー。」「おとさん、ひとりね。ビスキーちゃんとね。」うーん、確かにおとうさんは、食い意地の張ったオバサン犬と年末年始を二人? で過ごすことになった。若いハンさんは、まだがんばってくれている。電話では、「はい、おとさん、しつれいしまーす。」と敬語が使えるのに、なぜか最後は、「あっそう、じゃね。」と電話をきる。なんだか面白い。

箱入り娘の自転車でツーリング

知人に呼ばれた食事会でハノイ自転車同好会のSさんを紹介された。「明日の朝、近場にツーリングしますから一緒に行きましょう。」という明るく軽い誘いに軽く乗った軽率な僕は、翌朝3時間の睡眠で、ツーリングに行くことになった。

いつもは家の中でローラーの上でしか乗っていなかった箱入り娘のロードレース用の自転車を本当のロードに下ろした。パンクしないように空気圧を一杯上げて。よく聞くとハノイの北西70キロにある標高1000メートルのタムダオ山に登るという。

箱入り娘は走り出すや、足の固定具が壊れ、ハンドルがぐらつき、前のギアーが入らなくなり、キーキーと鳥のさえずりのようなブレーキとタイヤのリムの摺れる音を出して悲しそうに走り続けた。

それでもベトナムの田舎町を自転車で走るのは面白い。驚くことにどこまで行ってもほとんど舗装されているのである。どこも舗装された道のなかった20年前を思うと、これが「発展」と言っていいかもしれない。日本の田舎もそんな時期があった。牛や馬の糞を避けながら自転車を走らせる。

ハノイから60キロほど走った地点から10キロあまりの急

峻な山道になる。ギヤーを工具を使って無理やり動かし、軽いギヤーで走れるようにはなったのだが、登り始めると、きつい。一番軽いギヤーでもペダルを踏む力を緩めた途端すぐ止まって倒れてしまうほどの急勾配だ。次第に両足の太腿の筋肉がピクピクと痙攣をはじめた。

結局、そこからは自転車を引きながら一時間以上、山道を登山し、山頂に到達した。山頂について驚く。急勾配の斜面にホテルや民家が立ち並んでいる。聞くと、フランス殖民地時代に開発されたハノイから一番近い避暑地だという。あいにく山頂の街には霧がかかり、震えるほど寒かった。

路上の達人、自転車修理のおじさんのこと

翌朝タイヤを見ると後輪のタイヤがパンクしている。あれだけ走って途中でパンクしないほうがラッキーではあったが、直さないとダメだ。次の週末にタイヤを外し、中のチューブを取り出して、交換してみた。ずっと昔に一度パンク修理をしたことがあるだけで、どうも覚えていない。試行錯誤でやっとタイヤを装着しなおして空気をいれると、なんと、シューっと空気が抜けてまたパンク。きっと僕のやり方が悪くて、チューブがタイヤに挟まっていたのかもしれないと、再度、別なチューブで挑戦。ところが空気をいれると、またパンク。3度目の正直と最後の一本のチューブに入れ替えて、空気を入れたが、これもパンク。完全に行き詰まり、その日の修理は諦めた。

一晩考えて、僕が保健省に行く道すがら見かけた自転車修理のおじさんがいたことを思い出した。保健省の仕事の帰り道、おじさんに持ってきたパンクしたタイヤのチューブを見せると、任せろとばかり、路上に散らばる工具を集めながら、見事に修理してくれた。おじさんは修理代に60円しか取らなかった。「この路上でもう何年くらい仕事をしているの？」と聞くと、「もう40年だ。」と答え、錆びた工具で地面に「40」と書いてみせた。歳を聞くと65歳だという。つまり25歳の時からずーっとこの路上で、ずーっと自転車修理をしてきたのである。

僕はなぜだかとても心が温かくなった。この人がいなかったら僕は今頃とても困っていた。お茶代程度の修理代の仕事を40年間嫌な顔せずに、休むこともなくやってきたおじさん。僕に直し方まで教えてくれたおじさん。いい顔をしている。

やられたああー窃盗団侵入
――2010年2月X日

南の人たち

赴任して初めてホーチミン市を訪ねた。今年に入っても増え続ける麻疹の流行の調査のためだ。ここにあるパスツール研究所は15年前の僕の古巣である。15年前に僕は南の保健省、衛生局の人たちと一緒に4年近くポリオ（小児マヒ）根絶の仕事に専念した。

当時の仲間のフオン女医は昔から親分肌であったが、今は公衆衛生部門の長になり、親分の本領を発揮している。彼女と南の3県の衛生局と病院を駆け足で回り、麻疹に罹って、肺炎を併発している子供たちや大人をたくさん診た。

衛生局の人たちは懐かしい顔ぶればかりだが、フオンは「トーダ、さあ、ベトナム語で説明して！」とはっぱをかける。僕は必死でへたくそなベトナム語で話をした後、彼女は「オン、トーダ、ノーイ（遠田先生がおっしゃるにはね……）」と僕の下手なベトナム語をもう一度まともなベトナム語で説明した後、自分の言いたいことを思い切り話している。

フオンは僕の利用方法をよく心得ている。つまり二人の息はぴったり合っているのである。実はこういうのが北（ハノイ）にはない。できないことはできないと言い、なぜできないかを話し、何かをやってみようと話す、そんなオープンな雰囲気が北にはない。僕は、南に来て、なんだか初めてベトナムに帰ってきたなあと感じる。僕のベトナムはまだ南のようだ。

事件は日曜までホーチミン市で仕事をして、一週間ぶりにハノイの家に戻ったその翌朝だった。

やられたああー　窃盗団侵入

「パパあ、大変、大変よー。」と、真っ青な顔をした女房がシャワーを浴びている僕のところに駆け込んできた。濡れた体のままタオルを腰に巻いて一階に下りていって、一見すると何の変化もない。ところが、よく見ると普段開けない台所の窓が開け放たれ、一階に置いたままましていた僕と女房のバックパックの口がぱっくりと開いている。昨日の夜使ったばかりの僕のオフィスのパソコンと女房のパソコンは消え、部屋の床の片隅には僕と女房の空の財布が投げ捨てられ、二人の携帯、デジカメ、腕時計などがみんな消えている。やっとわかった、「やられたああ」のである。

賊は深夜に台所の窓を壊して侵入し、一階にあった家族の大事な形見や金目のものを全て見事に持ち去っていった。女房はなんとも可哀想だった。彼女は普段からまったく贅沢をしない女である。その彼女が生まれてくる孫を撮るために初めて自分でデジカメを日本から買ってきた。前の晩、出張から帰った僕に新品のデジカメを披露して、いろいろと説明してくれた、そのデジカメを箱ごと盗られた。

賊はどうやら2、3人組だったらしく、家の中の配置にも詳しかったらしく、見事にありかを探し当て、窓以外は何も壊すことも、家具を乱すこともなく立ち去っている。後に「犬はどうしていたの?」とよく聞かれるのであるが、食い意地の張ったわが愛犬は、二階の寝室の僕の布団にもぐり込んで、階下の賊の音に気付くこともなく僕の横でグーグーと熟睡していたのである。つまりは無傷で無事だった。さすが我が愛犬!

こういう時は気持ちは動転して、誰に助けを求めていいのやら混乱する。そもそも警察が頼りにならないので、警察が思いつかない。結局、思いつくままに電話して、小一時間して大家、UNのセキュリティーの担当者、最後に警察などが到着した。

動転している僕ら夫婦をよそに、皆はなんだかのんびりと座っている。警察も台所の侵入現場を土足で歩き回り、指紋を取るような素振りを見せながら粉を振り掛けただけ

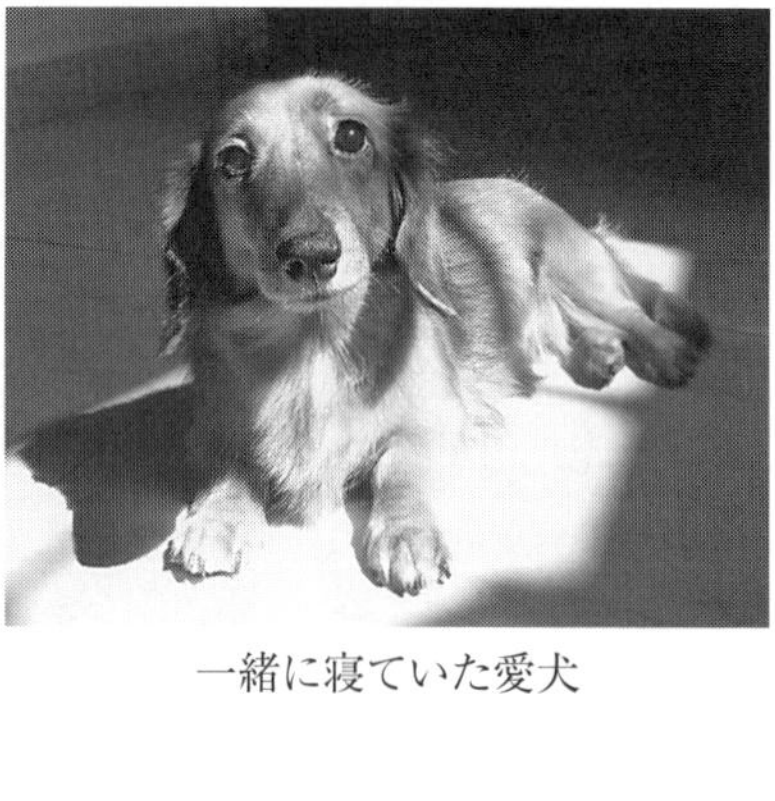

一緒に寝ていた愛犬

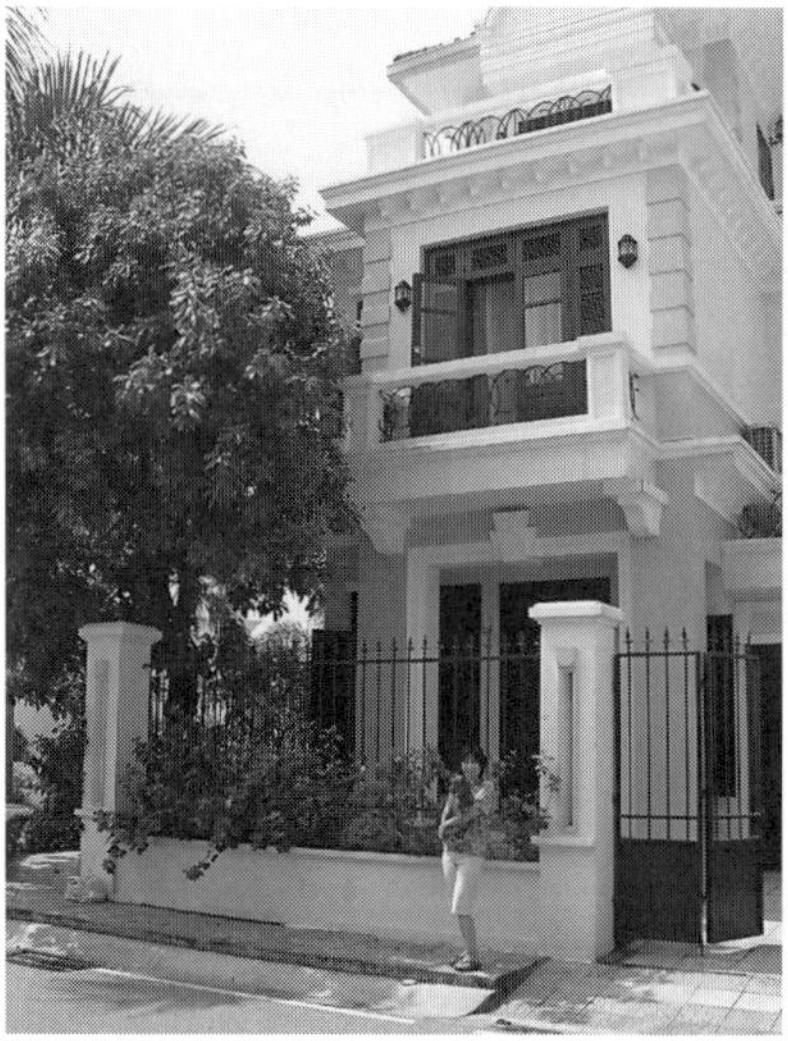

窃盗団に入られたベトナムの家

で、途中で止めてしまった。写し取る紙がなかったらしい。周辺の聞き取り調査をすることもなく、近くの警察署に連れて行かれて、半日かけて調書だけは取られた。未だに何の進展もない。

大家はバツの悪い顔をしながら、自分の物が盗られたり、壊されたりしていないのでなにやらホッとした顔をしている。数日中に全ての窓に鉄格子を入れるから安心しろと豪語して、3週間経ってもまだちゃんと入っていない。

そもそも、4ヶ月前にこの家に入るときに、安全対策が不十分なので、鍵を増やすように話したのだが、「ここは世界一安全なところだ。」と言い張って、聞く耳を持たなかった。仕方ないので、自分で鍵屋を呼んで、主なドアを二重ロックにした経緯がある。

まあ、賊に入られたのは全て僕の責任ということになるのだが、なんだか腹の虫も心の不安も収まらない。結局、アパートを探して引っ越そうということになって、また女房と住居探しが振り出しに戻った。北での戦いはやっぱり続く。

9年ぶりのジュネーブ

そんな最中、予防接種の国際会議で冬のジュネーブに行く予定が入った。18時間も飛行機に乗って参加した割には残念ながら内容は陳腐で、新たな提案はなく、惹き付けるものは何もなかった。話はますます現場から離れ、中央にいる連中の現場離れを印象付けただけだった。

うまくいっていないプログラムの原因を話し合ったり、現場と中央のギャップを話し合うことはなかった。なぜなら、主催者側がすべてはうまくいっているということを大前提にしているからだ。現場から疑問を投げかけたり、提案をしてもきちんと取り上げられ話されることがない。何のための会議かよくわからない。

インドで一緒に仕事をした仲間で、今本部で働いているDr カウシック、別名チーフ（酋長）というあだ名のインド人の親友がいる。彼は大きな体に大きなお腹、真黒い顔にクリクリの目をして何とも愛嬌がある。その彼がずっと僕の席の後ろに座ってくれて、「あいつはアホだ。」とか「あいつの話はどうにもならない。」とか、いろいろ解説してくれたので助かった。

毎晩のように旧知の先生や昔の仲間たちに声をかけてもらい、食事をし、久しぶりにいろいろ話ができたことは楽しかった。

ギターで歌まで歌った。一人一人は、優しくて、いい連中が一杯いるのだけど、どうも誰も、感染症対策に真剣に挑んで、病気をなくそうとしているようには見えない。却って病気がなくなっては仕事がなくなるので困る。だらだらと、いかに仕事を終わらないように続けていくか、定年を無事迎えて、年金をしっかりもらって、定年後もコンサルタントの仕事で楽しくやっていこうという感じがどうも見えかくれするのである。

ほじゃけー ―2010年3月X日

どうも、窃盗団にやられてからというもの、鈍感な僕も物音に敏感になっている。女房はどこから持ってきたのか木の棍棒を2本、寝室のドアと窓に立てかけている。「何をしているんだ?」と、聞くと、「賊が入ってきた時に棍棒が倒れて、ガタンと音がして、その物音に驚いて賊が逃げるかもしれないからこうして立て掛けておくのよ。」という。うーーん、女房の作戦はわかるのではあるが、こっちのほうが物音に驚きそうだし、もし賊が音にひるまず、逆に、その棍棒で、ゴツンとこっちが殴られようものならなんとも惨め、いや、悲劇である。

深夜、お気楽な我が愛犬が突然ワンと吼えた。僕は夢から突然目覚めるや、反射的に戦闘体制になり、その棍棒を片手に暗闇の階下に降りていってしまった。考えれば、もし本当に賊がいれば、この行動もやばい。どうもこっちに勝ち目がない。

賊が入った日から我が家の前に、ここの住宅地の警備員が交代で24時間立つようになった。ただ、どう見ても不審者を見張っているのではなく、我が家を覗き込んでいる。それが監視の役目だと勘違いしている。大変な仕事でご苦労さんだが、僕らには素性の知れない警備員と賊のイメージがどうも重なってしまう。

テト正月

そしてテト正月（陰暦旧正月）になった。ベトナムではテト正月が一年の最大行事である。買い物も贅沢もすべてこのときのためにある。そして皆が故郷に最大のおめかしとお土産を持参して帰るのである。その準備は数週間がかりで、仕事もいい加減となり、本番に突入して、一週間が完全にお休みになる。

まあ、日本の忘年会から大晦日、新年の休みと似てもいる。もちろん我が家のお手伝いハンさんもお休みする。休みに入る前の日にハンさん、「おとさん、おかさん、たいへんね。」「ほじゃけー、これで元気出して」とお正月の定番、バインチュンを持ってきてくれた。

「ほじゃけー」と言われて、僕も女房もズッコケ、大爆笑。彼女が広島の工場で働いていたときに覚えた広島弁だそうだ。そういえば、研修医時代に広島出身の親友が「ほじゃけー」を連発していたのを思い出した。

バインチュンは日本で言うおせちのようなもので、ベトナムのテト正月になくてはならないものである。もち米の中心にラオサンという緑豆を砕いたものと、豚の3枚肉を置いて、バナナの皮で包み、丸一晩かけてお湯で煮るのである。釜戸に薪をくべ、温度と水を一晩寝ずに世話をして、我が家の味を作るのは大抵が男たちの役目である。

ハンさんが持ってきてくれたバインチュンも僕と同年代のお父さんの作品だ。これが実にうまかった。以前ベトナムにいた時もよくもらったのであるが、どうも豚肉が生臭かったり、もち米が硬かったりで、余してしまい、捨てるに捨てられず、困った。ところが今回のバインチュンは僕らの大ご馳走になった。臭みもなく、豆も豚肉ももち米も柔らかく、味が絶妙に交じり合っている。一週間引きこもりの僕らには有難い食料源となったのである。

昭和30年代の頃

女房が、市場で日本のテレビの面白いＤＶＤを見つけてきた。城山三郎原作の「官僚たちの夏」という番組だ。こんな役人が居てくれたらなあ、（でもいないだろうなあ）と思うような通産官僚たちが主人公の話である。僕らはその番組の時代背景に心を奪われた。昭和30年代、それは、31年生まれの僕と女房がまさに育った時代である。こんなにもいろんなことがあったんだなあと、驚く。あの頃、東京にもまだ空き地がいっぱいあり、舗装された道路がまだ少なかったのをはっきりと思い出す。女房は栃木の田舎でひたすら野原を駆け回り、朝から晩までフットベースをしていたそうだ。僕は家庭が崩壊してきて、暗い毎日の末、とうとう登校拒否になって、最後は問題児の父親が蒸発した。その反動か、その頃の僕の将来の夢はコント55号のようなお笑いのプロだった。

要するに女房も僕もその頃、社会で、日本で何が起こっていたのかなんて少しも知らなかったのである。ところが日本はやっと戦後10年、焼け野原から立ち上がろうとする時だった。東京タワーが建ち、繊維の輸出が上向いたところで、アメリカの貿易自由化の圧力で繊維不況が起こり、おもちゃだとアメリカに馬鹿にされた初の国産車が市場に出始め、スーパーコンピュータ、国産飛行機、国内産業保護法、重工業ベルト地帯構想、炭鉱問題、水俣チッソの公害問題、日米安保、小笠原返還、沖縄返還、企業統合、そして東京オリンピック、そして大阪万博。

その日を生きるのに必死だった子供のころ、思い出すのは東京オリンピックや大阪万博のお祭りのことくらいで、不況と経済成長の中で噴出する社会の実態などは何も知らなかったのだと知った。あれからさらに40余年、50歳半ばを迎える今ですらやっぱり一日を生きるのに必死で、社会に今何が本当に起こりつつあるのかなんて、実は本当にはわかっていない。変だ、おかしい、と思ってもそれに抗する力を僕らは十分に持ち得ていない。それはたぶん僕らが当事者であるからなのかもしれない。歴史研究がいくら過去の事実を分析したにせよ、そこから学ぶことができない人間と言う動物は、当事者として生きる進行形でしか存在できず、その中に居るとき、僕らは大きな流れに抗う力を十分に持ち得ない。

それは、その中で抗えば、体内の異物が異物として認識されるや体外に排除される仕組みと同じように、生き残れないという単純な生存や種保存の予測が働いているからなのかもしれない。歴史の大きな決定や流れは、外圧や、政治や権力の一時的な作用で決まることが多い。変だと思っても、おかしいと思っても背中を押されるように、抗することのままならない流れの中で、あたかも時の刻みように、前に押し出され、今日を何とか生きて、明日を迎える。それが生きるということなら仕方がない。くよくよしても、考えすぎても仕方のないと言うことになる。でも僕はくよくよするのである。いや、何で歴史はもっとくよくよしなかったのだろうかと思えてくる。

日本が失ったもの

日本は世界の経済大国になった。富を得たはずなのに、豊かになったはずなのに、なぜか少し違うんじゃないかと思えてならないのはなぜだろう。いわゆる「国際化」と「経済化」の中で、日本が得たものとその代わりに失ったもの、犠牲にしたものがあるのではないだろうか。それはいったい何だったのだろうか。僕にはその失ったもの、犠牲にしたものが重く感じられるのである。しかし、取り戻すことはできない。それは時の刻みのようにやはり止めることができない。

僕たちがどこに流れ着き、そしてこれからどこへ行くのかなんてどうにもわからないのである。その僕たちなのだから、それほど自信をもって周りの国に教えを施すほど立派ではないだろうなあと思う。そんな僕らが、それでも教えを施す周りの国に、すばらしい未来はあると言い切れるのだろうか。

気になるベトナムの今

そんなことを言うくせに、急成長を示す今のベトナムを目の当たりにして、この国のことが気になってならない。今のベトナムの投資ブームと経済成長を日本の経済成長期になぞる人が居るが、本当にそうだろうか。人材が育っておらず、教育の基盤が不十分で、十分な技術の訓練や継承や、独自の工夫がなく、多くを海外先進国からの持込みに依存して、中身はぼろぼろでも、外見はなんとか取り繕ってしまう。

ベトナムの安い人材と一億に近い人口の購買力は先進諸国には魅力的である。一方でベトナムももっとお金が欲しい。どちらもビジネスチャンスだという。でも、誰が本気でベトナムの将来を本当に考えて投資をしているだろうか。投資は競争だ。早くやらないと負ける競争だから、投げる側も取る側も真剣である。そして考える時間を、思い悩む時間を、立ち止まる時間を捨てる。ミカエルエンデ原作の「モモ」に出てくる灰色の服に身を包んだ「時間泥棒」たちが大挙してやってくるのである。

結局、僕は「あまり驕る（おごる）なよ。」と、この愚かな僕自身に言いたいのです。「少しあなた、不遜でしょ。」と。自然の中で生かされるはずの動物としての人間は、いったいどこに行ってしまったんだろう。しかし、人間はその起源からずーっと不遜だったらしい。僕のあまり得意でない聖書を最古の歴史書と見れば、ソドムとゴモラにおごりと腐敗で崩壊する人間が5000年も前から生々しく描かれている。僕らは不遜なのです。だから、「あまり偉そうに人の国のことを言わないのがいいですよ。」と僕は自制しないといけない。

ニャチャンのイェルシンと日本の北里

——2010年4月X日

海の町ニャチャン

予防接種の中部地区のミーティングが開かれるというので、急遽ニャチャンにハノイから飛んだ。ニャチャンは細長いベトナムの国土の中央北緯17度線よりやや南の海岸に位置する町である。ここはニャチャンのパスツール研究所があることで古くから有名であるが、長く庶民の海の行楽地でもあった。15年ぶりに降り立って驚いた。飛行場はピカピカの国際空港になり、街は巨大な海のリゾート地に変貌しつつある。

僕が初めてここを訪れた1993年の頃は、実にのどかなものだった。観光客は少なく、町は地元の人たちのものだった。朝陽の昇る前のまだ薄暗い中、外が騒がしいのでどうしたのかと外に出てみると、町中の人たちが海岸に向かってぞろぞろ歩いている。くっついていくと、みんな海岸の砂浜で朝陽を受けながら、思い思いに運動をしたり、水浴びをしたり、海岸は大賑わいである。6時を過ぎるとみんな一斉に家に帰り始め、7時には一人もいない静かな海岸に戻るのである。再び夕方5時頃になるとまた、大勢の町の人たちが海岸で水浴びをして一日の汗を流す。それがこの町のサイクルだった。

ところが、今や海岸通りはすっかり変わった。整備され、有名な観光ホテルが軒を並べ、お洒落な店もでき始め、まさに開発の真っ最中だ。

ニャチャンのパスツール研究所

その海岸を望む道路に面して、唯一変わらないものがる。それがパスツール研究所だ。荘厳なフランス植民地時代の建築洋式を残すこの研究所の壁には創立者イェルシンの名が刻まれている。イエルシンはペスト菌（Yersinia Pestis）を発見したことで有名であるが、その際、日本の北里柴三郎と激しく先陣争いをしたらしい。1894年の香港のペストの流行の調査で、病理解剖を北里に先を越されたと、悔し涙で母に送った手紙がこのパスツール研究所に残っている。

実はこの話は、今から17年前の1993年に僕が初めてWHOの医務官として赴任した当時、同僚だったフランス人が教えてくれた。手紙はフランス語で書かれていたので自分では読めなかったのであるが、なんだか愉快な気持ちになったのでよく覚えている。「ほおー、100年前から日本人とフランス人の関係は同じなのかなあ？」と、思ったのである。

実は、その同僚には散々苦労をさせられた。彼はアメリカで公衆衛生を勉強したと自慢げであったのだが、コンピュータばかりいじっていて、あまりフィールドで仕事をしたがらなかった。この傾向は現在のアメリカの疾病対策研究所（CDC）で勉強してきた連中にさらに顕著にみられるところである。

当時僕はポリオ根絶の仕事で毎日のようにメコンの村々を患者を探して歩き回っていた。それが彼にはどうも面白くなかったらしい。アジア人に対する偏見もあって、上司に僕に関する抗議を言い続けて、彼の任期は終わってしまった。そのせいか僕のフランス人に対するイメージはどうもあまり良くないのである。

イエルシンと北里の話

イエルシン（Alexander Yersin:1863-1943）はスイス、ジュネーブの近くで生れている。親はフランス人であるが、宗教上の理由で亡命したらしい。ローザンヌ医科大学を出た後、１８８６年にルイ・パスツールの研究所に入る。そこから2ヶ月間だけドイツのロバート・コッホの研究室で結核菌の動物実験をしている。そのときにベルリン大学のコッホの研究室に長くいた10歳年上の北里柴三郎と会っているはずなのであるが。

それから、パリのパスツール研究所に戻り、１８８９年にジフテリア毒素を発見したとある。その後、フランス国籍を取得し、インドシナ航路の海軍軍医として１８９０から１８９４年まで仕事をしている。その時にフランス政府の命を受けて香港のペスト流行の調査に行き、再び北里と会うことになるのである。そこで同じ解剖台や同じ器具、同じ顕微鏡を融通しあったのかもしれない。

とにかく二人はそれぞれが自国の学会誌にペスト菌の発見を発表した。通説では北里柴三郎がイエルシンにやや先んじてペスト菌の発見をしたと誰もが認める。当初ペスト菌は二人の発見ということで（Pasteurella pestis）と呼ばれていたが、今ではイエルシンの名前を取って（Yersinia pestis）と呼ばれている。少し不思議である。

ただ、イエルシンの業績は菌の発見だけでなく、同じ病原菌がネズミ等のげっ歯類の病原菌でもあることを見つけた。感染したノミが感染源だ。感染したノミを持ったネズミが人のそばへ菌を運ぶ。

ペスト菌は元来、げっ歯類に見られる獣疫（動物の病気）である。ペスト菌に感染したノミによって媒介され、ネズミが人間にまでノミを運んでくることで人に感染が起きてしまう。するとリンパ節が大きく腫れ膿む（腺ペスト :bubonic Plague）のである。これが血液に入り、髄膜炎、敗血症などになることがある。さらに肺を侵し、重症化すると菌が飛沫で人から人へと感染を広げ、大流行を起こし、死亡率もきわめて高い（肺ペスト :pneumonic Plague、黒死病）。

イエルシンは１８９５年から１８９７年まで腺ペストの研究にパリのパスツール研究所で没頭し、ペストの抗血清を作る。１８９６年にベトナムのニャチャンに実験室を作り、牛や馬を使って抗血清の生産と中国やインドで抗血清の実験をするが、予想した成果は得られなかった。実はこの各種抗血清の生産（破傷風菌、ジフテリア菌、蛇毒など）が現在もニャチャンのワクチン製造所の一番の収入源になっているそうだ。

その後、１９０２年にハノイ医科大学創設を任じられ、

1904年まで初代学長。彼は細菌学の研究のほかに1897年にブラジルからゴムの木をベトナムに持ち込んでベトナムでのゴム栽培に初めて成功している。さらに1915年にはアンデスからマラリアの治療薬として知られるキニーネの木を持ってきて栽培に成功している。

1934年に本国パスツール研究所の名誉所長になり、第二次世界大戦中の1943年ニャチャンの研究所兼自宅で亡くなっている。本国フランスはナチの傀儡になり、ベトナムは日本軍が占領する中、戦争の出口の見えない中での死だったのだろうと想像する。

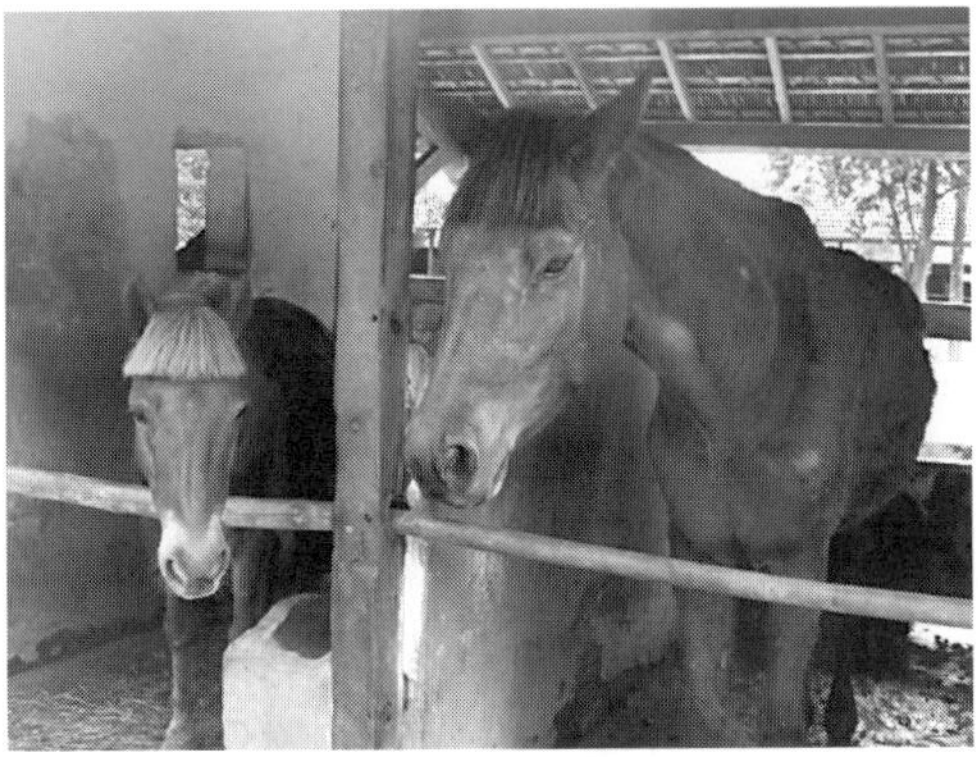

今も馬からジフテリア抗血清を作るイエルシンの施設

一方、北里柴三郎（1853―1931）は、イエルシンよりも10年早く熊本の阿蘇に生れている。1875年に東京医学校に進学、1983年に医師になる。予防医学に興味があり、卒後すぐに当時の内務省衛生局（現在の厚生労働省）に就職。1885年から1892年までの7年間ドイツのベルリン大学に留学し結核菌の発見で有名なコッホに師事する。

この間、先に述べたが、1888年に同じくコッホのもとに留学してきたイエルシンと2ヶ月ほど同じ研究室に居たはずである。北里は1889年に世界で初めて破傷風菌純培養法に成功、1890年に破傷風菌抗毒素を発見。さらに菌体を少量ずつ動物に注射して血清中に抗体を生み出す血清療法を開発。これをジフテリアにも応用してベーリングと連名で「動物におけるジフテリア免疫と破傷風免疫の成立について」という論文を発表し、1901年の第一回ノーベル生理・医学賞候補に名前が挙がるが、なぜかベーリングだけが受賞したそうだ。

ドイツ留学中、親交のあった東大教授が提唱した脚気の細菌説（本当の原因はビタミンB1：チアミン thiamine の欠乏症）を批判したために1892年の帰国後、母校東大と対立。私立慶応義塾大学校を設立していた福沢諭吉がこれを聞いて、私立伝染病研究所（後の国立伝研、現在の東大の医科研）を設立して、その初代所長に彼を任命する。1894年には政府の派遣で香港のペストの流行地に派遣され、ペスト菌を発見する。

ノーベル賞を逃し、ペストの発見者になれなかったのは時代の不運としか言いようがないが、日本国内での地位と名声は並外れて高かった。1914年に伝染病研究所が内務省から文部省に移管され、東大に合併されるに及んで、「衛生行政が学芸の府に隷属されては目的が遂行できない。」と総辞職したというから、その反骨精神は逞しい。新たに私立北里研究所を設立し、赤痢菌を発見した志賀潔らと、ハブの血清療法、狂犬病、インフルエンザ、発疹チフスなどの血清開発に取り組んだ。野口英世も一時期、研究員となっている。

1917年、福沢諭吉の遺志を継ぎ、慶應義塾大学医学部を創設し、初代医学部長、付属病院長。同年、大日本医師会を作り、1923年に医師法に基づく日本医師会となり、初代会長としてその運営をした。

1931年、脳出血で東京・麻布の自宅で死去する。イエルシンより12年先に逝くことになる。日本はまだ大戦に突入する前で、日本の勝利を信じていたのかもしれない。当時世界のトップクラスの細菌学はその後、国立大学を巻き込んだ細菌兵器開発に繋がる。終戦後も人体実験の流れは10年以上も続くことになる。そのことを北里さんは知ったら何と言っただろうか。

日本人とフランス人の不思議な繋がりを話そうと思ったらイエルシンと北里柴三郎の長い話になってしまった。二人とも運不運はあったのだろうが、反骨と独自な見地で医学史にその名を刻む。

皮肉なことに今の僕の上司でベトナムのWHO事務所の所長はフランス人である。ところが彼はWHOには珍しいなかなかの人物で、僕はいまのところ彼との仕事を楽しんでいる。フランス人独特の子供っぽい頑固さとヤンチャさはあるが、WHOとして多様化する任地の国に対する仕事の姿勢をしっかり持っているので僕も学ぶところが多い。偏見はいけませんね。

不思議なご縁である。現在の北里研究所は日本国際協力事業団（JICA）を通じてベトナムの麻疹ワクチン開発と製造に研究所総出で2010年までの10年以上にわたって地道な技術協力をしてきてくれた。昨年には北里研究所が開発した独自のウイルス株を使った待望のベトナム国産の高品質の麻疹ワクチン製造の完成にこぎつけたのである。北里さんは多分100年後のベトナムと北里研究所とのこの不思議な縁を草葉の陰で喜んでくれているだろうと思うのですが。如何なものでしょうか？　北里さん？　イエルシンさん？

麻疹ワクチンの全国一斉投与はじまる
―２０１０年９月Ｘ日

独立記念日

９月２日の独立記念日はベトナム人にとっては大切な日である。65年前の今日、ジャングルでゲリラ活動をしていたあのホーおじさん（ホーチミン）が１９４５年８月の日本軍撤退とともにハノイの町に現れたのである。フランスが植民地支配の継続のために戻ってくる前のわずかな隙間を見計らって、ハノイ市街のオペラハウスの前で有名な演説をした日である。その演説が、「独立と自由に勝るものなし」（コンコジー　クイホン　ダックラップ　ツーギュー）である。演説が終わるとホーおじさんはゲリラを率いてジャングルに戻るのであるが、この言葉はベトナム人の心を奮い立たせた。１９５４年、ディエンビエンフーの戦いでフランスに大打撃を与え、フランスを撤退に導くき、北緯17度線以北の独立を達成するのである。そしてアメリカが介入するベトナム戦争が始まる。その後も無数のベトナムの兵士たちがホーおじさんのこの言葉を胸に戦場に散った。そして１９７５年４月ベトナム戦争終結、南ベトナムの解放にいたるのである。

しかし、今のハノイは隔世の感がある。街中では若者たちが髪を染め、胸や脚を大胆に露出し、ズボンやスカートを腰まで下げて、バイクで街中を走り回る。ホーおじさんの話は、随分と遠い昔の話のように思える。考えれば終戦35年だ。日本に当てはめてみれば、戦争体験の風化を意識し始めた頃かもしれない。僕はもちろん太平洋戦争を体験した世代ではないが、ベトナム戦争、カンボジアの内戦は僕の人生と平行してリアルタイムの事象である。同じ歳や年上の人たちの体験談を聞くにつけ、他人事とは思えなかったものだが、戦後生まれの若者たちの捉え方は違う。どう戦争体験を伝えるか、バブル景気の真っ只中のベトナムやカンボジアに今問われているのかもしれない。

ベトナムで麻疹の全国一斉ワクチンキャンペーン

以前にもご報告したが、麻疹（はしか）が昨年からベトナムで大流行を続けている。昨年から一万人以上の確定患者が全国から報告され、その患者は6歳以下の児童と20歳前後の青年層の二つの年齢層にほぼ集中している。

ＷＨＯはアメリカが主導したアメリカ大陸での麻疹根絶の成功（今のところ）を受けてアジア、ヨーロッパ、アフリカでも天然痘、ポリオ（小児麻痺）に次ぐ根絶根絶事業として支援しているのである。ポリオの世界根絶も終わらず、ポリオワクチンも止められず、ダラダラと高額な費用をその維持に使ってる最中であるにも拘らず、天然痘よりもポリオよりも伝染力のはるかに高い麻疹のウイルスの根絶?と思われる方は常識がある。

アメリカ主導の麻疹根絶とは？　その理論と実践

伝播を絶つことは不可能だと思われた麻疹であるが、１９９０年代に入ってアメリカの疾病対策局（ＣＤＣ）は麻疹の根絶が可能だと証明した。条件は2回接種が定期化し、ワクチンの2回の接種率が95%以上で、人口全体の免疫力が95%以上になるならということである。これはとてもハードルの高い条件である。実はアメリカ自身は一度もワクチンキャンペーンはやっていない。2回の定期接種と徹底した就学、就労時のワクチンの完全接種の確認、もし受けていなければ就学も就労もできないという法制の施行で成功した。

この法制化はもちろん予防接種による公衆衛生的見地からは理想的だと言えるが、予防接種を就学、就労の条件にすることが可能な国はアメリカ以外にない。その後、中南米の各国ではアメリカの支援のもと、大規模な麻疹キャンペーンが風疹ワクチンと抱き合わせできわめて広範な年齢層に実施され、現在（一応）、輸入例を例外に麻疹はないことになった。

定期予防接種率の低い多くの途上国、特にアフリカやインドではかなり無理な根絶条件ではある。しかし、これらの国ではたくさんの子供たちが現在も麻疹で命を落としていることも事実だ。安価な麻疹のワクチンがあれば救える命でもある。

ＭＤＧ（西暦２０００年開発目標）とあわせて麻疹の根絶が国連で採択され、資金不足の中、この10年間麻疹根絶計画はアメリカ主導で推進されてきた。そのお陰というのも変だが、確かにアフリカでの麻疹の死亡はこの10年で90%減少し、世界で見ても78%減少したと推定された。ただ、「根絶」という最後の一歩は遥かに難しいのである。

アジア、西太平洋地域の現状

現実をしっかりと見れば、柳の下にそうたくさんはどじょうはいないだろうと思うのであるが、この地域もアメリカ大陸の動きに準じた。日本、中国、オーストリア、インドシナを含むこのアジア西太平洋地域ではポリオの地域根絶が成功した後、2000年代に入るとWHOの主導で麻疹のワクチン一斉投与が各国で行われる。特に乳児から10～15歳（国によって異なる）に至る全年齢層を対称にする巨大なワクチンキャンペーンが、麻疹の流行が続く中国のいくつかの県を含む東南アジアの各国で実施された。その後、ワクチンキャンペーンは功を奏し、麻疹の患者数は大幅な減少を見せる。その勢いに乗り、WHOの地域事務局は2006年に2012年を根絶ゴールに決める。

一方、日本での流行の問題が顕在化する。日本では2007—8年に大学生の間で流行が始まり、高校生を中心とする青年層と乳幼児で1万人を超える大流行が起こる。厚生労働省は小学校入学前の幼児の2回接種を定期予防接種に加え、さらに中学入学時と高校卒業時の2回の公費による追加接種を5年間実施することを決定し、現在麻疹の制圧に大きく近づいている。

西太平洋地域での麻疹の再流行

ところが、2009年になって、前述したようにベトナムで大規模な再流行が報告されると、2010年にはフィリピンでも大きな再流行が起こり、カンボジア、ラオス、パプアニューギニア、ニュージーランドでも小流行が報告されてきた。中国での流行は減少してきたものの、まだ3万人以上の患者が出ている。いくら国民全体の平均収入が少し上昇したからといっても、貧富の格差が進めば進むほど、国民に均等に予防接種を施し、人口全体の免疫力を均等に上げることは難しくなることは想像に難しくはない。決して経済成長のグラフで示すような単純な直線では予想できないのである。地域からの根絶の条件が3年間麻疹のウイルスが分離されないことであるから、2012年、2年後に控える根絶目標達成はすでに絶望と言わざるを得ない。

ベトナムの対策と課題

麻疹対策に投じる費用がないことを理由にワクチンキャンペーンを逡巡していたベトナム政府であるが、奔走した結果、国連基金から3億円、800万人分の麻疹ワクチンを緊急で確保した。これは、全国の6歳未満の児童全てに接種するワクチンの費用をカバーしてくれる。

長い説得と話し合いの後、ベトナム保健省は6歳未満の児童を対象とする麻疹ワクチン全国キャンペーンを決定した。これは大英断といえる。それは、ワクチン費用の2倍の6億円はかかると算定される実施費用全てを各県が負担することで同意したからである。ワクチン接種は9月中旬からから11月の間までに63の全県で実施される。僕も各県を回り歩く旅が始まる。

青壮年層の対策はまだない。保健省は高校、大学、軍隊で費用の一部自己負担で何とかワクチン接種を実施できないかと来年を目処に思案中である。

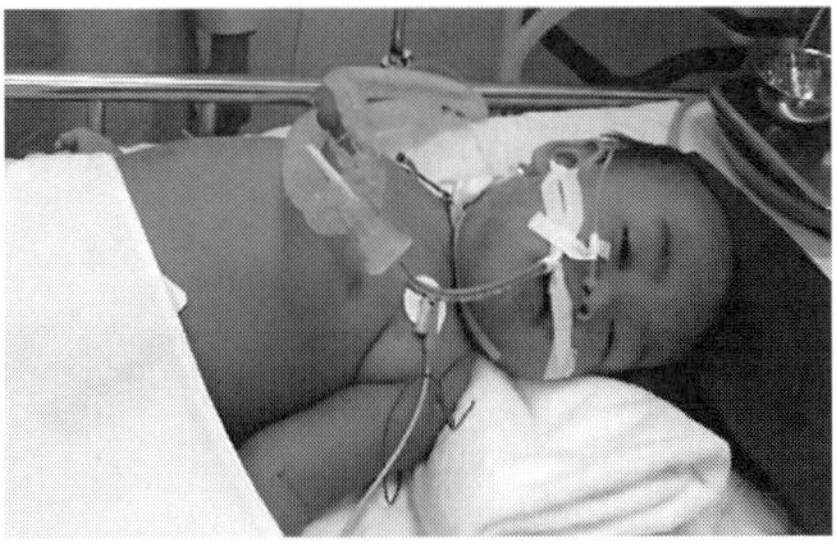

重症の麻疹肺炎の赤ちゃん

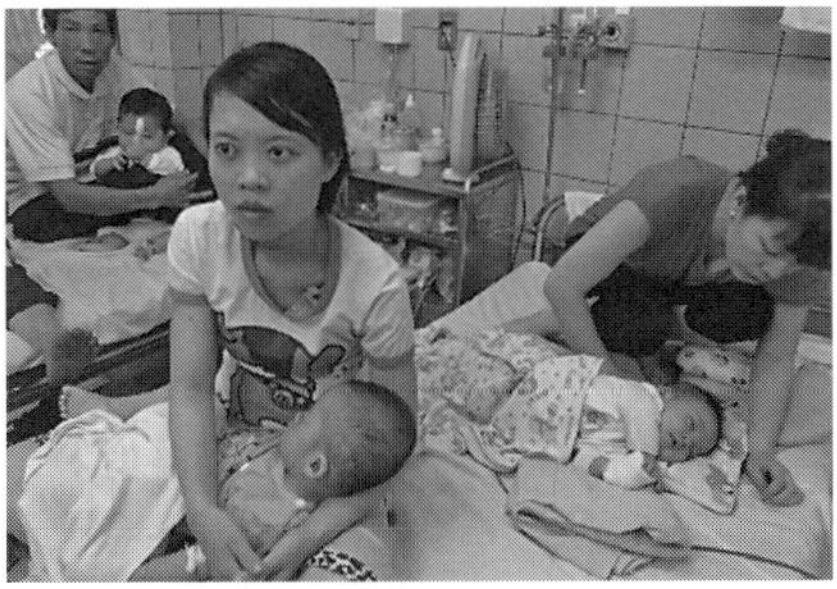

麻疹の赤ちゃんであふれるハノイの小児病院

ハノイ遷都1000年祭
麻疹ワクチンキャンペーン
——2010年10月X日

ハノイ遷都1000年祭

今、ハノイの街は「ハノイ遷都1000年」（1000ナムタンロン）のお祭りでごった返している。漢字表記では「河内」と書いて、紅河デルタの内陸を意味する現在のハノイであるが、その以前の名前は「龍が昇る地」という意味で「昇龍」書いてタンロン呼んだ。だから遷都1000年を祝う市民はタンロンと呼ぶのである。西暦1010年に紅河デルタのこの地、タンロンに都を作ったのが、ベトナム李王朝（1009〜1225）の初代皇帝の李太祖（リータイトー）である。リータイトーの大きな銅像は、旧市街の中心にある観光名所のホアンキエム湖の横に建っている。ベトナムでは人の名前を道の名前に使うので、リータイトーという名前の道路は、町のどこかの道路の名前になっているのですぐ覚える。

僕は毎日通勤する道すがら、ホーチミンが埋葬されているホーチミン廟の横を通る。ここ数日、ボロ隠しがされて、見事に飾りつけがされている。ベトナムの老婦人たちが、飾られたホーチミン廟を背に何のてらいもなく派手なアオザイを着て、無邪気に記念写真を撮っている姿にしばし目を奪われる。ベトナムのおばあちゃんたちは楽しそうだ。10日も続くこのお祭りの間、カーキ色の制服を着た警察が街中の道路をいたるところで封鎖する。毎日、車で40分近くかかって中心地にあるオフィスに通勤している身には迷惑な話だが、1000年祭だから仕方がないか。

麻疹ワクチンキャンペーン

飛行機と車を乗り継いで、中部のカインホア県とクアンナム県に向かう。中部は今、二期作のお米の収穫の真っ盛り。ダナンから国道一号を南下すると両脇に広がる田園では、農家の人たちが総出で稲刈りと脱穀に追われている。

この20年で全国の道路や橋が整備され、車とバイクがあふれる社会に変貌したベトナムであるが、最近の農村を見るたびに不思議に思うことがある。機械化がまったく進んでいないことだ。一部で簡単な草刈機と脱穀機を使っている以外は、農作業はいまだにすべて手でやっている。

コンバインなんていうものはまったくお目にかからない。日本人でも手に入らないような高級車を街で見かける昨今なのにである。このちぐはぐさはなんだろう。農村出身の人がいっぱいいるんだから、まず機械を使って少しでも楽になることを考えるだろうと思うのだけど、車は買っても、農機具は買わない。

県や郡の衛生部の連中と一緒に視察に訪れた田舎の接種所は村の集会所である。トタン屋根の集会所の中にはお決まりの赤い国旗とホーチミンの胸像が飾れている。早朝にも拘らず、稲刈りの合間に、たくさんのお母さんたちが小さな子供たちをバイクに載せて連れて来てくれている。お母さんたちに混じってお父さんやおばあちゃんたちの姿もある。4人いる保健師たちは実にてきぱきと動いている。保健師たちは、やってきたお母さんたちから3日前に村の保健ボランティアを通じて渡された通知表を回収し、子供の名前を一人一人、手元に用意されている名簿と照らし合わせる。

名簿作りはベトナムなどの社会主義国でよくやられる方法だ。地域の人民委員会や村長が人間の出入りを完全に掌握しているという仮定の下で、ワクチン接種の対象となる1歳から5歳までの児童すべての名前をリストにして保健師たちが事前に用意するのである。これがなかなか曲者だ。人口は絶えず移動し出入りをしているもので、この名簿に乗らない子供は必ず5％前後はいるのである。その事実は接種が終わると名簿になかった子供の名前が、欄外に列挙されていることでわかる。僕はこの欄外の名前を見つけると安心するのである。通知表を受け取らなかった人も来てくれたんだと。村人の掛け声や、隣近所の掛け声で来てくれたんだとわかる。この子供たちが実は必ず接種を受けてほしい子供たちである。

僕はよく下手くそなベトナム語で現場の保健師たちに話すのだが、名簿にある子供にやって接種率が90％というのと、遠くにいる名簿にない子供にもやって接種率が90％というのでは、同じ接種率でもその意味が違うと。接種所の保健師たちは、子供たちの熱があるか体の具合はどうかと簡単な問診を接種前にしてくれている。さらに注射の後はすぐ家に帰らずに子供の様子をしばらく観察することもしている。

接種が終わった後の名簿を見せてもらうとよくわかる。名簿にある名前の横に熱があるらしいから数日後に再度保健所来るよう指導したと記載がある。そんな記載を数えると全体の6～7％ある。この子供の親たちは果たして本当に子供を連れて戻ってくるのだろうか。

フエの海岸線に近い漁村を歩いた。僕は漁船の上、つまり水上で生活する家族の多いこの地域では名簿に乗らない子も多いだろうと予想していた。県の衛生部の人に聞くと、2万以上の人が船で生活していたが、政府は彼らに無料で陸上の家を供与して、子たちもみんな登録されて問題はないという。村に行ってみると、確かにたこ部屋のような小さな部屋が連なるいわゆる長屋が建てられている最中だ。村の人に聞くと家は無料ではなく、長期のローンで払うらしい。つまり、本当にお金に困っている家族はやっぱり買えないことになる。

小さな入り江には住居兼漁船がたくさんつながれてる。そこで出会った3歳の子連れのお母さんと話した。旦那さんが数ヶ月前に亡くなり、何とか日中は日雇いで暮らしているらしい。もちろん麻疹のキャンペーンの知らせは届かず、子どもは定期の予防接種を一度も受けていないという。

村の保健ボランティアーというおばさんに聞くと、「この人たちは知っているけど、いつ訪ねてもいないよ。」という。名簿に載らない子どもである。政府の定住化の施策とは裏腹に、貧しさの為に移動を余儀なくされ、登録されない移動人口の数は予想以上に多いのではないかと思っている。経済発展といわれる裏で、農村から大都市への人口流入、移動する建設労働者の増加、公式発表の数字の上からだけではどうしても推し切れない人口がある。ワクチンキャンペーンというのは、その数字の外にいる子どもにワクチンが届く最良の機会にしないとならない。この子たちに届く方法は簡単である。忙しくて接種所に来れない人たちなら、ワクチンを持って、こちらから家を訪ね、接種すればいいのである。

なんで手間のかかることをするのか、と疑問に思う人がいるかもしれない。しかしこの手間が一番大事な手間なのである。この手間を惜しめば、しっぺ返しは後で来る。病原菌は必ずそこから思いもかけない形で広がる。社会運動家になったわけではないが、この仕事をしていると自然とたどり着く場所のように思える。経済的に貧しく、様々な事情を抱え、与えられるべきサービスを公平に受けられていない人たちの集団が必ずあって、そこにいつかたどり着く。するとそれは、僕がまともにフィールドを歩いた一つの証のようなものになる。社会的に弱い立場の家族の中にこそ守らなければない子どもたちが残されていることを再確認させてくれる瞬間である。

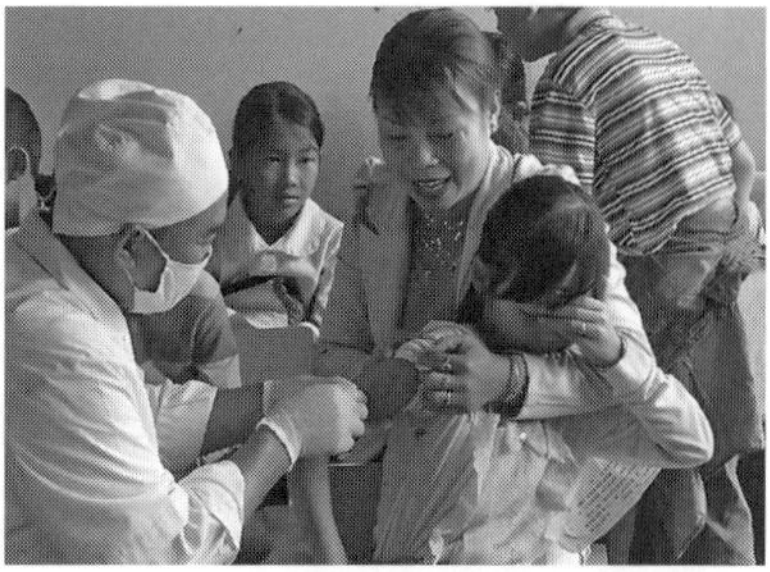

小学校の麻疹のワクチン接種

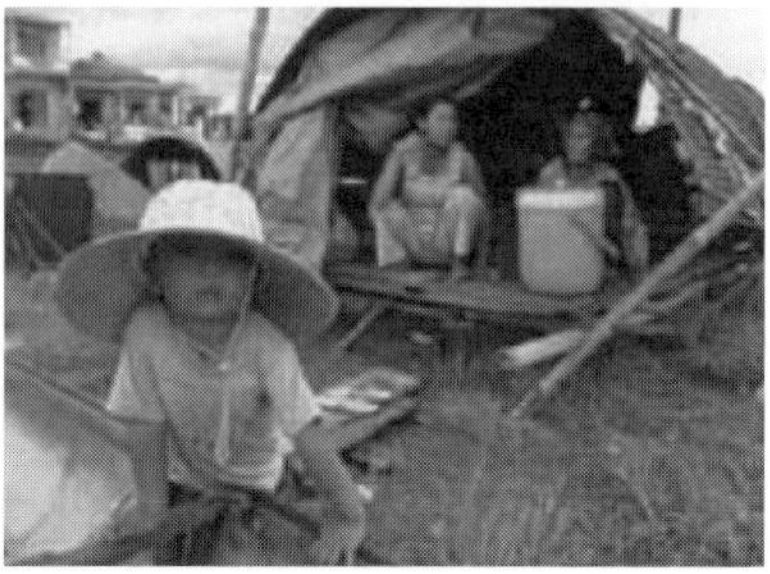

船に住む家族と子供

自然と自分　長い旅の途中

―２０１０年11月X日

辺境の山岳地帯　ディエンビエンフー

ディエンビエンは北西のラオス国境に接する山岳地帯で、ベトナムの僻地の中でも辺境の地。ここの州都はディエンビエンフー。名前を聞いた人もあるだろう。第二次世界大戦後もインドシナ三国（ベトナム、ラオス、カンボジア）の実効支配を続けようとしたフランスが、１９５４年にホーチミン率いるベトナム民主共和国人民軍（ベトミン）に大敗した地である。これを契機にフランスは１９５６年にインドシナから完全撤退をする。ジュネーブ協定でベトナムは北緯17度線で南北に分断され、北ベトナムはホーチミンの「自由と独立に勝るものなし。」という国家統一のスローガンを掲げて南ベトナムを傀儡政権で支配するアメリカとベトナム戦争に突入する。

ディエンビエンフーの街は周囲を山に囲まれた広大な盆地の中にある。ここには何百年もの間タイ族やモン族などの山岳部族がベトナム、タイ、ラオス、中国の国境にまたがって生活してきた土地だ。ベトミンはその山岳地帯を抗仏戦線のゲリラの拠点にした。フランス軍はアメリカの支援を受け、山岳部の真ん中にある盆地に日本軍の残した滑走路を整備し、空挺部隊を含め1万6千の兵力を投入させ、大陣地を築き、ゲリラの掃討を図ったのである。ところがボーゲンザップ将軍（今年百歳！）率いるベトミンは人海戦術で中国とソ連から支援を受けた大砲、ロケット砲、対空火器などを数日で周囲の山に押し上げて、フランス軍を包囲し、一気に撃破したというのがベトナム人からよく聞く話である。

実際に行ってみるとディエンビエンフーは本当に山の中にぽっかりと開けた大きな盆地だ。高地で寒いかと思っていたら盆地のせいでハノイより蒸し暑い。街の中にはA―1とかD―1とか呼ばれる木々で包まれた公園になっている小さな丘がある。実はそこが血みどろの白兵戦が繰り広げられた激戦地の跡だと知った。今もそこは塹壕が縦横に張りめぐらされた陣地跡が残り、日露戦争の際に多くの兵士が犠牲になった203高地のような場所だったのだろうと勝手に想像した。戦争博物館には、50年の歳月が経って真っ赤に錆付いた数々の兵器が無造作に陳列されている。小型でいかにも旧式の中国製の兵器がベトミンが使ったもので、これに対峙して展示してある大型のアメリカ製の大砲や戦車、ジェット機の残骸がフランス軍の兵器だという。この小火器で勝ったのだから、物量で遥かに劣ったベトナム兵士たちのおびただしい犠牲があったことに改めて気づかされた。ディエンビエンフーの戦いだけでの戦死者は1万人以上に上ったという。8年間の戦争ではフランス軍（外国人部隊も含め）9万4千人、ベトミンは50万以上の戦死者を出したと言われている。

タイ族の村

バイクの後ろのまたがって小一時間ほどでこぼこの山道を走ると山の斜面にあるタイ族の集落にたどり着く。山間の狭い耕地にはタイ族が何百年もの間、何世代もに渡って世話をしてきた見事な水田が広がる。近くの保健所には若いスタッフばかりが、住み込みで15の村を担当している。

僻地手当てはもらっているものの安給料で、退屈で、言葉もうまく通じない僻地での暮らしは辛く、やる気がわかない。ワクチン接種のために登録されている子どもの数がやけに少ないなあと思っていたら、どうも調べた村の男が昼間から酒を飲んでいて、どうやら適当に調べたらしい。保健所の若いスタッフも別に気にしない。僕が保健所の近くのタイ族の家を訪ねて歩いてみると、まだ接種を受けていない子どもがぞろぞろ出てきた。

自然と自分 長い旅の途中

話は大きくそれるが僕は最近、自然のことを考えている。ハノイにいて大都市に変貌していく街の姿を見ている時も、村を歩いて山岳部の斜面に米を作り、とうもろこしを育てる人々の生活を見ている時も、メコン河にどんどんできている新しい橋や道路を走っているときも、ぼんやりと考えている。「ぼんやりと」と言うのは捉えどころのない「自然」そのもののすがたでもあるのだろうが、もっと簡単に言うと「自然の中で生きる」ということはどういうことなのかなあ、とぼんやり思っているのである。自然の中で生きてこなかった弱い動物としての僕が、物心がついてからずっと折に触れて考えてきた答えの見つからない問いだったようにも思う。長く僕が持ってきた自然に対するぼんやりとした憧れは、人間本位の現代社会がもたらす閉塞感がより顕著になる中でなぜか思いは研ぎ澄まされていく感じがする。

僕自身が50歳の後半に入るとき、はっきりと死に近づいく一方で、生きることと死ぬことの意味は「自然と自分」の関係を知ることに集約されていくような気がする。自然に対峙するときの畏怖、尊敬、不安も含めて、自然は僕の心の中のいったいどこに位置するのだろうか。現代社会の中で自然と直接にかかわることなく育ってきた自分が、今自然をちゃんと意識したいと心から叫んでいるのかもしれない。毎日自然の生き物をむさぼり、太陽を浴び、大気を吸い、今まで生きてきたし、今を生きているし、これからも生きていこうとする生き物の自分はいったいなんだろうかと。

ひたすら山を削り、道路を作り、橋を作り、もっと喰らい、ひたすら喰らい、さらに突き進んでいく人間。僕ら人間はいったいどこへ行くんだろう。この湧き上がる不安はいったいどこから来るんだろう。まるで川底に沈殿した泥が一気にわきあがって前が何も見えなくなるようだ。現代社会の経済発展という名の一本のレールの上でいずれ年老いていくことの不安。動物の端くれとして自然の中に生きていたはずの人間がもはや動物としても生き物としてさえも見えなくなってしまうような不安。自然の中で生かされているのに、自然に死ぬこともできないかもしれない不安。僕の願望は安心した老後を保障されて長生きしたいという願望じゃない。動物の端くれとして生きて死にたいという願望だ。

今、日本で生物多様性条約（ＣＯＰ１０）という会議が開かれている。自然を守るという側も、それを科学に利用しようという側も、金で決着しようとしている姿がとても不思議だ。自然を買うというのである。この根本のズレを無視して世界のトップの人間たちが真顔で話し合い、ソロバンをはじいている。なんとも傲慢じゃないか。僕たち人間はいつからこんなに尊大になってしまったのか。それはもはや自然と生きていない生物失格の証言のようだ。

僕は今確実に人生の最後に向かって歩いている。ここで僕がしっかり見なければならないものはなんだろう。それは厳しい自然の中で今も生きる人間の姿ではないかとなあと、ぼんやり思っている。自然から遠ざかって生きてきた僕には今もわからないことだらけで一杯だ。願望がある。厳しくも雄大な自然と向き合って生きる人間たちを深く知りたい。そこで僕も生きてみたい。他に理屈は何もない。そこに僕が考え続けていた答えがあるかもしれないし、ないかもしれない。もともとは僕らの理解を遥かに超えることなのだからそれでもいいということです。

自然は立ち止まらない。むしろ僕らの認識を遥かに超えた正確さで時間を刻んでいるようにも感じる。僕らの変わりゆく姿そのものも、結局はその自然の中にあるのだろう。

〝あらゆる生命は同じ場所にとどまってはいない。人も、カリブーも、星さえも、無窮の彼方へ旅を続けている。〟　(星野道夫)

僕らはいつも長い旅の途中らしいですよ。

脱腸で考えたこと
—2011年2月X日

2回もお休みしてごめんなさい。脱腸になりました。麻疹ワクチンのキャンペーンの視察で全国各県を2ヶ月間、毎週のように回って歩いていた時です。途中から風邪をこじらせ、しつこい咳が一ヶ月以上も止まらず、疲れもピークだったある日、どうも左の脚の付け根が引っ張られるように痛い。リンパ節でも腫れたかな?と思って触ると、ポニョっとした感触。ああ、「又の上のポニョ」、いや「坂の上のポニョ」、いや「ソケイヘルニア」、いわゆる「脱腸!」だとわかった次第。

脱腸というと、顔をしかめる人が多いようなのですが、よく聞くとどうも直腸の一部が肛門から出てしまう「脱肛」と勘違いしているらしい。脱腸はそもそも胎児の自然な発生過程に起こるので、完結の仕方が少し不十分だったというだけのこと。僕らが母親のお腹に居る初めの頃（胎生7週頃）、男性の精巣、いわゆる「きんたま」はお腹の中の腎臓の少し下あたりにあります。それが妊娠7ヶ月頃からだんだん下に降り始め、9ヶ月目には陰嚢、いわゆる「ふくろ」の中に収まっていく。その際、腸が入っているお腹の一部も一緒に引っ張りながらソケイ部（いわゆる北野たけしのコマネチ！のライン）を超えて「ふくろ」降りてくる。そして「きんたま」が「ふくろ」に収まると、お腹の一部を一緒に引っ張ってきた通路は閉じて、「ふくろ」とは切り離されるのです。実はこれは女性でも全く同じで、男性の「ふくろ」にあたる陰唇に向かってお腹の一部は同じように引っ張られ、同じ通路を作り、閉じるのです。

脱腸はこの通路がちゃんと閉じてくれなかったときに起こります。お腹の一部が「ふくろ」の近くまで伸びているので、お腹に力がかかるたびに腸の一部がその通路にもぐりこんでしまう。泣いたり咳をしたりするとはっきりと飛びだしてくる。放って置いたら治りましたという人があるが、それは、成長とともにその通路の壁を作る筋肉が強くなって閉じるらしい。ヘルニアのある子は自分の手でポニヨを押し戻し、慣れてしまっている子もいる。腸がその狭い通路に入り込んだままで戻らなくなると、血行障害が起こり、これは緊急手術になる。

腹圧が強くかかることで閉じたはずの通路が緩んでしまう脱腸はどうやら全年齢で起こるらしいとわかった。それにしても僕の体はいろんなところが緩んでいる。先日、胃カメラを飲んだら、食道裂孔ヘルニアだと言われた。食道と胃の境目が緩くなって、胃液が食道に逆流するそうだ。胸やけの原因らしい。さらに最近、食べるとよくむせる。これも食べ物が気管に入らないようにしてくれる喉の筋肉の動きが緩んでいるせいらしい。もちろん頭のねじはとっくに先天的に絶望的に緩んでいる。

年末、秋田に戻った翌日に、受診と入院、次の日には手術となった。病室に入ると、老練の看護師が口早に手順を説明してくれ、わが陰毛を電気カミソリで剃っていった。面倒くさかったのか、剃った毛の一部は無造作にパンツの中に残され、手術の不安も一緒に残った。翌朝、浣腸もされ、点滴はなぜか3回入らず、手術室に入った。仰向けで天井を見ながら入室したのは医者になって初めてだが不思議な気分だ。先輩が自ら上手に腰椎麻酔をしてくれたのだが、どうも手術部位での効きが悪く、やり直したが、2度目もやはり効きが悪い。結局、痛いなあ、と思いながら手術は一時間で無事終了。麻酔はそれから出遅れてたっぷりと効き始め、真夜中まで下半身も陰部も、お尻も感覚が戻らなかった。尿意もなく、結局、真夜中に老練の看護師に導尿され、少し情けない。でも、翌朝までにはなんとか自力で立てるまでになり、排尿もしっかりできるようになった。　翌朝、外科にいた当時の後輩が回診にきて、「先生、こうしてベッドに寝ていると、患者のようですね。」と笑った。当たり前だ。患者です。

医者を取り巻く日本の医療現場

脱腸のおかげで、親しい同輩や後輩、さらに先輩からも日本の医療現場の現実を聞く機会を得た。要するに、くどいようだが、今の日本の「医者っこ」の現実はなんとも厳しいということである。ふと、「ああ、聞かなければよかった。」と思った。燃え始めた僕の心の奥底の火にちょっぴり水をかけられたような気がした。アジアの途上国のフィールドで働く楽しさは前にも増して強いのだが、どうも最近ＷＨＯという「死にゆく恐竜」が自分の終の仕事には思えなくなってきている僕がいる。50歳の半ばを越え、残る体力の限界をかけて、人生の最後のページを埋める僕なりのチャレンジとはなんだろう。燃えるような思いで、夢中になれる何かとは。死に行く恐竜の体内で定年をむさぼる未来が僕にはどうしても想像できなくなってきている。

僕にやり残したことがあるというなら、それははっきりしていた。病を癒す一臨床医としての自分だった。人生は一度きりなんだから、そんなにいろんなことがきるわけないでしょ、と言われる。ひたすら夢を追って途上国を歩いてきたんだから、それで十分いいでしょ、と。何を血迷って、臨床医として長い経験もないのに、緩んだねじの頭で研修をしなおして、今から苦労しようというの？　まったく何を考えているんでしょうね。ああ、それなのに、それなのに、「一度きりの人生なら、やるしかないでしょ。」と、つぶやく僕がやっぱりいるのです。

ベトナムのテト（旧正月）
――２０１１年３月Ｘ日

ベトナムのテトに絶対に欠かせないものが二つある。その一つが、北では「バインテト」、南では「バインチュン」と呼ばれるもち米で作るお餅である。バインテトは立方形、バインチュンは円柱形でやや形は異なるが、どちらも、大きな葉っぱの中にもち米を敷き、その中央にダオサンという青豆を砕いたものを入れ、さらにその中心に豚肉を入れて葉を包む。それを沸騰したお湯に入れて中火で茹で上げて作るのである。

ハンさんは以前ここでもご紹介した僕の娘と同じ歳のお手伝いさん。日本の工場で長く働いたこともあって日本語はとても堪能。ベトナムには珍しく物静かでシャイな女性である。「おとーさん、じゃぁねえ、またねー。」なんて、言われると、一日中保健省で自己主張の強いベトナム人たちにもまれた後ではなんだかホッとする。そのハンさんのお父さんの手作りのバインテトが絶品なのである。お父さんが一晩中火を絶やさずに温度を見ながら茹で上げるという。そのもち米は口の中でとろけるようにモチモチして、青豆はいい香りを出して、脂肪の控えめな豚肉はもち米に包まれてサクッと蒸しあがっている。少しお醤油をつけながら食べるといくらでも食べれる。僕らが出会った現時点での最高のバインテトである。食べきれない分は今、冷凍して小出しに楽しもうとたくらんでいる。

　もう一つのテトの顔は「ホアダオ」と呼ぶ桃の花である。（南では「ホアマイ」という黄色い花が中心）ベトナムの人は花をつけた枝振りのいい桃をテトのために一斉に買うのである。この習慣は日本の門松と少し似ているのかもしれないが、身の丈あまりの枝木や植木から小振りのものまで、道路沿いの露天商でどんどん売れていく様は傍から見ていても楽しい。正直言うと、邪魔にならないかなあ思うのであるが、大きければ大きいほどいいらしい。お金持ちは間違いなく大きい植木を買う。お金のない多くの人たちも小ぶりな枝に付いた桃の花を道端のおばさんたちから買っている。この時期、特に花で一杯になるハノイの道端は普段よりも生き生きと息づいて見える。

　僕らの住んでいるハノイ郊外のこの辺りは以前は広大な桃畑だったらしい。その桃畑をほとんど潰して今ある広大な住宅地を作った。わずかに残る桃畑が当時を偲ばせる。バイクの後ろに大きな桃の枝木を括り付けたり、後ろに乗る人が必死で抱きかかえたりして街を走り回る姿はなんと

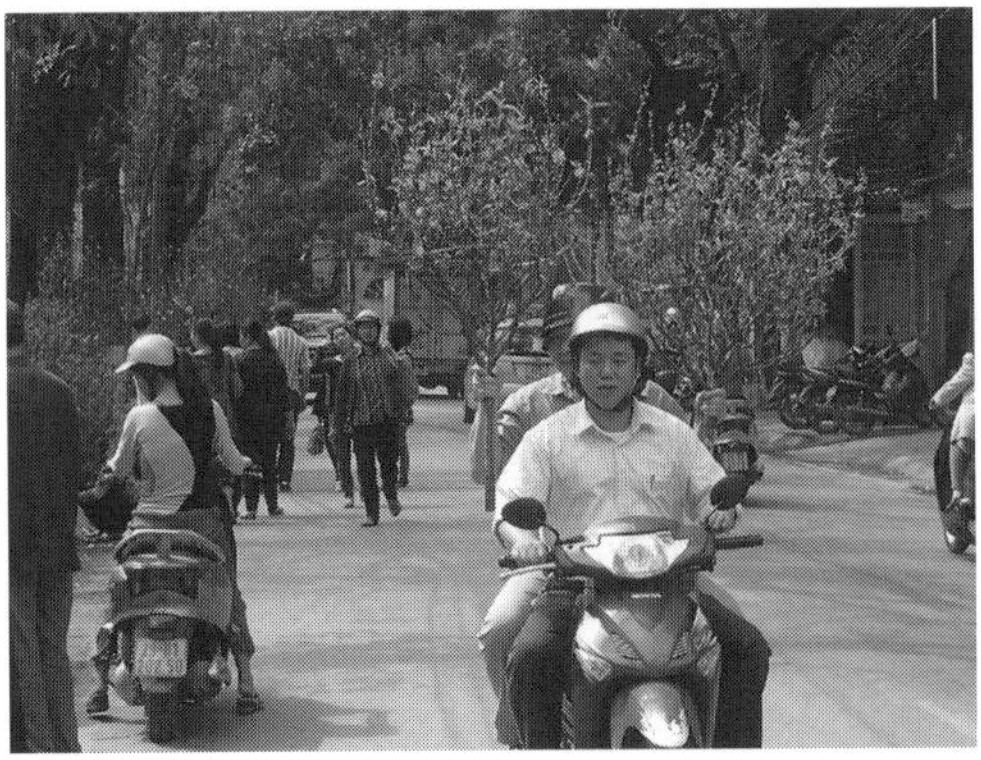

街角にあふれるテトの桃の木

も楽しそうである。先日驚いたのは飛行機の中に大きな枝木を抱えて持って入ってきた人がいた。テトの時はそれもOKらしい。そう言えばチェックインで大きな桃の植木を預けていた人もいた。まあ、激しく変化するベトナムで、テトの伝統が生き生きと見られるのはなんだか嬉しい。いつか日本のように色褪せていくのかもしれないが……

僕たちの戦争、未曾有災害のとき 風疹の大流行
――2011年5月X日

今回はどうしても大震災と原発事故の話をしないでは先にいけそうもない。

海外に住んでいて、日本に起こったこの未曾有の事態を知り、まだ何も具体的な行動を取れない自分がいる。ある種の苛立ちの中で、今月号を書いている。

メディアを通してでしか知りえないが、被災地の状況はまだまだ極めて困難な状態にあるということが、伝わってくる。大切な人や大切なものを失った被災された人たちの、絶望、今日を生きる勇気、明日への希望を。人だけではない、被災した数え切れないほどの家畜やペットがいる。木々や草花や、土や石や、空気までもが声なき声を発しているようだ。その上に放射能汚染が底の見えない暗い影を落とす。

今回の大震災と原発事故は僕の中では「戦争」だった。記憶から消し去ることの出来ない大事件。僕の親の世代が体験したあの世界大戦と同じレベルの大事件として位置づけたということです。一刻も早く解決されて、早く忘れて、二度と思い出したくないと願うほどの忌むべきこと。でも、しっかりと正視して、しっかりと考えないとならないもの。今その過程をしっかりと踏まないと必ず悔恨を未来の世代に残すと僕は感じる。

正直に言って、僕には今の日本の状況はやっぱり日本的にみえてしまうのです。世界唯一の被爆国で、原爆の被害者であると僕も含めて多くの日本人は感じてきた。ところが、その加害者としてきたアメリカの技術で次々と原発を建設し、国策として原発を推進して、その恩恵に地元も日本国民全体も浴してきて今の経済発展の一端がある。つまり、いわゆる国民の総意で承認してきたことだということです。(大戦も国民の総意だったということになっている。)

だからこそ、未曾有の自然災害、未曾有の原発災害を経験している今こそ、自然災害に対するあり方、さらには自

然に対峙する人間のあるべき姿と、原発の是非を含めたエネルギー政策、経済政策の今後の日本のあるべき選択をちゃんとした国民的議論という形でしないでどうしようというのか、と思えるのです。

世界大戦についてもしかりです。敗戦のあとからずっとその議論を避けてきたのは僕ら日本人自身じゃなかったのかと。誰の責任ということではなく、あの時、日本人がどのような選択をして、あの様な悲劇に至ったのか。国民の総意とはなんだったのか。回避する道はなかったのか。沖縄の基地問題もしかり。正面から議論しようとする機会が今回もあったはずなのに結局しない。鳩山元首相が口を滑らせたということでマスコミも国民も一笑に伏してすべてはうやむやになった。そうしたマスコミの論調と、うやむやにしたほうが沖縄の外、つまり本土に住む日本人には都合がいいと言う国民の総意？です。

東電と現政権に問題はあるのでしょうが、ただそこに責任をなすりつければ、話をわかりやすくなって大衆受けすると思っているマスコミの白痴化の影響も大きい。僕ら大衆がバカにされているのか、僕らが本質的に本当にバカなのかよくわかりませんが。

劣悪な環境で、昼夜を問わず原発の放射線漏れを処理する作業を続ける東電の職員の姿こそが、泥の中から行方不明者を探す自衛隊の人たちの活動こそが、連日マスコミから報道されてしかるべきだと感じますがどうでしょうか。少し極端な意見ではあるが、僕は日本国民全体が代価を払わないと、つまり身を削らないとダメだと思っている。現存する原発全部の安全性を根本から見直さざる得ないと思う。いくらかかるのか、何年かかるのかわからないけど仕方がありません。未来を考えるしか僕らには希望がないのだからこれも仕方がない。未来の子供たちのために考えることが今を生きている僕らに唯一できることだから。

僕らはもう変わってしまったのか？

と、ここまでなんだかナイーブな意見を展開しまったなあと思ったところで僕の恩師M先生に会った。彼はすでに世界は変わってしまったのだと言う。変化は訪れたのだと。空の色も空気の匂いも変わったと。変化は内発的に起こるものではなく、きわめて受動的に、外的なエネルギーで起こるもので、それはすでに現在の日本人全体に作用したのだと言う。大衆が考えて結論を出すとか、国民的議論が変化を作るなんてはじめからありえないもので、日本人にとっても、人類にとっても運命的とも言える変化はすでにしっかりと訪れたのだと。もちろん、その先は見えないままではあるが。僕の杞憂とは無関係に、個人個人の中ではすでに変化が訪れている、あの一瞬の後に、と。

直線上に描かれた単純な発展の構図の中のやりきれない不安の中に遂に訪れた「晴天の霹靂」のようなもの。何かがおかしいと思いながらベールに包まれたような不安の中で、もがき苦しんでいた若者たち、いや人類全体にもたらされた、体をゆすぶり起こされたような覚醒の瞬間。僕たちは今やっと自分たちの目で自然の本当の姿、原子力の実態を見ようとしているのかもしれない。(僕は以前ここで自然のことを書いた。) 変化はすでに訪れたのか? 単純な人間の欲と経済の直線上に僕らの将来はないのだとすると、僕らはいったいどこに行くのか。誰にもまだよくわからない。僕は今自分の目と耳と体で感じ、心で感じたいと思っている。

新たな風疹の流行

一年半前に僕がベトナムに赴任して以来、数万人単位で流行していた麻疹は、昨年の9—11月に実施した5歳以下の児童を対象にした全国麻疹ワクチンキャンペーンの効果があって、一応の終息を見た。ところが今年に入って、発熱発疹性疾患(Fever&Rash)の報告が急速に増えてきた。あわや麻疹の再流行かと驚いたのだが、集まってくる血清を調べると麻疹ではなく、全てが風疹陽性とでた。

実は去年の発熱発疹性疾患(Fever&Rash)の報告のうち風疹が血清診断でわかったものは3000例近くと麻疹の2倍もあったのである。それでも流行はあまり顕在化しなかった。しかし、今年になって感染症を専門とするハノイの病院の外来は数ヶ月で数千人もの風疹の患者であふれ、病棟も脳炎などの重症化した風疹脳炎などの患者で一杯になった。もちろんメディアも書き立てる。

風疹と先天性風疹症候群の歴史

「風疹」は一週間程度の潜伏期のあと、発熱と発疹を主症状として発症する急性の感染症だ。「三日はしか」とも呼ばれるように麻疹と似ているが、全身症状は一般に麻疹よりもずっと軽度で、死亡例は極めて少ない。子供の頃に罹っていれば、終生免疫を持って再感染は一般にない。たまに重症化するものでは脳炎や関節炎が見られるが回復は良好だ。しかし、風疹の最大の問題は「先天性風疹症候群」である。母親が妊娠初期の12週までに風疹に罹ると、ウイルスが胎盤を通って胎児に感染し、臓器を形成する時期の胎児の体に深刻な障害を残すのである。その主な障害は目、耳、心臓に集中するが、脳、肝臓、骨髄、骨などにも及ぶ。目の障害は白内障、緑内障、耳は難聴、心臓はあらゆる心奇形として現れる。

まだワクチンが使われる以前の1960年代に風疹は欧米で大流行した。アメリカでは推定で1200万人の患者と2万人以上の先天性風疹症候群の子供が産まれたと報告されている。日本でも、その直後沖縄で500人の先天性風疹症候群の子供が産まれたのである。1960年代後半に風疹ワクチンが開発され、1970年に入って風疹ワクチンが使われるようになると日本でも妊娠可能な女性、15歳の女子学生を対象に接種が始まった。しかし、残念なことに風疹の流行は収まらず、数年に一度の流行とともに先天性風疹症候群の子供が産まれ続けた。1994年になって、児童の定期予防接種への導入によってやっと流行の終息を見るのである。日本全国にある多くの聾学校はこの過程で整備されていったものらしい。

見えないベトナムの先天性風疹症の実態

ベトナムではまだ風疹ワクチンが定期接種に導入されていない。世界では140ヶ国がすでに導入している中で、しかも予防接種活動では優等生のベトナムがまだ導入していない。その最大の理由は疾患に対する認識の不足だ。風疹は長く子供の病気だった。妊婦の感染による胎児への影響がクローズアップされたのはここ4—5年のことである。風疹が報告すべき感染症となったのは今年から。「先天性風疹症候群」の報告は全く義務化されていない。医師の知識が不十分なことも問題。インタービューした新生児専門の医師は、「胎児への影響はインフルエンザだと大学で教わった。」というトンチンカンな答えが返ってくる。「先天性風疹症候群」の報告は一部の大病院に限られ、その実態は全くわかっていない。障害を持った子供たちのケアが十分でないベトナムでは目や耳に障害を持った多くの子供たちが、その原因もわからずに、学校にも行けず家事を手伝っていることが多い。ベトナムでは今回の大流行で4000人以上の先天性風疹症候群の赤ちゃんが一年間で生まれると推定している。風疹に感染したと疑う妊婦の人口流産が急増しているのも悲しい現実である。

風疹に有効な治療薬はないが、安くて効果の高いワクチンがある。30セント（25円）のワクチン一回で90％以上の予防が可能である。それでも政府はワクチンの導入を見送ってきた。一方で、ドナーの思惑に押されて20ドル（1600円）以上する肺炎や下痢ワクチンの導入に拍車をかけている。「風疹で子供はあまり死なないだろう。だから大事じゃないよ。」という乱暴な意見まで出てくる。生涯にわたって目や耳が不自由になり、心疾患を抱えて生きて行く毎年何千人という子供たちとその家族の想いはいったいいくらするというのだろうか。僕はここ数年来、風疹ワクチンの早期導入を説いてきたが、どうも政府からは真剣に相手にしてもらえなかった。

二人の助っ人登場と全国の病院行脚

今回は素敵な助っ人が二人現れた。一人はWHOのインターン制度で短期契約でやってきた小児科医の飯島真紀子先生。彼女は長崎大学の熱帯病研究所の大学院に所属する臨床医で新生児も診れるので僕には助かる。僕が新生児に触るとぎゃーぎゃー泣き出すのだが、彼女が触るとぴたりと泣き止む。さすがである。もう一人の助っ人はアメリカのCDC（疾病コントロールセンター）からきたスーザンリーフ先生。彼女はアメリカの風疹対策の責任者でもある。50代後半の赤毛のスーザンは気さくに、世界の風疹対策の10年の変遷を見事に教えてくれた。

助さん角さんを伴った黄門さまの珍道中はベトナムの北部から南部の感染症、小児、新生児、産院などの主要病院を行脚して歩いた。ハノイの病院にも先天性風疹症候群の子供たちはたくさん居たのであるが、北部独特の書類上の複雑さから実際に診ることはかなり制限があった。南部のホーチミン市に行くと、事情はがらりと変わった。僕の知人も多いこともあるが、数多くの「先天性風疹症候群」の新生児を実際に診ることが出来た。その数は僕らの予想を遥かに超え、今年3ヶ月で60人以上が入院している新生児科もある。南はあまり問題ないだろうという北の予想は大いに外れた。

一度に10人以上を診た新生児たちはいずれも正常児に比べると明らかに体重が少なく、肺炎などの感染症を合併し、多くが白内障と心奇形を伴っている。そして多くに母親の風疹の感染歴と新生児の感染抗体が証明される。実際は難聴が隠されている子供たちはこの何倍もいるのである。僕自身がこれだけ多くの「先天性風疹症候群」の新生児を一度に診るのは初めてのことで、これはかなりのショックである。僕の場合こういうショックは大いに原動力となる。連日のように現場の報告をレポートにして保健省の担当者に送り、なんとか保健省の専門部会で風疹の会議を開いてもらうところまでこぎつけたのである。助さん、角さん、ありがとう。

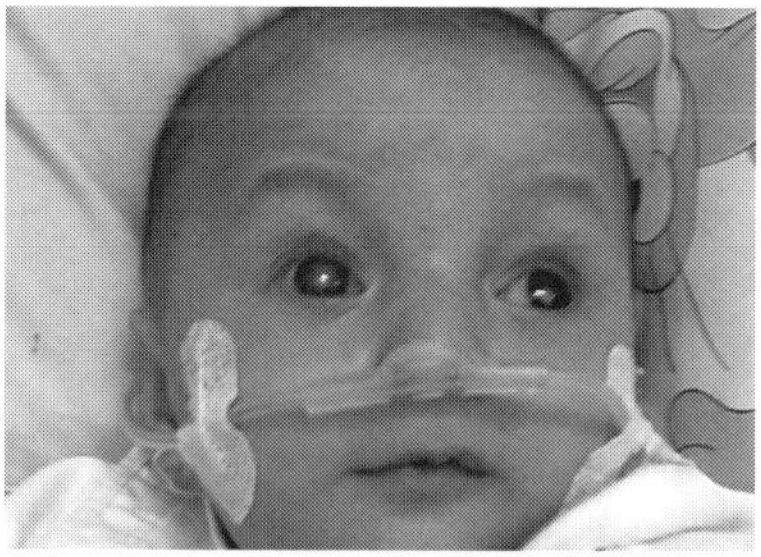

白内障と心奇形の赤ちゃん

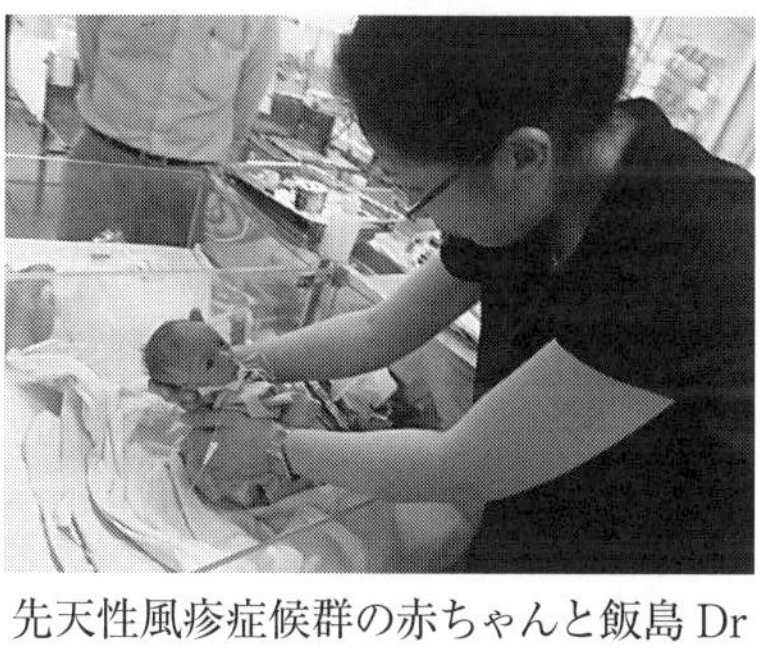

先天性風疹症候群の赤ちゃんと飯島 Dr

生きていくことと芸術

―2011年6月X日

僕は生きていくことは芸術だと思っている。誰の真似でもなく、自分の描き方で自分の想いをキャンバスに描く。そこにいたる道は苦しいいばらの道だ。しかし、いったんそこに至るなら、心はつまらない制約から解放される。周りとの比較が価値の基準になることはない。成功も失敗も、有名も無名も、その価値ではない。自分の心を解き放って、小さな持てる力の最大限を引き出す。究極でそのエネルギーは、その絵を見る者への感動となる。自らの命を削った献身と言い換えてもいい。それは描くもの、生きるものにとっての自然の帰結であるかもしれない。それを（芸術を）自己満足と呼ぶものは命を削るということを知ることのなかった者のつまらぬ中傷だ。生きることが（芸術が）観る者に、つまり周りの人たちにわずかでも小さな感動を与えられるならそれだけで、描いた甲斐がある。命を削った価値がある、生きた甲斐がある、と言えるのである。

僕は芸術は本来暖かいものであると思っている。最近、ライブで聴いた山下洋輔の演奏から強く感じ、確信したことでもある。芸術を生業とするプロが仕組んだ巧みさでありながら、それは聴く側、観賞する側を考え尽くし、最大の力を出し切る。決して個の満足ではない、観賞する側があって成り立つ。独りよがりの芸術は初めから存在しない。暖かさは確実に存在するのである。

僕が最も尊敬する恩師M先生に送った最近のメールを引用しよう。

「先生の研究は芸術ですね。一種の歓喜と感動がある。それが僕がとりこになった理由です。他に理由が見つからない。芸術はそれを観る者を必要としている。孤立してはだめだ。観るものに一瞬の驚きと感動を与え、その中で新たな結晶となる。自分でにやにや笑ったり、めそめそして完結するものじゃない。僕の生き方そのものが芸術的であったらいいと思うのですが、なかなかうまく行きません。
遠田ハノイ」

M先生の返信。「僕の研究は芸術と思ってます。100年前は科学と哲学が同じものだったようですね。今血管と細胞を見ていると、人々が思っているよりも遥かに厳格で精密なものです。生物の存在は哲学の存在と全く同じレベルで存在しているようです。こんな気持ちで細胞を見ていると、細胞が時間と宇宙を教えてくれるようです。細胞から哲学を教えられるとは思いませんでした。M　秋田」

ホアセンの咲く頃 ―２０１１年８月Ｘ日

ハノイの街の周辺には沼が一杯ある。そこには毎年、この時期きまって蓮の花（ホアセン）が一斉に咲く。咲き終わった後は翌年まで枯れた黒い枝が残るだけの侘しげな沼に戻るのでこの時期でないと蓮の池だとはわからないことが多い。今そのたくさんの沼はハノイの激しい開発の波をうけて、どんどん埋め立てられ、消えている。その開発の波の中でかろうじて残っている沼が僕の住んでいるところのそばにある。

ベトナムで蓮の花（ホアセン）が咲き誇るのは6月から7月にかけてだ。花は朝咲くと言うので朝の苦手な僕だが、かなり無理をして行ってみた。行ってみると、なんと蓮池の中央を抜ける道はバイクで乗り付けた若い人たちでごった返している。どうやらハノイの若者たちのいいフォトスポットらしい。沼を埋め尽くす大きな蓮の葉と葉の間から空に真直ぐ伸びた茎の先に咲く大輪の赤や白の蓮の花たち。その花をバックに若者たちが思い思いに写真を撮る。

我が家には運転手として働いてくれているドゥック君という歳は息子と同じ頃の生真面目で律儀な若者がいる。その運転手のドゥック君が花好きの女房を気遣って、買い物の帰りに、少し遠回りをしてこの蓮池を傍を通ってくれたらしい。実は女房も僕も去年、こんなに蓮池で花が咲き誇っていたことをまったく覚えていない。何でだろうと不思議に思っていたら、そうだと思いついた。愛犬がちょうど闘病をして、肺がんの脳転移で亡くなった頃だったのだ。外の景色を見て、季節の移ろいを感じる心の余裕がなかった。女房がそのことを下手なベトナム語と英語を混ぜて話すと、ドゥック君が習いたての英語でぼそりと返してきたそうだ。「マダムの犬はきっとマダムの大好きな花になったんです。」と。女房は急に胸が熱くなった。ベトナムの人は犬のお肉をお食べになるけど、時折見事にほろりとさせてくれる。

ベトナム南部の少数部族と新生児破傷風

7月はまさに旅する月だった。毎週遠く離れた県を歩いた。その一つ南部の山岳部の県ビンフォックは僕が15年以上前にホーチミン市を拠点に小児麻痺の根絶の仕事をしていた時に訪ねたことのある懐かしい県である（当時はソンベーと呼ばれていた）。その頃は道路も悪く、夜になってカンボジアと接する山間で、油で揚げたヤモリを酒の肴に食べたことを思い出した。ゲテモノは苦手な僕だが、森のヤモリはきれいでおいしいと言われて食べた。ヤモリ君たちには申し訳ないが確かに歯ごたえもよくおいしかったように覚えている。面白いので子供に見せようと家に持ち帰ったが、家の中で走り回っているヤモリの大家族たちに親近感を覚えていた子供たちには不評であった。

この県で新生児破傷風が相次いで報告された。新生児破傷風はここでも何度かお話したと思うが、赤ちゃんが産まれた直後に切るへその緒の断端が不潔にされることで入り込む破傷風菌による重篤な感染症である。この菌が体に入ると末梢の神経を冒して筋肉が際限なく緊張していく。頬の筋肉が引きつり、オッパイが吸えなくなり、体は弓なりに反り返る。集中管理をしないと激しい痙攣を繰り返し、最後は呼吸困難で死亡する。

ベトナムは途上国の中にあって病院や保健所を含めた医療施設での出産（70―80％）がもともと高い国の一つだった。さらに母親への破傷風ワクチンの接種率も高く、2005年にUNICEFとWHOで評価をした時点で、根絶の目標とした各郡（人口10万人程度）でも出産1000例に1例以下の新生児破傷風の条件をクリアーした。しかしビンフォックではここ5年間で11例の新生児破傷風が各郡から報告され、今年に入って一つの郡から立て続けに2例の報告が続いた。驚くことにこれら13例全ての報告は人口の20％を占める山岳部の少数民族の村からである。

現場に行ってみるとさらに見えてきた。保健所からさほど遠くないところにあるその子の村はゴムの木とカシューナッツの木に囲まれたスチアン族の村だ。村人がたくさん集まっているなあと思っていたら、集会所だと思ったところは村の教会で、日曜日礼拝だったとわかった。この辺の少数部族の人たちはプロテスタントのキリスト教徒がほとんどだという。現場の保健スタッフはあまり言いたがらないが、人民委員会のキン族（ベトナム人）とはあまり仲がよくないらしい。理由は複雑そうだ。

スチアン族のその子の母親は73歳になる、やはり少数民族のタイ族のお産婆さんの手を借りて家で産んだ。産んでから3日後に痙攣が始まり、ホーチミン市の感染症病院までなんとか辿りついて、一ヵ月半ICUに入院して一命を取り留めたという。母は一度も破傷風ワクチンを受けたことはない。もう一人いる子供も定期予防接種は受けていない。それでも、この辺りの予防接種率は97％と報告されているから興味深い。2人っ子政策の家族計画から算定した人口推定を使っているのか、予防接種の対象となる子供の数は少なく見積もられているようだ。たくさんの子供で溢れている村を見ると、どうも接種率はあてにならないように思えてくる。高い接種率で安心する傍ら、政府の保健サービスは思うように少数派の人たちへは届かず、重篤な感染症が起こり、報告されることで初めて僕らに問題を警鐘してくれるのである。サーベイランス（報告システム）の大切さがそこにある。

もう一人の子供は広大な丘陵地帯のなかのカシューナッツの木に囲まれた村にいた。ここも保健所からは決して遠くない。ここはマノン族の村だ。この子も前の子と同様、家で産まれ、4日目から痙攣が始まり、ホーチミン市の感染症病院に辿りついて一ヶ月間ICUに入院して一命を取り留めた。やはり母親も家族も予防接種を受けていない。周りの子供たちも受けていない。

少数民族問題は確かに政治的な要素が強い。ベトナム政府は山間の部落まで学校を建て、教師を送り、ベトナム語の教化に努めてきた。それでも、少数民族の言葉を教えない反発があり、今年からいくつかの地域で少数民族の言語の授業を取り入れ始めた。また、少数民族出身の保健婦や政府職員などの養成に力も入れ始めた。ベトナムなりにがんばっているのであろう。

それでも道は険しい。保健サービスが目の前にあっても拒否する理由はなんだろう。恐れる理由はなんだろう。疑う理由はなんだろう。どうしたらその壁が低くなっていくのだろうか。その答えをベトナム人、つまり多数派のキン族の人たちが見つけない限り解決はないのかもしれない。

親友と蝶々とスースーとタムダオとソンラーの麻疹
―２０１１年９月Ｘ日

読者の方はタムダオという名前をまだ覚えているのでは？　丁度一年半ほど前、ハノイに着任してまもなく、自転車で登るのにいい山があると、飲み会で知り合ったばかりのハノイ在住の日本人に誘われ、翌朝二日酔いのまま、ハノイから70キロメートルほど走り、急峻な山道の中腹で両足がつって、自転車を引きずりながら山頂まで登ったあの地獄の山です……僕はあの悪夢をとうに忘れていたのですが、突然、中学時代からの親友の矢野君からメールが入り、タムダオに蝶々を取りに行きたいからよろしく。週末にハノイに行きます、と言ってきた……。

矢野君とは実家が近くでよく遊んだ。なぜか彼とは気が合った。高校も同じで、彼のお父さんのウイスキーを拝借して初めて吐くほど飲んだのも彼の家だった。調子に乗って、屋根によじ上り、目黒消防署の火の見やぐらに向かって放尿したのも彼の家だった。女性とのお付き合いはあまり得意でないと思っていた彼が大学の終わり頃に突然連れてきた女（ひと）が中学校の同級生だったのには度肝を抜かされた。実はその人、中学時代に僕と一緒に学級委員長をやり、一切僕が口応えの出来なかった怖わーい人だった。今は良妻賢母、優しく素敵な女性である。なのに、「トオダくーーん」と呼ばれると、今でも反射的にドキッとする自分が情けない。

某王手鉄鋼メーカーのシンガポール事務所長の彼は週末が近づくと約束どおり、虫網と竿を担ぎ、カメラを首から提げて、初めてのハノイに子供の時そのままのいたづらっぽい顔で降り立ったのである。その晩は、酒を飲み、積もる話もし、仕事で疲れているだろうから、翌朝は老人ペースでゆっくり出ようと言って、僕のアパートで寝たのである。ところが朝薄暗いうちからゴトゴト音がするので起きてみると、すでに虫網を片手に、カメラを提げて準備万端のいでたちで矢野君は茶の間に立っていた。

タムダオはベトナムがフランスの植民地だった時代に、フランス人たちがハノイの蒸し風呂のような夏の暑さから逃れるためにハノイ近郊の山の中腹に作った避暑地だ。今でもハノイの人たちは夏の猛暑を逃れる場所として一度は訪れる。一方、蝶々収集家の間では珍しい蝶々が今でも見つかるハノイ近郊の山として有名なのだそうだ。

タムダオまでハノイから車で一時間半。山道を登り始めるや彼が叫んだ「止まって！」車を飛び降りた彼が足早に道端の草むらに入っていく。彼の構えるカメラのレンズの先を見ると小さな白いモンシロチョウが草にとまっている。僕にはなんの変哲もない普通のモンシロチョウに見えるのだが、彼に言わせると珍しいとは言えないが、十分面白いという。モンシロチョウ一つ取っても何十種類もあるらしい。車を断崖の路肩で頻繁に止めるのは危ないと説明しても、彼の目は一瞬飛び交う何かを見ては、「止めて！」と叫ぶ。車から降りるや今度はどんどん林の中に入っていく。蝶々の臭いがするという。ハエのたかる牛の糞を足元に見るや、「こういうところに集まるんだけどなあ。」と呟く。

さらに高度が上がると眼下にはハノイのデルタ平野が広がる。山の頂には白いガスがどんどん上がっていく。斜面に張り付く家並み、その間を埋め尽くす緑の波。茶畑だと思って降りてみると竹で作った藤棚に緑の植物が一杯に栽培されている。カボチャかな？　と思ったが、これが「スースー」だった。

スースーは蔦があって、一見カボチャのように見えるが花も実も違う。花は緑の小さなもので、実は緑の小さな洋ナシのような形をしている。空腹を覚えた僕らは、道端のフォーのお店に入って、おばさんにスースーがあったら適当に料理してくれないか？　と下手なベトナム語で頼むと快く応じてくれた。出てきたのは茎をニンニクと油でさっと炒めたもの。歯ごたえがよく、エグミもまったくなく、炒めたとは思えないほど新鮮な食感だ。次に出てきたのが茹でたスースーの実だ。これをゴマと塩と砂糖を混ぜた粉につけて食べる。瑞々しい実はいくらでも喉を通って行く。休暇を満喫した矢野くん、またすぐにタムダオに戻ってくると言い残して、白いビジネススーツに虫網を握り締め、シンガポールに帰っていったのである。

北部山岳地帯ソンラーの麻疹

風疹が全国的に記録的な大流行を見せる一方で、今年に入っての麻疹の報告は激減した。昨年暮れに実施した5歳以下の小児への麻疹ワクチン全国一斉投与の成果があったのか、それとも風疹に紛れて見えなくなっているのか、少し不安のまま迎えた7月の中頃。北部の予防接種のオフィスの机の上に突然、北西部山岳地帯のソンラー県から届けられた300件以上の調査票が、どっさりと山積みにされた。

ソンラーはラオスと国境を接する山岳地帯の県で、人口100万余のうち、タイ族、モン族、ムオン族、ヤオ族などの少数民族が人口の83％を占め、キン族（いわゆるベトナム人）は人口の17％で、数から言うと小数派になってしまうのでした。今ソンラーではアジア最大のタービンを持つ水力発電所がほぼ完成に近づいて、時代の変化の波がここにも押し寄せている。以前、先天性風疹症候群のお話でも紹介した長崎大学の大学院からWHO インターンとして来ている優秀な小児科医のI先生と保健省のスタッフとともに調査票を大急ぎで解析してみた。すると、大部分の発症は2ヶ月前の5月、血清はわずかに20例ほどしか採取されていないが、その多くは麻疹で、ラオスと国境を接する二つの郡のいくつかの村に集中している。そのあたりは少数民族のモン族の村だという。年齢は10歳以下の小児がほとんどで、そのうちの50％はワクチンをちゃんと受けていない。昨年の麻疹ワクチンキャンペーンで受けたはずの子供たちが罹っているのである。保健省のスタッフと協議して、急遽、現地調査をしようということになった。

僕の訪問許可がソンラーの人民委員会から出るまでに結局2週間近くかかった。実は少し前にモン族が反政府運動をしているという情報があり、政府は、いかにWHOであっても、外国人の訪問に神経を尖らせていたらしい。結局、問題のラオス国境の郡への訪問は許可されなかったが、ともかく、行ける所まで行ってみようということで、ソンラーまで7時間余りの道のりを車で走った。

調べてみると、麻疹の報告は昨年の全国キャンペーンの最中からいくつかの群から続いて報告されていた。それが一時下火になるが、5月になってまた別の郡に飛び火したように見える。

県立病院の感染病棟を訪ねると、長崎大学で一年間勉強してきたという、I先生のお友達の若いベトナム人のザン先生が待っていてくれた。麻疹疑いは入院していないが、日本脳炎疑いの子供たちがたくさん入院しているので診てくれと言うので一緒に診させてもらった。

意識障害を伴ってベッドで横になる4歳と5歳のタイ族の子供は二人とも、まだ日本脳炎の定期接種が実施されていない郡から来たという。脊髄液か血清を取ってくれたらすぐにハノイで調べて報告しますと約束するとザン先生の顔が輝いた。

翌日なんとか頼み込んで問題の郡から離れた別の人口10万程の郡に行かせてもらう。郡病院に行くと、ほとんどがタイ族とモン族の人たちだ。病院の記録はとてもしっかりしていて、70人以上の麻疹疑いの患者が記録されていた。麻疹の流行がこの郡では去年後半から続いていたことが如実にわかる。今年の2月のテト正月を境に、麻疹ではなく風疹が都市部から持ち込まれてきたこともわかった。僕の調査はここまでが限界となった。こういう時もある。

WHOインターンへ一言

I先生が5ヶ月間のただ働きWHOインターンを終える。ご苦労様でした。僕のようなグータラで、いい加減なシニアーの下でよく働いてくれたなあ。居直るつもりじゃないけど、反面教師だからなあ。ちゃんと経験を積んだ小児科の臨床医であり、しかも公衆衛生の目をしっかり持っているので、僕は心配していない。しかも同じようにエネルギッシュな仲間が彼女の周りにはたくさんいるらしいから（みんな女性？……）、凄いなあ。懲りずにまたどうぞ。

一人の患者を大切に診ることで全体を見ようとする心、全体を見ながら一人の患者を忘れない心。この一点において、臨床も公衆衛生も究極では同じなんだというのが僕の信念です。別な言い方をすれば、一人の臨床医であれ、行政側の医師であれ、医者として命を懸けると決めたことでは一緒ですから、どちらの側にいても命を懸けてやれば同じになるということです。江戸末期、緒方洪庵は一人の臨床医として、数え切れないほどの感染症に苦しむ患者を診て、その治療に苦心したそうです。だからこそ、天然痘のワクチンである種痘の普及に努め、コレラの対策に奔走した。多くの名もない医師たちも苦しむ多くの患者を診たからこそ、自然に公衆衛生的な予防の道を模索してきた。

保健省に帰ると、検査室の人が日本脳炎疑いの子供たちの血清の結果を持ってきてくれた。二人とも陽性。日本脳炎はまだまだアジアでは忘れてはいけない大事な病気、そしてワクチンで救える病気だ。I先生からザン先生に結果を連絡してもらうと、二人の子供たちは幸いにも意識が戻り、快方に向かっているという。あの子供たちのことを忘れないようにしよう。

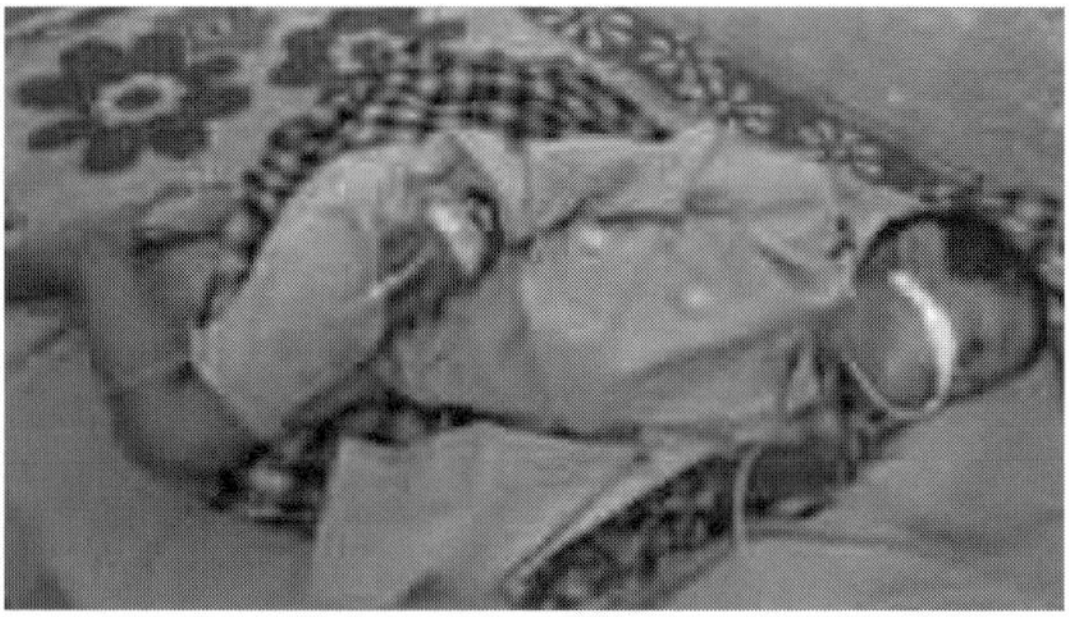

ソンラーで診た日本脳炎の子供

拝啓、気仙沼の皆様――2010年10月X日

拝啓、気仙沼で出会った皆様

夏休みに一時帰国した日本で5日ほどを、古い友人で、敬愛する先輩医師である本田徹先生が主催するシェアというNGOのお世話になって震災から6ヶ月が経つ気仙沼で過ごした。気仙沼には以前から知り合いだった保健師の尾崎さんが5月から入って、気仙沼市役所の健康福祉部にある健康増進課（65歳以下の検診、予防接種など）、高齢介護課（65歳以上）、障害福祉課（精神障害も含める）の地元の保健師さんたちと連携して健康相談訪問を実施していた。健康福祉部にあった住民の健康に関する台帳が震災でなくなってしまったために、被災のひどい地域を中心に訪問しながら、台帳作り直す仕事をサポートしているようだ。

全盲のUさん

僕はベトナムから来たイシャッコなので、保健師のOさんの後ろを、短パンとポロシャツ姿でこれまたそろりとついて行きながら各家を回った。はじめに訪ねた60歳前後の全盲のUさんのことは今も鮮明に記憶している。Uさんご夫妻は半壊したアパートの2階を借りて被災の大きかった場所のそばに避難所から戻ってきた。訪ねると人懐っこい笑顔の奥さんが、中に入って話してくれというので、お邪魔した。全盲のUさんは持病の腰痛を悪化させて、引きこもりがちになっていると奥さんは心配する。数日前も余震があり、非難警報が出たときは誰もサポートしてくれる人がいなくて怖かったと話す。

Uさんはお話をすると、とてもしっかりした方で、「腰が痛くなってきたので失礼します」といって、体を横たえ、楽になってくるとまたきちんと座り直す。30歳代までは船の機関士として働いていて、その後、網膜症で全盲になった。「全盲になったときは、一家心中をしようと思ったほどUさんは荒れたんですよ。」と奥さんが当時の苦労話をうっすら目に涙して話してくれる。Uさんは穏やかな顔で黙って聞いている。それからマッサージの技術を身につけ、病院でも働き、最近は港の近くの自宅で細々とマッサージ師として日々をマイペースで過ごしていた。馴染みのお客さんも増えて、やっと平穏な生活が戻っていたという。そこに震災が襲った。奥さんが仕事場から戻り、全盲のUさんを抱えて、何も取らずに避難したという。家は消え、命は取り留めた。「あのまま死なせてくれればよかったのに、なんで助けた。」とUさんが避難所で奥さんをなじったと言う。それを静かに話せるほどに愛情深いUご夫妻だ。

Uさんは下肢の神経症状もあって、どうやらはっきりした椎間板ヘルニアで、手術が必要なようだが、悩んでいる。全盲の上に震災で家も仕事も失い、もしこの上、手術がうまく行かなくて歩けないようにでもなったら、本当にどうしていいかわからないと。「ほんとうだね。」と僕も保健師のOさんも思う。Uさんがマッサージという技術を生かして以前のように働けるように、Uさんにとって最善の方法が何かを一緒に考えましょうと話した。2時間以上も一緒にお話をしていただろうか。帰りがけに奥さんが「これ持って行って下さい。」と一本の羊羹を差し出した。固辞するのも申し訳なく、結局いただいた。その羊羹、なぜか今も食べられずにハノイまで持ってきてしまった。その後、気仙沼市の保健師さんと相談し、脊椎専門の整形外科医がいる病院でちゃんとしたアドバイスが受けれるように、今もご夫妻と話し合いながら最善のサポートを模索している。

保健師さんの話

さらにびっくりしたのは、気仙沼市の保健師さんたち自身の話である。気仙沼では保健師さんたちのほとんどが、自らも被災している。僕の目の前で話している保健師さんも仮設住宅から通っている。明るい顔でやっと新しい土地を近くに見つけ、家を建てることが決まったと話している。

もう一人の保健師さんは火災まで起こった被害の最も深刻だった鹿折（ししおり）地区に家があり、自宅は燃えながら流れていってしまった。どこに行ったかわからず探すのが大変だったと話す。家には金庫があり、せめてそれだけでも探そうと夫婦で随分探したらしい。すると、なんと近所の人が見つけていてくれた。

金庫をこじ開けると中には子供たちの母子手帳と、びしょ濡れのお札が少し見つかったそうだ。「びしょ濡れのお札を伸ばして、洗濯バサミで止めて、干して全部使ったわよ。」と、ゲラゲラ笑いながら話してくれた。彼女も今もまだ仮設にいる。思わず僕もつられて笑ったものの、なんだか変な笑い顔になってしまった。こいつは、一本も二本もやられたな、という感じだ。気仙沼の保健師さんたちはすごい。

半壊したという家は一見、外見からは元通りのように見えるのだが、この6ヶ月は大変だった。港からかなり離れたところでも、高さ1メートル以上のヘドロと、重油を含んだ海水が家を襲った。それから6ヶ月間必死の修理、修復作業を続けたという。写真を見せてくれて説明してくれたご家族もいた。夏草が生えて空き地のように見えるところは全て家が流された跡だったと言われてわかった。何千台もの流された車が錆付いて、今も山積みにされ、空き地や学校の敷地などに廃棄しきれずに放置されている。

気仙沼漁港と陸前高田

巡回訪問の運転をしてくれた僕より年配だが、実に謙虚で礼儀正しい地元出身のOさんが、気仙沼漁港の被災状況をつぶさに見せてくれた。港は1メートル近くも沈下し、満潮時には街中まで海水が入ってくる。港はまだ使えず、トロール船が今も海底から瓦礫を除去し続けている。気仙沼だけで、1000人以上の方が亡くなられて、500人の方がいまだに行方不明のままである。秋刀魚の初水揚げがあったとはいえ、高知のカツオの一本つり船と一緒に入った漁船が水揚げしたものだ。港の製氷施設が全て破壊されているから水揚げが出来ないのである。漁業の再開はまだ先が見えない。車を30分ほど走らせて、陸前高田まで行ってみてさらに驚く。そこは本当に街が全てなくなっている。平野が気仙沼よりも広く海に開けていたせいで、津波の被害はさらに烈しいものだった。6ヶ月経った今もある津波被害の爪痕は紙面では語りつくせない。

仮設の老夫婦

仮設の訪問で、或るおばあちゃんと老夫婦との出会いも忘れられない。農家で80歳になるおばあちゃんは3年前に旦那さんを亡くし、娘夫婦に田んぼを任せて、自分は畑を作り、近所の仲間たちと楽しい老後を送っていた。そこに震災が襲った。裏山に登って逃げ、辛うじて助かった。眼下で自分の家が津波の渦に飲み込まれて消えていくのを見たそうだ。重油タンクも流れてきて爆発がはじまり、一晩中、山の奥に向かって逃げ続けたという。陸前高田に嫁に行った2番目の娘さんが亡くなった。でも、嫁に行った家のおばあちゃんは兄弟も子供もたくさん亡くし、自分よりもっと可哀相だと言う。優しいおばちゃんだ。市から支給された家電6点セットの使い方がわからないというので保健師のOさんと奮闘する。帰り際に血圧を測る。「おばあちゃん、血圧はとってもいいねえ。」というと、「また来てけれ。」といってくれた。嬉しい。

80歳と87歳になる老夫婦。ご主人は戦前結核になったが、結局徴兵されてシベリアに4年抑留されて戻ってきたそうだ。それから遠洋漁業でずっと働いてきた。3年前には胃がんで胃全摘出をしているが、腰も曲がらず元気である。おばあちゃんのほうは腰が曲がり、数年前に軽い脳梗塞を患って、今は突発性難聴で困っている。薬を9種類も渡されて、飲んだら気持ち悪くて吐いたと嘆く。薬を調べるとあまり必要もない薬なので、「飲まないで様子をみてもいいよ。」というと大いに喜ぶ。

震災の時は二人で庭仕事をしていた。ただならない揺れだったので、家に戻らず、何も取らずに山のほうに逃げたという。全てが流されたが、命は助かった。そのあと、避難所、親戚の家など転々とするが、仮設の抽選がなかなか当たらなかったらしい。当たる人は何度も当たり、一度当たってもその仮設が気に入らないとまた応募できる。本当に必要な人に当たらなかったと、6ヶ月も待たされた心の内を話してくれた。いろんなものを支給されて有り難いと、それでも感謝の心を忘れない。

話が一段落したので、血圧でも測ろうかと、測っていると、「あんた、ここの人でねえべ。どこの人だが？」という。ベトナムから来ました、とも言えないので、「秋田だよ。」と答えるとニッコリして、「また来てけれ。」といってくれた。その一言が、嬉しいのである。なんだか久しぶりに、本当に久しぶりに、一人の医者っこに戻った気分にしてくれた。

医者っこ

僕は数日を気仙沼の人たちに助けられながら過ごし、いろんなことを教えられ、考え、後ろ髪を引かれる想いで、気仙沼を後にした。シェアが支援した気仙沼巡回療養支援隊は日本各地から派遣される保健師ボランティアーの窓口になり、約7ヶ月間で在宅２０２１世帯、仮設住宅８４８世帯の訪問調査を終えて、気仙沼市の保健師に引継ぎ、9月末で活動を終了した。シェアの保健師のOさん、本当にご苦労様。

ハノイに飛び立つ直前に、僕の医者としての先輩であり、尊愛するシェアの本田徹先生にお礼の電話をした。「気仙沼なら僕のようなものでも、医者っこができるかもしれない。日本でもう一度医者として、こんな僕でも出来る、診療時間も保険診療も無視した、やりたい医療があると久しぶりに思いました。」と僕は思わず心の内を話した。人は僕をバカだという。途方もない夢のような話をするバカだという。僕はそれでいいと思っている。本田先生が電話口で、「じゃあ、一緒にやりましょう。いつでも。」とささやいた。バカは僕だけじゃない……思わず胸が熱くなった。

いろんな気持ちを胸に、放浪の夏休みは終わり、僕はハノイに戻った。ハノイに降り立って、胸の中は、なぜか曇りが少し晴れた感じがする。今の自分が、自分なりに精一杯やれる場所がどこかと問えば、それはこのベトナムだろうと、真直ぐに答えられる自分に少しなれた気がする。もちろん大したことも出来ないのだけど、バカなりに、もうちょっとは、ベトナムの人たちのために出来ることを一生懸命にやれよと。そうでもしないと、あの日本の中で、一日一日をちゃんと生きているあの人たちになんとも申し訳ないでしょうと。こんな僕でも、もしかしたら医者っことしてやれる場所が日本にあるかもしれないぞ？　と思えたことだけでも、今の僕の気持ちが少し軽くなったように感じるのです。拝啓、気仙沼で出会った皆様、ありがとうございます。逆に勇気と元気を山のようにいただきました。僕はかの地で皆様に恥じないようになんとかやっていきます。皆様の日々の健康を遠方より心から祈っております。

敬具

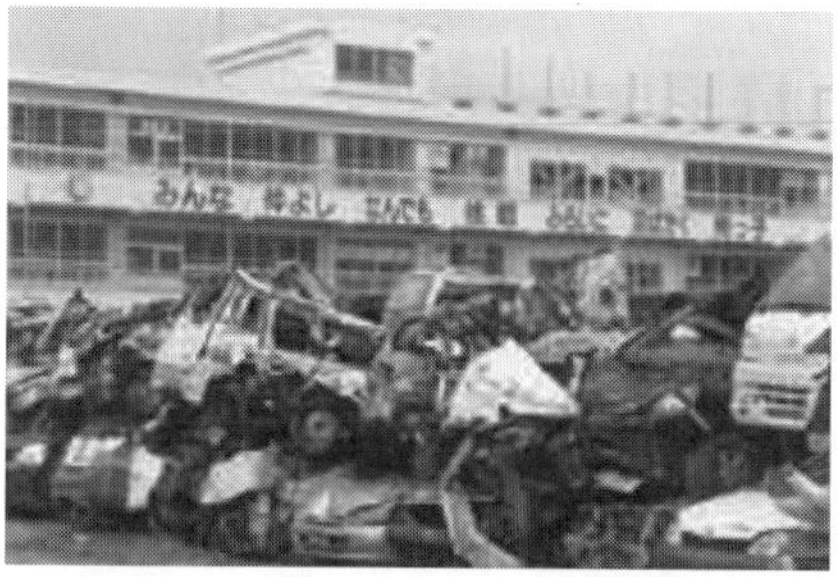

津波で流された車が積まれた小学校の校庭

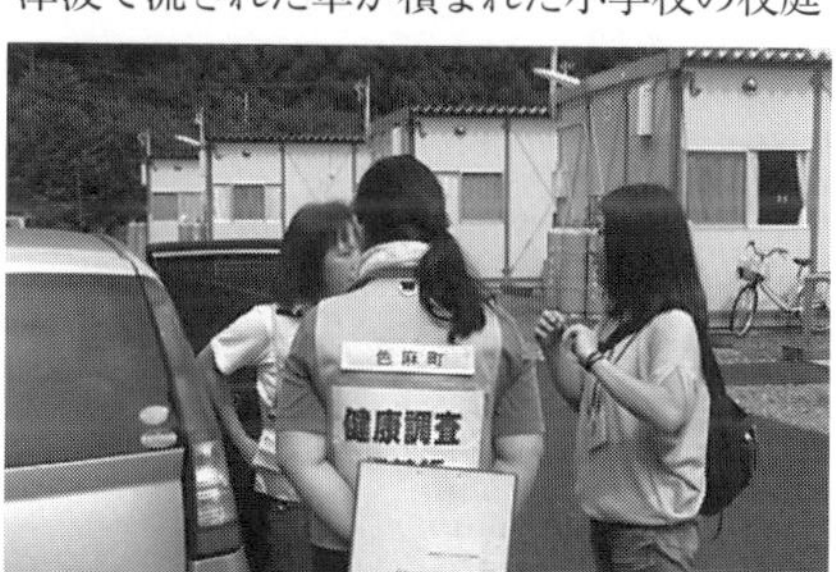

仮設で働く気仙沼の保健師たち

ラオス国境、モン族の麻疹ワクチンキャンペーン
―２０１１年11月Ｘ日

山の民、モン族の村の麻疹ワクチンキャンペーン

以前ここでも紹介したが北部山岳地帯のソンラー県で、麻疹の流行が見つかった。8月に行ったときは村まで入ることを許されなかった。今回はラオス国境の二つの郡で麻疹ワクチンのキャンペーンをやるというのでなんとか村まで連れて行ってくれと頼み込んだ。保健省の仲間たちは「僕らは事情を知っているし、話し合っても解決にならないから、トーダ、勝手に見ておいで。」という感じなのであるが、いろいろと尽力してくれて特別な許可がおりた。僕はバカなので自分の目で見ないと何も感じないとみんなも知っている。ありがとう。この地域は98％までが少数民族のタイ族、モン族などで、統治する側のベトナム人（キン族）は極めて少数派である。そこで、政府に抗議する不穏な動きありと、外国人の立ち入りも含めて、政府は神経を尖らせている。

麻疹ワクチンの接種

ハノイからソンラーの町まで車で8時間近く。僕だけは警察から指定された宿で一泊して、翌朝ラオス国境のソップコップ郡までさらに4時間の山道を車で行く。途中いたるところで土砂崩れや崖崩れがあり、徐行しながら進む。県の郡の中心の町は山間の小さな平地と小川の横にある。県の衛生局長のズン先生も同行してくれた。ついでに僕の行動監視で警察も動向。衛生局の人たちもくれぐれもトーダから目を離すことのないようにと言われているようだ。大した行動はしていないのだけどなあ。トイレまで付いて来るので疲れる。さらに疲れるのは食事だ。昼食も夕食も地酒の米焼酎をしこたま飲まされる。僕もがんばるが、衛生局も、病院も、警察も人民委員会もベロベロに酔っ払う。これも職務であるという認識だ。

モン族の村、ホイズン村

その日は郡の衛生局と病院で麻疹の入院患者の記録を調べなおした。翌朝さらに2時間かけて車一台がかろうじて進める山道をモン族のモイズン村に向かって山道を登った。途中、川で道が寸断され、ぬかるんだ泥でタイヤを取られ、心配の連続だったがなんとか辿り着いた。モン族のホイズン村の家々は山の稜線に沿って見事に広がっている。36戸、

300人の村だが、5月には30人近い麻疹の患者が郡に報告されている。実際はもっと多かっただろう。

僕らが着くと村の集会場では郡の病院、軍隊の医療班などがすで来て1歳から10歳までの子供66人に麻疹の接種を終わるところだった。彼らも2時間以上かけてバイクでたどり着いている。この村は町には近いほうの村で、遠い村は片道丸一日以上かかるという。村の人たちの表情は思ったより明るい。子供たちも元気そうだ。一軒一軒回って麻疹の病歴を調べたいと思ったが、早く帰るぞとせかされて家を回れない。僕が動くと6人くらいが金魚の糞のように着いてくるので少々辟易する。村長さんは少しベトナム語が話せるようだが、言葉がやはり通じない。衛生部のほうも誰もモン語を話せる人はいない。詳細な調査は諦めた。

でも村は面白い。山の稜線なのに水が来ているのである。不思議だ。いろいろ聞いてみると、隣のさらに高い山からパイプでひいてきている。すごい。山の斜面にトウモロコシ、米、キャッサバを作り、鳥、豚、七面鳥を飼い、谷では魚を養殖して何百年も生活している。山を知り抜いたものだけが出来る山との共存の生活だ。細い電線とテレビのアンテナがあったので驚いた。電気をどこから引いているのかと思うと谷間の渓流に小型の発電機を設置して、わずかな電源を供給している。大したものだ。

コームー族の村、ホイラオ村

山間の悪路が途絶えるところに麻薬患者の教育施設だという不思議なところがあって、みんなで昼食をとった。やっぱり酒だ。僕は早く酔いを醒ますために必死で水を飲んだ。近くの村で家々を訪ねて、麻疹ワクチンの接種率を調べたいと思っていたからだ。所長のズン先生は酔っ払って昼寝をするというし、ハノイの保健省から嫌々付いてきた先生も気分が悪いと言うので、嫌がる酔っ払いの警察と郡のスタッフを無理やり連れて、近くの村でワクチン接種率を調べにいった。

そこはコームー族の村である。衣装も言語もタイ族と似ているが、独立した民族分類の人たちである。一緒に来た警察の若い男がタイ族の出身だというので通訳をさせたが、どうもちゃんと母親たちに訊いてくれていないようで、一向に埒が明かない。すると熊のような顔をした村の世話役の人と運良く出会った。ベトナム語がかなりできるので助かる。20人の10歳以下の子供たちの母親にやっと接種歴を訊ねることが出来きた。接種を知らなかったり、忙しかったり、子供が発熱していたせいで、3人の子供が接種していなかった。多くの子供たちは十数キロはなれた保健所に定期接種に行ってはいないようだ。去年の5歳以下の麻疹のワクチンキャンペーンでもこの村にはワクチン届かなかったようにみえる。

静かな山間の平和な農村である。ズン先生は知っている、酔いの目を時折ぱっと見開いて、ここの問題は定期予防接種だという。民族と言葉の壁を越え、地理的な困難を乗り越えて、子供たちに等しくワクチンが届く日は来ないのか？　考えろ、もっと一生懸命に。もっと柔らかく。

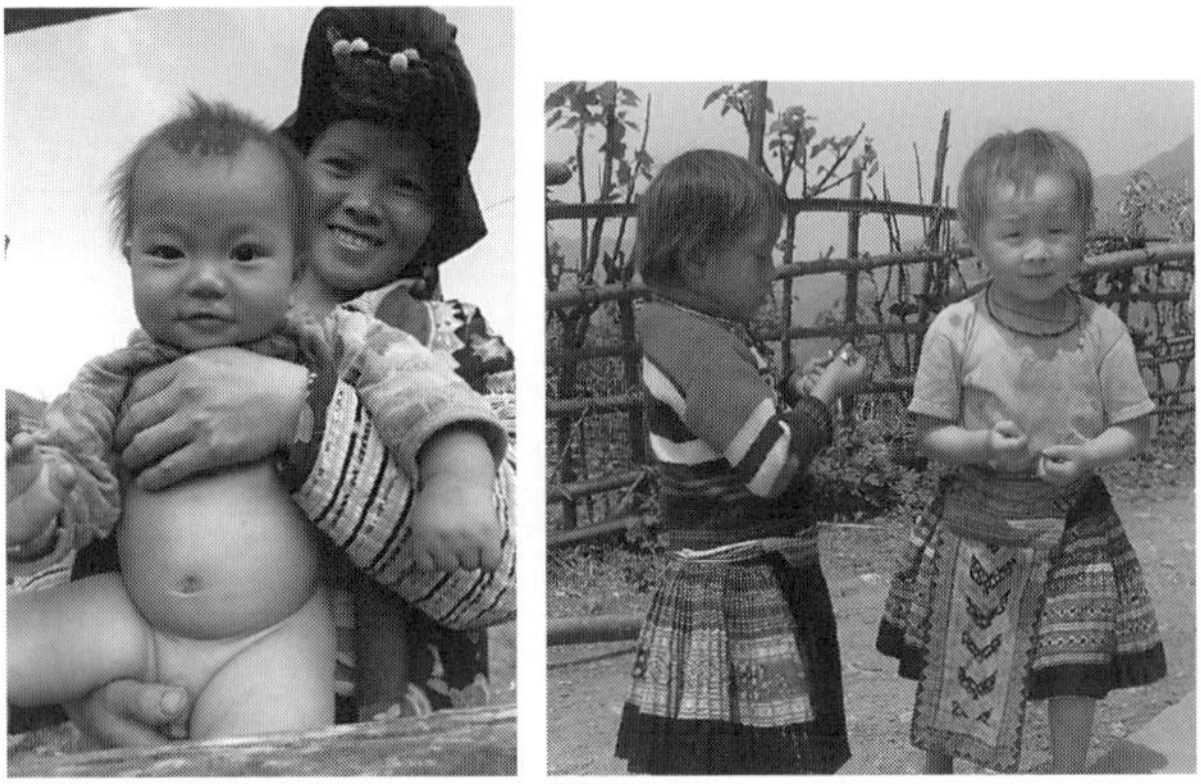
山の上のモン族の村、母と子供たち

落合の流儀
――２０１２年１月Ｘ日

落合の流儀

M先生からこんなメールが届いた。「サルトルを3回目読んでいるのですが、まださっぱりわかりません。しかしこの時代の哲学者は実際に脳で行なわれている認識というものを真剣に考えていた事はわかります。どうも僕たちが世界だといっているその世界は自分の脳の中のVertualな世界のようですよ。人間の数だけ世界があることになります。この脳たちが互いにあたかも一つの世界かの如くしているようです……」

僕も普段から人の数だけ世界があると感じているが、M先生の深い思索から出る言葉はまったく別な力で僕を惹き付ける。そんな時、ふとNHKのインタビューに出ている落合元中日監督をテレビで見た。

僕は別に彼が好きだというわけじゃない。むしろ、あの鼻持ちならない態度じゃなんだか選手が可哀相だなあと思っていた。それなのに勝つ。なんでだろうなあ？　すると

開口早々、

「選手はみんな一人一人違う。それぞれが自分の世界を持っている。だから自分で考えないと強くならない。」だから自分で考えろと言っている。もっといえば「自分の世界の中で考えるのを止めるな。」と言っている。「強くなりたいなら、自分の世界で考えて、考えて、考え続けて、それを止めるな。思考を停止するな。」と言っている。

彼が一番頭に来るのは、うまくなったと錯覚して思考を停止する選手だ。彼はこれが一番我慢できない。その例としてあげたのが、ゴールデングラブ賞を取り続ける2塁手の荒木だ。落合は、荒木の遊撃手（ショート）へ配置換え（井端とのコンバート）することを指示した。ショートへ配置換えすることを突然言われた荒木は、その時落合を恨んだという。守備では何のミスもしていない。名選手の評価も高い、練習をしないでもやり方はもうわかっている。そこを落合に見抜かれた。もっと強くなれるのに思考を停止した荒木を見抜いた。そして落合がやったのはショートへの配置転換である。荒木は仕方なく新たなポジションで一から練習をしなおす。そして、練習をサボってきた自分に気づく、つまり「自覚する」のである。その後、彼は低調だった打撃ももどってくる。そして荒木は再び自分の世界で強くなる思考を始める。弱点を自覚する時、自らは強くなる。落合はただそれを自覚させてやっただけである。

落合監督は選手一人一人をベンチからただじっと見ている。選手一人一人の世界を感じようとする。そして一人一人が自覚し、強くなろうとする思考を読み取ろうとしている。監督の仕事は、一人一人の世界に向き合うように選手に気づかせるだけである。あとは何も言わない。何もしない。彼が、この選手はダメだなと感じる時がある。それは、マウンドに立っても、ブルペンを気にし、ベンチの監督の顔色をうかがう奴だと言う。自分の世界と向き合うのを止めたらもう何もなくなるとでも言っているかのようだ。

落合は仲良しチームなんてどうでもいいと思っている。もっと言えばチームワークなんかは付随的なものなのである。選手一人一人が自分の世界で自分と向き合い、考えることを止めず、弱さを自覚し、強くなる工夫を続ければ負ける訳がないと言っているのである。

女房にこの話をすると、女房曰く、

「落合監督はやっぱり虫が好かないわ。」と一蹴。確かに的確な表現。つまり、皆がみんな、自分を見つめ、自分の世界を持ち、能力を高められるというわけじゃないわよ、という。わかっていても思うように能力が発揮できない人もいれば、努力をしようとしても、なんともうまく出来ない人もいる。そういう人がいる、多分たくさんいるのがわかっていないから〝虫が好かない〟。なるほど……落合の流儀がいつも通用するわけではないということ自体も、一人一人が認識する世界が一つ一つ異なるという現れであるのかもしれない。女房の世界はどうやら随分と違うようだ。ただ、一つ言えることは、落合は一人一人が認識する一つ一つの個別な世界が存在することを明確に自覚しているということだ。この点で彼は他者を明確に認識する。世界は一つじゃない。人の数だけある。だから訳のわからない根性とか、辛抱とか、しごきなんていうのが大嫌いだったんだろうなあ。でも、世の中の人がみんな落合みたいだったら大変だわと、女房は思っている。もっと言えば、「世の中がみんなあんたみたいだったら大変なのと同じことよ。」と言いたかったのかな？　とすると、虫が好かないのは僕？　……。

蝋梅――２０１２年２月Ｘ日

義父の死に様

日本での正月休みからハノイに戻って一週間もしないうちに僕の携帯が鳴り、女房の涙声が耳元で響いた。85歳を目前に義父が自宅で死んだ。

頑固で、頑強で、我儘で、陽気で、酒が何よりも好きで、気性が荒っぽくて、口が悪くて、そのくせ、根っから優しくて、茶目っ気がたっぷりで、細かくて、神経質で、義母も娘たちをほとほとに困らせて、それでも心から愛され続けた義父がスッと旅立った。

義父は死ぬ前に僕を呼んだようだ。ハノイに戻る直前に僕は胸騒ぎを覚えて栃木の義父の家を訪ねた。父はもうほとんど動けなかった。3ヶ月くらい前から一気に食欲が落ちて食べれなくなったらしい。理由はわからない。15年前に手術した胃がんの再発でもなさそうだし、最近の前立腺がんの治療のせいでもなさそうだ。手術の後、父の屈強な体は手術前に比べると衰えたが、それでも、よく動き、何でも自分でやった。医者が嫌いで、よく生意気な若造の医者と喧嘩してきたと僕に自慢そうに話した。それでも、細かく検査結果を記録しては僕に折りあるごとに見せた。僕の話には少し神妙な顔をして耳を傾けた。

その父に会うと、頬はこけ、体は冬枯れの木のように痩せていた。わずかな水分と一日100カロリー程度しか口にしないのであるから仕方がない。それでも芋虫が這うように動いて身の回りのことはなんとか自分でして、床ずれも作っていなかった。畳に敷いてあるふとんの脇にチョコンと座ると、支えることも辛くなった首をうなだれて、僕が持ってきた秋田の酒を嬉しそうに開けた。燗をするといって愛用の銚子に少し入れ電熱器で暖めて、自分のお猪口に少しもこぼさずについで、一口舐めて、あとは僕に何度もついだ。僕は痩せた父の手を握り、体をさすりながら3時間程そばにいた。すると、自分の若い頃の話から孫の話までいろいろと話をした。そしてボソリと

「俺は、峠をこえたよ。」という。そして、

「子供のいない家は寂しいなあ。俺は、優しい娘が二人いて幸せだよ。」と言った。それから痩せた小指をピンと立てて「これもいるしな。」と、隣の部屋で寝ている義母の方を指した。

僕はなぜだか目の前が急に見えなくなった。涙が止め処もなく噴き出てくる。　僕の女房、つまり娘の顔までも忘れたと言うので、ボケてきたと女房は心配していたが、実は少しもボケてはいなかった。

もう父はあまり長くないなと感じ、僕の3人の子供たちに早く会ってくるようにすぐに連絡を取った。父はその数日後に突然、女房に「風呂に入れろ。」とかすれ声で怒鳴り、女房は一人で引きずりながら風呂に入れたらしい。食事も作れと言って、なんとか口に入れて食べようとしたという。これはいつもの父だ、まだ粘るな、と女房と姉が思った時だ。その数日後にぱたりと息が止まった。僕の子供たちは結局おじいちゃんとの最後の別れに間に合わなかった。

ハノイから夜行便で翌朝成田に着いて、女房の実家にたどり着くと、そこには「自分の家で死にたい。」と言って念願を果たした義父の穏やかな顔があった。50年間暮らした古い日本家屋のきしむ床板と畳みの匂いが心を落ち着かせた。3日後に親族だけの葬儀を済ませると、母屋の脇には父が50年間大事に作ってきた20坪ほどの庭が残った。それまではなんとか父が世話をして、木々の枝も落としていたようだが、昨年からは手もつけられなくなり、蔦が絡まり、木々は伸び放題に枝を伸ばして森のようになっていた。松や樫、杉科の大木が多く、シュロの大木も3本あった。

僕はベトナムのテト正月とも重なったこともあり、休暇を伸ばしてしばらく父の家にいることにした。そして父の

残した庭の手入れをすることに決めたのである。父が使った小型のチェーンソーを小屋から出してきて、義姉と女房の許可を得ながら、みぞれ交じりの寒空の下、まず庭先の足元にある膝の丈ほどの松を根元から二本ばっさりと切ってみせた。すると、家の中からボンヤリと外を見ていた母がボソリと呟いた。

「それ、お父さんが、50年前に鶴と亀を模して植えたんだよね。」と。遅い……。

それから5日間、僕は朝から夕方まで、甥に手伝ってもらいながら毎日庭木を切り続けた。父が手をかけてきた木々の枝ぶりは、見事だった。その庭木たちは僕に切る度に、父と会話させた。「いいですか？　お父さん、切りますよ。」と。木や枝とも会話をした。つぼみを付けた枝には切る度に心の中で謝った。そして切った。そして切るたびに、少しずつ庭が元の姿になるような、明るくなっていくような不思議な気持ちになった。

蝋梅

4日目だった。関東が今年一番の冷え込みとなり、前の晩に降った雪が残る庭の中で、生い茂った月桂樹や松の木の枝を必死で落としているときだった。突然、一本の金色に輝く木が芳しい匂いとともに僕の前に姿を現したのである。玉のように連なった黄色い蕾と開いたばかりの花が冬の太陽の光を一杯に受けて金色に輝いている。蝋梅だ。

実は数年前に、僕はこの黄色くピカピカと光る、まるで造花のような花を庭先で見て、

「面白い花ですね。見事な花ですねえ。」、と父に話しかけた。

すると父がこれは蝋梅だと少し嬉しそうな顔をして教えてくれたのだった。忘れていた。母も今年は蝋梅が見事に咲いたのだとボソリと話していた。まるで父を見送るかのように、枝は真直ぐに天に伸びて、光り輝く花をたわわに

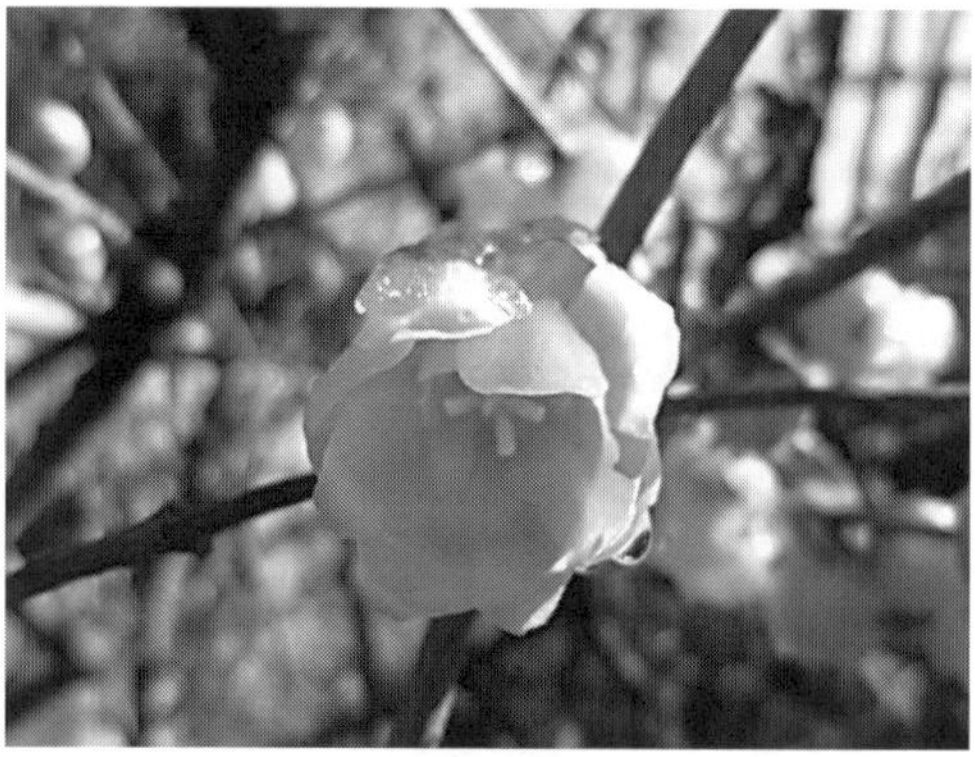

蝋梅の花

つけていたのである。それはまさに旅立つ父そのものだった。

僕は恥ずかしいことにこの歳になって初めて、人を見送ることの大切をゆっくりとした時間の中で感じることができたのである。父は「生き様」と「死に様」の両方をしっかりと僕に見せてくれたのかもしれない。

血縁　選べなかった子供たち
——2012年3月X日

先月号の話を引きずって、小学校の頃に勝手にいなくなってしまった父親をそろそろ探そうかなんて話しをした。思えば、実は今この瞬間、この時に、この地球上のいたるところで、世界中で、何千、いや何万、いや何十万、いや何百万もの現役の子供たちと、もと子供の大人たちが、自分の親を探しているのだと改めて気づいたのである。つまりは、それほど珍しいことでも、取り立ててお話しするほどの出来事でもないのかもしれないと気づいたのである。いかなる理由があるにせよ、親が誰だかわからない、親がどうなっているのかわからないという人間は意外に多く存在しているのだと思うのである。

今この瞬間にも、戦争や災害などの不可抗力で突然に親から引き離される子供たちがいる。平和な生活の中でも、自分が知らないだけで、親だと思っている人が実は親でない場合もあるだろう。一分間に何百件も離婚しているという時代だから、自分の目の前で一方の親から引き離されたり、一方の親が出て行く場合もあるだろう。他人の精子や卵子をもらって妊娠する時代だから、そんな子供も、もちろん合法的に増えることになる。

いずれにしても、僕がはっきりと感じるのは、いかなる理由でも親を見失ったその子供たちは、きっと人生のどこかで、いつか本当の親を探す旅をすることになるんじゃないかな、という確かな予感だ。

なんでそんなことをするのかというと、それがどうも得体の知れない「血縁」というやつらしい。隠くれても、逃げても、知らんふりをしても、悲しいかな自分の体の中を流れる血だけは置き換えることが出来ない。自分の中にはいったいどんな血が流れているのか、どんな人間の、どんな野郎?の血が流れているのか。そして、そいつはいったいどんな人生の終わりを遂げたのか。気になるのである。それが、もしかすると、考えたくもないけど、自分そのものかもしれないと、気づいても……。

「血縁」、人類の20万年の歴史の流れの中で、僕の遺伝子はDNAだろうが、ミトコンドリアだろうが、とにかく綿々と引き継がれてきた。その中には、どうしようもない奴もいただろうし、悪魔のように悪い奴もいただろう、人殺しもいたかもしれない。天使のように純粋な人もいただろうし、愛すべき人もいただろう。ガラス細工のように繊細で脆い人もいただろう。僕が知りえるのはわずかに親と祖父の代の3世代前くらいまでである。ただ僕の中には何万と継代してきた世代のかけらがある。僕に偶然にも血を引き継ぐことになった親といわれるその人はどんな人間なんだろうか気になる。

ああ、この瞬間にも、親を探している僕の仲間たちが世界で蠢いている。そう思うとなぜか、いとおしくて寝付かれなくなる。自分を探す旅の途中の何十万、何百万という親を見失った子供たち、もと子供たちが、今もあなたと道ですれ違っているかもしれません。お気づきになったら、どうかそっと、いつか彼らの旅が終わるように祈って、後姿を見送ってやってください。僕らは生まれてくる国も土地も、親も、選べない。選べない人生を生きるのです。

先天性風疹症候群の子供たち、その後

その意味では先天性風疹症候群の子供たちもやっぱり選べなかった。母親がたまたま子供の頃に風疹に罹らないでいて、たまたま妊娠初期3ヶ月までに風疹（三日はしか）に罹った。ウイルスは確実に胎盤を通過し、器官を形成し始めた胎児を侵した。産まれてくる子供は心臓、目、耳、諸器官に先天異常を持ったまま、生きることになる。選べなかった子供たち。

ベトナムでは一昨年から去年にかけて歴史的な風疹の大流行があったことは以前ここでもご紹介した。その影響で、ベトナムでは先天性風疹症候群の赤ちゃんが昨年から歴史的な数で生まれ続けている。その実態を知るために、先天性風疹症候群疑いの赤ちゃんを報告してもらうシステムを新たに作り、去年暮れから、ハノイの国立小児病院、ホーチミン市の第一、第二小児病院の3大小児病院の新生児科で運用を始めた。運用2ヶ月の実態を見るために2月初めにハノイとホーチミンの病院を訪ねた。今日現在すでに150件以上の報告が届けられ、その80％以上は血清の検査から先天性風疹症候群と確定診断されている。

ハノイの国立小児病院では3人の若い女医さんが報告を手伝ってくれている。昨年の後半は二つの病室が先天性風

疹症候群の子供で一杯なるほどの数だったという。今は少し減ったがまだまだ入院してくる。ふとその女医さんのおなかを見ると妊娠していると気がついた。去年はたくさんの女医さんが病院で感染して自ら人工流産をした。その女医さんのお腹の子供が無事であることを祈っている。

ホーチミン市の第一、第二小児病院には、先天性風疹症候群の子供たちがまだ多く入院している。退院もできないで死んでいく子供たちもいる。親に捨てられて、病院に置き去りにされていく子たちもいる。その子を日夜看つづける医師や看護師たちがいる。そして、障害を持った子供が産まれると知っても、わが子を産み、必死で育てる親もいる。そして、その捨てられた子供達を引き取って育てようとしてくれる人たちもいる。なんと人は選べない人生をこんなにも必死で生きていくんだろう。なんと人は選べない人生をこんなにも必死で支えあって生きているんだろう。僕の胸は、自然と熱くなる。生きることの空しさを越えて、生きるものへの、自然な愛おしさで溢れる。

風疹のワクチンのベトナムへの導入は今真剣に検討され始めた。来年末までには1歳から14歳までの子供たち全てを対象にしたワクチンの全国キャンペーンが検討されている。風疹流行の原因を絶ち、速やかな定期予防接種への導入のためにさらに議論と準備が積み重ねられていく。それは、まるで選べない人生へのささやかな抵抗、そして選べなかった子供たちへの小さな贈り物でもあるかのように。

がんばりましょう。

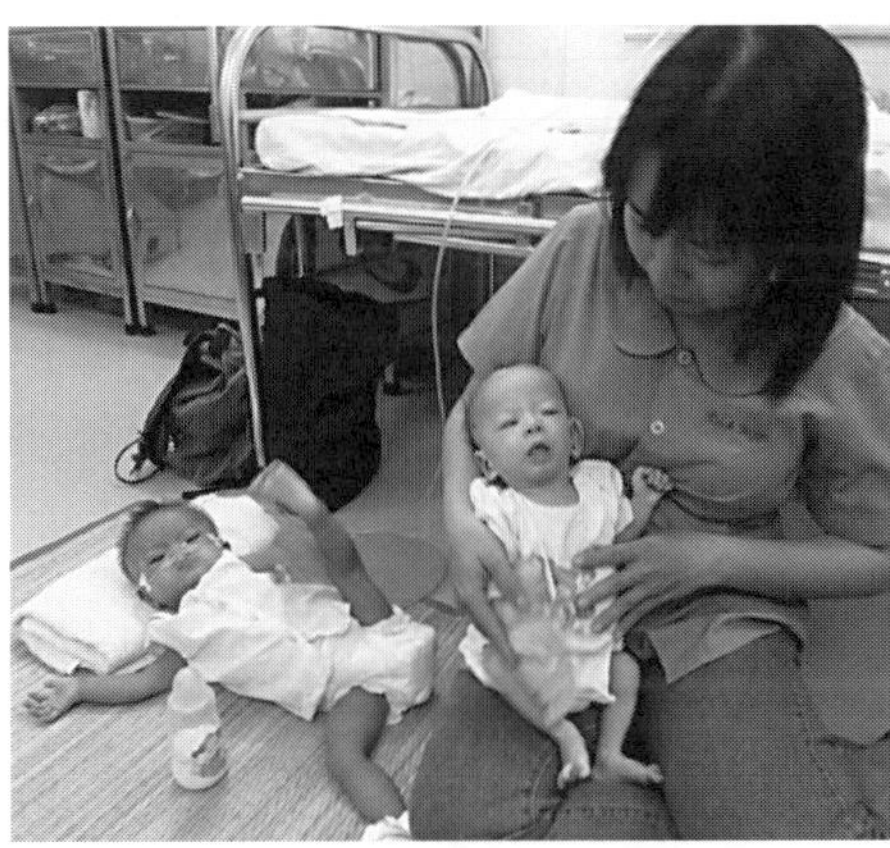

先天性風疹症候群の子供たちを世話する病院スタッフ

オヤジ、大いにしょげる。これぞ、コクサーイ小臭い保健！

――2012年4月X日

ああ、まったくうまくいかない。僕自身がまったくうまく行かないのである。この2年半、過去も入れると6年以上この国のことを想い、自分も省みず、（省みないくらい。。）一生懸命にやっているつもりなのだが、うまくいかない。

この一ヶ月以上もずっと会議やワークショップ、外からのコンサルタントの世話などで、フィールドで仕事ができないでいた。これはフィールド好きで、フィールドからしか物事を理解できない不器用な僕には実にストレスである。フィールドに出て、麻疹や風疹、脳炎の子どもたちを追跡したい。保健所を訪ねて歩きたい。僕がまた訪ねていないフィールドをもっともっと知りたい。僕にはまだ知らないベトナムが北部にも中部にも高地にもいっぱいある。僕はそのことをハノイに着任してからずっと保健省のカウンターパートに話してきた。が、彼らはにやりと笑って、プイと横を向く。あまり興味を示さない。

外の人間がいろいろと意見するのを嫌うのはわかる。だがベトナムでの経験の長い僕に対しても同じ態度をする。WHOの医者はオフィスにいて、会議に出て、予算を流して、頼んだ時だけなんとかしてくれたらいいんだよという感じが漂う。患者発生の報告（サーベイランス）や患者の調査、解析はWHOに言われたから仕方なくやるだけで、大事なのは年末のレポートでいい数字が出ればいいんだという感じ。麻疹の流行も風疹の流行も脳炎の実態も、興味はないという感じに見えてくる。彼らの心配は、病院への対応で、臨床医の批判を受けないようにすること。トーダが下手に動いて、かき回されては困るという感じ。政府のやることには全く問題ありませんよ、という完璧な役人主義。

僕がすでにベトナムで長く働いた経験があることも彼らには歓迎されない要素のようだ。僕がフィールドが好きなことは彼らもよく知っているが、面倒くさいのである。僕の行動に監視をつけようとしているのかもしれない。今回、やっと一週間フィールドで働ける時間が出来たので、麻疹の患者の追跡調査をしたいと、2週間以上前から責任者に話をし、現場の保健省の責任者の了承も得て、言われる通りに必要な書類を全て提出し、WHOオフィス内での複雑な承認も経て、飛行機のチケット、宿、車の手配までした、その出発直前の昨日。突然電話一本で「行けなくなりましたよ。」とドタキャン宣告。パッキングもし、すっかり行く準備をしていた僕の頭は瞬く間に沸騰してピーっと湯気が立つ。それでも、沸騰したお湯を相手にかけるわけにいかないし……辛い立場。

保健省の責任者のカウンターパートに、僕は真っ赤な顔をしながら会いに行った。必死で言葉を荒げないように、なんでこうなったのかを説明してもらう。彼も、普段よりひどく顔がこわばり、息をハーハーさせながら、いろいろ言い訳をする。どうやら、彼も申し訳ないことをしたと少し思っているらしい。彼のすぐ下の部下（僕とのコミュニケーションが最も悪い女性スタッフ）が、自分の独断で、時間的余裕が少ないということでレターを勝手に破棄したらしい。もちろん彼は自分の部下をかばう。逆に僕の秘書の連絡が悪いということにされた。そして、僕はもちろんそれ以上に責めることは出来ないのである。ああ、よそ者の辛さ。沸騰した煮え湯は僕が自分でかぶるしかないのである。ああ、アチチチ……。

「こんな思いをしても、あなたは本当に途上国でなんか働きたいですか？　20年以上働いていてもこんなもんなんですよ。」と、だれかれともなく言ってやりたくなる。日本では国際保健学科を標榜する大学も教授も増えているらしいが、わかっているのかなあ？　僕にすれば、国際なんてせいぜい、〝コクサーイ子臭い〟だ。この臭さを嗅ぎ分けたことのある人、この自己不完結性と他者依存性の情けなーい泥沼を味わったものにしかその辺の領域の話題を共有することは到底無理に感じるのです。

ああ、思えばただフィールドに一回行けなくなっただけのことかもしれない。でも、僕には一番応える「いじめ」である。これまでも実は、彼らの意向でフィールド行きが中止されることは何度かあった。それでもこの2年半、彼らをサポートする中で彼らとの関係も深まり、もう大丈夫だと思った矢先だった。

やりたいことをやらせない。考えたいことを考えさせないほど、人間に辛い仕打ちはないかもしれない。人間の思考の向かう自由な方向をことごとく遮るとどうなるか。特に僕のような不器用で、動いてみないと考えが形として見えてこないような人間にはとても困る。そんな人間をいじめるのは簡単である。僕は、いとも簡単にしょげ返るのである。来月56歳ですよ。この歳でしょげてるオヤジなんてなんともさまにならない絵である。つまり他人にはそんなことをしてはいけません、ということです。

僕のやっている仕事の根本的、構造的な問題は、自分ひとりではまったく仕事が完結しないことである。つまり、フィールドでは、病院を訪ねようが、保健所に行こうが、村に行って患者の家を訪ねようが、絶えず現地スタッフの介在とサポートが絶対必須条件であるということだ。一人ではまったく何も出来ないのである。なんと他者に依存し、なんと他者に助けられる仕事であろうか。完全他者依存。自己不完結。これを仕事と呼べるだろうか。うーん、わからなくなる。それじゃ、今ここでは他者が助けてくれないかというと、実は全くそうではないのである。ほとんどの人たちは、なんとか助けてくれているのである。つまり、僕のお話のつたない結論は、

「こんなことくらいでめげるんじゃないよ。」ということなのです。

「しょげるんじゃないよ。オヤジ、いい歳をして。」ということなのです。ああ、ただ今日だけは布団を頭から被って、思いっきりしょげたいオヤジなのです。すみません、こんな情けない僕で……。

悪玉の子分、変異株ポリオ発見
―2012年5月X日

マニラの麻疹の根絶会議に出ている最中に、感染症研究所にいる親友の清水博之先生から連絡が入った。

「ベトナムから送られた検体からポリオの変異株が見つかったよ。」と

「あまり変異していないから大丈夫だと思うけどね。」という。

「ヤバイぞ。」僕の頭の中は一気に一杯になった。彼の軽い調子の報告とは裏腹に、フィールドで働く人間にはこの瞬間から山のような仕事が目の前に広がるのである。

変異株ポリオ

ここで、「なに言っているんだかわけがわからない。」と気分が悪くなっている読者のために、理解しているとは言えない不完全な僕がつたない言葉で「変異株」について説明してみます。ポリオのワクチンはもともと生ワクチンと呼ばれる病原性のある元のウイルス（野生株ウイルス）を、病気を発生することなく免疫だけを獲得できるように弱くしたものです（ワクチンウイルス）。ポリオのウイルスは

腸の中で増えるもので、その点では野生株ウイルスもワクチンウイルスも同じです。ただワクチンウイルスは腸である程度増えると免疫を作って、次に野生株が入ってきたとしてもその増殖を止めることが出来ます。ところが、そのワクチンウイルスにも問題があります。腸で増えてお尻からウンチとともに出て行く過程で、ある程度の確率で非常にわずかですが遺伝子に突然変異を起こし、その配列を変えてしまうのです。これはインフルエンザウイルスではよく知られています。

このわずかに変異したウイルスが、ワクチンを受けていない子供のお腹に入るとさらにわずかに変異する。そしてさらにワクチンを受けていない子供お腹へ……これを一年近く繰り返していくと、ワクチンのある部分の遺伝子が元の病原性のある野生株のウイルスに似てきてしまうのです。そうなると、この善玉だったはずのワクチンウイルスは変異株となった今、元の野生株と同じように悪玉の子分のようになり、ワクチンを受けていない子供から子供へと悪玉と同じく感染を広げるのです。困りましたねえ。

別な言い方をすると、この変異株が見つかったことは、ワクチン接種が悪いところがありますよと教えてもらったようなものでもある。そしてこれに対する対策は、やはりポリオの生ワクチンの徹底接種である。断っておくが、これは変異していない純粋なワクチンウイルスで起こる、きわめて稀な（２００万回の接種に一回）ワクチン麻痺とは別のものである。

ベトナムの変異株

マニラの会議から戻るとすぐに、保健省と合同調査チームを作り、早速フィールドに向かう。変異株が見つかった子供はソクチャンというメコンデルタの真ん中の県に住んでいる。かつて20年前、僕がパスツール研究所の保健省のスタッフとともに野生株ポリオ根絶のために最も腐心した典型的な水路の行きかうデルタの地域だ。ベトナムの野生株によるポリオは１９９７年1月以降、２０００年に根絶を宣言し、今日まで一例も出ていない。

変異ウイルスが発見された子供はクメール人（カンボジア人）の2歳の女の子。このデルタ地域にはクメール人はまだたくさん住んでいて、南部の最大の少数民族を形成している。今年の2月になって発熱の後、左足が突然動かなくなった。発症から2ヶ月経った今も左の筋肉の力は弱いままだ。20年前に僕と一緒に仕事をし、ポリオの診断ではベトナム屈指の小児神経内科医のヒン教授が80歳という高齢をものともせず、子供を村で診断するためにハノイから同行してくれた。

海に近い村はクメールの人たちが大半を占める。クメールの優しい笑顔と懐かしい言葉が飛び交う。村人は小さな畑と、カニやえび、塩田などで生計を立てている。家を一軒一軒回って麻痺の子は他にいないか、予防接種はどの程度受けているのかを訊いて歩く。すると数十件を訪ねただけでも、5歳以下の子供の半数近くはワクチンをきちんと受けていない。このことを話すと、衛生部のスタッフが、

「ここはクメールの村だからね。接種率が悪いのも仕方ないよ。」と軽く受け答えした。

むむむ、、これは聞き流せない……僕は6年前、やはり前任地のカンボジアで経験したポリオの変異株の流行を思い出した。ここでも紹介した話だが、そのカンボジアでの麻痺の子はベトナム人の村の子供だった。その時、カンボジアの保健省のスタッフは、

「ベトナム人の村だからなあ、接種率が悪くて仕方ないよ」

と、まさにベトナムのスタッフと同じように呟いたのである。まるで国境に鏡を立てて、両面を見るかのような世界だ。そして、カンボジアではその数週間後に、自国カンボジア人（クメール人）のスラムに住む子供の麻痺患者から再び変異株が取れ、当時のカンボジアの保健省は顔色を変えたのである。

僕はベトナムのスタッフにこの話をした。

「必ずベトナムの子供もこのウイルスに罹っているよ。」

僕には確信があった。1年半前、麻疹の全国キャンペーンを実施した際に、この場所で、接種率を一軒一軒歩いて調べたのである。ワクチンは貧しいベトナム人にはちゃんと行き届いていなかった。それは増え続ける食料加工の工場に子供連れで働きに来ている家族や、街中のスラムなどで顕著だった。ワクチンを受けていない子供たちは少数民族のクメール人同様、貧しいベトナム人の中にもはっきりとあったのだ。

自分の国では多数派の民族でも、一歩国境をまたぐと少数民族となる。それが、国境を接する人々の宿命でもある。悪玉探しの調査は周辺の県を巻き込んで、今日も続いている。その結果を踏まえて、ポリオワクチンのキャンペーン

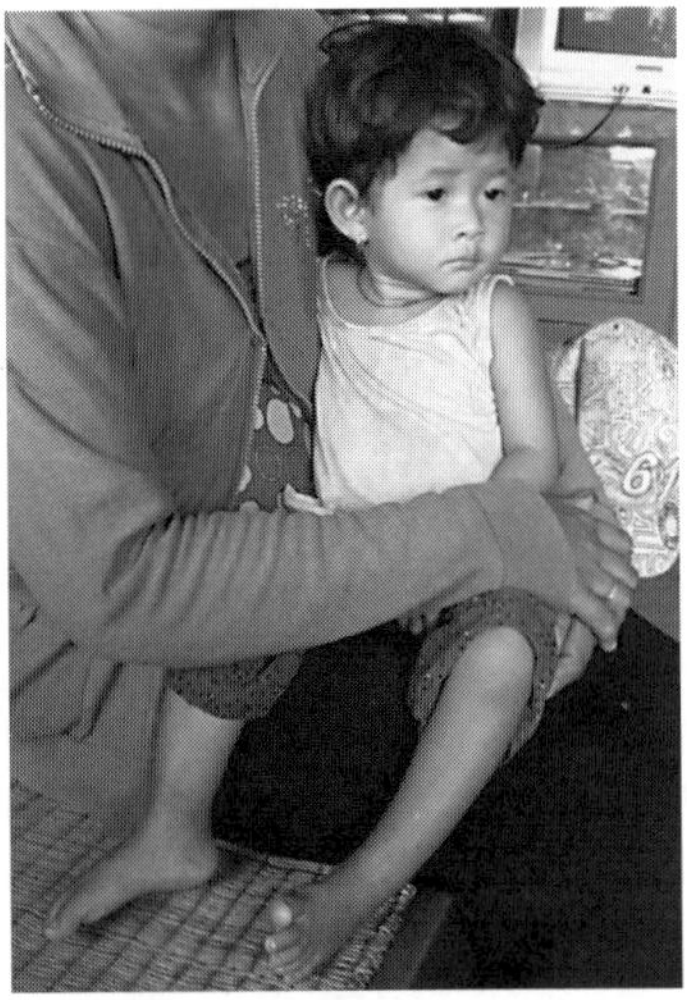
ソクチャンで見つかった
変異ポリオのマヒの子供

を実施する準備に取り掛かる。そしてまた資金集めである。
この話はまた次回……。

インビクタス、負けざる者
―２０１２年６月X日

INVICTUS

Out of the night that covers me
Black as the pit from pole to pole
I thank whatever Gods may be
For my unconquerable soul

In the fell clutch of circumstances
I have not winced nor cried aloud
Under the bludgeoning of chance
My head is bloody, but unbowed

Beyond this place of wrath and tears
Looms but the horrors of the shade,
And yet the menace of years
Finds, and shall find, me unafraid

It matters not how strait the gate,
How charged with punishment the scroll.
I am the master of my fate
I am the captain of my soul

by William Ernest Henley（1849-1903）

「負けざる者」

私を覆う漆黒の夜
鉄格子にひそむ奈落の闇
私は神が何であれ、神に感謝する
我が魂が征服されていないことに

無残な状況においてさえ、
私はひるみもせず、叫び声も上げはしなかった。
運命に打ちのめされ、
頭から血を流しても、決して屈服はしない。

激しい怒りと涙の彼方に

恐ろしい死の影が浮かび上がる。
だが、長きにわたる脅しを受けてもなお
何一つ恐れはしない私がいる。

門がいかに狭かろうとも
いかなる罰を課して、苦しめようとも
私は我が運命の支配者、
私は我が魂の指揮官なのだ。

これは、「インビクタス―負けざるもの―」という映画の中で、ネルソンマンデラ役のモーガンフリーマンがつぶやく詩である。話はマンデラが30年近い投獄から1990年に釈放され、1994年の選挙で南アフリカの大統領となり、その翌年の1995年に南アフリカで開催されたラグビーのワールドカップで弱小だった南アフリカのチームが奇跡の優勝をしたという実話がもとになっている。

黒人と白人の憎しみの応酬に何とか歯止めかけたい、分裂の危機にある国を何とかひとつにしたい、と頭を悩ませるマンデラ。その時、彼が目をつけたのが、一人の黒人選手を除いてすべて白人選手だらけのラグビーの弱小ナショナルチーム。4300万人の国民の多数を占める黒人からはまったくの不人気なチーム。このチームがワールドカップで優勝すれば、国はひとつになるとマンデラは信じた。周りはそれを笑う。ワールドカップに出ることすら危ぶまれるチームである。奇跡でも起こらない限り無理だといわれる。

そんな中で、マンデラは自らの大統領オフィスにマットディモン演じるキャプテンのフランソワをお茶に招く。そこでマンデラは、選手にできないことを可能にさせる力はなんだろうか、と問答をする。そこで、自分の場合は30年近い独房での投獄生活の中で出会った一遍の詩だったと話す。それがこの詩である。

マンデラは30年間の独房生活の絶望と恐怖と悲しみの中で、この詩に出会ったことで、絶望と恐怖に支配されることがなかったのだと言っている。詩にある如く、いかなる運命であれ、それを支配するのは自分なのだと。この詩に出会ったとき、マンデラはいかなる運命の闇にも、絶望にも恐怖にも悲しみも屈服すまいと、心に誓ったのだろう。それが不可能を可能にした。キャプテンのフランソワも、チーム全員もいつか心をひとつにして不可能を可能にする奇跡に向かって進んでいく。そして、黒人も白人も初めてともに抱き合って喜ぶ勝利の瞬間が、国が初めてひとつになって歓喜にあふれる瞬間が訪れる。

心の光と闇

心を覆い尽くす闇ってなんだろう？　押しつぶされそうな恐怖ってなんだろう？　何かにつまずいて、壁にぶつかるとき、深い孤独にさいなまれるとき、それはやってくる。それはまるで光の隣にある影のようにぴったりと光にくっついて離れることがない。実はどちらも僕らの心の中にある僕ら自身である。そして影が一気に光の部分まで飲みこもうとする時、僕らは、その闇の中の恐怖と対峙することになる。そしてそれを克服しないと心は暗闇に飲まれる。それは日本にいたときも、ベトナムにいたときも、インドに行ったときも、カンボジアでも、再びこのベトナムでも、この得体の知れない闇の中の恐怖を感じてきた。そしてその都度、克服してきたのだろう。

僕は、この一遍の詩を聞いたとき、まるでマンデラが自らを奮い立たせたように、僕自身も奮い立ち、恐怖に立ち向かう勇気をもらったように感じたのである。僕の心の中を覆う得体の知れない恐怖、悲しみ、絶望。それはある瞬間、僕自身をあっという間に飲み込んでしまうほどに大きくなる。一方で、そうさせまいとするものがある。それはなんだかよくわからないけど、やっぱりそれも僕自身なんだ。立ち向かってくれる自分自身があるんだと、この詩が教えてくれる。実際に独房にいたわけでもなく、死に直面したわけでもないのに、大げさな話だと思われるかもしれないが、僕は感じる。はっきりと闇に潜む恐怖を感じる。そして、いつもそんな闇の中の恐怖と向き合い、闇に支配されることのない魂があることを知っている。

自らの魂は絶望の闇と恐怖に支配されないと宣言するこの詩に僕は深く感動する。この詩を書いたウイリアムヘンレーは、骨結核で両足を切断する悲劇に遭い、それでも創作を諦めなかったと知った。

「I am a master of my fate. I am a captain of my soul.
私は我が運命の支配者、私は我が魂の指揮官。」

光も闇も僕ら自身なのであるから、光の中にあって、自らの魂の指揮官でありたいと思うのである。

ポリオ変異株のその後　―メコンの都、カントーの今―

「ヌック　チュオン、ガオ　チャン、コンアイ　ムオンディーベーニャー（澄んだ水、白いお米、ああ、去り難しメコンの都）」

これはカントーの人なら間違えなく教えてくれるカントーの諺である。

カントーはメコンの中心の都（西の都、タイドー）。ホーチミンを流れるのはサイゴン川で、メコン川ではない。20年前、１９７５年の解放後、街は暗く、すっかり元気のなくなったカントーしか知らなかった僕は、久しぶりにカントーを訪れて、そのすさまじい変化に驚いた。いまやホーチミンに次ぐ第２の南部の都市に成長。以前は何本ものフェリーを使ってやっと辿り着いた街が、いまや何本もの巨大な橋でつながっている。ホーチミン市から3時間半で着くメコンの交通網の中心だ。先月には、なんと国際空港まで開港し、さらに近隣の県をまっすぐにつなぐ新しい幹線道路が今もどんどん開通している。

病院行脚

ポリオワクチンの変異したウイルスによる麻痺患者が出たことは先月号で少しお話しした。今回はカントーを中心とする各県の県立病院を回り、臨床の先生たちに変異ポリオウイルスによる患者の発生を伝え、ポリオ疑いの患者を徹底的に報告してくれるよう、便の検体を取ってくれるようにと、頭を下げて歩く行脚の旅をした。パスツール研究所で南部の予防接種の責任者で、友人フオン先生が、「トーダ、ベトナム語で話していいから、自分で説明して頂戴ね。」と投げてよこした。下手糞な、本当に下手糞なベトナム語で、申し訳ないないなあ思いながら、僕はフオンに時折助け舟を頼みながら必死で、何とかベトナム語で話をして行脚を続けたのである。臨床家たちの中には20年前に一緒にポリオ根絶の仕事をした人がいて、僕を覚えている先生がいる。そういう時は本当に懐かしくて、つい甘えて、下手なベトナム語でも気持ちは通じていると思い込んでしまうから困ったものだ。

20年前、カントー県は、ポリオ根絶の大きなネックだった。多くの人たちが大きなボートで暮らしをして、家族とともに移動している人たちが山のようにいたのである。このボートで移動する家族の中にいる子供たちがワクチンを受けていない。そこにポリオの患者が多く残っていることを見つけ出した。ポリオ根絶はその子供たちにワクチンを配らないと達成できない。そこで、ボートを使った移動接種チームを何百チームも作ったのである。ボートチームは家族連れで移動するボートに一つ一つ横付けし、乗り込んでは、子供たちにワクチン接種をしていった。そして、ついにメコンに残る最後のポリオウイルスの伝播を根絶したのである。

水上マーケット

今、ボートで移動する家族たちはどうなっているだろう？　どうしても今の姿を見てみたくなった。朝5時に起きて、眩しい日の出の光を受けて賑わう水上マーケットを見に行くことにした。マーケットに着くと、野菜や果物を一杯に載せた船が数十艘並んで、忙しそうに荷を移し替えては積みこんでいる。確かに水上マーケットの活気はある。ただそれはまったく昔の比じゃないのである。以前は何百艘も並んでいた。当時、川はまさに物流の中心となっていたのである。まさに様変わりだ。よく周りを見ると、驚くことに観光用の船のほうの数が多く見えてきた。

小さな子供を乗せている船を十艘ほど見つけて、こちらの船をそばにつけて大声で呼びかけ、母親にポリオのワクチンを接種したかどうか聞いてみた。8人の子供のうち、4人は受けていない、2人はわからないという。どうもやっぱり受けていない子はいるのである。が、それにしてもボートで移動する家族は本当に少なくなったのだろうと思い知らされた。

それもそのはずである。これだけメコンの道路が整備されているのであるから物流は完全に陸路になったのである。メコンを縦横無尽に走る運河の横には、いまや舗装されたまっすぐな道が伸びて、街灯が立ち、ガードレールまであるのである。一方、道路が整備されても、街灯ができても、ワクチンを受けていない子供たちはやっぱりいる。しかも、人の移動が早く、スムーズになった分、皮肉なことにウイルスも人とともに、早くスムーズに運ばれていくのである。カントーはまさにその点でも今も変わらぬメコンデルタの中心の大事な場所なのである。僕のデルタの旅はまだ続く。

クメールの村でポリオワクチンキャンペーン始まる
――2012年7月X日

メコンデルタのクメールの村々でキャンペーン始まる

ホーチミンから車で6時間近い道のりを走ってポリオキャンペーンの現場に着く。ここは、前回、前々回この紙面でもお話しした変異ポリオウイルスで麻痺した子供の見つかったメコンデルタの、ソクチャン県のビンチョウ郡だ。接種所の様子、キャンペーン直後の子供たちのワクチン接種状況を2日間かけて調べて歩く。

人口17万ほどの郡で、5歳未満の子供1万8千人を対象にポリオワクチンを投与する。この郡には10のコミューンに10の保健所がある。その下には100余の村があって、村々に230ほどの接種所を設けて、4日間で1万8千人のワクチン接種を完了させる。

てんやわんやの接種所

朝7時、学校や村の集会所、クメール寺院などに設置された接種所はお母さんたちでごった返している。木陰に机を引っ張り出して、4―5人ほどの保健所のスタッフと村のボランティアが用意をしているが、どうも手際が悪い、お母さんたちは子供をなだめながら気長に準備を待っているが、一時間以上も汗をかきながら待っているお母さんもいる。忙しいお母さんは帰ってしまう。接種所の手際が悪いもうひとつの原因は栄養プログラムの活動を併用しているからだ。

栄養プログラムは、ビタミンA、駆虫剤（メベンダゾール）の配布、さらに身長、体重を計測して記録する。ポリオワクチン接種の記録を調査した子供の名前のリストと合わせるだけで、てんやわんやの保健所のスタッフたちなのに、もう接種所は大騒動。

それでも、家事や、畑仕事を一休みして、定期の予防接種を受けたことのないだろう子供たちを3人も4人も連れたクメールのお母さんがたくさん集まってきてくれるのを見ると、なんだか嬉しくなる。定期予防接種を受け損ねていた子供たちが村の人たちと一緒に家族に連れられてたくさんやってくる。これがキャンペーンの大事な意味である。

それでもワクチン接種に漏れる子供たち

それにしても実際どれだけの子供が今回ワクチンをちゃんと受けることができたのか気になる。計画書と報告されてくる接種率を見比べながら、接種率の悪そうな村を見つけ出し、行ってみる。貧しいクメールの人が多く住む村、広大なえび養殖場の広がる村、海沿いの村などに行き、一軒一軒、家々を訪ねて20―30人の5歳以下の子供たちのポリオワクチンの接種状況を聞いて回るのである。

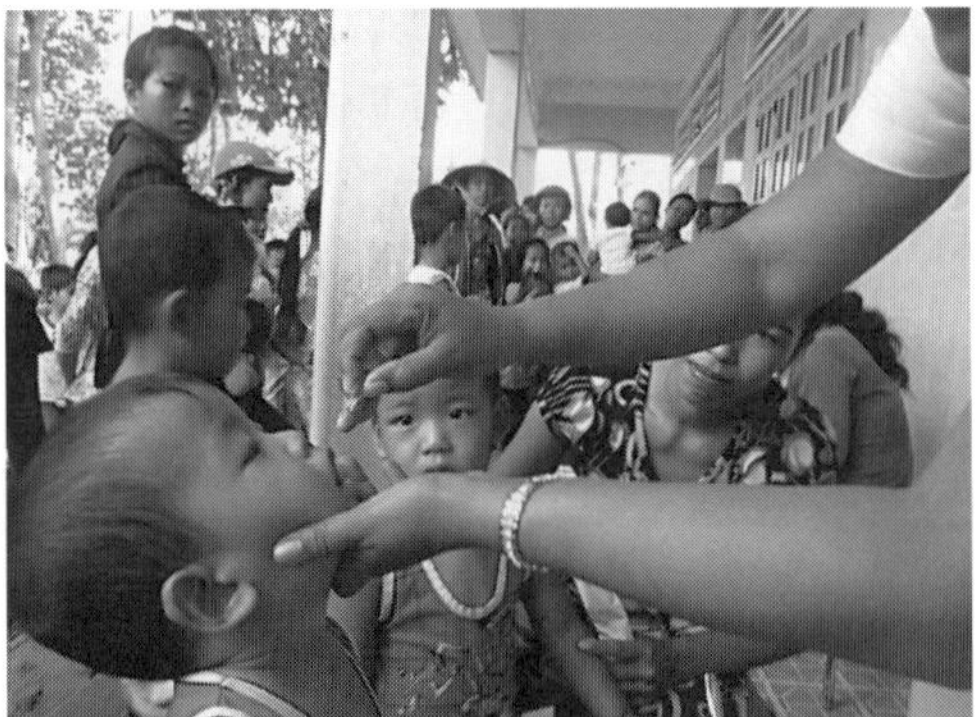

ソクチャンでのポリオワクチンキャンペーン

貧しいクメールの村では、ベトナム語がちゃんと話せない、わからない人が予想以上にいっぱいいる。その人たちはワクチンキャンペーンがあることも知らない。さらに、子連れで遠くの畑に働きに行っていて、接種所にこれなかった人もたくさんいる。そこでは接種率は50%程度しかない。

えびの養殖池が地平線まで広がる中に点在する家では、移動して住みついた人たちが多い。中にはやはり連絡が受け取れず、ワクチンキャンペーンを知らない家族もいる。そんなところでは接種率は80%を下る。

週末をはさんだキャンペーン4日目、最終日の夕方、郡の衛生局の薄暗い部屋で、接種率を集計する。薄暗がりの中で、蚊に刺されながら計算してみると、接種率は75%しか達していない。つまり25%の子供は、キャンペーン最終日を終えた今も、まだポリオのワクチンを受けていない。受け損ねた子供たちにどうやってワクチンを届けるのか？

郡の課題は残る。ポリオのワクチンは一ヶ月間隔をあけて2回受ける。7月の2回目のキャンペーンでは、かなりの工夫が必要となりそうだ。

えび、えび、えび、消えた田園とマングローブ

話は少し脱線するが、ソクチャンは20年前、広大なメコンデルタの田園地帯だった。海側には塩田もあった。ところが、それは今、どこにもない。一面、見渡す限り、地平線に至るまで、えび養殖池が何十、何百と続いているのである。子供たちのワクチン接種を調べるためにその養殖池の間に点在する家々を歩きながら気がついた。それらの池の多くが水草が生えて養殖に使われずに放棄されているのである。いったいどうしたんだろう。

現地の人に聞いてみると、えび養殖は10年くらい前から大ブームになったらしい。農家は競って、銀行からお金を借りて農地を養殖池に変えていく。何百年も培った肥えた農土を掘り返し、池にして、回りを粘土質の泥で固め、水が溜まりやすくする。さらに土中の細菌を殺す薬を撒き、えびが太るように抗生物質を混ぜ、えびが高値で売れるようにあらゆる投資をした。日本も韓国もＥＵもそのえびを高値で買ったという。

ところが2年前からえびの病気がどんどん広がって、えびが大量に死んだ。薬を買うお金のない家や、まだ銀行に返済の残っている家は大変なことになった。もちろんお米も野菜ももう作れない。掘り返した肥えた農地をもとに戻すには何十年もかかる。もうえびしか作れない。池だらけの荒野だけが残った。自分たちはそれほどえびは食べないのに。そして、多くの家族が夜逃げして、都市に流れ込んでいるという。一方で、えび養殖を夢見て今も移り住んでくる人もいる。人口は人間の欲望を原動力とする経済原理

にかき回されて、流動する。

海岸線に沿っても、えび養殖池は延々と広がっている。そこを歩いていて気がついた。緑の木々がところどころに残っている。よく見るとマングローブの木だ。隣の土手をよじ登って前を見るとそこはもう海。土手から海までは10メートルほどしかない。そこにマングローブの林があるところがその林の半分以上が枯れているのである。海岸線の枯れかけたマングローブは波で浸食され、土砂を削りとり、海はすぐそこまで迫っている。

その時、やっとわかった。目の前に広がるえび養殖池は、以前は広大なマングローブの林だったんだと。真水と海水の交じり合うところでマングローブは生育する。そして、それが海の幸を育み、波から陸を守る自然の堤防になる。この10年で、金儲けの経済原理がそのマングローブを引っこ抜き、広大な養殖池に作り変えた。マングローブは枯れ、海の侵食はそこまで来ている。海水が土手を破って養殖池に流れ込む日はそう遠くないかもしれない。儲ける人もいるだろうが、失う人もたくさんいる。はっきりしていることは、田園もマングローブももう戻らないということだ。

ポリオワクチンキャンペーン続編
―2012年8月X日

ポリオの生ワクチンは一回では効きが悪いので、必ず一ヶ月後にもう一回飲む。前回、この紙面でもご紹介したメコンデルタのソクチャン県のビンチョウ郡で、2回目の接種状況を調べるために再び向かった。ビンチョウは人口17万人余りの郡でメコン河が太平洋に流れ込むデルタにある。人口の半分くらいはクメール人（カンボジア人）である。フランスがここを植民地にする前はカンボジアの領土だったのだから、その理由はよくわかる。

10のコミューンに10の保健所がそれぞれあり、4日間で1万9千人の5歳未満の子供たちにワクチンを接種する。保健所の下には10余の村があって、その村ごとに2―3の接種所が設けられ、保健所ごとに4日間ですべての村でワクチン接種を完了する。

やっぱりてんやわんや、でも工夫いろいろ……。

前回は栄養プログラムと合わせたために、ビタミンA剤を配ったり、虫下しを配ったり、体重や身長を測ったりと、大混乱だったのに比べると、今回はポリオワクチンだけなのだから随分と楽だろうと思っていたが、やっぱり接種所は混乱していた。子供の名前を名簿と照合する机の周りは子供を連れたお母さんたちであふれ、ワクチンを受けるまでにお母さんと子供たちは相変わらず炎天下で待たされている。

困ったなあと思ってみていたが、別な接種所に行ってみて驚いた。お母さんたちは誰も待たされていないし、実にスムーズに流れている。よく見ると、子供の名前を名簿と照合するのを後回しにして、まずポリオワクチンを子供たちに飲ませているのである。ただ順番を入れ替えただけなのであるが、混乱は収まった。さらに、名前の照合は、ワクチンを飲ませたあとなので、お母さんはひと安心し、スタッフもゆっくりと時間もかけて照合している。その間ワクチン接種後の子供に何か変化がないか観察もできる。お母さんたちも安堵の表情をしている。

ワクチン漏れの子供を見つけて家で投与

一方、いい世話役もいないで、貧しい家の多いクメール人の村ではやっぱり接種率が悪い。多くは、知らせをもらっていなかったとか、いつキャンペーンをやるのか知らなかったとか、そもそもベトナム語がわからない人も多い場所だから難しい。こういうところではやっぱりワクチンをもって家々を回らない限り接種率は上がらない。でも、今のベトナムの法令ではワクチンを家に持って回ることを禁じているのである。保健所の外でワクチン接種した場合に何か問題が起こっては困るという政府の方針である。しかし、54の少数民族のいる国で、保健所のスタッフもほとんど少数民族の言葉のわからない状況では、この法令がワクチンを受けられない子供を多く残す原因になっていることは明らかだ。

ところが、たまたま訪ねたある村で、ワクチンをもって家々を回っている保健所のスタッフと村のボランティアに

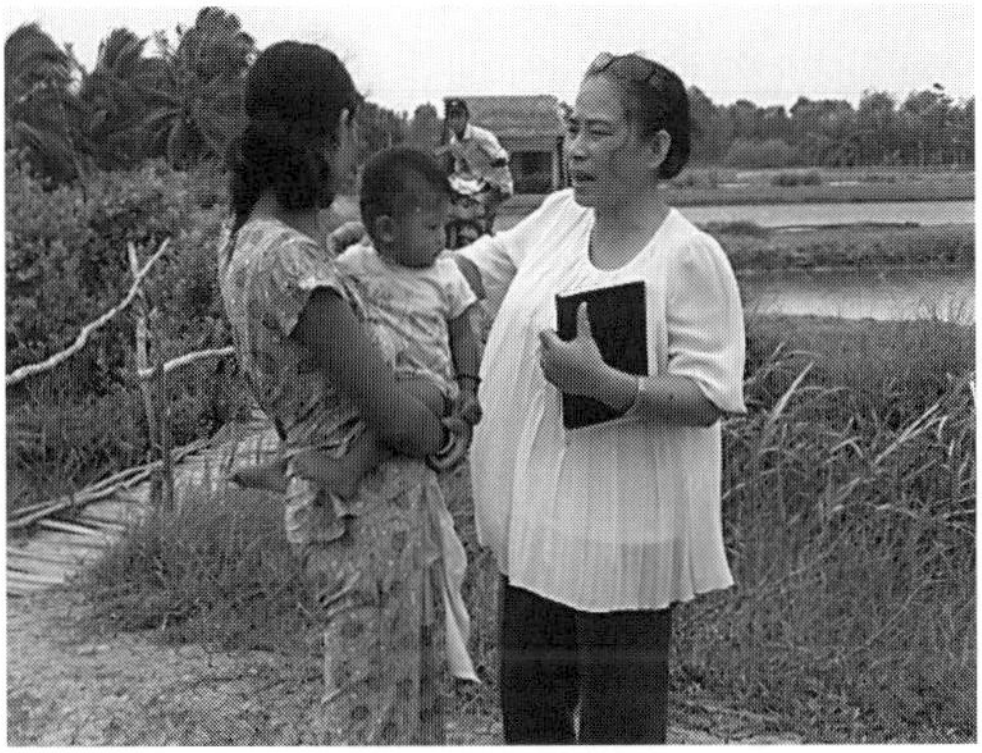

ポリオワクチンの接種を調べるフォン先生

出会ったのである。接種所にやってこない20％以上の子供たちにはこうしてワクチンを接種するしかないと、自主的にワクチンを持って家々を回っているのである。法令を遵守していないと言われてもこうするしか接種率をあげられないということを理解している。現場の人は何をするべきかを一番わかっている。そして非難も省みずにやる人たちがいる。この努力がある限り、接種から漏れる子供たちは少しでも減っていく。

北緯17度線の旅　20年目のクアンビン

―２０１２年10月Ｘ日

20年目のクアンビン

今年に入って麻疹と風疹の大流行が全国的に収まったようであることは嬉しいことであるが、困ったことにぴたりと疑いの患者報告までがなくなってしまった。"No news is bad news !"である。

中部の海沿いでラオスと国境を接するクアンビン県からはここ数年間、何の報告もないと保健省の連中が頭を抱えていた。「それなら行ってみようよ。」と保健省に仲間の重い腰を押して、中部ニャチャンの保健局で予防接種を担当している20年来の旧知のフン先生に連絡をすると、すぐに訪問のサポートを快諾してくれた。

クアンビンは僕には忘れられない県である。ベトナムの南部で初めて長期で働くことが決まる直前の１９９２年の夏、ベトナムの予防接種の評価をＷＨＯとユニセフでやることになり、数週間だけ僕も呼ばれたのである。それが、実質的には僕の初めてのベトナムでの仕事になった。その時にフン先生と初めて出会い一緒に仕事をしたのである。その誠実さは今も変わらない。

20年前、ハノイからクアンビンの首都ドンホイまで、国道1号線を南に下り、保健省の車で２日かかった。保健省から同伴してくれた先生が、途中に見えた小高い丘を指差して、

「あの丘の上に高射砲があって、アメリカのＢ52を撃ち落したんだよ。」と誇らしげに教えてくれたのを今もよく覚えている。

「国道沿いには池がいっぱいありますね。」と訊いたら、「あれはＢ52の爆撃の跡だよ。」と。

田舎の田園風景は本当に美しく、たくさんの農村の人た

ちが牛車に稲をいっぱいに載せて運んでいる姿は日本の昔話の風景をみているようだと感じたのを今も覚えている。異様な光景といえば、農道の横に山と積まれたボール爆弾の鉄くずだった。アメリカ軍が使ったボール爆弾（クラスター爆弾）は数メートルの長さの鋼鉄の爆弾の殻が空中で縦に真っ二つに割れ、中から3百個ほどの野球ボール状の爆弾が数キロ四方に飛散し、それが炸裂してさらにその中からそれぞれ6百個ほどの金属球が飛び散るという対人殺戮兵器である。その爆弾の鋼鉄の殻が貧しい農村では高く売れた。一方その不発弾で命を落とす農民も後を絶たなかった。田んぼの泥の中にはたくさんのボール爆弾の不発弾があった。村で出会った病院の先生はいかにも外科医らしく実直な態度と柔和の表情で、「今でも手や足の切断手術をやっているよ。」と錆びた手術器具を見せながら話してくれたことを思い出す。

ドンホイの町のことはあまり覚えていないのだが、町は空襲で焼け野原になり、当時まさに再建の最中だった。町にある唯一のホテルはＭＩＡ（Mission In Action; 作戦中に行方不明になった米兵）を捜索するアメリカ軍の特殊部隊に占拠されていたのを今もはっきり覚えている。酔った熊のような体のアメリカの兵隊と階段ですれ違った。肩でも触ったのか、睨み合った。なぜかなんともいえない憤りと不快感を覚え、不意に掴み掛かりたくなったのを今もはっきり覚えている。

あれから20年、町はすっかり整備されてきれいになっている。爆撃で外壁だけが残った教会が、海の近くで原爆記念塔のように保存され、かろうじて戦争の記憶を残している。「ああ、変わっちゃったなあ。」と思っていたら、変わらないものがあった。県の衛生局の人たちである。なんと20年前の僕をはっきり覚えてくれている人たちがぞろぞろ出てきたのである。実は僕はどうも彼らの顔を思い出せないのであるが、当時、日本人がよほど珍しかったのか、よほど僕が変だったのか、幸い僕を覚えていてくれた。今の局長のスー先生、副局長のティエップ先生、予防接種担当のバーさんだ。

仕事のほうは、調べれば調べるほど、衛生部のボロが出てきた。コミューンの保健所から、郡の病院、衛生部、県の病院と訪ねて、入退院簿をめくりながら麻疹や風疹の記録を調べる。病院のお医者さんたちはみんな協力的である。衛生部に未報告の麻疹疑いの患者が１００例以上もでてきて、一例の検査もされていないとわかった。衛生部の説明と指導がないため放置されている。衛生部と病院との関係がよくないらしい。客観的に見れば、原因は明らかに衛生部に信頼がなく、問題があるようだ。

古い顔馴染みの粗を探すというのは、どうも気持ちのよくないものである。もちろん責める気などはないが、何とかこの機会に改善してもらいたい。

「いろいろ難しいこともあるだろうけど、どうか、僕の顔を立てて、病院との関係をよくして、頑張ってくださいね。」と頭を下げた。

ドンホイを後にし、次の視察地、クアンビン県の南に位置するクアンチ県に向かった。途中、世界遺産になっている鍾乳洞（パラダイスケイブ）があるというのでちょっと立ち寄ることになった。鍾乳洞を目指して、南下する国道一号線とほぼ並行するようにラオス国境に近い山側を走ると、それがあの有名なホーチミンルートであるとわかった。ベトナム戦争時代、南のゲリラ（ベトコン）に物資を送るための補給路としてホーチミンがラオス、カンボジア国境のジャングルの中に作らせた全長１４００ｋｍの道である。20万人以上のベトナムの若い男女の兵士たちが多大な犠牲を払いながら昼夜を問わず作り続けた道である。アメリカ軍はそれをつぶすために空からダイオキシンを撒き、絨毯爆撃を繰り返すが、ついに失敗する。今ホーチミンルートは、見事に舗装された真っ直ぐな道で、周りにはゴム園が広がっている。ここから昔の姿を連想するのは難しい。

クアンチ県に入ってさらに少し南下すると、ベトナムを南北に分断することになったあの有名な北緯17度線がある。ベトナムは１９５４年にディエンビエンフーの戦いでフランス軍に勝利し、ジュネーブ協定で北緯17度線を境にホーチミン率いる北ベトナムとアメリカの傀儡の南ベトナムの2カ国に分断されたのである。分断は１９７５年のベトナム戦争終結まで続く。

夕暮れが近づいてくる中、現在の国道一号線の脇にひっそりと今も残って架かるヒエンルオン（Hien Luon）橋の脇に、保健省のドライバーが気を利かせて止めてくれた。20年前から機会があったら一度訪れてみたいと思っていた場所だ。ヒエンルオン橋の架かるベンハイ川が、南北を分けた北緯17度線である。このベンハイ川の南北2キロまでは非武装地帯（Demilitarized Zone DMZ）と呼ばれた緩衝地帯だった。

鉄骨で組まれた橋の上には昔のままに？木の板が敷いてある。一般の人は入れないようになっているが、現地の子供たちは、自由に入って、橋げたから川に飛び込んで遊んでいる。橋の南側には立派なモニュメントが建っていて、道もそこで終わっている。赤く染まる夕暮れの空を背景にしながら、40年前にこの橋の両側で血まみれの戦闘が１９７５年の南北統一までの20年間続いていたと誰が想像できるだろう。僕は、黙って手を合わせた。

20年目の旅はどうも感傷的になる。人も物も止めようもなくどんどん変わっていく、一見あまり変わらないように見えるものでさえ、流れて変わっていく。人の一生もそんな流れの中の一瞬だと思えば、ちょっと仕事ができるとか、仕事ができないとかなんて、どうでもいいと思えてくるから困る。

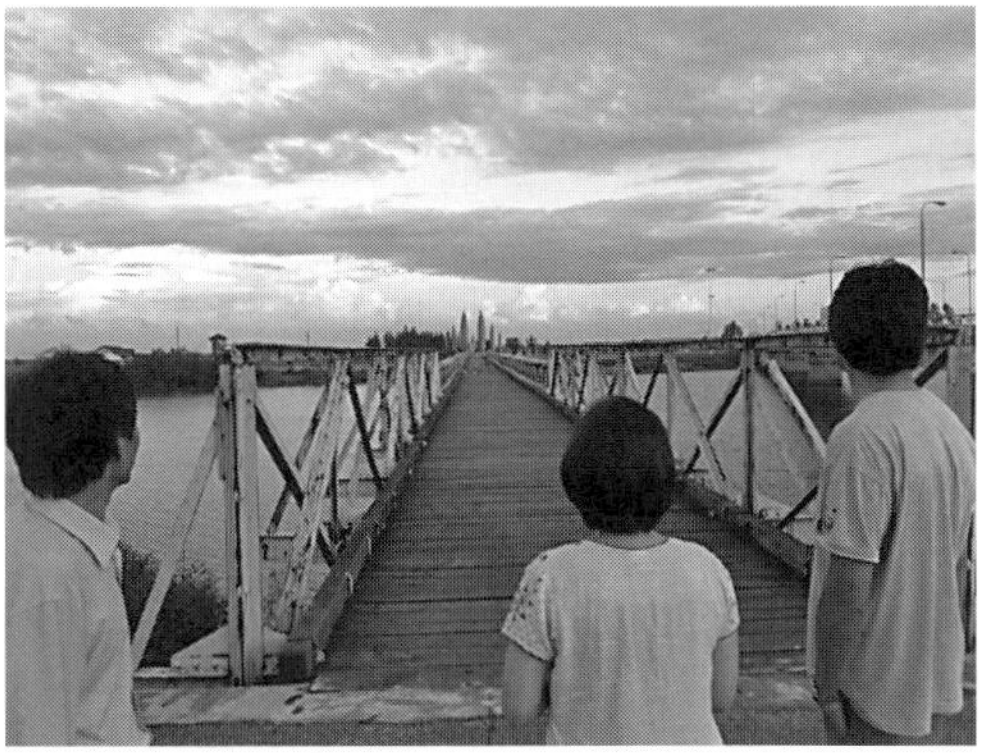

北緯17度線にかかるヒエンルオン橋

まだまだメコンデルタで続くポリオキャンペーン
―2012年11月X日

ぼんやりと考える

僕はあいも変わらずぼんやりと考えている。泳いでいるときも、トイレに座っているときも、ベッドに横になっているときも、会議のときも、やっぱりぼんやりと考えている。心を開放するってどういうことかなあって。どうやったら心を開放できるのかなあ。どうやったら、とらわれない心、自由で広くて大きな心ができるのかなあ、なんて考える。

何でそんなことを考えることが必要なのか？　よくわからないけど、必要なんです。僕を縛っている何かから自由になること。そして誰の真似でもない、みんながハッとするようななにかを創造すること。誰かがみるとなんだかわからないけど、なんだか笑ってしまうようななにか。なんだかじわっと幸せな気持ちになってしまうような何か。そんなものを創ってみたいなあ。

そんなことをずっと考えていくと、それにはきっと常識的な意識の境が邪魔だと思えくる。たとえば「真面目」と「不真面目」。これに境目がいるんだろうか。なくたってい い。思いっきり真面目で不真面目をやる?不真面目にみえるけど真面目でもいい。何を言っているのかわからなくなるけど、僕にはこの一見対立する意識は行ったり来たりする同じ意識の線上にある。

「真剣」と「いい加減」もそうだ。同じ線の上に載っている。いい加減にみえるだろうけど、けっこう真剣というのもあり。いい加減な気持ちを真剣な気持ちの中に併せ持っている。「仕事」と「遊び」もそうだ。遊びといわれても仕事といわれてもいい。遊ぶように仕事をする。仕事の中で遊んでいる。その意識、常識の境を自由に行き来できることがなんだか創造につながりそうな気がする。

僕は人生はやっぱり一種の芸術(アート)だと思っている。社会的な様々なしがらみや制約、強制や強要、権力や権威、まやかしや見せかけ、常識と組織から解き放つ作業がどうしても必要になってくる。その意味ではやっぱり生きることはアートで、創造だろうと思える。

僕は、奇抜なことをしたらいいということを言っているわけじゃない。かえって逆である。奇抜なことなんかそうできるものじゃない。僕らは同じ作業をひたすら繰り返すのである。さらに言えば、愚直なまでに見える同じようなこと、日常的な繰り返しに見える中で、心は開放し、偶然との出会いをわずかに予感する。だからこそ愚直に繰り返す必要がある。偶然は本来、一見同じように見える繰り返しの中のその先にしか出会うことがないように僕には思えるのである。この愚直の道を通らない限り出会えない何かがある。それは、ほとんど偶然のようで、それは必然でもある、でも当然じゃないなにか。深い靄の中から急に視界が開けて山の稜線が見えるように出会う何か。ハッとドキドキするなにか。それをぼんやりと今日もトイレにしゃがみながら想像するのである。

拡大ポリオワクチンキャンペーン

変異したポリオワクチンウイルスによる2例の麻痺患者の対策として、患者のいる2つの郡でポリオワクチンのキャンペーンが6月と7月に実施されたことは以前この紙面でもお伝えした。今回は、患者のいる2県(ソクチャンとドンナイ県)とそれと接するすべての郡、19県79郡で、10万人の5歳未満の児童を対象に10月と11月の2回、ポリオワクチンの拡大キャンペーンが行われることになった。

国産のポリオワクチンを購入するために政府が30万ドルを支出、県の人民委員会の緊急支出は17万ドル、それにWHOから搾り出した10万ドルとJICAが協力を申し出てくれた4万ドルで(UNICEFは一銭も出なかった。)

キャンペーンは動き出した。週末をはさむ4日間で全県同時に一斉にポリオワクチンを投与し、これを一ヶ月おいて2回実施する。

南のパスツール研究所でキャンペーンの指揮を取るフォン先生は20年来の僕の友人で、ベトナムで最も信頼する予防接種行政の医師の一人である。彼女と相談して、WHOの資金の一部は「移動接種チーム」の編成に使おうということになった。「移動接種チーム」は20年前にポリオがメコンデルタをボートで移動する家族に残っていることを突き止めた僕らが、数百のボートの移動接種チームを作って、行きかう大型のボートを止めては中にいる家族と子供たちをしらみつぶしに接種していった経験からきている。20年後、道路と橋が整備された今、ボートで移動する家族は激減した。しかし、ワクチンに受け損ねていく子供たちは依然いるのである。

より良い職を求めて都市部に移動する人口は増えている。一方で、村には定期の予防接種の届きにくい不便な場所は残る。そんなところにさらに都市部からあぶれた人たちが戻ってくる。それぞれの村のそんな場所を探し出して、漏らさずすべての子供たちにワクチンを配りたい。そんな思いで「移動接種チーム」を復活させた。

ワクチン接種の作戦は3つ……

1）すべての接種所でお母さんたちを待たせずに、速やかにワクチン接種を行う。

2）すべての接種所での仕事が終わったら、同日にワクチンに来なかった子供たちを村に捜しに行ってフォローし、見つけたらその場で投与する。

3）すべての移動接種チームは、一番難しい場所に接種に行く。

さらに、接種がちゃんとされたのかを調べるために出来てなさそうな村に行って、20人前後の子供たちを家から家に訪ねて接種歴を調べる。

一週間フィールドを歩きながら、こいつは困ったなあと思うこと多々あり。それでも、県や郡のいい加減な指導にもかかわらず、一生懸命にがんばっている保健所もある。クメール語とベトナム語の2ヶ国語で広報を流したり、見事にお母さんたちを整理して、子供たちに待たせることなくワクチンを投与している接種所あり。雨期の雨で泥だらけになった道を歩いて、接種所に来なかった子供たちを一人一人村で探し当て、ちゃんと接種をする村の若いボランティアがいる。下手な手書きの地図でも、ちゃんと一番難しい場所をみつけて、移動接種チームを予定通り働かせている保健所もある。キャンペーンはまだまだよくなる。そう思わせてくれるのです。

しつこく今年最後のポリオワクチンキャンペーン
――2012年12月X日

人間のレベルと仕事のレベル

フィールドでこっちの人たちと働いていて、よく思うことがある。かなりいい感じの人たちがいるなあ、と。人間のレベルがかなりいい感じだなあ、と思うのである。一方お仕事のレベルは？　となると、これは、かなりまちまちである。やっぱり人間のレベルとお仕事のレベルはあまり相関しないなあと、再確認するのである。

僕の意味する人間のレベルとは、大きいということである。体ではなく、気持ちのことである。周りの人に細かく気配りをして、自然に周りを守っている感じ。なんとなく漂う安心感。見せかけでない優しさ。そして身近にいる人が命の危険に曝された瞬間に動物的にパッと身を挺してしまうような身のこなし。それはもう脳からの伝達じゃない、脊髄反射のような何か。そういう厳しい環境で生きてきたから、今も生き抜いているから備わったもの。つまりそういう人は、自分が生き抜くことも大事に考えている人で、一面では、すごい自分勝手にも見える。こういう人を僕は嫌いじゃない。こういう人はベトナムではその辺にごろごろいるのである。保健局の人たちばかりでなく、路上のカフェのおっちゃん、自転車を直してくれるおじさん、道路のごみを清掃するおばさん……みんなすごい。

ところがこういう人たちは、生存がしっかり確保されているときには、どうもマッタリと、大雑把で、なんだかいい加減に見える。僕らのようにはじめから、生存を確保され、保障されている条件の上でだけ仕事をしてきた人間にはよくわからないところがある。先進国的な結果主義で言えばもう仕事の結果はボロボロである。なのに、彼らは、「だから、なんなの？」というかんじである。

ところが、その彼らが真剣になる瞬間が存在する。目の輝きが変わる瞬間がある。大抵はお金の話だけど、どうやらそれだけでもなさそうだ。いったいその彼らを真剣にさせるスイッチはなんだろう？　僕らはそのスイッチをなんとか探し出して、彼らの手でそのスイッチを押させないとダメなんだ、と思えてくる。

今年最後のキャンペーン

今回は南部のホーチミン市とそれに隣接するビンヅオンとビンフォックの3県を見て回った。ここは前回見てきたメコンデルタの県とは違う。都市化の波とバブル経済の影響を受けて、新しい工場がどんどん建っている。それらの建設現場で働く日雇い労働者の家族、レンガなどの建設資材を作る家族の中にワクチン接種から漏れている子供たちが一杯いる。さらに大きな工場では、その敷地内に多くの家族が住んでいるところもあって、中に保育園が二つもあるところがある。そんなところでは保健所に登録されていないと、大量の子供がワクチン接種からも出れてしまうこともある。

実際、今回立ち入りを許可された工場では、2年前の麻疹のワクチンキャンペーンの際は保育園が登録から漏れていて、80人ほどの児童をそっくり見落としたと、衛生部の人が正直に教えてくれた。最近の問題は立ち入りを拒否する工場がたくさんあるということである。その理由は多分、工場内の劣悪な労働環境などを外部の人間に見られたくないということがあるらしい。ベトナムがＷＴＯ（世界貿易機構）に加盟し、劣悪な労働環境は処罰の対象になる。そのことが、ワクチン接種を妨げる。カンボジアでも同じ問題があった。健康より経済が優先ということだ。

ひとつ嬉しかったことは、ある保健所の接種チームが、難しい場所としてレンガを作る工場で働く労働者の家族たちに狙いを定めて、ワクチンを持っていって、7人の子供たちに接種してくれたことである。そこの家族はメコンデルタの県からバラバラに集まってきた日雇いの人たちで、定期接種もちゃんと受けていない、一斉キャンペーンでこそ辿りつける子供たちだ。

ビンフォック県はカンボジア国境にまたがる丘陵地帯で、広大なゴム園が広がり、さらにコーヒー園、カシュウナッツなどが栽培されている。この県の人口の20％近くがスティアン族というクメール人に似る少数民族で、あまり言葉が通じない。一方で保健所で働くキン族（いわゆるベトナム人）に彼らの言葉を解する人がほとんどいない。そのせいか、ほとんどはスティアンの人たちは自宅で分娩し、子供の定期予防接種率は極めて悪い。へその緒（臍帯）を泥に汚れた刃物や竹べらで切って、そこから破傷風菌が新生児の体内に入り生後数日で発症する新生児破傷風が絶えないのである。去年はその調査で一度訪れたことがある。

今回もスティアンの村に行くと、赤ちゃんが生後10日で新生児破傷風を発症してホーチミン市の病院に運ばれたという家族と出会った。祖母が自宅の納屋で取り上げ、祖父がナイフでへその緒を切ったんだと、年季の入った三日月形の汚れたナイフを見せてくれた。村人はみんな「注射は痛くて怖い」と言う。村には教会があるのだか、その世話人も予防接種には興味がなく閉鎖的である。理由があるのだろう。ゴム園で働くスティアンはより開放的であるが、それでも、ワクチンを受けていない子供が目立つ。言葉の壁、因習、社会制度などの障害を乗り越えてベトナムにいる56の少数民族の子供たちにあまねくワクチンが届くのはいつか。届くにはどうしたらいいのか。彼らのスイッチを手探りするのである。

ワクチン接種後に亡くなった子供たち
――2013年1月X日

北部の県の二つの保健所で5種混合ワクチン（破傷風、百日咳、ジフテリア、B型肝炎、細菌性髄膜炎ヒブ）とポリオの生ワクチン接種後に生後3ヶ月の子供が続けて4人亡くなった。一人ははじめから心臓疾患のあった子らしい。しかし他の3人の子供は接種後は1～2日間は元気で　母乳も飲んでいたのに、睡眠中に突然自宅で亡くなった。原因はわからない。病院の診察も検査もなく、もちろん法医解剖もされていない。すぐに埋葬されたという。この辺の地域では、子供が死ぬと夜明け前までに自宅の下に埋めないと次の子供を授からないと言われているらしい

ここで一番問題になるのは、予防接種をする側に問題がなかったか？　である。つまり、保健所のスタッフたちに、ワクチンの扱いや、注射のミスはなかったのか？　さらに接種されたワクチンそのものに問題はなかったのか？である。

保健省は県からの知らせを受けて、ＷＨＯが推奨している臨床医も含めた緊急対策チームを直ちに現地に送って調査をした。ワクチンの管理から接種にいたるまでを細かく聞き取り調査をして、問題がないことを報告した。残念なことに僕にはこのチームに参加するお声はかからなかったのであるが。。。そして問題に残るのはワクチンである。亡くなった4人の子供たちは、同じ製造元の同じ製造日のワクチン（同じロット）の5種混合ワクチンを受けている。そこで、まずこのロットを使用停止にして、調査をしようということになった。マスコミの関心も母親たちの心配も高まる中で、当然の処置といえるだろう。

ベトナムで現在使われているこの5種混合ワクチンだけは海外からの輸入ワクチンで、ＷＨＯとＵＮＩＣＥＦがその品質を保証したものである。

それでも、同じロットで、他の国で使われていた場合に問題がなかったか？、製品の搬出時にすべての基準を満たしていたか？　僕は早速、マニラとジュネーブのワクチン

安全部門の担当者と連絡を取り、早急に製造元と連絡を取って調査をしてもらうことにした。

わかったことは、このロットはベトナムだけで使われたこと。ただ、この製造元の5種混合は2006年に品質を保証されて以来すでに世界40カ国で使われて、深刻な副作用の報告は3例のみで、他のワクチンに比べて高くないということである。

WHOでは、製造元と、これを認可した手続きの中でワクチンの問題であると言う何らかの疑問が生じた場合に限り、WHOが独自で検査すると規定してある。すると保健省はどこか第3国の検査室を紹介してくれと言ってきた。もちろんはこれには対応した。今後、保健省が実際に第3国の検査室と連絡を取るかどうかは前例がないのでわからない。

ワクチン接種後の乳児の死亡原因の究明は多くの場合難しい。その多くはワクチンとは関係がないのであるが、ワクチンと関連がないことを証明することは容易ではない。ワクチンと関係がないという証明には限りがない。あるという証明はそれが出れば終わりだが、否定の証明には限りがないのである。でも、出来る限りの誠意と公平性をもってやらなければ、ワクチンの信用は得られない。そのためには最善の調査がされるべきであるという話である。

新年いろいろ——2013年2月X日

テトが来る

ハノイは今騒然としている。ゴーゴーと地鳴りがするように騒がしい。この感じは、ハノイの人たち、いやベトナムの人たち9千万人みんなが一斉に動いているからである。みんなは今テト正月に向かってまさにうごめいている。ベトナムの人たちは今の時期、もう落ちついてはいられない。まさに師走である。一週間の正月休みを越えるためになぜかわからないが、とにかくいろんなものを買い出し、とにかく出来る限りの準備をするのがベトナム人である。値段が上がろうとも、吹っ掛けられようとも、このときばかりは言い値でいくらでも売れる。最近のベトナム景気を反映してか、商売も派手になり、いわゆる忘年会も、レストラン貸し切りでいたるところで一気飲みの掛け声が聞こえてくる。

正月の風物といえば、北部は桃の花（ホアダオ）と金柑（クイット）、南部は黄色の花（ホアマイ）と西瓜と決まっている。ハノイでは桃の木である。道路沿いには桃の枝木を抱えた人たちがずらりと並んで、一本でも多く売ろうと売り声をかける。ハノイの人たちはこの木がないと正月を迎えられない。小ぶりのものから身の丈の2倍近くもある鉢植えのものまでを、バイクの後ろに乗せて買う者売る者が街中を走り回る。桃の花は、細い枝に刷毛で一振り撒き散らしたようにポンポンとピンクの色が散らばっている。今年は例年よりかなり暖かくて桃の花の蕾が一斉に開き始めてしまった。僕の住んでいる場所のそばにあるハノイの花市場は今徹夜で営業し、夜を徹して桃の木や金柑を買いに来る人たちでごった返している。この異様なほどの活気、煩わしくもあり、でもやっぱり今年もテトが巡ってきたという「時」の流れをわずかに実感する不思議な安堵感がある。

人を裁く仕事、人に寄り添う仕事

ふとインターネットの読売の記事に目が留まった。「心中図り娘殺害、裁判長が被告の横にしゃがみ……」とあった。夫と知的障害のある39歳の娘と3人暮らしの69歳の女性の被告。夫が病気で余命わずかと知り、悲観し、娘に心中を持ちかけた。その際、娘が「先に逝きたい」と電気コードを自分で首に巻きつけて苦しんだために、楽にしてあげたいと殺害した。被告も自殺を図ったが、夫に発見されて命を取り留める。夫はその後病気で亡くなった。東京地裁は承諾殺人罪として懲役3年、保護観察付執行猶予5年の判決を言い渡した。「追い詰められた心情には同情の余地も大きい」と量刑の理由を述べた後、その裁判長は、法壇を降りて、被告席で座って泣き続けるその女性の横にしゃがみ込んだという。そして「旦那さんがつなぎ留めてくれた命です。一歩一歩前に進んで、困ったときは周りの人たちに相談してくれると約束してくれますか。」と語りかけた。被告は「はい」と答えたそうだ。

僕は、読みながら泣いた。取材した記者は多分この法廷を泣きながら筆記したのだろうと勝手に想像した。裁判長は、已む無く娘に手をかけ、一人残された被告の女性が何を思っているかを知っている。そして法の下に裁かなくてはならない苦渋も知っている。それでも被告の夫がつなぎとめた命をどうかどうか自ら絶たないでくださいと被告の横にしゃがみ込んで頼んだ。裁かなくてはならない立場の人間の、人間として出来る限りを見た感じがした。被告と被告に寄り添った裁判長を想って、また涙した。こういう人がいるんだな。

人を裁く仕事とは、実は罰することじゃない。本来は人に寄り添う仕事なんだよと、教えてもらった気がした。そして医者という仕事を思った。治療して治すことは大事だけど、重くても軽くても、老人でも子供でも、社会的強者であろうと弱者であろうと寄り添うこと、それが僕が医者になった理由じゃなかったのだろうかと。ああ、また、いろんな想いが蘇ってくる。一人一人の患者さんの気持ちに寄り添いたい。臨床医としてはもうヘボだけど、寄り添うことだけなら、周りの医者たちの力を借りて何とかできるんじゃないかと夢の中で想うときがある。寄り添うこと。話が飛ぶけど、それが死海のほとりを彷徨ったナザレの大工、イエスキリストがしたことだったんじゃないか、と遠藤周作は自らの小説に書いている。キリストは何も出来ずにただ病める人に寄り添っただけではないかと。それが戦いで荒廃したあの時代、砂漠の中で人々が宗教というものの中に本当に求めていたものだったのじゃないかと。それならキリストを理解できる。キリストが自ら記したわけでもない聖書でも、組織化して腐った教会でもなく、人間としてのキリストを理解できる。人は何千年も寄り添う人を探している。

北里のワクチン　人知れずニヤニヤ

ＪＩＣＡと北里第一三共のミッションが来て、保健省を交え、ベトナムのワクチン製造会社と麻疹と風疹の混合ワクチン製造の技術移転5カ年計画が調印されたことだ。僕がこちらに赴任して以来3年以上、本当にたくさんの人たちの尽力によってここまで来たという感慨がある。ここに関わった人たちは、10年前から麻疹ワクチン製造の支援を続けてくれた北里研究所の人たち、ＪＩＣＡ本部のひとたち、ＪＩＣＡベトナム事務所の人たち、在ベトナム大使、ＷＨＯの同僚、僕の下で働いた二人の小児科医、ＵＳＣＤＣのコンサルまで枚挙に暇がない。そして何よりも頭を下げるべきは、たくさん犠牲になった先天性風疹症候群の子供たち自身とその家族たちである。彼らの犠牲の上に今がある。日本の税金がこの国の未来のために使われる。

今年の終わりから麻疹と風疹の混合ワクチンの14歳までの児童学童2千2百万人を対象とした全国キャンペーンが保健省とＷＨＯの主導で始まる。その後は定期予防接種に組み込まれ、5年後には自国生産のワクチンが使われるようになるだろう。そして10年後には心臓や目や耳に障害を持った先天性風疹症候群の子供をもう見ないで済む社会が訪れると想像して、人知れずニヤニヤするのである。この人知れずニヤニヤは、公衆衛生という分野にいて、一人一人に寄り添えない人間たちのささやかな自己満足的ニヤニヤである。まあ、この人知れずニヤニヤがわかるのはせいぜい仲間うちだけだし、飲みながら、ちょっとくらいニヤニヤしていても罰は当たるまい。

あの日から10年、SARSとカルロ・ウルバニの死
――2013年3月X日

10年前の3月、このハノイで何が起こっていたか？　時は瞬く間に流れ、忘却の彼方に起こった事象のすべてが消えていくとしても、10年前のあの時、確かにハノイでは世界を震撼させる深刻な事態が進行していた。その原因はSARS（サース、重症急性呼吸不全症）、中国の広東省に端を発し、香港からベトナムに、さらにカナダ、シンガポール、ヨーロッパへと瞬く間に世界各国に広がり、数ヶ月で8千人以上の患者と8百人近い死者を出したあのSARSである。僕も含め人間の記憶とは忘れることであるかのように、あれだけの爪あとを残した今世紀最大ともいえる致死的な感染爆発を僕らはもう遠い過去のように思い、何もなかったように今を生きている。

僕は当時、まだインドで仕事をしていた。もしSARSが人口が密集して混乱しているインドで広がったら、犠牲者の数は計り知れないだろうと身震いしたのを覚えている。世界は滅亡するかと思われたが、感染は予想したほどには広がらなかった。その理由は、ワクチンも治療法も見つからなくても、完全な患者の隔離と感染防御をすることでSARSウイルス（新型のコロナウイルス）の感染を封じ込められるとわかったからである。疑わしき患者は直ちに隔離され、感染拡大は最小限に抑えられた。しかしその陰で看護師、医師など多くの医療従事者たちが命を落としたのである。中でも一番初めに命を落とした医師が当時WHOベトナム事務所で医務官をしていたイタリア人医師のカルロ・ウルバニである。そして彼こそが、まだ誰もこの感染症の正体を知らなかった時から患者と接触し、病態を観察し、隔離の重要性を発信し続けた医師だった。それは患者を診た医師だから言えたことだった。

僕はカルロのことをよく知らない。教えてくれたのは、最近偶然手にした一冊の本『世界を救った医師―カルロ・ウルバニの27日間―』（NHK報道局取材班、NHK出版）からだった。カルロは1956年にイタリアの静かな田舎町に生まれている。僕と同じ歳だ。地元の医学部を出て、地元の病院で臨床医として働いていたカルロは「国境なき医師団（MSF）」に入り、病院での仕事の傍ら、イタリア支部の代表として活躍していたらしい。その後、寄生虫対策の専門家としてカンボジアで働き、2001年からWHOベトナムのデング熱、マラリア対策の医務官とハノイで働いていた。そんなカルロのところに友人からハノイの

フレンチ病院に入院した香港から来た中国系アメリカ人が不明の高熱で症状が悪化していると連絡が入ったのは2月28日のことだった。カルロがその患者をはじめて診たのが3月3日で、この原因不明の発熱疾患の最初の報告がマニラに送られた。そのときマニラではすでに中国の広東省で2月はじめから原因不明の肺炎で多くの死者が出ていると未確認の情報が入っていた。2月22日にマニラのＷＨＯ事務局の押谷先生、アメリカのＣＤＣ、日本の感染研のチームが北京に入るが、中国政府は事実を隠し続け、9日間もチームとの会議を引き延ばした。やっと中国で調査が始まったときに、カルロの患者に関する現場の報告が入り始めるのである。

カルロが診た中国系アメリカ人はその2日後に香港に移送され、そこで亡くなる。その直後からフレンチ病院の看護師たちが次々と高熱で倒れ入院する。いかなる薬の治療にも反応せず、重症肺炎の兆候が出始める。カルロは看護師たちをベッドサイドで診て、逐一記録し、ＷＨＯに報告を続ける。ベトナム保健省に緊急の会議を持ちかけるが、何せ一週間もたっていない状況であの腰の重い保健省が病院閉鎖に同意するわけがない。カルロの最初の患者との接触から一週間、マニラから応援が来る。中国と香港のアウトブレイクは隠しようもない事実となり、保健省も病院の閉鎖をついに勧告する。その翌々日カルロは自らの発熱を自覚し、一人バンコクの病院に収容されるのである。最初の接触から9日目のことだ。その翌日、ついにＷＨＯが全世界へ向けて感染拡大の警告（グローバルアラート）を出す。

カルロが命がけで送り続けた患者の記録がその後のＳＡＲＳの診断基準となり、徹底的なＳＡＲＳ疑いの患者の隔離が世界各地で行われ、発生から2ヶ月を過ぎて感染拡大は徐々に終息に向かい始めるのである。カルロはそれを知るすべもなく、3月29日に、最初の患者との接触から27日目にタイの病院のＩＣＵの一室で息を引き取る。27日間の未知のウイルスとの戦い。その結末を見ることもなく彼は死んだ。ハノイのフレンチ病院でも、その後、二人の医師と3人の献身的な看護師が犠牲になった。

イタリア中部の故郷に埋葬されたカルロの石碑には"Medico Senza Frontiere（国境なき医師）"と刻まれている。妻と3人の子供を残して逝ったそのカルロの写真は今も僕のオフィスの机の前にある。彼の名前の付いている会議室にはメコン河のボートの上で空を仰いで両手を広げている彼の後姿の写真がかかっている。カルロは何を言いたかったんだろう。

カルロの死が伝えたものはなんだ？　同じ年齢の同じ医師として僕はどうしても自分を重ねてしまう。彼も危険を感じていなかったわけじゃないと思うし、多分、身を挺して病原体を発見しようとしたわけでもないと思う。ただ、患者の対策を考えているうちに自然にそうなったんじゃないかなと思う。一人の医者として、ただずるずると。むしろ、ちゃんとずるずるしたんじゃないかな。公衆衛生の専門家の中にはカルロは公衆衛生のプロとして行動が甘かったという人がいるが、ふざけるな。

医者になると決めたときから僕らは、命の駆け引きと隣りあわせだ。怖いから患者を診ないという訳には行かない世界に入っている。それが医者になった最初の覚悟だ。それだからこそ名もなく知られることもなく犠牲になった看護師と医師の数は計り知れない。医者ってこんなもんだよと自然に教えてくれたんじゃないかな。ＷＨＯの中で彼のように自然に体が動いてしまって、最後まで医者なんだといえる人間はいったいどのくらいいるのか？

あれから10年、もし彼が生きていれば、今彼は僕と同じ歳だ。僕はそのカルロが生きれなかった10年をカルロに恥じないくらいちゃんと生きたと言えるだろうか。

ＳＡＲＳのあと、鳥インフルエンザのアウトブレイク、鳥から人への感染、新型インフルエンザ大流行の騒ぎと、世界は震撼し続けた。それでも国同士の垣根は相変わらず高く、情報隠しも、国のエゴもまかり通って、対策はやっぱり後手に回る。逆に先を急げばワクチン会社に利用されたりもする。難しいもんだ。でも、その中でやっぱり第一線で病気と向き合う医療従事者だけが感染拡大を体を張って食い止める一縷の望みじゃないかなと。公衆衛生を標榜するＷＨＯもその基本を忘れないで欲しいとカルロは言っているように僕には思えてならない。

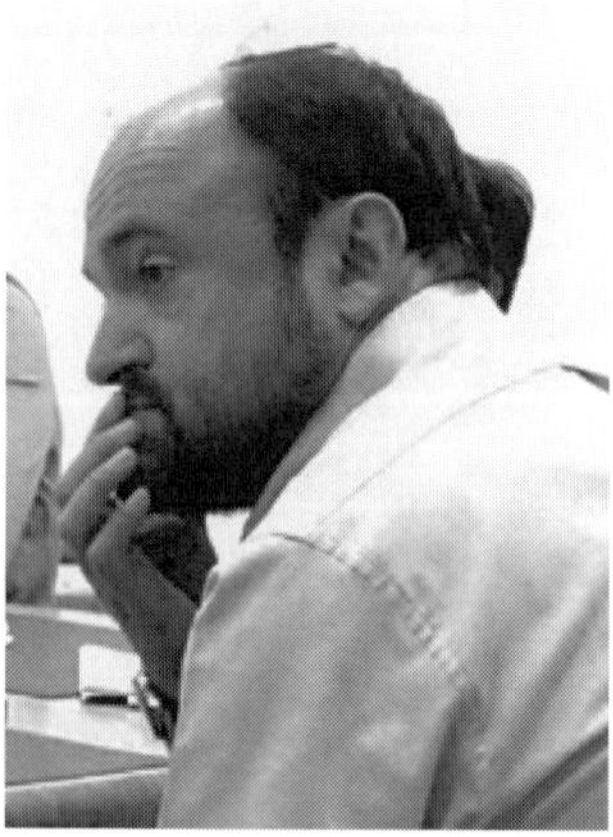

SARSを最初に報告した故カルロウルバニ（1956 － 2003）

鍵は僕らの胸に ―ソンラーの保健師たち―

―２０１３年４月X日

寝ぼけてドアにぶつかって足の爪をはがし、足を引きずりながらいったソンラーの保健師さんたちのトレーニングがおもしろかった。16の保健所から30人以上のスタッフが郡の衛生部に集められ、僕のカウンターパートである保健省の予防接種のチームがトレーニングを企画した。一般的な予防接種の知識から、ワクチンの保管、管理、投与の方法まで細かくワークショップ形式で3日半行われた。中でも僕が一番参加したかった話しが、保健所のワクチン接種業務の上で、「困難」な村はどこにあるのか。じゃ、「困難」の定義はなにか？　どうしたらその「困難」を克服できるか？　である。

保健所の人たちは、大抵こういうとき、距離が遠いことを挙げる。間違えではないけど、誰もがバイクを持ち、道路が山の中までも舗装された今、困難さは本当に距離だけの問題なんだろうかと、僕はいつも疑問に思っている。次に彼らが挙げるのが、少数民族の言葉の問題。言葉の壁は確かに大きい。でも、多くの保健所では少数民族の人を雇用しているところも増え、片言の少数民族の言葉を話せる人も少なくない。一方モン族でも村長と村のトレーニングを受けた人はきちんとベトナムの標準語を話せる。これも、どうも決定的じゃない気がする。それからよく出てくるのが、村の母親たちの教育水準が低いから何度指導してもダメだという話である。確かに因習や習慣のようなものはあるのだろうけど、教育水準が本当に問題だろうか？　さらに、保健所のスタッフが少ない、業務内容が多岐にわたって忙しい、予算が少な過ぎる。等等……。

この前、モン族の村を訪ねたときに気がついたことがあった。それは、その村が保健所から遠くて、村人自ら保健所の月いちの予防接種日に来てくれない。それで、保健所のスタッフが無理をして、毎月一回バイクで村まで行ってワクチン接種をしている。ところが村の子供たちの予防接種カードを見ると、一ヶ月毎に3回受ける3種混合を、一月飛ばしていたり、途中で止めてしまったりしている。保健所に聞くと、持って行ったワクチンが十分なかったり、せっかく村まで出向いていって、村長の家で待っていて、一向に子供が来ないときもあったらしい。

せっかく出向いていくのに、保健所と村の準備も連携が悪い。村には国がトレーニングした保健ボランティアがいる場合が多い。彼らは一応読み書きが出来て、国から毎月5―10ドルほどのわずかな給金をもらう。ところが、若くて優秀な彼らはトレーニングの後、また別の勉強に行ったり、村から出てしまうことも多いのである。さらに、保健所のスタッフが、ワクチンを十分持って行かなかったり、ただ村長の家で数時間待つだけで、村の母親たちに呼びかけることもなく帰ってしまったり。それじゃ何のために苦労して村まで出向いているのかわからない。

村の母親たちにも言い分はある。畑仕事は忙しいし、保健所から来た人と関わる暇はない。でも、だから無関心？

無関心の本当の理由はいったいなんだろう？　村の母親たちが、「保健所があって助かる、あってよかった。」と思ったことが一度もないからじゃないか。保健所を特に必要と感じていないからこそ母親たちは無関心なのである。それじゃ、必要と感じてもらうためには一体何を僕らはしたらいいのだろうか？

そこで考えたのが、村の人たちが何を必要としているかのリスト作りである。そのために、僕は、お茶でも飲みながら、母親たちを招いた「村の集会」をやってみようと提案している。もう一つの方法は、「村の家庭訪問」である。保健所のスタッフが村の家を一軒一軒訪ねてみて、一軒一軒が抱える生活や健康の問題を知る。そして、自分たちが何が出来るのかを考えるきっかけにする。村の「集会」と「家庭訪問」どうですか？　やってみませんか？　とみんなに聞くと、保健所のスタッフたちは、ニヤニヤ笑ってうなずく。

もっと言えば、感謝される何かを見つけることで、それが保健所と村の信頼の糸口になる。互いの信頼があって初めて村の人に受け入れてもらえる。ただ、保健所に来いと通達したり、ただ、村を訪ねて、ワクチンを受けろと言っても、そもそも信頼がないのだから、本当に実りのある保健事業は出来るはずがない。

そんなことを一生懸命下手なベトナム語で話し、保健省の仲間に僕の下手なベトナム語をちゃんとしたベトナム語に通訳してもらい。みんなの苦笑と失笑の中で僕が話していると、一人の保健所のスタッフが自分の経験談を話し始めた。彼の保健所はいくつもの困難な村を抱えているそうだが、彼は村に行ったらそこに一晩泊まってくるという。その理由は、村人は日中は畑仕事で忙しくて時間が取れない。だから村人が山の畑から村に帰る夕方まで待って、ワクチンは夕方から夜にかけて接種するという。そして、そのまま村に泊まって、いろんな話を村人から聞けるので村の事情がよくわかるというのである。

すごい、これには脱帽である。村に泊まる覚悟でやればいいのである。ただ、それが保健所のスタッフには出来ない。「僕は今度行くから、村に泊まらせてね。」と言ったら全員大笑いでうなづいてくれた。一緒に来た保健省の若い美人女性スタッフはスマートフォン片手に「トーダ、本当にあんな豚や牛がいる土間に寝るの？　私、絶対に行かないからね。一人で行ってね。」と、釘を刺された。もちろん僕は一人でも行く。

これもモン族の村を歩いたときに出会ったのであるが、口蓋裂、いわゆる三つ口の赤ちゃんが、お母さんにおんぶされていた。もし保健所が一肌脱いで、県立病院の医者に紹介して、手術の時期を決め、手はずをつけて、無事手術が成功したら、その家族、いや村の喜びと感謝はいくばかりのものだろう。

信頼の切り口は何か。日常に差し迫った必要のない予防や公衆衛生、栄養管理などを村でわかってもらうために信頼がいる。まず、村の人が今助けを必要としているものを探して、ともに行動し、信頼関係を築く。人間の絆だ。その切り口は村ごとに千差万別であろう。答えは村にある。村に入らない限り答えもない。これは行政が進めるマニュアル化とはまったく逆の世界だ。

信頼の構築にマニュアルはない。僕らはマニュアルで生きちゃいない。綱渡りは続く、だからこのチャレンジは面白い。一度渡れたらきっと大きな橋になると信じて。僕は保健所のスタッフたちに向かって、僕の左胸を拳で軽く叩いた。「鍵はここにある。」と

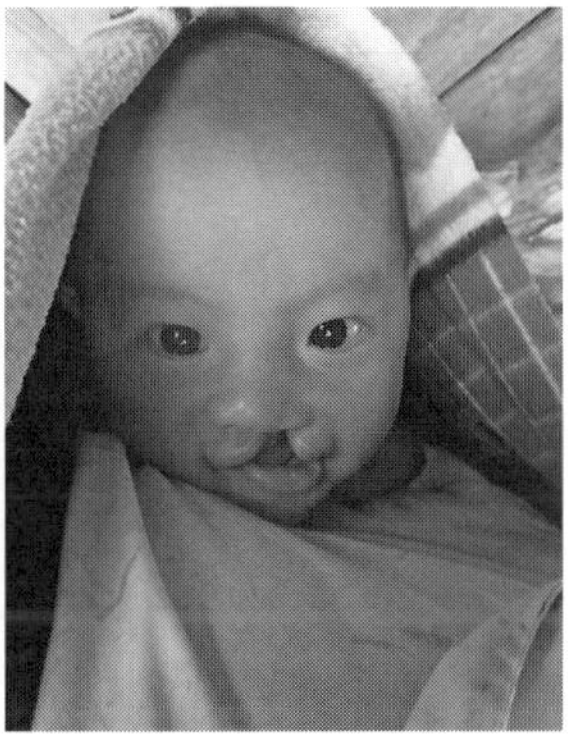

モン族の口蓋裂の赤ちゃん

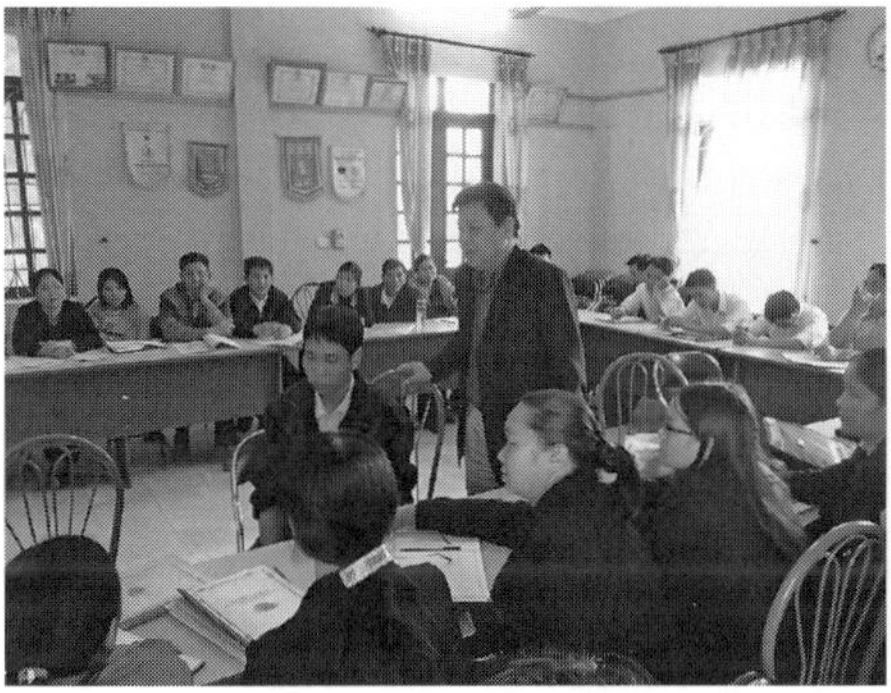

ソンラーの保健所改善のミーティング

山の上のモン族と猫りんご酒の味
―２０１３年５月Ｘ日

モン族の村の集会

前回の続きであるが、今回は北部山岳地帯のモン族の村でこちらで準備した健康講話に参加できることになった。前回の保健所スタッフのトレーニングで大いに刺激を受け、村に泊まりたい気持ちが募り、寝袋持参で行ったのである。が、県と郡のスタッフたちが、「トーダ、それだけは勘弁してくれ。」という。「いくらトーダでも、外国人がモン族の村に泊まると公安に知れたら大変なことになる。頼むからわかってくれ」と懇願された。もともと、ダメかと思っていたので、仕方がない。彼らにこれ以上迷惑をかける訳にもいかない。

モン族の村には傾斜が30度近くもある山の旧斜面の道をいく。歩いていくのだと思っていたら、バイクがやっとすれ違うくらいの道幅をなんとランドクルーザーで走ったのである。車輪の幅一杯の道をゆっくりとゆっくりと走る。片側は山の斜面がどこまでも谷に落ちている。もし山側のタイヤが石で跳ね返れば、車は谷に向かってどこまでも転げ落ちてしまう。景色は最高であるが、運転手も、「もうこんなの嫌だぁー」と言うし、僕も緊張で胃が痛くなる。30分ほど崖の道を這うように走って山の中腹にあるモン族の村に着いた。村は人口４００人余り、60戸ほどで、保健所からは60ｋｍほど。天気がよければ山道をバイクで飛ばして２―３時間で辿りつく。

村には保健所のスタッフがすでにバイクで来ていて、村長や村の保健ボランティアとともに、母親たちを20人あまり集めて待っていてくれた。村の保育所には子供たちが一杯いる。簡素な木造の集会場にはモンの民族衣装に着飾ったお母さんたちが、連れてきた赤ちゃんにおっぱいを飲ませながら待っている。30半ばの男性の村のボランティアはベトナム語が上手だ。軍隊に徴兵されてうまくなるらしい。こちらも30半ばの若いベトナム人の保健所長がベトナム語で予防接種の話をする。それを保健所のモン族のスタッフがモン語に通訳してお母さんたちに伝えている。さらに僕には保健省のスタッフが時折英語に訳してくれる。僕一人では本当に何も出来ず、なにもわからない。

保健所の所長の話はどうも紋切り口上で、共産党の集会のようだ。用意した原稿を読んでいる。「何か質問がない？」と訪ねてもお母さんたちの方も緊張して、はにかんでなかなか話さない。あるお母さんは「こんな話せる機会を年に一回やって欲しい」なんてこれも党集会のような答えをしている。「ワクチンは全部タダなんだよ。」と言うと、笑う。タダに反応している。「困っていることはないか?」と訊いても無言だ。これじゃ、まずい。郡の衛生部の所長が「村の女性たちが破傷風のワクチンを受けない理由は何ですか?」と訊くと、集会場の外で聞いていた若い父親が、「自分は接種に行けと言うんだけど、本人が恥かしがって、嫌がるんだ。」という。中のお母さんたちがざわざわする。おお、これから面白くなるぞと思う。

「じゃ、嫌なの? コワイの? どうでもいいの? 保健所はどうしたらいいの?」、と僕が口を挟もうとしたら、お菓子が配られて、集会は終わってしまった。

はじめはこんなものかもしれない。ビデオや映像があったらもっとわかりやすかったと思うけど、それでもお母さんたちの反応は思ったよりよかった。まだまだ工夫は出来る。2ヵ月後にまた集会をやるのでまた来てみよう。

自信なさ気で緊張していた若い保健所長は、いい人だった。村はずれまで歩きたいと言うと一緒に付いてきてくれた。彼は村をよく知っている。自分で何度も村に来て、時には泊り込んでいるという。途中、若い夫婦に出会ったのでワクチンを受けたか訊くと知らないと言う。やっぱり村の人でもワクチンを知らない人はいる。

「ワクチンだけでなく保健所の仕事を村の人に知ってもらいたいんだ。保健所が村の人にとって必要とされるようになって欲しい。」と話すと彼も目を輝かせてうなずいた。

集会が終わると、例によって村長の家で酒盛りである。それが終わって昼過ぎに隣村までまた車で稜線を走った。酒の酔いと崖を走る緊張と車の揺れのせいで珍しく僕は車酔いをしてしまった。ううう、気持ち悪い。でも、2ヵ月後の集会には必ずまたこの村に戻ってこよう。

夜、町に戻って県や郡のスタッフと再び酒盛り。タオメオ(猫りんご酒)と名前の書かれた琥珀色の焼酎が出てきた。山りんごから作る地酒だ。これがほんのり甘くて美味である。すっかり顔見知りになったスタッフたちとついつい深酒をしてしまう。山で取れたたけのこや、山菜を食べながら、「トーダ、村に泊めてやれなくて、すまんなあ。わかってくれよ。」と言われると、やりたくても、したくても出来ないことが一杯あって、その中でがんばっているスタッフたちがなんとも愛しくなる。

食事が終わると外の野原に椅子を並べて営業しているカラオケ屋に移動。アイスコーヒーを片手にひまわりの種を黙々と食べる。酔っ払っているので、ひまわりの香ばしい種の殻を歯で割って食べる繰り返しの動作が妙に楽しくてたまらない。空を見るとぼんやりとした夜空にオレンジ色の三日月が山の間に見える。なんだか気持ちがいい。すると隣にいた県のスタッフが僕の手をぎゅっと引っ張る。されるままに、どうするのかなと思うと、草むらの暗がりに連れて行く。なんだろうなあ、思っていると、一緒に連れションをしようと言う。僕は山間の町のぼんやりと光るオレンジ色の三日月の下で、とても自由で、とても幸せな気持ちに包まれていました。ありがとう。

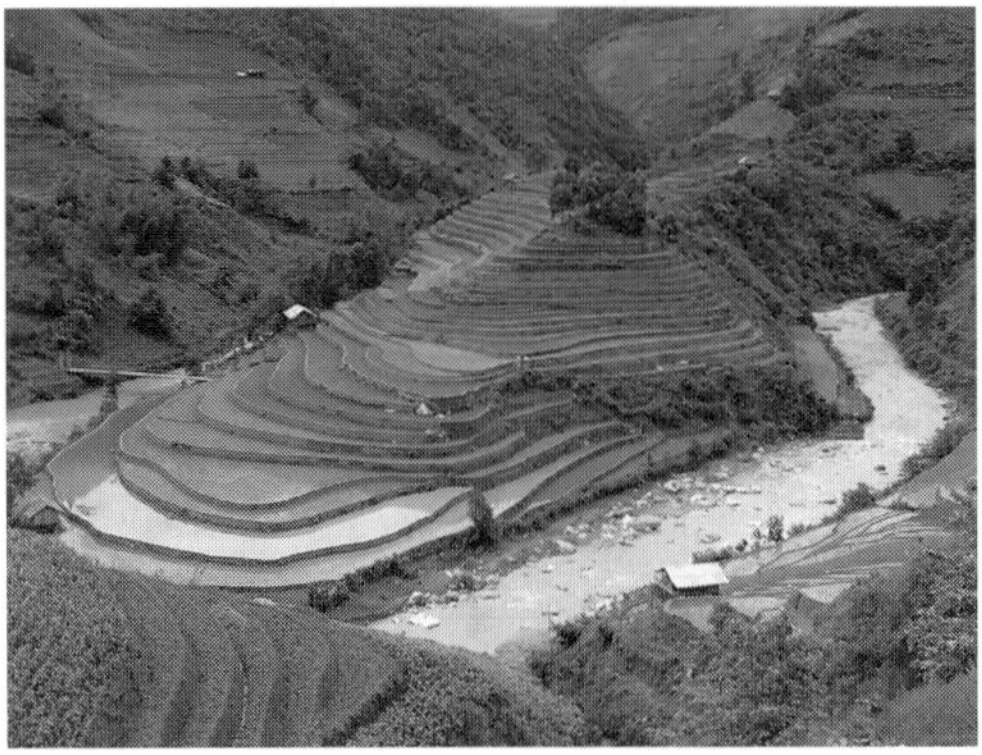
山の斜面のモン族の棚田

奥の奥のさらに奥へ　—中国国境、ライチョウへの旅—
—２０１３年６月Ｘ日

山のキルト

いま僕は、中国と国境を接する北部山岳地域の県のライチョウの、山の奥の奥のさらに奥の町、ムオンテーにいる。２０００ｍ級の山がいくつも重なるようにそびえ立ち、濁流が深い渓谷を刻んで、僕らの行く手を阻む。それなのにその急峻な山肌にはことごとくと言っていいほどに、頂上にまで見事に人間の手が入っている。その痕跡は遠くから見ると、まるで山にでっかいキルトをかぶせたようだ。焼いた木々の四角、とうもろこし畑の四角、キャッサバの四角、休ませている草地の四角と、その巨大なキルトの作品は、つまり山の全ては、ここの山と生きている少数民族の人たちの作品だとわかる。

山の匂いが渓谷を吹き渡る涼しい風とともに立ち込めている。あー、しあわせー。麻疹の流行調査で来たのであるが、少数民族の村を訪ねて歩けるのが何よりも幸せー。５月に入って、30人以上の麻疹の患者が次々とこの県の山奥の奥の少数民族の村から報告され始めた。
それにしても、県庁所在地に着くだけでもハノイから車で片道11時間もかかる。途中の曲がりくねった山道では雨が降り出し、道路はすべり、対向車線には大きなコンテナーを積んだトラックが狭い山道をセンターを越えてぎりぎりですれ違う……あああ、ドライバーだけが頼りのこんな旅を僕はどれほどしてきたことか。

ライチョウの県から村へ

山に見事に囲まれた人影少ない県の衛生部で発生状況を確かめると、最初の発生から一ヶ月経ってもまだそれほど増えていない。県の病院で、入退院簿を調べても入院している新たなケースもない。まずは車で一時間あまり走った山の上の村から報告されたケースを見に行くことにした。

山を一つ越えて400人ほどのザオ族の村に行った。ここでは41歳と1歳の二人の感染が同じ家で報告されたが、ここでもみんな遠くの畑に行って誰もいない。一ヶ月も帰ってこないという。村に残っているは老人と小さな子供たちばかり。村は山の頂き近くにあって、谷に向かう急斜面に張り付くようにある。空が近い、すぐそこにある感じがする。高山の匂いと涼しい風が谷から吹き抜ける。村には水車が回り、小さな自家用発電機が回り、いろんな工夫がしてある。山の水は豊富だ。ザオ語でありがとう〝ザムペアウ〟と村の青年に教えてもらう。〝ザムペアウ〟と村の人に挨拶をすると、にっこりと笑ってくれた。

辺境のムオンモー保健所へ

翌朝は4時起きで、一番多くの患者が発生している場所に向かう。車で山道を4時間以上かかる。あいにくの雨だ。道路は工事中の部分が多く、土砂崩れの痕があちこちにある。ドライバーたちは緊張している。ぼくも居眠りできない。深い渓谷を片側に、岩の突き出た斜面をもう一方に見ながらひたすら山の懐深く進む。ムオンモーの保健所はそんな山腹の道に沿った斜面にある。渓谷の底の河まで10メートルくらい。驚いたことに川が氾濫するとここまで水が溢れるという。人はこんなところにも暮らしている。厳しい、情け容赦のない自然の中にも、暮らしている。それがなんだかすごい。僕なら逃げ出すだろうな。

保健所の所長はタイ族の人で、もと兵士。20年もここにいるそうだ。雨期には入れなくなる村も一杯あるという。麻疹が流行しているコームー族の村は5キロほど先で、山道を小一時間歩いたところだ。雨の降る泥の山道はきつい。驚いたことに歩いて丸一日かかる30キロほど先のモン族の村で10人の麻疹患者の報告が新たに届いた。採血を拒否するので検査が出来ないが、モン族はワクチン接種も嫌がる人が多く、接種率が低く、大きな流行になる可能性はある。是非行ってみたいが、一日歩いていく暴挙は監視のつく外国人の僕には許されなかった。

麻疹のコームー族の村へ

小雨の中、コームー族の村まで泥の山道を歩いた。深い渓谷に架かる長いつり橋を渡り、焼畑の斜面を見ながら山の奥へ入っていく。保健所のスタッフがコームー族の出身で通訳をしてくれる。みんなが僕を気遣って、落ちている形のいい木を拾って、杖にくれた。これで僕は大いに助かる。それにしても雨に濡れ、全身汗だらけ、泥だらけになっても、村に向かっている気持ちは晴れやかだ。こういうときはアホだけど、体力だけはあってよかったなあと実感する。それにしても、現地の連中は元気だ。この草はおいしいとか、この木の実は食べれるとか、歩いていても森の話題に事欠かない。

400人ほどのコームー族の村は沢沿いの渓流の横にひっそりとあった。案の定、村人はほとんど遠くの畑に行っていて村はガランとしている。村の若い保健ボランティアーはいたが、酔っ払っている。それでも、村に残っている10人余りの子供たちを診れた。キャンディーを二袋もって行ったので、すぐ集まってくれる。麻疹に罹ったという。どの子も数週間前に麻疹に罹ったという。ほとんどの子供のお腹や背中の皮膚に

脱色した小豆大の斑点が残っている。重症な子供がいないこと、感染のピークが過ぎたようであることはよかった。

ムオンテーの満天の星

ムオンモーの保健所からムオンテー郡の中心の町までさらに渓谷の山道を山奥に向かって2時間以上走ると山懐に小さな盆地が開ける。ここが、この辺境な郡の中心地である。麻疹の患者は現在コームー族の村からさらに100キロ以上離れた3つの別な少数民族の村にこの一ヶ月で広がった。どうして広がったのかなあ？　こんな不便な山の中で。山の畑のフィールドで出会うんじゃないかと、地元の人が言う。それにしても遠すぎる。

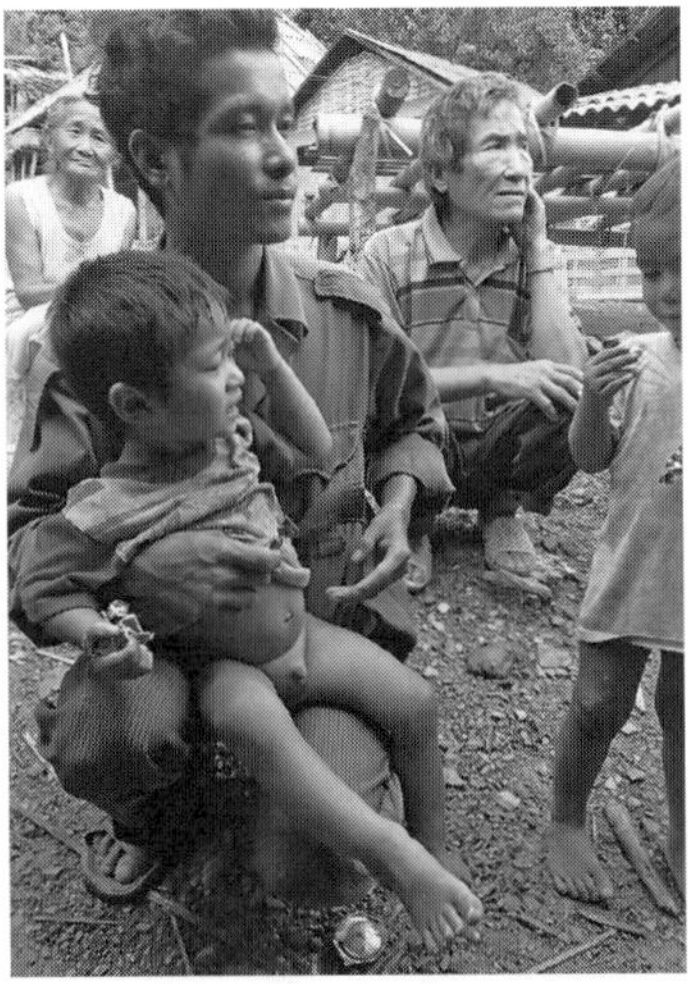

コームー族の麻疹の子供

中国国境のパーベースーの保健所へ

今、北部山岳地帯は雨期である。5月から10月まで雨が降り続く。村の多くはこの時期、保健所のスタッフでも入れなくなると言う。雨の中を中国国境近くまで山道を2時間ほど走るとパーベースーの保健所が渓谷の中にある。この近くの山の斜面に麻疹の子供が数人報告されたラーフー族の村がある。ラーフー族は少数民族の中でも人口200人に満たない希少な部族で、山を移動し続け、洞窟で暮らしているとか、ハダカで暮らしているとか、説明を受けた。村に行ってみるとそんなことはない。モン族と同じような落ち着いた山の斜面に広がる村だ。村の人たちは優しく笑って、とても人懐っこい。持ってきたキャンディーにさらに笑顔がほころぶ。村にはキャンディーを持ち歩くのがやっぱりいい。ここでも10人余りの子供たちを診たが病院の検査で陽性が見つかった子供以外には広がっていていないようだ。

ムオンテーの郡病院の消えた患者たち

夕方、ムオンテーの町に戻って、郡病院に急いだ。薄暗い、じめじめした壁に囲まれた古い病院の病室の中を探したが、麻疹の患者はいない。結局ここまで苦労して村を歩き、病院を調べても、一人も急性の麻疹の子供たちを診なかった。何だか拍子抜けだが、これはよかったということなんだろうな。

ウイルス考

ウイルスはどう広がったか。小さい脳は考える。県の中心の街から遠く離れたこの郡での広がりは、どうやらこの郡の中心の町が答えじゃないかと小さな脳は考える。遠く離れた村の人たちは物を買ったり売ったりするために必ずこの町に集まる。ひどい病気になれば郡の病院に来る。接点はここにある。つまり人が運ぶウイルスの接点もこの町にある。この町でもしっかりワクチン接種をしたほうがよさそうだと、県の衛生部の担当者と話すと、うなづいた。ウイルスの遺伝解析のデータも入ってきた。今回のベトナムのウイルスは、今年の中国雲南省から報告された麻疹患者のものとまったく同じだそうだ。面白い。中国とベトナムの間でウイルスを持った人間の行き来があることは間違いない。どうやら国境地帯と近隣の県も含めた複数のルートがありそうだ。

最後の夜

僕が帰る前の夜、郡の人たちが酒盛りをしてくれた。例の「猫りんご酒」だ。ここにはここの味がある。こんな辺境まで来て、村に行きたがる僕が彼らには少し不思議に映るらしい。ここの人たちは山だらけで、生活が大変で、貧しくて、と繰り返す。僕は村への道のりは大変だけど、山も川も木々も本当にきれいで、ベトナムで一番きれいだ。村の人たちの山の暮らしは大変だけど、素敵だなと下手なベトナム語で話す。するとみんな本当に嬉しそうな笑顔をする。それから一人一人、僕の目の前に来て、帰りの途の安全を祈って何杯も何杯も乾杯する。僕は心からありがたいと思って飲みほす。こんなとき僕は、この土地の不器用にみえるこの人たちに守られているんだなあと感じる。

今、この山奥の深く切り立った渓谷では、大型のダム建設があちこちで進行している。数年後には渓谷に沿って点在するいくつもの少数民族の村や保健所がダム湖の下に沈むという。これが発展ということらしい。山とともに暮らしてきた人たちの生活はどうなるんだろう？　時の流れは止められない。それはわかっている。膨れ上がる都市人口を支えるために。でも……。

突破口 ―ソンラー県の村の集会―

―２０１３年7月X日

北部山岳地帯ソンラー県の村の集会

ソンラー県の村の集会は96の村で今も続いている。というか、続いているはずである。というのは、僕は全部に参加したいけど、出来ないのでよくわからない。今回は2度目の参加である。二つの村を訪ねることにした。

はじめはザオ族の村。400人ほどの村は保健所からあまり遠くはない山間にある。山の斜面はいま、背丈を越えるほどに伸びたとうもろこし畑でいっぱい。そのさまは夏の陽光を浴びて緑の絨毯のように見える。村の集会所では、小柄な村のボランティアのおじさんが呼び込みをしていて、三々五々人が集まっている。男女が15人ずつほど集まったところで、保健所のスタッフが原稿をベトナム語で読み始めた。マイクも資料も、ビデオもない。みんなつまらなさそうで、ザワザワしている。ザオ語に訳さなくていいの？と訊くと、ザオ族の人はほとんどベトナム語がわかるから大丈夫だという。確かに若者たちはわかっているようだけど、老人たちはやっぱりわからないようにみえる。

「何か保健所への要望はありませんか？」と訊くと、数人の女性が、

「保健所に行っても薬をあまりもらえない。もっと薬を出して欲しい。」すると保健所のスタッフは
「病院じゃないので国から割り当てられる薬に限りがある。必要なら郡の病院まで行ってください。」と答える。

みんなは不満そうだ。せっかく保健所までいってもくれる薬は数錠で子供や家族の病気のときは薬の量がまったく足りない。郡の病院は遠くて、薬も高くて待たされる。


一人の初老の男性が大きな声で話し始めた。

「自分の知り合いが以前、事故で大怪我をした。みんなで保健所に運んだら郡の病院に行けという。何とか郡の病院に連れて行ったら、今度は何枚も書類を渡されて書けという。延々と書類を書かされて、何時間も待たされているうちに知人は死んでしまった。いったいどうしたらいいんだ！」と。

保健所も郡も県の衛生部のスタッフも答えに詰まり、

「病院に改善するよう伝えておきます。」と逃げた。

僕には、はっきりわかった。これだなと。考えるべきことは。はっきりした答えもないまま、ざわつく中で、持ってきたお菓子がバラバラと配られて、2時間ほどで集会は終わった。これでいいのかな？

午後はさらに山間を8キロほど入った400人ほどのモン族の村に向かった。ここも山の斜面は見事にとうもろこしの葉と穂で埋め尽くされている。村に着くと集会所にはまだ誰もいない。村のボランティアの若い男性に話して、丘の上にあるマイクからモン語で放送してもらう。「みなさーん、保健所から人が来て健康の話をします。集会所に集まってくださーい」とマイクから声が山間に流れる。三々五々集まった村人はやはり男女15人ずつくらいだ。モン族の女性たちは見事な刺繍の施された民族衣装を全身にまとい、刺繍の手を休めることなくゆっくり歩きながら集まってくる。

この村では、ボランティアが頼りだ。保健所のスタッフがダラダラと読み上げるベトナム語を一つ一つモン語に訳してくれる。モン族の人たちはザオ族の人たちよりもベトナム語が通じない分だけ、注意深くモン語に訳された話の内容を聞いてくれているように見える。

ここでも「何か保健所への要望はありませんか？」と訊く。すると一人の若い男性が立ち上がって静かに話しだした。

「自分の妻が心臓病を患っている。子供もいるし、何とか助けたい。保健所は何とか助けてくれないだろうか」と。

保健所のスタッフは再び口をつぐんだ。これは保健所の

できる範疇じゃないと。僕はこれこそ突破口だとわかった。

突破口

村の人たちが医療を提供する側に望んでいること。それは、医療を提供する側、つまり保健所や病院が本当に困ったときに村の人を助けてくれるという信頼と安心だ。保健所の人たちは自分たちが生死の危機に直面したときに命を救ってくれるんだと確信して初めて、保健所の人たちに心を開き、予防接種も衛生教育も母子保健も生活の中に受け入れてくれる。今はその心がない。住民のこの正直な要望こそは、実は保健所を含めた保健行政が変わる鍵だ。僻地の村人にとって保健所の薬が枯渇していることは重要な問題だ。現場の状況に応じて僻地の保健所に必要な薬剤の十分な供給が出来るように行政が保健所への薬の供給システムを変えればいい。

今、ベトナムの保健行政システムが機能していない。それは救える命が救えていないからだ。それなら、システムを変えればいい。行政を命が救えるようなシステムに変えればいい。簡単である。みんなはそれが無理だという。命を救うシステムがあって、保健所がその一翼を担えば、住民は予防接種にも衛生教育にも自分たちの健康に真剣に向き合ってくれるようになると僕は確信している。「この人たちの命を守りたい。」と思えばそれでいい。それだけのことなんだ。

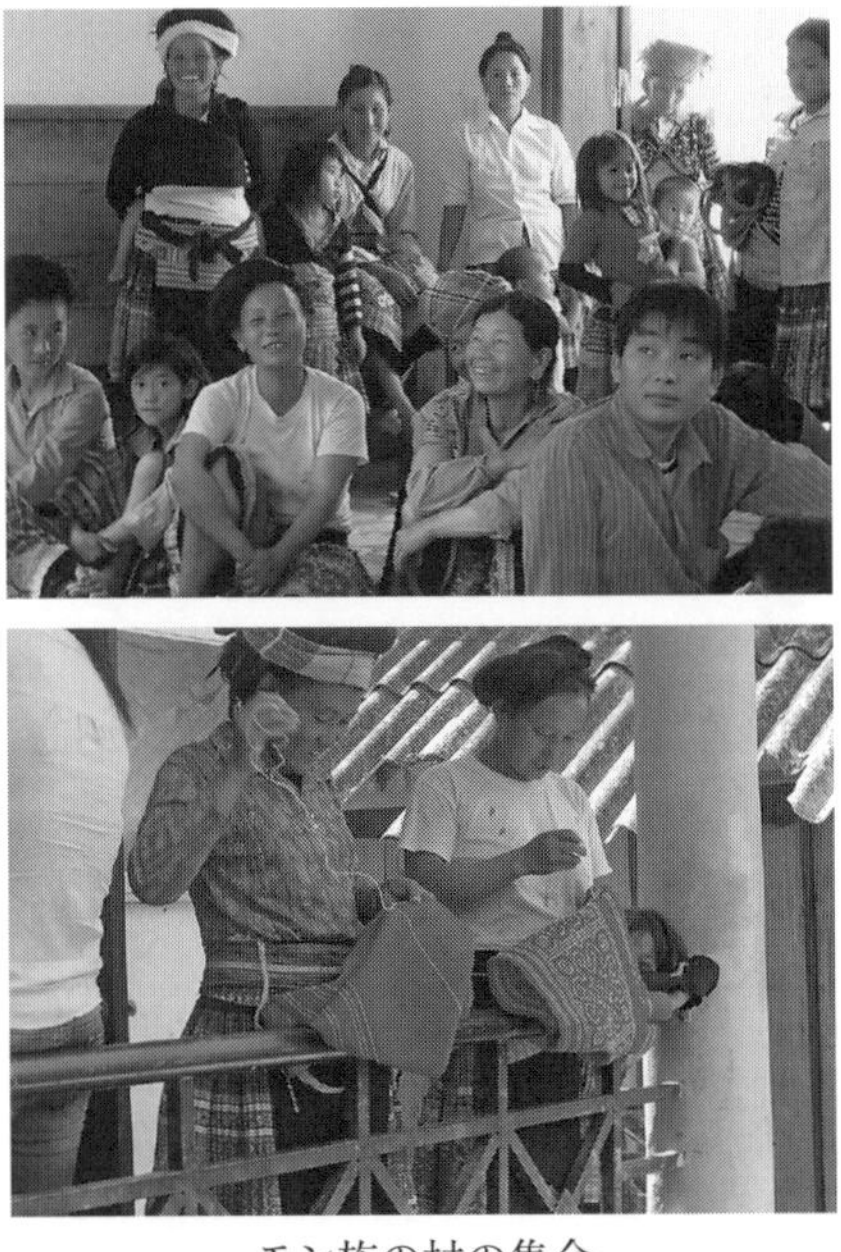

モン族の村の集会

B型肝炎ワクチンと3人の新生児の死
―２０１３年８月Ｘ日

B型肝炎ワクチン直後に死んだ同室３人の新生児
またまたワクチン被害？

中部のクアンチ県の郡の病院で、B型肝炎ワクチンの予防接種を受けた産まれたばかりの赤ちゃん3人が同じ部屋で一時間以内にほぼ同時に亡くなるという事件が発生した。保健省のスタッフたちは休む暇もなく現地に直行した。

翌朝からメディアは一斉に「ワクチンの被害、また起こる。」という見出しで保健省の攻撃を始めた。ここでも話したが5種混合ワクチンのあとに亡くなった子供たちが今年の初めから問題になり、保健省とWHOで調査をして、ワクチンに問題なしという結論を出したものの、5種混合ワクチンは使用は一時停止になっている最中であった。追い討ちである。僕の携帯もガンガン鳴り出した。メディアからの質問攻めである。ホーチミン市に出張の最中でも電話は鳴り続け、とうとう追っかけで、テレビのインタビューまでされる羽目になった。

どうも状況から見るとワクチンの問題ではなさそうだ。警察がすぐに入って現場を押さえて、いろいろな薬剤の検査をしていると聞くけど、結果はまだなにも出てこない。3人の亡くなった赤ちゃんにはベトナムでは異例なことにすぐに解剖が実施され、その結果で何らかのアレルギー性のショックだと公表された。それでも、保健省は対面上WHOにワクチンの検査を依頼してきた。前回の5種混合はWHOが承認したワクチンだったので迅速に対応したが、今回のB型肝炎ワクチンは国内で生産されているもので、WHOの対応の仕方は自ずと異なる。基本的にはベトナムで解決することが望まれた。

B型肝炎はベトナムではまだ感染率が高く、B型肝炎陽性の母親から赤ちゃんに感染すると赤ちゃんが慢性化して、将来肝臓癌で亡くなって行く人たちはまだたくさんいる。そこでWHOは生後すぐにワクチンを投与し、されに継続してワクチンを投与すると母親から赤ちゃんへの感染も赤ちゃん同士の感染も90%近く防ぐことが出来ることがわかり、推奨してきた。もちろん日本のように母親の検査を徹底して、肝炎陽性の母親の赤ちゃんだけに限ってやればいいだろう思われるかも知れないが、ベトナムでは検査の整備されていない病院の多く、検査費用を払えない母親も多い。確実にワクチンを赤ちゃんに投与するには、全ての新生児に等しくやる方法がとられる。中国はこの方法で子供の感染率を1％まで下げた。ベトナムも2％まで下がった。

ベトナムでは1000人の新生児のうち一ヶ月以内に20人近くが、先天性の理由を含めていろんな原因で亡くなる。そのうちの半分は生後24時間以内に起こる。B型肝炎ワクチンでは100万回に一人くらいが症状のひどくなる可能があるくらいで問題の比較的少ないワクチンの一つである。が、ワクチンとは無関係に何らかの理由で亡くなる新生児が同時に絶えずあることも事実だ。この辺がワクチン接種の難しいところでもある。ワクチンの稀な副反応で子供に深刻な症状を起こすことは稀にあるが、一方でワクチンと無関係な理由で子供たちはいつもどこかでワクチンのあとに亡くなっていることも事実だ。とにかく、子供が亡くなれば、最善の調査をするしかない。

とうとう発生から10日後には保健省に寄せられた質問は600件を越え、保健省は予防接種関連の現役および引退した責任者たち4人と頼りないこの僕を呼んで、一時間半の特別のテレビ番組を作って、質問に答えた。この放送もやっぱり恐ろしくて自分では見ていない。

血縁　忘れかけていた過去
―2013年9月X日

こんな歳になっても情けないことに、僕にはまだわからないことがたくさんある。極端に言うと、僕の頭の中は、わかることの棚とわからないことの棚の二つの棚しかない感じでもある。そしてこのわからない方の棚が脳みその空間の大部分を占めている。

わからないこと、自分のこと、生きていること、死んでいくこと、死んでからのこと、お金持ち、貧乏、幸せのこと、世の中のこと、社会のこと、国のこと、時間のこと、宇宙のこと、愛すること、憎むこと、殺すこと、生かすこと、生きること、そしてやっぱり自分のこと。

中でも親と子のことはわからない。その大きな理由は僕に父親の記憶があまりない、というか、忌まわしい感覚であることに起因している。僕が10歳のときに父親は外に女を作って家を出た。戦後まもなく女子にも入学を許された教育大学を出て、北海道でカトリックのミッションスクールの教師として働いていた母は、同僚の父と知り合った。一方、父は著名な明治の中国語学者を祖父に持ち、三井物産に厚遇された家でなんの不自由もなく育ったらしい。ただ、父には生来癲癇（てんかん）があり、時折発作で苦しめられていた。それでも父の筋金入りの上流社会的なテーブルマナーにうっとりした母は、すでに決まっていた婚約を破棄して父と結婚してしまった。なんともつまらない理由であるが、それでめでたく僕がいるわけである。とほほ。。。

母の父親つまり僕の祖父は、当時一般庶民にも広がり始めた自動車の修理工場と販売を北海道で広く手がけ、その才知で事業家として成功していた。母はその長女としてあまり不自由もなく育ったが、大学進学には随分反対されたらしい。それでも勝気な母は好きなことを押し通して、ついでに好きだと錯覚した男と一緒になった。しかし、二人の結婚生活ははじめから決して幸せなものじゃなかったようだ。どちらも苦労が少なかったせいなのか喧嘩が絶えなかった。子供の頃の僕のかすかな記憶は布団に入ってから聴こえてくる父の荒げた声と母の反論する声で始まる。布団の中で眠れずに、神様に二人が仲直りしてくれるように祈り続けた。父方が長崎の代々のカトリックであったことから僕も幼児洗礼を受けて教会に行かされていた。なんでも困ったことは神様に祈りなさいといわれて育ったので、子供心に必死に祈った。そしてその子供の願いは叶わなかった。

父自身も長男であったが、祖父の明治の教育がそうだったのか、僕には厳しい長男教育をした。一つ年下の弟は目が大きく、利発で、可愛がられたが、僕はよく叩かれたり、つねられたり、雪の降る寒空を外に立たされたりした。優しくされた記憶があまりない。されたときもあったんだろうが、覚えていない。

父は仕事が長続きせず、祖父の自動車工場を手伝ったり、臨時教師を転々としたり、そのうち、教え子を巻き込む自動車事故を起こし、学校を辞め、僕が7歳のときに家族で東京の父方の祖父のところに出てきて同居することになった。戦前、ロンドンのハイスクールを出て、三井物産のインドや上海の海外支店で働いていた祖父の影響で英語が得意な父は相変わらず臨時教師をやる。大学では神学の勉強もしていたらしい。棚にあった「形而上学的愛の本質」とか題された本を意味不明のまま手にとって怒られた覚えがある。

僕は東京の小学校がなんだか明るくてすぐに好きになった。従兄弟が近くにたくさんいて楽しかった。田舎にいた絶大で暴力的なガキ大将はいなくて（我が長屋の隣に住んでいた。押入れの奥の板の隙間から隣の茶の間がよく見えた。）、適度にいい感じのお兄さんやお姉さんが近所にいた。厳格な祖父は母がお気に入りの嫁だったようで、母には優しかった。でも、父と母の言い争いは止まらなかった。そうしているうちに、祖父が他界し、それから父はたがが外れるようにはっきりとおかしくなったと母は後に話した。

僕が10歳のある朝、父は家からいなくなっていた。そのままいなくなってくれていたらどれほどよかったかと、後に何度も思ったが、父は毎晩のように母と口論するために家を訪れた。離婚するとかしないとか、子供は自分のものだとか違うとか。父の怒声と母の悲鳴。僕はその声に怯え、毎晩二人の弟たちの寝顔を見てはどう守ろうかと思案した。最後は北海道の祖父がいると思ってはいたが、児童施設にはいるかもしれないとも思った。兄弟別々の施設に入れられたらどうしよう、なんて一人悩んだ。そんな頃、朝起きて学校に行こうとすると、頭痛と吐き気でいけなくなった。登校拒否というやつだ。

学校の担任の女性教師はそんな僕をずる休みをしているとみんなの前で吊るし上げた。僕は作文の時間に、みんなで学校に行かなければ授業もできなくなると書いた。それで切れた教師は親を呼び出した。その時だけは、皮肉なことに父と母は同じ教師としてとても恥ずかいという気持ちを共有したようだ。僕が世の中からずれているのはどうやらこの頃から始まっているらしい。

夏のある日、父は突然母のいない時に家に来た。伊豆に連れて行ってやるといって、まるでさらうように僕とすぐ下の弟を車に乗せて伊豆まで行った。僕は抵抗できなかった自分が嫌だった。だからきっと嫌な顔をしていた。弟のことも気になった。海辺の民宿の部屋に入ると、浴衣を着崩した女が奥の部屋から出てきた。父はニヤニヤしながら僕らにその女を

「ママと呼んでごらん。」

といった。僕は黙った。その女は

「いいのよ。無理して言わなくて。」

といった。多分……頭がくらくらした。子供の目からもその女が不思議とだらしなく見えた。それから海で泳がされたが、急に深みに連れて行かれて僕は慌てて水をガブガブ飲んで、溺れそうになった。父は腕をつかんで僕を引き上げると、バカにしたような薄笑いを浮かべた。冷たい顔だったのをなぜかはっきり覚えている。僕の水に対する恐怖はその時に形成された感じがする。僕の水泳オタクはその裏返しかもしれない。伊豆にはそれから一度も行っていない、今回いくまでは。

父と母の離婚が成立したのは僕が中学に入る頃だ。父はその女と美容院を始めて、多額の借金をしていた。母方の祖父が抵当に入っている家、電話など全ての支払いをし、養育費も教育費も放棄するということでやっと離婚が成立

した。それまで僕は何度か家庭裁判所に呼び出されて、どちらの親を選ぶか質問されたが、選択の余地などなかった。もう父の影に怯えなくていいという解放されたような安堵感が一番嬉しかった。一方で、母子家庭の長男としてがんばらなくてはという重い責任感が複雑に絡んだ。そのせいで生来ひょうきんでのんびりの長男は苦手な勉強をする羽目になった。思えば、僕の勉強はただ、母親と弟たちに明るい知らせを届けたいという想いだけだったような気さえする。勉強は今でも苦手だ。

そのあとも父は何度か僕と二人の弟を学校帰りに待ち伏せたり、家裁の仲裁で食事を一回したが、僕が高校のある時期から一切現れなくなった。高校の運動会のときだったと思う。校内放送で

「トーダさん、お父さんが受け付けで待っています。」

と放送された。背筋が冷たくなった。行くと、

「健康食品が好きになって自分で弁当を作ってきたから食べろ。」

といった。僕は黙って受け取ったが、どうしていいかわからなくなり、トイレに入って鍵を閉めて人知れず泣いた。何で涙が出るのかわからなかった。でも、どんどん出てきて、嗚咽になった。弁当を父の顔に投げつけてやりたかったのに出来なかった自分が情けなかったのかもしれない。あの男の血が自分の中に脈々と流れているのがやるせなかったのかもしれない。弁当をそのまま受付において、運動会にも戻れず、屋上で日が暮れるまで一人でいた。それが最後に父を見た記憶だ。後で知ったのだが、その頃、20歳年下の以前の教え子という女性と再婚したらしい。最後の連絡は、僕が大学にいるときに兄弟3人に会いたいと手紙が来た。僕は母に内緒で弟たちと相談し、断りの手紙を書いた。母は死ぬまで父を憎んでいたし、たとえ僕らが返事をするといっても許さなかっただろう。僕らの体の中に母の憎む父の血が脈々と流れているにしても。

父が家を出て50年近く、父のことは長く忘れていた。それでよかった。それを最近になって86歳になる大学の病理学の恩師のS先生に

「安否くらいは知っておけ。後で後悔するぞ。」

と諭された。僕はS先生をどこかで理想の父親像とうっかり重ねてしまったところがあって、S先生からこういうことを言われるとどうも弱い。年齢も父と同じだった。信じられないくらいにお元気である。S先生は僕が父の話に弱いということを知っていて話す。仕方ない、戸籍を辿ってみようと決めた。

戸籍を辿ってみると意外にも大変だった。目黒にあると思っていたものは世田谷にあり、さらに藤沢にまで転籍し

ていた。藤沢にたどり着くと、10年余り前にさらに伊東に転籍になっているとわかった。もっと早くケリが着くと思っていたがもつれた。結局、伊東まで行くことにした。東海道線を乗り継いで伊東の手前で降りた。東海道線に乗りながら僕はずっと考えていた。

「僕はいったい何をしているんだ?何をしようというんだ?　まだ死んだとわからないのか?いや、いっそ死んでくれていたらいいのに。ええ、じゃ、僕は今父が死んでいてくれと願って電車に乗っているのか。いくらなんでも、ひどいじゃないか。本当に僕はひどい奴だ。じゃ、いったいなんでここまで来るんだよ、お前はアホか。」と

真昼の炎天下、人影少ない静かな駅に降りた。見上げると青い空にはまだ大きな夏の雲が浮かんでいる。海岸は駅前のゆるい坂を下るとすぐそこで、こちらは夏が終わって人影もない。歩いて市役所の出先に行って戸籍を出してもらった。生きていた。僕の心は整理がつかないままそこで宙ぶらりんになった。

「その住所まで歩いていけますか?」

と対応してくれた男性に訊くと

「とんでもない。これ山の上の別荘ですね。歩けば何時間もかかりますよ」という。

「別荘?」、なんだかなんともいえない違和感が耳に残った。駅まで戻って、そばのタクシー会社で待機しているタクシーに頼んで走り始めた。細く曲がりくねった急な山道を登った。途中雑木林や孟宗竹の林が視界を遮る。別な別荘地に別れる道がいくつかある。運転手さんの話ではバブルのときに開発されたらしい。その後、買い手も少なく、町も寂れていったという。「以前は不動産関係をやっていましたが、自分ならここは買いませんね。」とその感じのいい運転手がさらりと言った。

家は山の上に近い急な斜面の別荘地の一角にあった。簡素な二階建てだが、南に開けた斜面にテラスがせり出ていて、遠くに海が望めるようだ。表札がない。管理人と書かれたプレハブにちょうど人がいたので、訊くとその家だという。

「遠い親戚なんだけど、住人は元気ですか?」

と思いつきで言ってみた。

「本人も奥さんも元気ですよ。」

という。犬もいるという。そうだ、確か犬が好きだったな。僕が犬をとても好きな理由は子供の頃の寂しさが絡んでいる気がするのだが、あの人は違うだろう。そこまで聞いて、タクシーに乗り、再び今来た曲がりくねった山道を海岸に向かった。今、もし目の前に父が出てきたら、僕は何を言いだすか、何をするか自分でもわからないと感じた。

海岸のそばまできて、親切な運転手さんにお礼を言って降りた。人影のない海岸の向こうに青い空と白い雲が広がる。なんとも苦い想いが体の中に充満する。振り返ると山は海にすぐ迫っていて、そのずっと上の方にあの家はあるんだろう。心の中は空や海の青とも雲の白とも混ざらない得体の知れない灰色の濁った渦がゴーッと音を立てて渦巻いている感じだ。父が生きていたとわかっても少しも嬉しくない自分がいる。自分はこういう人間なんだ、きっと。母は苦労して一人で3人の子供を育て上げて、やっと少し楽になった頃に突然にフッと消えるように死んだ。その母が不憫に思えた。初めて本当に心から不憫に思えた。父が家を出て50年経って、もう何の想いも立ち上がらないはずだったのに、心は激しく揺れた。来るんじゃなかった。見るんじゃなかった。ああ、不謹慎だが、いっそ津波でもきて全部消えてしまえばいいと思った。ううう、でも、あの高台の家は消えないだろうな。高いもんな。

僕はこんなふうに思ってしまう自分がアホだと思う。いったいこの心の闇は何なんだ。人は過ちを犯す。僕だって過ちの連続のようなもんだろ。許せないはずはないだろ。人は勝手にそれぞれみんな幸せになればいいんだよ。なのに、僕の中にはどうしても許せないものがある。それがあの父だから。そういえば僕も父親だったな。アホだな、僕は。陽光の翳り始めた海に迫る山をもう一度仰いで、僕はつぶやいた。

「もうここには来ない。さあ帰ろう。僕の今の世界に。」

人間不信——2013年10月X日

ここ数日、とりつかれているようなこの強迫感というか、恐怖感というか、一種の絶望感はなんだろう。いったいどこから来るんだろうと。たとえそれがあの一件から発したとしても。

僕は人間が怖いのである。根っからすぐに信じてしまう性分だけに、豹変する人間を目の前にするとウッと息が止まりそうに驚く。(豹変する人間とは、リスクや不利益を被ったと判断するや、自分より弱い立場の人間を罵倒し、恫喝し、力を誇示し、責任を取らせて、保身を図る。が、得になると思いきや、たちまち卑屈になって恭順を示す。)そういう豹変する人間を、もしそれが人間の本性だとすると、人間が怖いと思う。そして、それが人間だと思えば、何だか逃げ場のないような絶望的な気持ちにさえなる。

僕は日常、人間が好きだ、と言いながら、実は豹変する人間の本性に怯えている。人間が怖いのである。豹変することで、僕に恐怖と絶望を植え付けた人間たちを僕は列挙できる。それはあの父親であり、あのときの教師であり、あのときの知人であり、いくつかの組織の中にいたあの人間たちであった。

それがもともと人間の本性であって、ある種の人間にはそれが簡単に露出してしまうだけのことだと思えばそれでいいのかもしれないが、僕にはどうしても許容できないのである。それは人間ではないと僕はどこかで思っているからである。人間はそんなもんじゃない。そんなものが人間じゃないだろと思いたいところがある。もしかするとこの強迫観念の犠牲者は僕だけじゃないかもしれないとふと頭に浮かぶ。するとこの社会の中にはその豹変する類の人間がたくさんいて、日々僕のように強迫観念でさいなまれる人間もたくさんいるということになる。なんだかとても辛くなってくる。

僕はそんな、もしかすると日常的であるかもしれないことのショックからもすぐに立ち直れない。驚いたり、びっくりしたりすると、いつまでも引きずってしまう。野生の動物が極端に驚いたりストレスがあるだけで死んでしまう理由がよくわかる気がする。僕もパタッといきそうだ。

そのせいというわけではないかもしれないが、僕は逃げ道を作ったり、寄り道をしたりするのが得意である。女房はそんな僕をグータラだと非難するのであるが、グータラにも一分の理由がある。もちろん、そのせいで前に進むのは当然遅いが、仕方がない。もっと言えば、寄り道していることで自分はそれなりにかろうじて生きている。

それにしても僕にはわからないことが多い。先週の続きのようだが、わからない類の人間たちが一杯いるなあ、と改めて知る。自分より弱いとわかると突然威張ったり、怒鳴ったり、罵声を浴びせたり、侮ったり、卑しめたり、相手を悲しい顔にさせると勝ち誇ったような嬉しそうな顔をする。僕には何で、嬉しそうな顔をするのかわからない。

人間が作り上げてきた社会はどうもそういうものが当然のようにある。そういう類の人間たちはいったん相手が自分より上位にあると判断するや、是も非もなく、再び豹変して平身低頭し、恭順を示す。僕にはそれもやっぱりわからない。違うなら違うとはっきり言うだろうし、間違っていると思うことに恭順することはすまいと思う。人間はそんなもんじゃないだろうと思っている。

ちょうど読んでいた岸田秀の『唯幻論物語』（文春新書）

の中に面白いことが書いてあった。
「傲慢さは卑屈さに対する反動形成であり、卑屈なもののみが傲慢になるのである。傲慢なものが傲慢でありえるのは相手が卑屈であることを前提としており、そのことが予想できるのは自分の中に卑屈な面があるからである。傲慢なものは自分に卑屈に服従してくるものを必要としており、必要としていながら彼をやけに軽蔑するが、それは自分の卑屈な面への自己軽蔑をそらしているのである。自分の中に卑屈な面がないものは、相手が卑屈になる可能性を思いつかないので、自分が傲慢になることも思いつかないのである。」と

岸田は人間は人格が神経症的に二重構造になっている者と思考的に統一されているものに分かれるといっている。岸田は人間とは本来の本能を破壊された動物で、それでもなんとか生きるために、作り上げた自我と文化の中で生きる宿命のなんとも不完全な動物であると言っているのであるが。

難しいことは僕にはよくわからない。ただ、僕らはこの神経症的な二重構造の人格に悲しい想いをさせられる所以も、制約を受ける必要性も本来ないんだと言いたいのである。僕たちはもっとまともに生きているはずだろ、っと。人生が芸術であるなら、自分を偽ることの意味は皆無である。例え信じやすくて、傷つきやすくて、野生動物のように壊れ易い心臓をしていても。そのことで社会では給料が安くて、いい役職にはつけなくても、それは人間としての根源的な意味じゃない。

人間不信の僕は、相反的に心のどこかで人間は捨てたもんじゃないと思っている。人はお金や社会的な地位では測れないもので生きていると強く確信している。僕は豹変する二重構造に驚き続けるだろう。でも、それが生きることへの絶望には繋がらないと言いたい。脅かしたければ脅かせばいい、悲しむ顔が見たければ見ればいい。しかし、本来、この苦渋に満ちた矛盾だらけの社会は、声のないもっとずっとまともな人たちで成り立っているのだから。

山の奥の奥の奥へ再び
―２０１３年11月X日

ふんじゃった

「あああ、やっぱりトーダだあー。」山の中の保健所にた

どり着いて、スタッフと村まで入る山道を確認して、じゃ、行くぞ、と歩き出そうとすると、待っていた全員が僕を指差して叫んだ。心臓が止まるほどびっくり。みんなの指のさす方を見ると僕のサンダルだ。サンダルの下に羽がくっついている。おや？　首を傾げると、「トーダ、アヒルのウンチを踏んだんだろう。」という。うーん、覚えていない。でも、この羽は確かに動かしがたい証拠……どうやら、山道の途中で車を降りたときに踏んだらしい。車の中で、彼らは臭くて大変だったようで、保健所に着いてから、僕が話し合っている間に必死で犯人を捜していたらしい。僕は（少し臭うなあ、）位にしか思っていなかったが、実は彼らには耐え難い臭いで、犯人を見つけたときの彼らの歓喜の顔はすごかった。みんなに「保健所の裏の水がめでサンダルをすぐ洗って！」と言われ、なにやら物悲しいような、情けないような。とほほ……。

臭いという感覚は不思議なもので、耐え難い臭いであっても、どうも民族的というか、生活の中で培われたものであって、生活が違えば受け止め方も違うようである。アヒルのウンチは多分彼らが子供の頃からそばにあった忌むべき臭いの一つだったのだろう。学校の教室の中でプーンと臭ってきたりすると、これはもう授業にならない。とにかく犯人を即刻捜して、教室から追い出さないとダメなのである。ああ、この臭いを読者にお届けできないのが残念。っていうか、知らなくて幸い……。

山の奥の奥の奥へ　再び

という訳で、僕は再び中国国境の2000メートル級の山の連なる奥の奥の奥へ。5月にはじまった麻疹流行を抑えるための7―9月に実施した10歳児までのワクチンキャンペーンの成果を見るために再び訪れている。ハノイの保健省から北部の予防接種を担当する40代のタイ先生と20代のカン君を連れて、3人で片道2日かかる道のりを走る。県の中心ライチョウまで車でまず11時間。翌日山越えの道を6時間。ぎっくり腰の僕は前回ご紹介したベトナム製強力腰バンドを装着して荒れた道を乗り越えた。山岳部は6―9月までの4ヶ月間は完全な雨期である。一日中降り続く雨で道路はすべり、土砂崩れも起こり、村の半分は人が入れなくなる。ところが10月に入ると逆に乾燥して、砂埃が舞う。そして村までは徒歩でなんとか入れるようになるのである。

3000メートル近い山を越える近道があるというので車は山肌を削り落とした作りかけの山の道へどんどん入っていった。突然目の前から白い煙が上がった。あれ？　と思ったら煙の中に大きな岩が一杯見えて、車が急停止した。ダイナマイトで岩を吹き飛ばしたのである。ええ、点火する前に交通規制くらいして欲しいなあ、と思うけど、ベトナムでは全て自己判断である。今度はその岩の塊をブルドーザーが出てきて、谷へ落として道をならすのを待つのである。「うー、何が近道だ。岩が車に直撃しなくてよかったなあ。」と、ささやかな安堵を感じるのでした。

それにしても今新しい道路が山の中にどんどん出来ている。これはいい事なのかしらと思う。村には昔からそれなりに道がある。バイク一台なんとか走れる道である。大きな道はトラックも走れるが、森は壊され、木は伐採され、物は届くだろうし、国境警備にもいいのかもしれないけど、それが本当に村の人たちに必要なのだろうか。森を知り尽くし、森と何百年も生きてきた人たちには森が壊されることのほうがずっと、もっと困るように見えるのである。いま、新たな道路は村の人たちが斜面に作った見事な耕作地を切り裂く。僕にはよくわからない姿である。

山の奥の村へ

保健所に着いて、スタッフたちと「なるべく行くのが大変な村まで入ろう」と話し合う。保健所の人たちがワクチンを抱えてどんなに奥地まで入るのか体験してみたい。なるべく行くのが大変だという村に入ってみたというのが今回の僕の大きな目的である。村の人たちに本当にワクチンは届いているのか？ 麻疹の流行は本当におさまったのか？ 来年計画されている麻疹―風疹の混合ワクチンの全国キャンペーンは山の奥でも本当にうまく行くのか？ この目で実際に確かめたいことは山のようにあった。

保健所の人たちは、村までは半日かかるとか、今日中に戻ってこれないとかよそ者の僕たちを少し脅かすのであるが、実際に歩いてい見るとそれほどでもない。近道があったりして、何とか行けるものである。連日4時間ほど山道を歩く。サンダルと木の枝の杖を片手に急勾配の山道をトレッキングして、3日間で4つの村を見ることが出来た。

村は車の道から山を一つ、二つ越えて、沢の横や、山の中腹や、斜面に僕らの目を避けるかのようにひっそりとある。途中には山肌や斜面を利用した見事な耕作地があって、米やトウモロコシが山の水や焼畑を利用して栽培されている。村は4―500人程度、10―20戸ほどの集落で、タイ、モン、ラフー、ハニー、マン、などの少数民族ごとに住み分けられている。驚くのはどんな奥の村に行っても国の小学校が建てられて、数人の教師が配属されていることである。先生たちはいわゆるベトナム人のキン族ではなく、教育レベルの高いタイ族の人たちだったりするが、やはり民族が違うと言葉が通じない。つまり子供たちとあまりコミュニケーションが出来ない。さらに、村の子供たちの半分以上は日中家族と山の畑に働きに出てしまうので学校に来

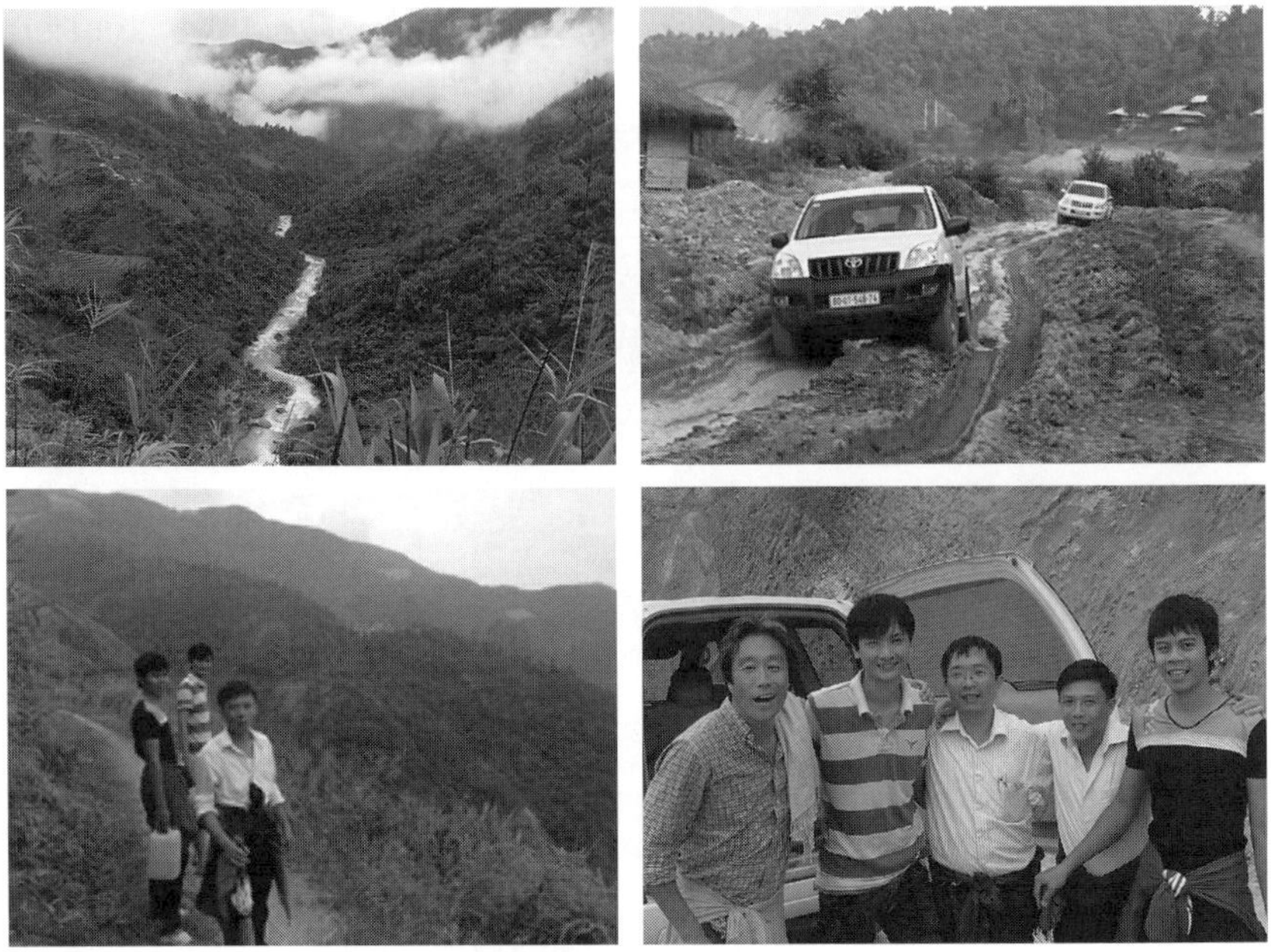

ライチョウ県、中国国境の山の奥の村の調査

ないという。

それにしても村長は若くて、どうやら党から指名された人たちで、ベトナム語が堪能。村の保健ボランティアも別にいて、ベトナム語の教師もいるのだから、もう少し村全体のためになるような、教育と保健を合わせた活動が出来ないものかと思うのだけど何かしっくり来ない。保健所には一人か二人はその土地の少数民族のスタッフがいて、村人と言葉が通じる。保健所のチーフが少数民族の出身だったりするところもある。これは大きな利点なのだけど……。

村への山の道は険しいけど、道連れがいると楽しい。若い保健所のチーフのホン君、プラスチックの大きなボトルを持って歩いている。「僕らのために重い水を持ってくれているんだね、ありがとう。」と言ったら、なんと中身は米焼酎、村長へのお土産だそうだ。ルパン三世のような風貌のホン君、森の草木を一杯知っていて教えてくれる。ハノイから一緒に来たカン君は、おじいちゃんと恋人に持って帰ると森の幸を手に一杯抱えて歩く。途中の山の斜面の田んぼでは子供連れの家族が野良仕事をしている。ホン君は子供の名前のリストを片手に、家族のところまで行って、ワクチンを受けたか調べてくれる。いい奴だ。

いつも村にたどり着いて申し訳ないと思うのは、僕らのために食事を用意させてしまうことだ。必ず貴重なニワトリを一羽絞める。喉を切って血を出して、ゼリー状に固まった血に塩と胡椒を混ぜてタレを作る。ニワトリは内臓まできれいに洗ってボイルする。炊き立てのお米は本当においしい。そしてその米で作った焼酎を飲む。この接待はどうにも簡略することが出来ない。これは村の人たちとよそ者の僕らが打ち解ける儀式だ。焼酎を飲み交わすと表情の硬かった村長さんたちの顔つきも変わってくる。帰りの山道が大変なのであるが……。

子供たちのワクチン接種率

お酒だけ飲んで帰るわけには行かない。村での大事な仕事は子供たちがどのくらいワクチンを受けてくれたかを調べることである。ワクチンの対象になった10歳以下の子供たち20人ほどの親たちと会って、ワクチンの接種状況を聞き取る。保健所で用意したリストの名前と見比べる。大体90%が受けているようだ。初めにワクチンを持って来ると60%くらいが受けるが、残りの子供たちは親と山の畑に出ている。1—2週間後にもう一回来るとさらにやり残した30%くらいが受ける。10%くらいの子供たちと数人のリストに載っていない子供はワクチン接種から漏れるけど、どうやらその辺が限界のようだ。でも、山の奥で90%までワクチンを受けてもらえることは嬉しい。これが、周りの国からウイルスが持ち込まれたとしても大きな流行にならないで済んでいる大きな理由である。

この国の保健行政に問題がいくら山積しているとしても、この国の保健所や病院がやれることはもっとあるだろうと思うとしても、僻地は大変で、貧しい人たちや少数民族は大変だとわかっても、山道を何時間も歩いてワクチンを配る、接種する保健所のスタッフたちがいる。そんなベトナムは捨てたもんじゃないと思うのである。

不平等も、貧しさも、不正も不合理も、僕らはみんな抱えている。そんなことはわかりきっていることだ。その人たちと本当に向き合ったことも悩んだこともない人間たち

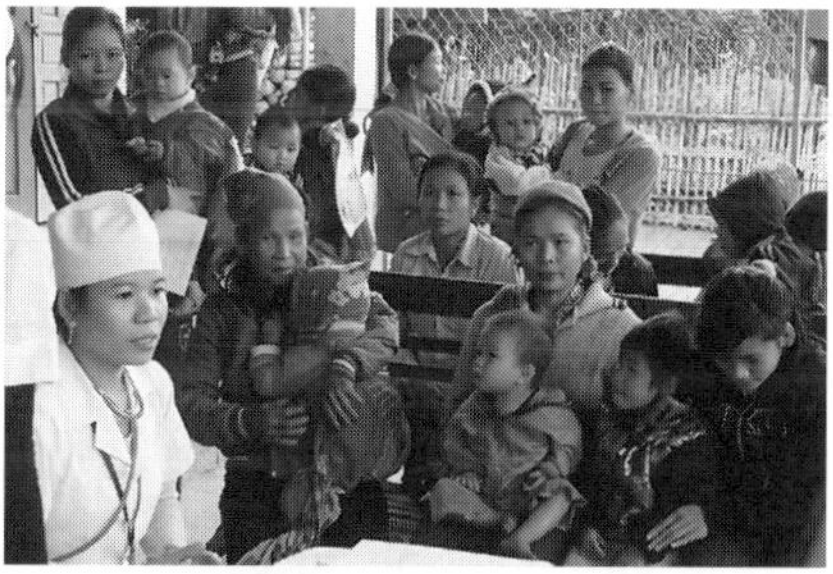

少数民族の村でのワクチン接種

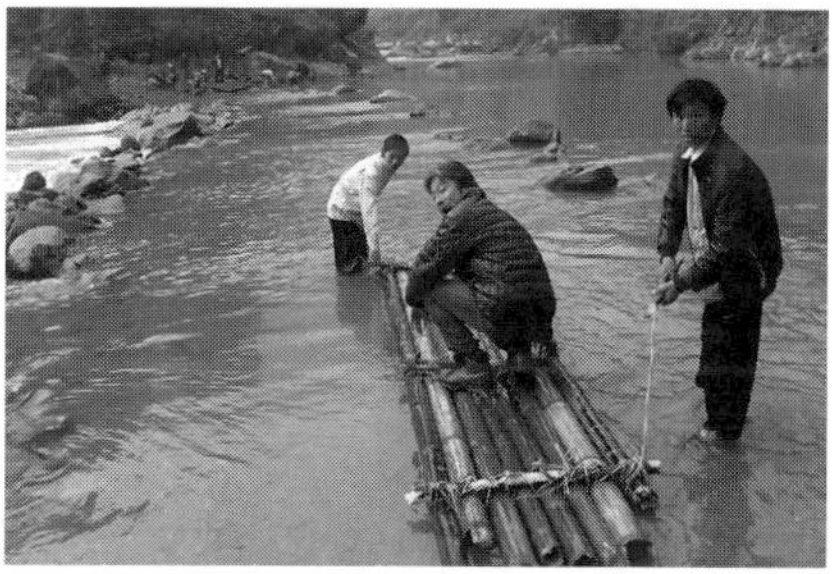

橋が落ちて川をイカダで渡してもらう

に、不平等を是正しようとか、「全ての人の保健医療サービス（ユニバーサルヘルスカバレージ）」を実現しましょうとか、人間の安全保障とか、わけのわからないことを言わないでもらいたい。僕らの仕事は、名もない保健所のスタッフたちの汗にまみれた仕事の積み重ねに支えられているんだという実感だけが僕に働く勇気を与えてくれるのである。ありがとう。僕もがんばります。

あとがき

「あとがき」から先に読む人はいないという仮定で（僕は時々先に読むが……）、最後まで僕とこの長い長いインド、カンボジア、ベトナムの手紙の旅に付き合ってくれた辛抱強い、希少で貴重な読者に心から感謝する。その時々の心そのままの叫びのような稚拙な文章であるが、校正の過程で自らの文章を再読するにつけ、恥ずかしいが、その時の想いが今も全くその時と同じように胸に突き上げてくるので驚いてしまった。

「ベトナムの手紙」の後、僕はさらに数年をベトナムで過ごし、フィリピンに移動して3年を暮らした。２０１８年、62歳で国連職員の定年となり日本に帰国。手紙に書けなかったベトナムとフィリピンでは麻疹の大流行が起こり、二つの国で千人に及ぶ子供たちが亡くなり、さらに日本脳炎のワクチン導入と対応に明け暮れた。帰国後、現在の秋田赤十字病院で働かせてもらって5年近くたつ。「手紙」が終わった後のベトナムでもフィリピンでも語り尽くせない物語があり、もちろん、浦島太郎のように戻った日本でも新たな物語があった。それらも含めたすべての話は本文中の「ネバーエンディングストーリー」のようだ。愛すべき人たちとの関りで記憶され、思い出でつながっている。そしてその記憶と思い出がある限り、僕はいつでもそこを自由に行き来できるような気がしているのである。心は今も終わりのない放浪を続けている。

僕の大好きな作家のジョンスタインベックは『エデンの東』の作家日記に、「放浪したいという自らの心のざわめきはいくつになっても消し難く、クスリのない病気のようだ。」と書いている。「Once a bum, always a bum」一度放浪を始めたものは生涯放浪を続けると。

僕たちはずっと長い旅の途中なんだと、僕の敬愛するアラスカの写真家で文筆家の星野道夫さんは言う。

「この世に生きるすべてのものはいつか土に帰り、また旅が始まる。有機物と無機物、生きるものと死すものとの境は一体どこにあるのだろうか。いつの日か自分の肉体が滅びたとき、私もまた好きだった場所で土に帰りたいと思う。ツンドラの植物にわずかな養分を与え、極北の小さな花を咲かせ、毎年春になればカリブーの足音が遠い彼方から聞こえてくる。そんなことを私は時々考えることがある。」と。その星野さんはヒグマに襲われ44歳でアラスカの土となって今カリブーの足音を聴いている。

長い手紙を本書にまとめ上げた今、僕は少し肩の荷が下りたような気がしている。実は67歳になった僕は不謹慎にも「さあ、また次の放浪を始めようか。」なんて思っているのである。愛すべき女房に内緒で……。

行く先は少しもはっきりと見えない。それでも見るべきものがあり、会うべき人たちがいて、感じるべきものがまだまだ待っているような気がしている。長い旅の途中なのだから。もしそんな僕の放浪の続きをまたいつか希少で貴重な読者の皆さんにお話できる機会が訪れるならそれは心から幸である。

最後に10年間放り出していた僕の申し出を快く受け入れてくださり、本書の出版に誠意をもって尽力してくれた無明舎出版編集長安倍甲氏に心から感謝します。

著者略歴

遠田　耕平（とおだ・こうへい）

1956年生まれ。東京都出身。
1983年秋田大学医学部卒業。消化器外科研修後病理学博士号。
1991年ロンドン大学熱帯医学校（LSHTM）修士。

1993年から2018年までWHOの予防接種担当医務官として働く。任地はインド、ベトナム、カンボジア、フィリピン等。定期予防接種の改善、ポリオ根絶、麻疹、風疹、先天性風疹症候群、B型肝炎、新生児破傷風、日本脳炎、ジフテリアなどのサーベイランスとワクチン接種対策に従事。

2018年から秋田赤十字病院予防接種センター長、厚生労働省日本ポリオ根絶会議構成員（2019年〜）。2021年大山健康財団賞受賞

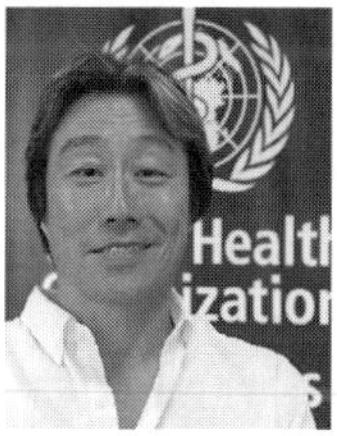

WHO医師のアジア放浪記

発行日　2023年6月20日　初版発行
定　価　3080円〔本体2800円＋税〕
編著者　遠田耕平
発行者　安倍　甲
発行所　㈲無明舎出版
秋田市広面字川崎112-1
電話（018）832-5680
FAX（018）832-5137
組　版　有限会社三浦印刷
印刷・製本　株式会社シナノ

ISBN978-4-89544-683-9